Leitfaden für die ambulante und
teilstationäre gerontopsychiatrische Versorgung

W0235719

Leitfaden für die ambulante und teilstationäre gerontopsychiatrische Versorgung

März 1999

Autoren:

Rolf D. Hirsch
Gerhard Holler
Winfried Reichwaldt
Thomas Gervink

Redaktionelle Bearbeitung:

Cornelia Kropp
Adrian Steinmetz

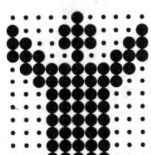
Band 114
Schriftenreihe des
Bundesministeriums
für Gesundheit

Nomos Verlagsgesellschaft Baden-Baden

In der Schriftenreihe des Bundesministeriums für Gesundheit werden Forschungsergebnisse, Untersuchungen, Umfragen usw. als Diskussionsbeiträge veröffentlicht. Die Verantwortung für den Inhalt obliegt der jeweiligen Autorin bzw. dem jeweiligen Autor.

Die Deutsche Bibliothek – CIP-Einheitsaufnahme

Leitfaden für die ambulante und teilstationäre gerontopsychiatrische Versorgung / [Hrsg.: Die Bundesministerin für Gesundheit]. Autoren: Rolf D. Hirsch ... Red. Bearb.: Cornelia Kropp ; Adrian Steinmetz. – Baden-Baden : Nomos Verl.-Ges., 1999
  (Schriftenreihe des Bundesministeriums für Gesundheit ; Bd. 114)
  ISBN 3-7890-6156-5

Herausgeber:	Die Bundesministerin für Gesundheit
	Postfach, 53108 Bonn
Gesamtherstellung:	Druckerei Runge GmbH, Cloppenburg 1999
Verlag:	Nomos Verlagsgesellschaft mbH & Co. KG Baden-Baden
Verlagsort:	75630 Baden-Baden

Printed in Germany

Vorwort

Die Mehrheit der älteren und alten Menschen in Deutschland führt ein selbständiges Leben und ist nicht auf fremde Hilfe angewiesen. Gerade deshalb dürfen wir die alten Menschen in unserer Gesellschaft nicht vernachlässigen, die hilfs- und pflegebedürftig sind. Sie haben das Recht und den Anspruch auf eine ihrer Situation angemessene Selbständigkeit. Denn den alten Menschen haben wir viel zu verdanken; es wäre nicht fair, ihnen in Zeiten, in denen sie auf uns und unsere Hilfe angewiesen sind, das Gefühl zu vermitteln - jetzt seid ihr aber lästig, weil pflegebedürftig.

Eine besondere Herausforderung für die Angehörigen und das medizinische Pflegepersonal stellen dabei psychisch kranke alte Menschen dar. Die pflegenden und betreuenden Personen müssen mit vielen schwierigen Verhaltensweisen umgehen. Sie brauchen unendlich viel Geduld und Liebe, wenn der Erkrankte in seinem Verhalten unvernünftig und uneinsichtig erscheint und er bei der helfenden Therapie nicht richtig mitarbeiten kann. Angehörige können und sollten dann die Pflege nicht alleine übernehmen müssen, sondern es in Gemeinschaftsarbeit mit professionellen Helfern tun. Nur wenn die Pflege eines psychisch kranken alten Menschen als Gemeinschaftsaufgabe gesehen wird und Haus- und Fachärzte sowie Pflegepersonal, aber auch Vertreter anderer Sozialberufe und die Kostenträger sich ihrer Verantwortung stellen, ist es möglich diesem erkrankten Menschen ein würdiges und - wenn auch sehr stark eingeschränktes - „selbständiges" Leben zu ermöglichen.

In diesem Buch finden Sie das aktuelle Fachwissen aller Bereiche (medizinisch, pflegerisch, sozioökonomisch etc.) aufgearbeitet vor. Es informiert über die Krankheitsbilder, praktikable und erforderliche Konzepte, Vorgehensweisen, Kooperationsansätze und Finanzierungsmaßnahmen. Neben einer Fülle von Fachliteratur sind auch die Ergebnisse der bislang durchgeführten Modellprojekte des Bundesministeriums für Gesundheit aufgeführt.

Der wissenschaftliche Bericht zeigt darüber hinaus, daß großer Einsatz an Energie und Verständnis für die uns oft fremd gewordenen alten Menschen dennoch Erfolge mit sich bringt, auch wenn diese nicht spektakulär sind, aber dennoch unter realistischem Blickwinkel durchaus gewürdigt werden müssen.

Ich hoffe, daß dieser Bericht alle Beteiligten in ihrer Arbeit ermutigt.

Andrea Fischer
Bundesministerin für Gesundheit

Zu den Autoren:

Rolf Dieter Hirsch

Professor Dr. med. Dr. phil., Diplom-Psychologe; Chefarzt der Abteilung für Gerontopsychiatrie und des Gerontopsychiatrischen Zentrums der Rheinischen Kliniken Bonn; Vorsitzender der Deutschen Gesellschaft für Gerontopsychiatrie und –psychotherapie; Honorarprofessor für Psychogerontologie an der Universität Erlangen-Nürnberg

Gerhard Holler

Diplom-Soziologe, wissenschaftlicher Mitarbeiter im Institut für Entwicklungsplanung und Strukturforschung an der Universität Hannover, Bereichsleiter für Gesundheitswesen; Koordinator des Modellverbundes Psychiatrie der Bundesregierung und Geschäftsführer des Landesfachbeirates Psychiatrie Niedersachsen

Winfried Reichwaldt

Vorstand des Vereins Vita e.V. Berlin; zuletzt Oberarzt in der Abteilung für Psychiatrie und Psychotherapie des Krankenhauses Spandau Berlin; seit Mai 1998 Mitarbeiter der Firma Janssen-Cilag

Thomas Gervink

Diplom-Pädagoge; Bereichsleiter VIA e.V. Berlin, Bereich „Enthospitalisierung"

Inhaltsverzeichnis

Vorbemerkung

Gerontopsychiatrie eignet sich traditionell für Modellerprobungen, weil die komplexen Aufgaben vielfältige Hilfeformen und Leistungsangebote herausfordern. Aber es fällt in den Modellregionen schwer, die über Sonderfördermittel gewonnene Versorgungsqualität dauerhaft zu implementieren. Im Rahmen der Regelversorgung ist insbesondere die ambulante und teilstationäre Hilfeleistung für psychisch kranke alte Menschen äußerst defizitär. Die Ergebnisse von Modellerprobungen werden kaum überregional genutzt. Insbesondere die Möglichkeiten verbindlicher Kooperation und Vernetzung zwischen Altenhilfe und allgemeiner Psychiatrie werden nicht systematisch etabliert.

Gleichwohl ist ohne Formen von Kooperation und Vernetzung eine Verbesserung des Wohles alter Menschen, deren Krankheitssituation wesentlich von psychischen Beeinträchtigungen bestimmt ist, nicht möglich. Statt dessen wird nach spezifischen Lösungen gesucht, die den Druck der Verhältnisse mildern, indem bei Versorgungsnöten auf einzelne Träger verwiesen wird. Eine geregelte Akkumulation der Erfahrungen zu Versorgungsstandards, die auch Maßstab für regionale Versorgungsqualität sein können, findet nicht statt. Ansätze in dieser Richtung gibt es allenfalls im stationären Bereich, wo sich einzelne Kliniken und Heime einen guten Ruf in bezug auf Behandlung und Pflege erworben haben. Aber auch die dort gewonnenen Erfahrungen werden nicht zu Maßstäben für ambulante und teilstationäre Versorgungsangebote gemacht, so daß außerstationäre Alternativangebote unterbleiben. Bestenfalls dienen sie als spezifisches Unternehmensleitbild.

Die hier vorgelegte Ausarbeitung will zu einer Neuorientierung bei der Versorgung psychisch kranker alter Menschen veranlassen: Sie bezieht sich auf Erkenntnisse und Erfahrungen aus Modellerprobungen und formuliert aus fachlicher Sicht allgemeingültige Empfehlungen zur Versorgungsgestaltung. Ins Blickfeld genommen wird dabei der ambulante und teilstationäre Bereich, weil hier erfahrungsgemäß die größten Defizite bestehen. Insofern gehen die Autoren davon aus, daß folgendes zu beachten ist:

Eine die Versorgungsbedürfnisse psychisch kranker alter Menschen aufspürende und Gegenmaßnahmen benennende Konzeption muß orientiert an den Belangen der Region erarbeitet werden. Gerontopsychiatrie muß auf dieser Grundlage prioritärer Regelungsbedarf zuerkannt werden. Auf dieser Grundlage müssen die vorhandenen Versorgungsbausteine für die Belange psychisch kranker alter Menschen aufgeschlossen werden. Die Legitimation liefern hierfür die in der Einführung rekapitulierten Daten zur soziodemographischen Entwicklung, zu den psychischen Störungen und zu den ethischen Aspekten. Hinweise zum Vorgehen gibt der Abschnitt C., der die Maßgaben für Prävention, medizinische Behandlung und Pflege sowie Rehabilitation auf den Bereich der Gerontopsychiatrie anwendet.

Die in den Modellberichten enthaltenen Erkenntnisse und der Stand der wissenschaftlichen Forschung müssen endlich genutzt werden. Der nachfolgende Überblick über die bisherigen Modelle und Ergebnisse gibt Orientierungshilfe. Das demonstriert aber auch gleichzeitig, in welchem Umfang Zuflucht zu Modellerprobungen genommen wurde, wenn für die Gerontopsychiatrie Versorgungsprogramme zu implementieren waren, die für vergleichbare Versorgungsaufgaben im Bereich der Altenhilfe, der Geriatrie, der allgemeinen Psychiatrie längst eindeutige Versorgungsstandards sind.

Bei der Präzisierung der Anforderungen an die Versorgungsressourcen bemühten sich die Autoren daher um Hinweise und Empfehlungen für ein niedrigschwelliges Vorgehen. Es wird eine Form der Defizitbeseitigung empfohlen, die die Ressourcen der ambulanten Basisversorgung für die Gerontopsychiatrie erschließt und außerdem Ressourcen, die mit spezifischer gerontopsychiatrischer Ausrichtung im stationären Bereich vorhanden sind, für den ambulanten und teilstationären Bereich in die Pflicht nimmt. Beides muß auch in Zeiten knapper Mittel und begrenzter Kapazitäten machbar sein. Denn es wird angeknüpft an gängige, im Alltag erlebbare Anforderungen an Hilfe und Versorgung. Ohne den Zwang zu Kompromissen zu negieren, wird ein qualitätsorientiertes Regelwerk entwickelt: Ambulante Pflegedienste, niedergelassene Ärzte, der Sozialpsychiatrische Dienst sowie die Laien- und Selbsthilfe einschließlich der Angehörigengruppen werden in die Pflicht genommen, um Lösungsansätze zur Regelung der Versorgung psychisch kranker alter Menschen zu gewinnen. Die Anzahl der Betroffenen ist zu groß, der Bedarf an komplexen Leistungen aufgrund vielfältiger Beeinträchtigungen zu erheblich, so daß alle an der Basis tätigen Hilfeanbieter ihre Leistungen in ein Hilfenetz einbringen müssen.

Die Verlagerung komplexer Versorgungsprobleme in den stationären Bereich ist für alle Beteiligten prekär. Deshalb wird bei der Darstellung spezifischer Angebote angezeigt, wie die ambulante und teilstationäre Versorgung durch Formen der Inanspruchnahme der Ressourcen stationärer Leistungsanbieter, die von Kommunikation über Kooperation zur Vernetzung gehen können, von dem stationären Know-how und den stationären Ressourcen profitieren kann. Außerstationäre Angebote sind bislang nur vereinzelt vorhanden, weil sie bislang nur versorgungspolitisch attraktiv und wirtschaftlich rentabel sind, wenn ihre Inanspruchnahme durch spezifische, im ambulanten Bereich selektierte Patientinnen und Patienten gesichert ist. Um dem gegenzusteuern, werden ganz konkrete Hinweise zu Kooperation und Kommunikation zur Ausgestaltung gerontopsychiatrischer Verbundsysteme in einem eigenen Kapitel formuliert, wie auch Anregungen für die Gestaltung des Planungsprozesses beim Aufbau der gerontopsychiatrischen Versorgung gegeben.

Dringend notwendig ist, daß die Finanzierungsmöglichkeiten von vornherein ausgeschöpft werden und sich damit auch die Leistungsanbieter den Qualitätsansprüchen, wie sie mit optimaler Finanzierung verbunden sind, stellen. Auch hierzu werden Vorstellungen entwickelt, die auch Soll- und Kannvorschriften einbeziehen.

Ein solches Kompendium kann nur entstehen, wenn eine Reihe ausgewiesener Fachleute ihr Wissen und ihre Erfahrungen zur Verfügung stellt. Denn es mußte zusammengeführt werden, was momentan an verschiedenen Orten unter verschiedenen Rahmenbedingungen zum Wohle psychisch kranker alter Menschen praktiziert wird. Die Autoren danken insbesondere Mechthild Böker-Scharnhölz, die ihre Erfahrungen in einer gerontopsychiatrischen Tagespflege ausführlich darstellt und Dr. Lutz Frölich, der es übernommen hat, Fragen der Qualitätssicherung für den Bereich der Gerontopsychiatrie aufzuschlüsseln. Privatdozent Dr. Hans Gutzmann und Dr. Christa Widmaier-Berthold haben dankenswerterweise ihre Erfahrungen mit der Gestaltung von Planungsprozessen auf den Bereich der gerontopsychiatrischen Versorgung angewandt und eingehend aufgeschlüsselt. Sabine Kirchen und Ursula Weber können als Expertinnen für Modellerprobungen gelten. Ursula Weber hat durch die Zusammenstellung der bisherigen Modelle und deren synoptische Interpretation dieses Buch wesentlich bereichert. Hartwig von Kutzschenbach kann als Experte für gerontopsychiatrische Dienste gelten, da er die langjährigen Erfahrungen in Nürtingen im Rahmen einer Modellerprobung und der anschließenden Implementation in die Versorgungsroutine einer Region sammelte. Er hat sein Know-how in die Beschreibung des ambulanten gerontopsychiatrischen Dienstes eingebracht. Dank geht auch an Dr. Michael Schüler, der seine Kenntnisse über die Modell-Sozialstation in Bayreuth zur Verfügung stellte. Sein Wissen um das konzeptionelle Vorgehen und dessen pragmatische Umsetzung läßt sich hier nachlesen. Dr. Claus Wächtler hat seine profunden Kenntnisse und Erfahrungen über Tageskliniken eingebracht. Den sehr schwierigen Bereich der Finanzierung hat Günter Krauel bearbeitet. Ihm ist zu verdanken, daß die auf den ersten Blick sehr diffus nebeneinanderstehenden Finanzierungsgrundsätze sich in diesem Band als nachprüfbarer Katalog von Finanzierungsmöglichkeiten wiederfinden.

Diese Mitwirkung einer ausgewählten Expertengruppe verdankt sich der Tatsache, daß im Rahmen des Modellverbunds Psychiatrie der Bundesregierung traditionell die Gerontopsychiatrie einen Schwerpunkt bildet. Die Modellerprobungen, die zunächst einzelne Versorgungsbausteine wie einen gerontopsychiatrischen Dienst, eine gerontopsychiatrische Tagesstätte und eine gerontopsychiatrische Heimeinrichtung in der Außenwohngruppe umfaßten und in der zweiten Stufe die Möglichkeiten eines gerontopsychiatrischen Verbunds unter verschiedenen Bedingungen erkundeten, wurden jeweils durch eine Fachgruppe begleitet und beraten. Die regelmäßigen Zusammenkünfte dieser Gruppe boten die Möglichkeit, neben den spezifischen Beratungsanforderungen der jeweiligen Modelle grundsätzliche Fragestellungen zu behandeln. Ein erstes Ergebnis dieser Erörterungen stellt der Band 225 der Schriftenreihe des BMG dar, der eine synoptische Wiedergabe von Erkenntnissen und Erfahrungen dieser Modellerprobung enthält. Mit dem hier vorgelegten Bericht wird ein vorläufiger Schlußpunkt gesetzt, da die Möglichkeiten der Modellerprobung durch ein Auslaufen des Modellverbunds verebbt sind. Die Autoren hoffen darauf, daß im Rahmen der Maßnahmen, die zur Implementierung der Pflegeversicherung von der Bundesregierung modellhaft durchgeführt werden, noch eine Reihe von programmatischen Innovationen gefördert werden, die insbesondere innovatorische Finanzierungsregelungen erschließen.

A   Zusammenfassung

Die Erfordernisse der ambulanten und teilstationären gerontopsychiatrischen Versorgung werden unter der Voraussetzung erläutert, daß bundesweit verbreitete Defizite dringend beseitigt werden müssen. Die gerontopsychiatrische Versorgung muß auf einem auf die individuellen Patientenbedürfnisse abgestimmten Niveau stattfinden, denn sonst verliert sie den Anschluß an die seit der Psychiatrie-Enquête in Gang gekommene Reformentwicklung. Die zwischenzeitlich eingetretenen Rückstände sind nach den während der letzten Jahre eingetretenen Restriktionen nur durch besondere Prioritätensetzung in etwa aufzuholen. Die von den Psychiatriereformen angemahnte Entwicklung hin zu gerontopsychiatrischen Zentren wurde bisher flächendeckend aufgrund der Maßgaben für Kostendämpfung nicht umgesetzt. Gleichwohl nimmt die Anzahl alter Menschen in Folge demographischer Entwicklungstrends immer mehr zu. Damit verknüpft müssen Hilfen bei altersbedingten psychischen Störungen im wachsenden Maße in das Versorgungssystem implementiert werden. Bei wissenschaftlichen Untersuchungen wurde eine Prävalenz von ca. 25% psychischer Beeinträchtigungen bei den über 65jährigen Mitbürgerinnen und Mitbürgern festgestellt. Dabei ist von der Maßgabe auszugehen, daß alle psychischen Störungen im Alter grundsätzlich behandlungs- und versorgungsbedürftig sind. Denn nur dann wird der Gruppe der altgewordenen psychisch Kranken mit der erforderlichen therapeutischen und pflegerischen Beachtung begegnet. Dies hinwiederum steht in verbindlicher Wechselwirkung mit den Möglichkeiten angemessener Finanzierung.

Die Tatsache, daß alte Menschen mit psychischen Störungen auch in hohem Maße somatische Beeinträchtigungen und soziale Integrationsprobleme aufweisen und daher ein vielfältiges Hilfesystem benötigen, darf nicht darüber hinwegtäuschen, daß hier im Sinne der Gleichbehandlung spezifische personenzentrierte Hilfeprogramme erforderlich sind. Der landläufig übliche Appell an die für geriatrische Versorgungsangebote Zuständigen, psychiatrische Beeinträchtigungen als Regelbedarf in ihre Versorgungsplanung einzubeziehen, zeugt von einer Unterschätzung der Bedürfnisse und der Überschätzung der Möglichkeiten. Ohne spezifische gerontopsychiatrische Hilfeangebote bleiben alte Menschen mit psychischen Erkrankungen einer defizitären Versorgung überantwortet.

Es muß somit als Herausforderung an die Psychiatriereform begriffen werden, den Bereich der ambulanten und teilstationären gerontopsychiatrischen Versorgung zu modernisieren: Das Hilfeprogramm muß sich multiprofessionell und institutionsübergreifend am Schweregrad der festgestellten Beeinträchtigungen orientieren und wenn irgend möglich im häuslichen Umfeld des Erkrankten stattfinden (gerontopsychiatrisches Assessment). Die Patienten müssen auch außerhalb der Klinik therapeutische Hilfen auf den Gebieten der Milieutherapie, Ergotherapie und Sozialarbeit bei fachärztlicher Behandlung nutzen können. Krankengymnastik und Bewegungstherapie sowie Psychotherapie müssen als Bestandteil ärztlicher Behandlungsplanung in Anspruch genommen werden. Der gerontopsychiatrische Pflegeprozeß bietet eine Plattform, auf der sich ein umfassendes Hilfeprogramm komplementär gut verankern läßt. Von daher ist es erforderlich, daß als Folge von Assessments Pflegeplanung im Hinblick auf eine zuverlässige, an Qualitätsstandards orientierte Hilfe das Feld strukturiert. Prävention, Behandlung und Rehabilitation zur Vermeidung von Verschlimmerung und Besserung von Zuständen gewinnen in diesem Zusammenhang an Bedeutung. Ohne eine Integration der Maßnahmen in eine zielgerichtete Versorgungsplanung bleibt nur ein riskantes Nebeneinander der Angebote. Die Bildung tragfähiger ambulant komplementärer Hilfenetze ist dann nicht möglich.

Wenngleich von vielfältigen Defiziten in den Versorgungsregionen auszugehen ist, handelt es sich dennoch bei den hier angesprochenen Versorgungsverbesserungen für psychisch kranke alte Menschen nicht durchweg um Neuland. Eine Vielzahl von Modellerprobungen auf Bundes- und Landesebene hatten Wegweiserfunktionen, die nachwirken. Schon bei der Umsetzung der Forderungen der Psychiatrie-Enquête ist mit der Implementation gerontopsychiatrischer Hilfsangebote in Basisdienste begonnen worden. Sie dienten der Verbesserung der Pflegeinfrastruktur durch flankierende Beratungsangebote und dem gerontopsychiatrischen Kompetenzzuwachs in den Sozialstationen.

Eine zweite Generation von Modellerprobungen ging über diese Optimierung vorhandener pflegerischer Basisdienste für die Belange der Gerontopsychiatrie hinaus, indem spezifische, auf die Belange psychisch kranker alter Menschen und ihrer Angehörigen ausgerichtete Beratungsstellen und Dienste erprobt wurden. Das Besondere dieses Hilfeansatzes besteht darin, daß nunmehr der besondere Hilfebedarf gerontopsychiatrisch zu behandelnder und zu pflegender Menschen anerkannt wird. Durch zielgruppenspezifische Beratungsstellen, gerontopsychiatrische Dienste, Tagespflegestätten und Sozialstationen mit primär gerontopsychiatrischer Ausrichtung werden besondere Akzente gesetzt. In den hierüber mit Fördermittel begünstigten Regionen verband sich damit der Anspruch, die Abschiebetendenzen in stationäre Versorgungssysteme durch ambulantes Case Management beispielhaft zu überwinden.

Die Ergebnisse bestätigten, daß es sinnvoll und zweckmäßig ist, außerstationäre Einrichtungen mit Kompetenzen und Kapazitäten für gerontopsychiatrische Versorgungskompetenzen auszustatten, um den spezifischen Hilfebedarf der Betroffenen aufzudecken und Hilfemaßnahmen einzuleiten. Andererseits wurden aber auch die Grenzen deutlich, wenn ein derartiges Hilfeangebot von den anderen im ambulanten und teilstationären Bereich agierenden Einrichtungen als Entlastungsalibi begriffen wurde. Insofern war es angebracht, eine dritte Generation von Modellerprobungen durchzuführen, die in Anlehnung an die weitestgehend noch unerfüllten Anforderungen der Expertenkommission an den gemeindepsychiatrischen Verbund gerontopsychiatrische Verbundsmodelle erprobte. Gerade diese Modellansätze erwiesen sich als zutreffend und zweckmäßig, weil darüber Schritte zur gemeindepsychiatrischen Integration vorgenommen wurden, worüber spezifische gemeindenahe Anlaufstellen bei gerontopsychiatrischem Hilfebedarf entstanden. Die weiterführende Versorgung wird aber durch ambulante komplementäre bzw. teilstationäre Hilfenetze erreicht, die dem Bedarf und den Bedürfnissen der Patientinnen und Patienten sowie ihrer Angehörigen entsprechend Ressourcen in einem im Trägerverbund festgelegten Umfang verfügbar machen. Trägerverbünde mit zielgerichteter wechselseitiger Kooperationsverpflichtung bewährten sich in Dresden, in Würzburg, in Berlin-Köpenick als Antwort auf die vielfältigen Anforderungen, die psychisch kranke alte Menschen an das Hilfesystem haben. Insofern leisteten diese Modellerprobungen einen wichtigen Beitrag zu der grundsätzlichen Diskussion über die Chancengleichheit beim Anspruch auf Komplexleistungen im ambulanten gegenüber dem stationären Bereich. Sie zeigten Wege, wie dem Manko begegnet werden kann, daß im ambulant komplementären Versorgungsfeld Qualitätsanforderungen an eine ganzheitliche Vollversorgung als systemüberfordernd empfunden werden. Dagegen ist es vergleichsweise unproblematisch, im stationären Bereich sowohl in gerontopsychiatrisch ausgewiesenen Kliniken wie in Heimen eine umfassende und angemessene Vollversorgung zu halten. Wo es gelingt, ein besonderes gemeindepsychiatrisches Engagement seitens der Versorgungskliniken zu provozieren, können gerontopsychiatrische Zentren als Verknüpfung von Tagesklinik, Ambulanz und Beratungsstelle die organisatorische Basis für die Ausgestaltung solcher außerstationär orientierten Hilfenetze schaffen, die als ein Verbundsystem organisiert werden müssen.

Wo aber dieses institutionelle Rückgrad des gerontopsychiatrischen Zentrums fehlt, muß insbesondere über die örtlichen Pflegeangebote die Strukturierung und Aktivierung eines Verbundnetzes angebahnt werden. Die koordinierende und qualifizierenden Vorleistungen, die mit Bundesförderung an einzelnen Orten beispielgebend ermöglicht wurden, haben hier Prototypen entstehen lassen. Gleichzeitig war aber auch deutlich, daß in der Regel auf keine vorgeprägte Kooperationskultur Bezug genommen werden konnte. Die psychosozialen Arbeitsgemeinschaften sind an den meisten Orten nicht in der Lage, die Trägerinteressen zu einem Verbundnetz zusammenzuführen. Erst, wenn diesbezügliche Serviceleistungen wie Koordinierung, Qualifizierungsmaßnahmen und Dokumentation durch modellfinanziertes Fachpersonal erbracht werden, zeigt sich, daß eine Reihe geriatrischer und psychiatrischer Leistungsanbieter für gerontopsychiatrische Hilfenetze verfügbar sind. Für die Tragfähigkeit solcher Netze spielen angemessene Finanzierungsmaßnahmen eine wichtige Rolle: Die Verbundgestaltung muß daher zwangsläufig auch Regelungen für Finanzierungsumverteilungen umfassen. Da Behandlungs- und Grundpflege wesentlich über den Verbleib und die Integration Betroffener in ambulante Hilfenetze entscheiden, muß gerontopsychiatrische Krankenhaus- und Heimvermeidungspflege von den zuständigen Kostenträgern angemessen als Regelleistung finanziert werden.

Zur Bewältigung der Defizite lassen sich aus den prototypischen Verbesserungsmaßnahmen, die sich modellhaft als zweckmäßig und tragfähig erwiesen, allgemeingültige Vorgehensschritte zur Situationsverbesserung ableiten. Wirkungsvolle Abhilfe kann erwartet werden, wenn von zwei Seiten aufeinander zugearbeitet wird: Die Basisdienste im ambulanten Bereich müssen sich für die Aufgaben der Gerontopsychiatrie öffnen, kapazitativ komplettieren und für die spezifischen Bedürfnisse psychisch kranker alter Menschen qualifizieren. Die stationären Einrichtungen - Kliniken und Heime - müssen ihre gemeindepsychiatrischen Funktionen darüber erfüllen, daß sie fachspezifische teilstationäre und ambulante Angebote realisieren. Diese aus dem stationären Bereich in die Gemeinde hinein entwickelten Angebote haben den Vorteil, daß sie spezifisch gerontopsychiatrischen Charakter durch den Einsatz ihrer professionellen Kompetenzen und Kapazitäten haben. Den sich qualifizierenden Basisdiensten hingegen steht die Funktion zu, niedrigschwellig zu sein, nicht nach Diagnosen zu selektieren und im Wege von Anamnesen und Assessments für komplexe Bedarfssituationen und den pflegerischen Umgang mit ihnen offen zu sein.

Die Empfehlungen zu den Versorgungsbausteinen folgen dieser Leitidee. Angesichts der Tatsache, daß Ressourcenknappheit verursacht durch Finanzierungsrestriktionen herrscht, muß sehr genau geprüft werden, wie die Schnittstelle zwischen Basisversorgung und speziellen Versorgungsprogrammen gestaltet werden kann. Die diesbezüglichen Empfehlungen geben gezielte Gestaltungshinweise und werden daher im folgenden noch einmal in ihren Grundzügen rekapituliert.

Dabei muß folgende Grundvoraussetzung erfüllt werden: Die Implementation gerontopsychiatrischer Versorgungsprogramme in die Gemeindepsychiatrie geht mit einer Neuorientierung der

Basisversorgung einher. Ambulante Pflegedienste, die Sicherstellung der kassenärztlichen Versorgung, die sozialpsychiatrischen Hilfen und Schutzmaßnahmen, die von amtswegen die Sozialpsychiatrischen Dienste vorhalten, sowie Angehörigen- und Selbsthilfeinitiativen werden über ein Maß hinaus, wo sie bislang ihre Grenzen sahen, beansprucht. Insofern enthalten die hier vorgetragenen Empfehlungen die Aufforderung, sich Grauzonen zu stellen und den Zuständigkeitsrahmen den tatsächlich bestehenden Bedürfnissen und dem Bedarf anzupassen. Da, wie mehrfach angesprochen, ein wirtschaftlicher Einsatz der Ressourcen sichergestellt sein muß, sollte diese Erweiterung als gemeinschaftliche Aktion der angesprochenen Dienste erfolgen und durch wechselseitige Kooperation Entlastungen herbeiführen. Die Maßgaben für gemeindepsychiatrische Ressourcenbündelung, wie sie in den Modellerprobungen unter dem Stichwort gerontopsychiatrischer Verbund erprobt wurden, sind hierfür wegweisend. Sie stellen die unter heutigen Bedingungen erfolgversprechenden Mängelbeseitigungsstrategien dar.

Durchgängig ist allen Empfehlungen, daß sie die Verbesserungen der Ergebnisqualität zum Ziel haben. Nach abgesicherter Erfahrung werden Basisdienste bei Orientierung ihres Angebots an Qualitätsstandards verläßlicher bei der Sicherstellung der Versorgung. Die Belange psychisch kranker alter Menschen stellen Herausforderungen dar, denen sich diese Dienste ohnehin nicht entziehen können. Die in diesem Text formulierten Hinweise sollen dazu veranlassen, dem Handlungsdruck dadurch zu begegnen, daß die Hilfeangebote strukturierter, zielgruppenorientierter und erfolgskontrollierter zum Einsatz kommen. In besonderer Hinsicht auf die Belange psychisch kranker alter Menschen sollen auf diesem Wege die ambulanten Pflegedienste in ihrer Professionalität gestärkt und gefördert werden: Die dringend notwendige Behandlungspflege ist nur im Zusammenwirken mit dem niedergelassenen Arzt als professioneller Pflegeprozeß einsetzbar. Eine verläßliche Organisation ambulant teilstationärer Komplexleistungsprogramme, sofern umfassender Hilfebedarf besteht, kann nur gewährleistet werden, wenn die Sozialpsychiatrischen Dienste ihre Koordinierungsbefugnisse auch auf den Bereich der Gerontopsychiatrie ausdehnen und im Falle von Krisen Hilfen wie Schutzmaßnahmen entsprechend den Maßgaben der länderspezifischen Psychisch Krankengesetze (PsychKG) einsetzen.

Eine derartige Absicherung von Pflege-, Behandlungs- und Beratungsbedürfnissen ist auch eine gute Grundlage, daß sich Laienhilfe, Selbsthilfe und Angehörigengruppen bilden und einbringen können. Das damit verbundene wichtige emanzipatorische Element stellt ein maßgebliches Paradigma für eine personenzentrierte Versorgung dar: Die Schnittstelle zwischen dem, was professionelle Pflege und Behandlung zu leisten haben und dem, was im sozialen Bezugsfeld stützend und fördernd durch positive Beziehungsarbeit erbracht wird, muß zu einem Ganzen verschmelzen. Günstig ist es, wenn gerontopsychiatrische Dienste durch Engagement von Kommunen oder einzelner Träger zur Verbreiterung der ambulanten sozialpsychiatrischen Kompetenz eingerichtet werden. Zur Entlastung von Angehörigen sind Tagesstätten bzw. Tagespflegestätten wichtig: hierauf wird in den diesbezüglichen Berichtsteilen ausführlich eingegangen.

Das Erfordernis spezifischer Angebote ist nachdrücklich zu betonen. Dem gegenwärtigen Kapazitäts- und Know-how-Pool entsprechend richten sich spezifische Forderungen an die stationären Einrichtungen: Der besondere Charakter gerontopsychiatrischer Ambulanzen und Tageskliniken für die gemeindepsychiatrische Versorgung ist unumstritten. In gleicher Weise ist auch für die Tagespflege eine höhere Inanspruchnahme einzufordern. Angesichts des umfänglichen Hilfebedarfs, den psychisch kranke alte Menschen in Konsequenz von Multimorbidität und sozialer Kompetenzschwäche haben, läßt sich vollstationäre Versorgung nur dann sinnvoll nutzen, wenn tagesspezifische Hilfen im ausreichenden Maße zur Verfügung stehen und damit Fehlplazierungen vermieden werden.

Eine spezifische Dienstleistung erbringen gerontopsychiatrische Kliniken, wenn sie gleichsam als Brücke zwischen ihren „innerhalb der Mauern" vorgehaltenen Angeboten und den gemeindepsychiatrischen Hilfemaßnahmen gerontopsychiatrische Zentren einrichten. Nachdem die von den Experten in ihren Empfehlungen 1988 geforderte flächendeckende Einrichtung solcher Hilfeprogramme unterblieben ist, kommen nun insbesondere in großstädtischen Regionen vermehrte Verknüpfungen von Tagesklinikambulanz und Beratungsstelle zu gerontopsychiatrischen Zentren zum Tragen. In ihrer doppelten Funktion als konsequente Öffnung der Klinik nach draußen und fachliche Ergänzung gemeindepsychiatrischer Unterstützung von präventiven und rehabilitativen Interventionsmaßnahmen. Sie übernehmen Aufgaben der Öffentlichkeitsarbeit und bieten multiprofessionelle und berufsspezifische Aus-, Fort- und Weiterbildungsmaßnahmen.

Eine spezifische Absicherung des personenzentrierten Hilfeansatzes kommt einem differenzierten Angebot von Wohnformen zu. Die Heimbereiche haben sich in letzter Zeit immer mehr zu „Siecheneinrichtungen" für Personen im hohen Alter entwickelt, die einer besonderen Pflege bedürfen bzw. Betreuungs- und Förderbedarf haben. Die Gestaltung der Heimangebote entscheidet somit wesentlich darüber, ob Menschen mit hohen Beeinträchtigungen und fortgeschrittenem Alter ihre Restkompetenzen verlieren oder in deren Gebrauch gefördert werden. Durch eine genaue Erkundung des Grads an Beeinträchtigungen lassen sich präzise Anforderungen an ein individuelles Hilfesystem festlegen, das eine den persönlichen Bedürfnissen entsprechende Wohngestaltung mit Pflegeleistungen verknüpft. Heimunterbringung wird dann zur Vermeidung weiterer Verschlimmerung und somit sozialrehabilitativ eingesetzt. Möglichkeiten der Kurzzeitpflege sollten ebenfalls in das Programm integriert werden. Auf diese Weise kann der Erhalt des häuslichen Umfelds trotz zeitlich befristeter vollstationärer Pflegebedürftigkeit gewährleistet werden.

Den Versorgungsverantwortlichen ist Mut zu machen, Wohngemeinschaften um Maßnahmen des Einzelwohnens zur Förderungen und zum Erhalt einer größtmöglichen Eigenkompetenz zu ergänzen und damit neben den pflegerischen auch den psychosozialen Hilfeanforderungen durch adäquate Versorgungselemente eines differenzierten gerontopsychiatrischen Hilfeprogramms zu begegnen.

Obwohl sich die Anforderungen an Kooperation und Kommunikation bei der Versorgung psychisch kranker alter Menschen wie ein roter Faden durch den gesamten Text ziehen, ist noch einmal ausdrücklich darauf hinzuweisen, daß Kooperationsformen zu entwickeln sind, die die Übergänge zwischen ambulant komplementären, teilstationären und stationären Versorgungselementen für die Betroffenen fließend gestalten. Im einzelnen sind durch dieses Zusammenspiel die Maßnahmen der Altenhilfe und der Gerontopsychiatrie zur Sicherung personenzentrierter Hilfeprogramme zu vernetzen. Die individuelle umfassende Hilfeplanung muß zu einer Gemeinschaftsaufgabe werden. Je nach dem, welche spezifischen Anforderungen im Vordergrund stehen, muß mal die eine, mal die andere Einrichtung das Versorgungsangebot vorrangig bestimmen. Die Gerontopsychiatrie muß in einem derartigen Kooperationsgefüge ihr eigenes Profil zeigen und kann dann im Rahmen ihrer Adressatenverantwortung Hilfen aus dem Bereich der Geriatrie einbinden. Dabei kann es auch zu wechselseitigen Vernetzungen in konzeptioneller Hinsicht kommen. Denn bei knappen Ressourcen und begrenztem kapazitativen Aufnahmevermögen gemeindepsychiatrischer Verbünde sind Reibungsverluste und Konkurrenzverhalten kontraproduktiv.

Das gemeindepsychiatrische Know-how wird über den Aufbau von Versorgungsstrukturen auf die Gestaltung gerontopsychiatrischer Infrastruktur angewandt. In Kenntnis der spezifischen Funktionen einzelner Bausteine und der Maßgaben, die für einen qualitätsgeleiteten Entwicklungsprozeß entscheidend sind, müssen die Entwicklungsschritte gestaltet werden. Unterschiedliche Ausgangsrealitäten müssen dabei beachtet werden, denn nur dann lassen sich Regionen für gerontopsychiatrische Entwicklungsprozesse gewinnen. Eine Ist-Analyse in bezug auf den Sachstand psychiatrischer Planung, Gestaltung der Gremien, Gestaltung der Kooperation, Gestaltung der Koordination, Qualitätssicherung und Gestaltung des Planungsprozesses selbst ist deshalb notwendig, um Ziele festzulegen und Maßnahmen durchzuführen. Dabei gilt die Grundannahme, daß von einer optimalen gerontopsychiatrischen Versorgung nicht die Rede sein kann. Vielmehr ist das Anforderungsprofil psychisch kranker alter Menschen allenthalben eine Herausforderung, Gemeindepsychiatrie adressatenbezogen zu verwirklichen. Das Erfordernis, hierfür sämtliche Finanzierungsmöglichkeiten auszuschöpfen und Mischfinanzierungen zu standardisieren, läßt sich am Beispiel der einzelleistungsorientierten Krankenkassen sowie der Leistungen von Pflegekassen und von Sozialhilfe und des Erfordernisses von Selbstzahlungen demonstrieren.

B   Einführung

Derzeit finden weitreichende Veränderungen im Gesundheitswesen statt. Stichworte sind: Gesundheitsstrukturgesetz, Rentenversicherung, Pflegeversicherungs- und Betreuungsgesetz. Sie haben erhebliche Auswirkungen auf die Versorgung psychisch kranker alter Menschen, deren Angehörige und auf die in diesem Bereich Arbeitenden. War dieser Versorgungsbereich auch bisher schon sehr problematisch und schwierig, so dürften sich diese Veränderungen besonders auf alte Menschen nicht nur positiv auswirken. So hat z.B. das Gesundheitsstrukturgesetz die Auswirkung, daß im klinisch-stationären Bereich psychisch kranke alte Menschen zunehmend kürzer behandelt werden. Die Konsequenz ist oft, daß sie rascher als früher in ein Altenheim übersiedeln müssen. Daher hat sich auch das Aufgabengebiet der stationären Altenhilfe erheblich verändert. Überwiegend leben in diesen Einrichtungen heute Hoch- und Höchstaltrige mit schweren psychischen und/oder körperlichen Erkrankungen und Störungen, ohne daß die hierfür erforderliche pflegerische und medizinische Versorgung ausreichend und kompetent gewährleistet sein muß. Es hat sich gezeigt, daß diese Gesetze die durch sie erhofften Veränderungen bzw. die Verbesserungen für psychisch kranke alte Menschen nicht zufriedenstellend bewirken. Hinzu kommt, daß Gesetze häufig durch nachfolgende Richtlinien und Ausführungsbestimmungen von den Anwendungsinstanzen so verändert werden, daß sie für den Bürger nicht den erwünschten Nutzen haben und diese nicht den Rechtsanspruch eingeräumt bekommen, der vom Gesetzgeber vorgesehen ist. So wird z.B. der Pflegebedarf von chronisch psychisch Kranken durch das Pflegeversicherungsgesetz nur z.T. ausreichend berücksichtigt. Das Betreuungsgesetz ist in positiver Hinsicht auf die persönliche Unterstützung der Betroffenen ausgerichtet. Den gesetzlichen Betreuern sollen nur solche Aufgabenkreise überantwortet werden, wo eine Betreuung erforderlich ist. Leider ist die persönliche Betreuung mangels Finanzierung nur eingeschränkt möglich. Statt dessen werden aber den Betreuern Regelungskompetenzen überantwortet, die meist alle drei Bereiche - Finanzen, Wohnen und Gesundheit - umfassen und somit der früheren Entmündigung nahekommen.

Die Fachwelt verfügt heute über differenzierte wissenschaftliche Erkenntnisse über den Alternsprozeß und das Alter, über Erkrankungen in dieser Lebensspanne und deren Beeinflussungsmöglichkeiten. Allerdings klafft die Schere zwischen potentiell Erforderlichem und tatsächlich Verwirklichtem erheblich auseinander, so daß als notwendig anerkannte Hilfsmaßnahmen Betroffenen vorbehalten werden. Ernsthaft ist zu befürchten, daß zunehmend merkantile Interessen unmittelbar die Gesundheitsversorgung dominieren. Damit geraten Behandlungs-, Rehabilitations- und Pflegeprogramme ins Zwielicht, weil sie die Lebensspanne verlängern, ungeachtet dessen, daß sie auch die Lebensqualität alter Menschen verbessern. Eine gewisse Trendwende hat sich erst in den letzten Jahren angebahnt. Endlich und mit erheblicher Verzögerung gegenüber der Geriatrie nimmt das Interesse an der Gerontopsychiatrie zu. Allerdings hat sich dies noch nicht überall durchgesetzt. Insbesondere ist es nicht nachvollziehbar, warum in einer Reihe von Landesplanungen geriatrische Konzepte als Antwort auf gerontopsychiatrische Versorgungsbedürfnisse übertragen werden. Gegen Unkenntnis und Nivellierung der gesonderten Situation psychisch kranker alter Menschen und ihres spezifischen Hilfebedarfs muß konsequent angegangen werden.

Die Gerontopsychiatrie hat in der heutigen Gesellschaft vielfältige und differenzierte Aufgaben zu bewältigen. Zunehmend hat sie sich gemeindenah orientiert und bietet verstärkt - wenn auch noch nicht in dem erforderlichen Umfang - Konzepte für ambulante und teilstationäre Dienste an, um psychisch kranke alte Menschen nach Möglichkeit dort, wo sie leben, behandeln und versorgen zu können. Um diese Zielvorstellung weiter zu verfolgen, bedarf es eines kontinuierlichen weiteren Ausbaus von qualitätsorientierten und möglichst mobilen gerontopsychiatrischen Einheiten, die eine enge Kooperation mit nahestehenden Einrichtungen eingehen.

Ziel dieser Empfehlungen ist, zukunftsorientierte Schritte zu verdeutlichen und Hinweise für den Auf- bzw. Ausbau eines regionalen gerontopsychiatrischen Versorgungskonzeptes zu geben, die den regionalen Gegebenheiten und Bedürfnisse angepaßt werden können. Denn die beschriebenen Bausteine sollen künftig in keiner Region fehlen, da sonst psychisch kranken alten Menschen keine qualitätsorientierte Versorgung angeboten werden kann. Hierfür ist eine orientierende Bestandsausnahme der ambulanten und teilstationären Gerontopsychiatrie notwendig, die bestehende Mängel aufzeigt und nicht beschönigt. Diese ist mit der hier differenziert ausgearbeiteten Darstellung gerontopsychiatrischer Behandlungs- und Versorgungsmöglichkeiten zu konfrontieren. Dann werden die verschiedenen Bausteine unter dem Blickwinkel prioritärer Verbesserungsmaßnahmen bei der regionalen Versorgung ihren Stellenwert für alle nachvollziehbar gewinnen.

1 Begriffsbestimmung

Die Gerontopsychiatrie ist ein Zweig der Psychiatrie, welcher zu einer besonderen Schwerpunktbildung herausfordert. Mit ihren Verknüpfungspunkten zur Geriatrie und zur Altenhilfe bündelt sie Ressourcen und Wissensstand mehrerer gerontologischer Disziplinen (z.B. Psychologie, Soziologie, Pädagogik). Sie bedient sich der klinisch psychiatrischen Urteils- und Erfahrungsebene, setzt deren diagnostische und therapeutische Methoden ein und entwickelt diese mit besonderem Augenmerk auf die Altersvariable weiter. Sie beschäftigt sich mit den psychischen und Verhaltensstörungen bzw. Erkrankungen (N.B.: Im ICD-10 wird nicht von „Psychischen Erkrankungen gesprochen, sondern von „psychischen und Verhaltensstörungen". In den vorliegenden Empfehlungen werden diese Begriffe daher synonym verwendet.) von Menschen im Berentungs- oder Pensionierungsalter und jenseits davon. Als kalendarische Altersgrenze gilt das 60 bis 65. Lebensjahr (BMJFFG 1988, WHO 1997). Jedoch kann eine Altersgrenze wegen der großen inter- und intraindividuellen Streuung und der erheblichen individuellen Intensitätsunterschiede kein absoluter Parameter sein. Alte Menschen mit psychischen Erkrankungen weisen oft eine Kombination psychischer, körperlicher und sozialer Bedürfnisse auf (WHO 1997). Daher kann die Gerontopsychiatrie nicht einfach als eine Art Fortsetzung der Allgemeinpsychiatrie verstanden werden. Die Arbeitsweise der Gerontopsychiatrie ist in Forschung, Lehre und Praxis interdisziplinär, prozeßorientiert und sozialpsychiatrisch ausgerichtet. Die besondere Stellung der Gerontopsychiatrie in der Psychiatrie, ihr Wissensstand und ihre Arbeitsweise begründen den Anspruch auf Eigenständigkeit.

Die Gerontopsychiatrie beschäftigt sich mit dem Gesamtvorgang des Alterns und seinen biologischen, psychologischen und sozialen Einwirkungen und Auswirkungen. Hauptaufgaben der Gerontopsychiatrie sind: Grundlagenforschung psychischer Erkrankungen im Alter, deren Diagnostik und Behandlungsmöglichkeiten, Epidemiologie und Versorgung. Die gerontopsychiatrische Versorgung bezieht sich auf folgende Ebenen:

- allgemeines psychosoziales Vorfeld (Prävention, Erkennen von Risikogruppen),

- ambulanter („ambulant vor stationär"),

- teilstationärer (Tagespflege) und

- stationärer (Altenhilfe und Klinik) Behandlungs- und Rehabilitationsbereich.

Sie koordiniert innerhalb einer Versorgungsregion die vielfältigen Einrichtungen und Dienste, im Sinne der individuellen Erfordernisse psychisch kranker alter Menschen. Ihre Interventionen beziehen auch Angehörige und wichtige Bezugspersonen mit ein. Öffentlichkeitsarbeit, Beratung von bestehenden und geplanten Einrichtungen der Altenhilfe und der medizinischen Versorgung sowie Vermittlung von gerontopsychiatrischer Kompetenz in Aus-, Fort- und Weiterbildung sind weitere Aufgabenbereiche.

2   Situation

Schon in der Psychiatrie-Enquête 1975 wurden Veränderungen in der gerontopsychiatrischen Versorgung eingefordert. Betont wurde ausdrücklich unter Hinweis auf den damaligen Kenntnisstand, daß die psychiatrische und psychotherapeutische Versorgung psychisch kranker alter Menschen „nicht mehr ein Gebiet der Resignation und des therapeutischen Nihilismus" ist und sich „keineswegs auf die palliativ-symptomatische Versorgung fortgeschrittener Abbauprozesse" beschränkt (Deutscher Bundestag 1975). „Sie stellt vielmehr ein in mehrfacher Hinsicht lohnendes und dankbares Feld therapeutischer und präventiver Bemühungen dar" mit dem Aufgabengebiet „Diagnostik, Therapie und Prävention sämtlicher psychischer Erkrankungen des höheren Lebensalters". Angesprochen wurde auch, daß „der Rehabilitation dieser Gruppe besonders im Sinne einer medizinischen und sozialen Rehabilitation entscheidende Bedeutung" zukommt. Eine Reihe von bestehenden gravierenden Versorgungsmängeln wurde aufgezeigt und Empfehlungen gegeben, wie diese verringert werden können. Vordringlich wurde empfohlen, eigenständige gerontopsychiatrische Abteilungen an psychiatrischen Krankenhäusern bzw. gerontopsychiatrische Einheiten an den psychiatrischen Abteilungen an Allgemeinkrankenhäusern, gerontopsychiatrische Tageskliniken sowie sozialpsychiatrische Verbunde mit gerontopsychiatrischen Bausteinen zu schaffen. Ebenso wurde geraten, komplette regionale Verbundsysteme zur gerontopsychiatrischen Versorgung in zunächst zehn Modellregionen einzurichten, um deren Effektivität zu erproben. Für weniger vordringlich wurde die Förderung von Einzeleinrichtungen erachtet. Diese Empfehlungen für eine umfassende Versorgungsbereitstellung blieben allerdings weitgehend wirkungslos. Zwar wurden einige gerontopsychiatrische Modellprojekte in den Folgejahren erprobt, allerdings für längere Zeit kein Versorgungsverbund (s. Abschnitt D). So entstanden z.B. die ersten Tageskliniken (Hamburg und Berlin 1976, Düsseldorf 1977, Mannheim und Köln 1979).

Nach Auswertung der Erkenntnisse aus den Modelleinrichtungen und Einbeziehung der Ist-Situation der gerontopsychiatrischen Versorgung folgten 1988 die Empfehlungen der Expertenkommission der BMJFFG 1988. Hervorgehoben wurde erneut der defizitäre Stand der Gerontopsychiatrie. Wenngleich die Bettenreduktion im stationären Bereich als Schritt in die richtige Richtung anerkannt werden konnte, ließ sich dies nicht vorhaltlos positiv bewerten, da sich „gleichzeitig eine Tendenz zur Verlegung psychisch kranker alter Menschen von den Krankenhäusern in Pflege- und Altenpflegeheime entwickelt hat" (Jaeger 1987). Im Heimbereich entstehen aus dieser „Verschiebungsstrategie" gravierende und nicht gelöste Probleme der Behandlung und Betreuung großenteils schwer gestörter und alter psychisch Kranker und Behinderter

(BMJFG 1988). Für den ambulanten und teilstationären Bereich dagegen wurde konstatiert, daß sich im gerontopsychiatrischen Versorgungsangebot „nur wenig geändert" hat. Im Mittelpunkt der Empfehlungen der Expertenkommission steht die Einrichtung eines gerontopsychiatrischen Zentrums in jeder Planungseinheit (ca. 200.000 E. – 300.000 E.). Weitere Vorschläge sind: Förderung einer integrierten Versorgung psychisch und somatisch Kranker in Altenhilfeeinrichtungen und die Einführung einer Pflegeversicherung.

Seit 1988 haben sich mancherorts in der Versorgung alter Menschen im ambulanten und teilstationären Bereich positive Veränderungen angebahnt, z.B. Vermehrung von ambulanten Pflegediensten, Ausbau der kommunalen Altenhilfe, gerontopsychiatrische Tageskliniken (derzeit 31 und 11"gemischte",s. Tabelle F2.2-1), Gerontopsychiatrische Zentren (derzeit acht). Zwar gibt es somit eine Vielzahl von Prototypen unterschiedlichster Einrichtungen der Altenhilfe mit breit gefächertem Angebot (s. Abbildung B1). Allerdings ist nur in wenigen Regionen ihre Repräsentanz so gut, daß vorort die Belange psychisch kranker alter Menschen hinreichend berücksichtigt werden. Das Versorgungsgefälle zwischen den Versorgungsgebieten ist eklatant. Aufgebaut wurden in großem Umfang und in der Mehrzahl der Regionen Sozialstationen bzw. ambulante Pflegedienste. Als Folge der Öffnung des „Pflegemarktes" durch das Pflegeversicherungsgesetz kam es zu einem erheblichen Anstieg von privaten ambulanten Pflege- und mobilen Hilfsdiensten. Die Mitberücksichtigung des Pflegebedarfs alter Menschen mit psychischer Beeinträchtigung ist durchaus üblich. Allerdings kommt es, wenn die besonderen aus der psychischen Erkrankung resultierenden Belange nicht ausreichend pflegerisch berücksichtigt werden, nicht zu den erforderlichen Entlastungen bei den Angehörigen. Zu beobachten ist aber auch, daß sich -entgegen den Empfehlungen der Expertenkommission- immer mehr „geschlossene gerontopsychiatrische Pflegeheime" bilden. Dies ist nicht zuletzt auf die finanzielle Bevorzugung von Heimen zurückzuführen. Denn diese haben es erfahrungsgemäß leichter, bei einem mit der Hospitalisierung verbundenen Aufwand die Voraussetzungen für die Einstufung nach Pflegestufe III nachzuweisen. Erst aus der Einsicht in diese Fehlentwicklungen zeigen sich Kurskorrekturen zugunsten ambulanter und teilstationärer Versorgung.

Abbildung B1: Soziale, psychische und somatische regionale Einrichtungen für alte Menschen

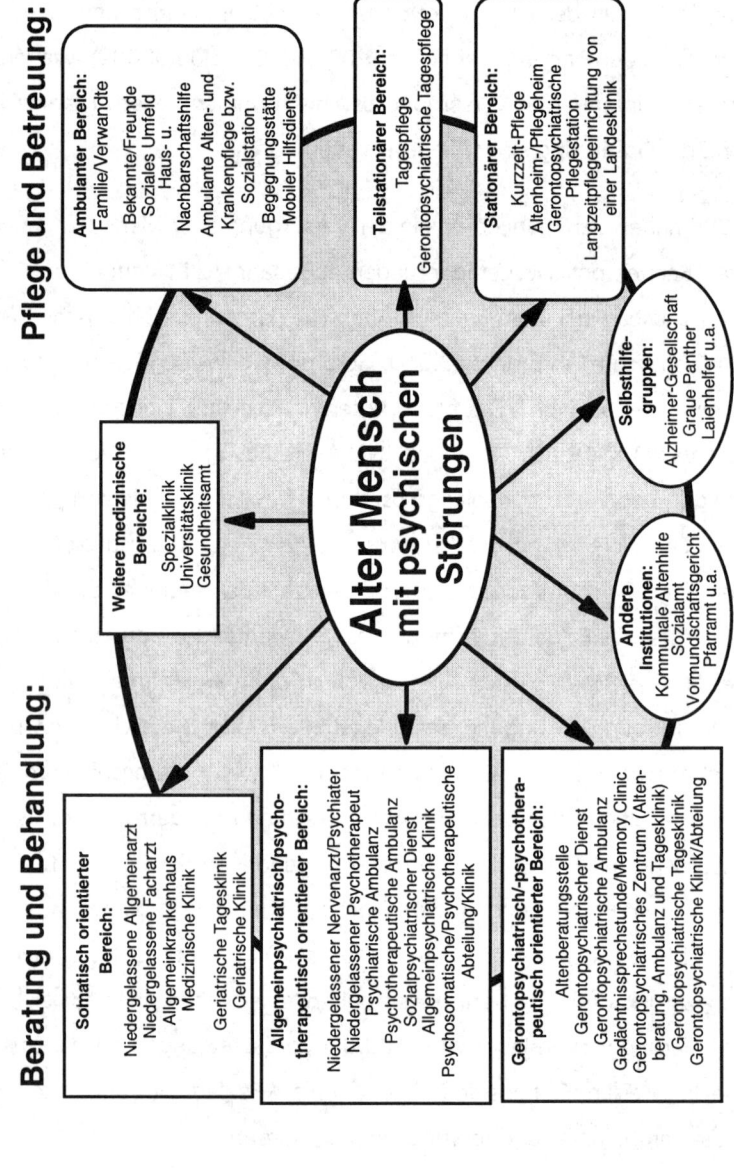

Pflege und Betreuung:

Ambulanter Bereich:
Familie/Verwandte
Bekannte/Freunde
Soziales Umfeld
Haus- u.
Nachbarschaftshilfe
Ambulante Alten- und
Krankenpflege bzw.
Sozialstation
Begegnungsstätte
Mobiler Hilfsdienst

Teilstationärer Bereich:
Tagespflege
Gerontopsychiatrische Tagespflege

Stationärer Bereich:
Kurzzeit-Pflege
Altenheim-/Pflegeheim
Gerontopsychiatrische
Pflegestation
Langzeitpflegeeinrichtung von
einer Landesklinik

**Selbsthilfe-
gruppen:**
Alzheimer-Gesellschaft
Graue Panther
Laienhelfer u.a.

**Andere
Institutionen:**
Kommunale Altenhilfe
Sozialamt
Vormundschaftsgericht
Pfarramt u.a.

Alter Mensch
mit psychischen
Störungen

Beratung und Behandlung:

**Somatisch orientierter
Bereich:**
Niedergelassene Allgemeinarzt
Niedergelassene Facharzt
Allgemeinkrankenhaus
Medizinische Klinik

Geriatrische Tagesklinik
Geriatrische Klinik

**Weitere medizinische
Bereiche:**
Spezialklinik
Universitätsklinik
Gesundheitsamt

**Allgemeinpsychiatrisch/psycho-
therapeutisch orientierter Bereich:**
Niedergelassener Nervenarzt/Psychiater
Niedergelassener Psychotherapeut
Psychiatrische Ambulanz
Psychotherapeutische Ambulanz
Sozialpsychiatrischer Dienst
Allgemeinpsychiatrische Klinik
Psychosomatische/Psychotherapeutische
Abteilung/Klinik

**Gerontopsychiatrisch/-psychothera-
peutisch orientierter Bereich:**
Altenberatungsstelle
Gerontopsychiatrischer Dienst
Gerontopsychiatrische Ambulanz
Gedächtnissprechstunde/Memory Clinic
Gerontopsychiatrisches Zentrum (Alten-
beratung, Ambulanz und Tagesklinik)
Gerontopsychiatrische Tagesklinik
Gerontopsychiatrische Klinik/Abteilung

Festzustellen ist, daß nunmehr in einigen Regionen der Bundesrepublik Deutschland, überwiegend in Großstädten, mehrere gerontopsychiatrische Einrichtungen mit hoher Fachkompetenz entstanden sind (Tageskliniken mit Ambulanz, Gerontopsychiatrische Zentren). Für die in den meisten Regionen immer noch im hohen Maße vorhandene Fehl-, Mangel- und Unterversorgung psychisch kranker alter Menschen gibt es eine Reihe wichtiger Gründe:

- Das gesellschaftliche Bild über alte Menschen ist immer noch vorwiegend negativ. Diskussionen über die finanzielle Überforderung der Gesellschaft durch Renten, Gesundheitskosten u.a. fördern dies. Die Arbeit mit alten Menschen hat überwiegend ein negatives Image, obwohl diese besonders anspruchsvoll ist. Unterstützende, die Fachlichkeit und Psychohygiene fördernde Maßnahmen (z.B. Supervision) werden in der Regel nicht durchgeführt. Möglichkeiten von Personalrotation und flexiblen Arbeitszeiten, um den Kräfteverschleiß an diesen schwierigen und belastenden Arbeitsplätzen in Grenzen zu halten, sind in den Einrichtungen selten gegeben. Ebenso bestehen kaum Aufstiegschancen. Ungünstige Arbeitszeiten und schlechte Bezahlung verringern zudem das Interesse, diesen Beruf zu ergreifen.

- Das Wissen von Professionellen (insbesondere Ärzten) über die Gerontopsychiatrie ist überwiegend mangelhaft. Mitverursacht wird dies durch eine unzureichende Wissensvermittlung während des Medizinstudiums (derzeit gibt es in der BRD keinen Lehrstuhl für Gerontopsychiatrie; an Hochschulkliniken werden kaum psychisch kranke alte Menschen behandelt) und ärztliche Weiterbildungsordnungen und -richtlinien, die diese Aspekte kaum berücksichtigen. Die Gerontopsychiatrie wird dort als Weiterbildungsinhalt kaum erwähnt. Allerdings gibt es von den Fachgesellschaften derzeit intensive Bemühungen, im Rahmen des Facharztes für Psychiatrie und Psychotherapie den Schwerpunkt „Gerontopsychiatrie" einzuführen. Ausbildungen in den Pflege- und sozialen Berufen werden erst allmählich mit gerontopsychiatrischen Inhalten ergänzt. Vorreiter sind mancherorts die Pflegeberufe. Erfreulich ist, daß es vermehrt Postgraduierten-Studiengänge (insbesondere für Psychologen, Sozialarbeiter/-pädagogen) gibt, in welchen Gerontopsychiatrie ein Lehrfach ist. Festzustellen ist, daß das derzeitige Wissen über Interventionsmöglichkeiten bei psychisch kranken alten Menschen gleichwohl nicht ausreichend vermittelt wird. In der Medizin wird immer noch davon ausgegangen, daß Alter statisch und charakterisiert ist durch körperlichen und kognitiven Abbau sowie von Leistung. Hieraus resultiert eine eher nihilistische Einstellung zu Behandlungsmöglichkeiten. Daß präventive und rehabilitative Maßnahmen sowie eine adäquate Behandlung psychisch kranker alter Menschen sinnvoll, erfolgsversprechend und auch ökonomisch ist, wird derzeit von der medizinischen und pflegerischen Basis immer noch nicht wahrgenommen. Daß durch die Durchführung eines gerontopsychiatrischen Assessments (s. Kapitel C 2.) mit entsprechenden Interventionen eine Vielzahl von stationären Aufnahmen sowie Fehlbehandlungen verringert werden kann, ist kein Bestandteil der Versorgungswirklichkeit.

- Die Mehrzahl der Landes- bzw. Bezirkskrankenhäuser ist hierarchisch strukturiert. So ist es grundsätzlich vom ärztlichen Leiter einer Einrichtung, der meist wenig Kenntnisse über Gerontopsychiatrie besitzt, abhängig, in welchem Umfang gerontopsychiatrische Behandlung praktiziert, eine diesbezügliche personelle Ausstattung gewährleistet und zukunftsorientierte gerontopsychiatrische Konzepte - auch ambulante und teilstationäre- verwirklicht werden können. Hinzu kommt eine geringe Flexibilität psychiatrischer Kliniken („Totale Institution", Goffmann 1972). Veränderungen sind nur sehr langsam möglich. Auch ist mit der Vermehrung außerstationärer Versorgung die Angst verbunden, Krankenhausbetten mangels Belegung abgeben zu müssen (dies würde aus einer optimalen gerontopsychiatrischen Versorgung resultieren). Oft genug werden überwiegend Schwerstpflegebedürftige, aber auch Schwerstkranke, für die sich niemand wirklich zuständig fühlt, aufgenommen. Fehlbelegungen in den Kliniken wird zu wenig Aufmerksamkeit geschenkt. Nur im geringen Umfang wird die Möglichkeit genutzt, ambulante gerontopsychiatrische Behandlungen im Altenheim durchzuführen. Wenn nun unter dem Druck der Verhältnisse die Forderung „ambulant vor stationär" nur unter dem Gesichtspunkt der Kostenersparnis ins Blickfeld kommt, könnte dies aber auch zu Fehlschlüssen führen, denn mit einem minimalen Aufwand im außerstationären Bereich läßt sich der Bedarf an Komplexleistungen nicht erfüllen.

- Niedergelassene Ärzte beginnen erst allmählich sich umzuorientieren (assessment-orientierte Sichtweise). Überlagert wird dies vom ökonomischen Verteilungskampf um das gedeckelte Budget der niedergelassenen Ärzteschaft. Überweisungen vom Hausarzt an Nervenärzte bzw. Psychiater gelten als Einnahmeverzicht. Eine kollegiale Zusammenarbeit im Sinne des Patientenwohls muß demgegenüber erst Boden gewinnen. Das Vorgehen pendelt zwischen den Polen, daß ein Patient entweder schwer krank ist und daher stationär behandelt werden muß, oder eine hausärztliche Behandlung ausreichend ist. Daß Tageskliniken (auch wenn sie in einer Region vorhanden sind) z.B. eine Alternative zur stationären Behandlung sein können, wird immer noch zu wenig berücksichtigt. Die immer wieder festgestellten Mängel an gerontopsychiatrischer Kompetenz von Haus- und Allgemeinärzten, aber auch z.T. von Nervenärzten bzw. Psychiatern, stellen eine deutliche Barriere für die Entwicklung und Umsetzung eines personenzentrierten Hilfesystems dar.

- Die im Gesundheitsstrukturgesetz und im Pflegeversicherungsgesetz gemachten Vorgaben wie „Rehabilitation vor Pflege" und „ambulant vor stationär" sind nicht mit dem erforderlichen Nachdruck in den Leistungsgesetzen und ihren Ausführungsbestimmungen gefordert. Regelungen, die dies einfordern würden, z.B. Bindung der Kostenanerkenntnisse von Heimpflege durch die Sozialämter an ein vorausgegangenes Assessment, bei dem sich die Heimunterbringung als unumgänglich erwiesen hat, fehlen. Auch wird die Kooperation der relevanten Dienste auf der Grundlage gemeinsamer Behandlungspläne nicht finanziell prämiert. Damit wird die Erfüllung der Bedürfnisse von psychisch kranken alten Menschen und ihren Angehörigen abhängig gemacht von einer die stationäre Versorgung begünstigenden Finanzierungsstruktur. Wegen der so verursachten mangelhaften Ausstattung mit ambulanten Einrichtung und dem häufigen Fehlen ambulanter Facheinrichtungen (auch poststationärer Hilfen) werden psychisch kranke alte Menschen zu oft auf die Klinik verwiesen und dort vergleichsweise lange behandelt.

- Die unterschiedliche Sichtweise der Altenhilfe und der Gerontopsychiatrie behindern mögliche Entwicklungen zum Versorgungsverbund. Die Altenhilfe verfügt über kein aufeinander bezogenes Betreuungskonzept, sondern sorgt für den Bestand unterschiedlicher institutioneller Angebote für alte Menschen. Die Gerontopsychiatrie geht von der Schaffung eines gemeindenahen Versorgungsverbundes aus. Eine Weiterentwicklung der Altenhilfe ist notwendig, um gerontopsychiatrische Fachkompetenz qualitätsorientiert einsetzen zu können. Besorgniserregend ist die massive Vermehrung von Altenpflegeheimen in den letzten Jahren. Ob es sinnvoll ist, daß chronisch psychisch kranke alte Menschen in großen Altenhilfeinstitutionen ihren Lebensabend verbringen müssen, wird in letzter Zeit immer mehr hinterfragt. Alternativen wie z.B. kleine Wohngruppen werden noch zu wenig unterstützt. Die Gerontopsychiatrie muß daher mehr als bisher ihre Fachkompetenz der Altenhilfe zur Verfügung stellen und mit dieser intensiver kooperieren.

- Die strikte Trennung zwischen Gesundheit und Sozialem in bürokratisch finanzieller Hinsicht hat gerade für psychisch kranke alte Menschen eine verheerende Auswirkung. Die immer wieder angemahnte ganzheitliche Sichtweise des alten Menschen wird so erheblich erschwert. Viele Initiativen und noch mehr Einzelversorgungen scheitern daran, daß sich für die Kosten niemand zuständig fühlt, bzw. ständig auf andere verwiesen wird. Dies hat erheblich zugenommen. War es bisher schon sehr schwierig und arbeitsintensiv, mit den unterschiedlichen Kostenträgern (Beratung, Behandlung, Rehabilitation) patientenorientierte Interventionsmöglichkeiten realisieren zu können, so hat dies mit Einführung der Pflegeversicherung noch zugenommen (z.B. Unterscheidung zwischen Behandlungspflege und Pflege im Rahmen der Pflegeversicherung).

3 Epidemiologie

3.1 Soziodemographische Entwicklung

Der Anteil der 60jährigen und Älteren in der Bevölkerung hat in den letzten Jahrzehnten in der Bundesrepublik Deutschland (wie auch in anderen westlichen Industrieländern) erheblich zuge-nommen (Enquête-Bericht 1994). 1950 (neue und alte Bundesländer) 10,1 Mio. Bürger 60 Jahre oder älter (14,6%), 1991 bereits 16,4 Mio. (20,4%). Geburtenrückgang und verlängerte Le-benserwartung werden bis zum Jahr 2025 diesen Anteil auf 30% und mehr erhöhen (BMFuS 1993). Besonders zu berücksichtigen ist, daß der Anteil der Hoch- und Höchstbetagten erheblich zugenommen hat und weiter zunimmt (s. Tabelle B1) Die derzeitige durchschnittliche Lebenser-wartung beträgt bei Männern 72,9 Jahre, bei Frauen 79 Jahre. Vor allem aufgrund der Männer-verluste in den beiden Weltkriegen ist in Deutschland der Anteil der Frauen unter den Älteren mit 63% besonders hoch. Von den älteren Frauen ist derzeit fast die Hälfte verwitwet. Bei den Männern dieser Altersgruppe ist dagegen mit nur 15% dieser Anteil erheblich niedriger und derjenigen der Verheirateten mit 80% sehr hoch (BMFuS 1993).

Tabelle B1:   Bevölkerungsentwicklung in Deutschland nach Altersgruppen (in Mio.)

Szenario I*)

Jahr	Alter			
	Unter 20 Jah-re	20 bis unter 60 J.	60 bis unter 80 J.	80 Jahre und älter
1991	17,3	46,6	16,4	3,1
2000	17,9	46,3	19,3	3,8
2010	16,4	45,9	21,3	3,8

Szenario II*)

Jahr	Alter			
	Unter 20 Jahre	20 bis unter 60 J.	60 bis unter 80 J.	80 Jahre und älter
1991	17,3	46,6	16,4	3,1
2000	18,2	47,1	19,4	2,8
2010	16,9	47,3	21,6	3,9

Quelle: nach Enquête-Kommission (1994): Demographischer Wandel, S. 53

*) Im Szenario I wird angenommen, daß das Wanderungssaldo bis 1996 auf 280.000 sinkt, in dieser Höhe bis 2000 verbleibt, von 2001 bis 2010 dann 190.000 beträgt.

*) Im Szenario II sinkt das Wanderungssaldo auf 430.000 im Jahr 1996, von 2001 an beträgt danach die Nettozuwanderung 260.000.

In Regionen mit großen Verdichtungsräumen ist der Anteil der Älteren derzeit erheblich höher als im Umland von Städten und in ländlichen Gebieten. Angenommen wird, daß in den kommenden Jahrzehnten die Zahl der über 75jährigen in den Ballungszentren abnehmen und in deren Umland zunehmen wird (BMFuS 1993).

Die Wohnsituation Älterer ist gekennzeichnet von überwiegend Ein- und Zwei-Personen-Haushalten. Haushalte mit mehr als drei Mitgliedern, auch Mitgliedern aus mehreren Generationen, werden nur unter spezifischen Bedingungen beibehalten (z.B. Wohnungseigentum auf dem Lande, Neugründung zur Absicherung der Lebensbedingungen). Ältere Menschen leben auch häufiger als jüngere in älterem Wohnbestand (BMFuS 1993).

In Privathaushalten leben laut Infratest-Erhebungen (1991/1994) 11.730.000 65jährige und ältere Menschen, 630.000 in Altenheimen. Allerdings verbringt ein nicht geringer Teil alter Menschen seinen letzten Lebensabschnitt in einem Altenheim (nach Bickel 1987: 18%).

Ca. 24% (2.948.000) der über 65jährigen haben einen Hilfe- und Pflegebedarf. Davon benötigen 57% vorrangig hauswirtschaftliche Hilfe und 43% hauswirtschaftliche Hilfe mit erheblichem Pflegebedarf (davon täglich: 504.000, mehrfach täglich: 490.000, ständig: 268.000; Infratest 1991/1994). In Privathaushalten benötigen 1.516.000 65jährige und ältere Menschen (vorrangig) hauswirtschaftliche Hilfe, in Altenheimen 170.000. Einen hauswirtschaftlichen Hilfe- mit erheblichem Pflegebedarf haben 858.00 ältere Menschen in Privathaushalten und 404.000 in Heimen. Von den Älteren, die häusliche Hilfe und ständigen Pflegebedarf (Pflegestufe III) haben, leben 61% in Altenheimen.

Diesen demographischen Veränderungen stehen strukturelle gegenüber wie z.B.: niedrige Geburtenziffern, veränderte Familienstrukturen wie die Zunahme nichtehelicher Lebensgemeinschaften, Single-Haushalte, gerade auch unter Älteren, und zunehmende Erwerbstätigkeit von Frauen. Die Anforderungen an die Pflege können daher nur schwer erfüllt werden und wirken sich auf die Verfügbarkeit privater, aber auch professioneller Hilfenetze aus. Auf lange Sicht fehlen Personen, die eine immer größer werdende Anzahl Pflegebedürftiger pflegen können.

3.2   Psychische Störungen

Aufgrund epidemiologischer Untersuchungen geht man davon aus, daß ca. 25% bis 30% der 65jährigen und Älteren unter einer psychischen Störung oder Erkrankung leiden. Die Berliner Altersstudie (Helmchen et al. 1996) stellte bei 4,2% der 70jährigen und Älteren eine schwere Ausprägung einer psychischen Erkrankung fest, bei 19,8% eine mittelgradige Intensität und bei weiteren 16,4% eine leichte Intensität der Erkrankung. Bekannt ist, daß mit zunehmendem Lebensalter der Anteil der psychisch Kranken erheblich ansteigt. Von großer Bedeutung ist der immer wieder festgestellte Zusammenhang zwischen psychischen und somatischen Störungen und Erkrankungen.

Die häufigsten psychischen Erkrankungen bei über 65jährigen sind die depressiven Störungen und die dementiellen Syndrome. Nach heutiger Erkenntnis sind im Alter die depressiven Störungen etwas häufiger als die dementiellen. Die sehr unterschiedlichen Angaben über Depressionen im Alter rühren daher, daß zwischen Angaben über schwere depressive Störungen (Prävalenzraten zwischen 1% und 4%) und depressiven Befindlichkeitsstörungen (Prävalenzraten zwischen 11% und 185) unterschieden wird. Die Prävalenzraten für die über 65jährigen liegen zwischen 4% und 8%. Ca. 50% bis 60% der über 65jährigen Demenzkranken leiden unter einer primären Demenz vom Alzheimer-Typ und ca. 20% an einer vaskulären Demenz. Weitere ca. 20% bis 30% weisen entweder beide Ursachen auf, sind Folge einer anderen primären Demenz (z.B. Pick-Krankheit, Creutzfeldt-Jacob-Krankheit, Chorea Huntington oder gehen als sekundäre Demenz auf eine Vielfalt anderer Ursachen zurück. Anzumerken ist, daß aufgrund differenzierter diagnostischer Möglichkeiten primäre Demenzen heute unterschieden werden in frontotemporale, vaskuläre, Alzheimer- und Lewy-Körper-Demenz. Häufigkeitsangaben hierüber können derzeit noch nicht gemacht werden. Generell nehmen die Demenzen mit zunehmendem Lebensalter bis zum 95. Lebensjahr zu, während die der schweren Depressionen im hohen Lebensalter eher zurückgehen.

24

Psychoreaktive Störungen, Neurosen, Persönlichkeitsstörungen und Psychosomatosen sind häufiger als man dies immer wieder annimmt. Ihr Anteil an allen psychischen Störungen liegt zwischen 9% und 18%. So wird die Ein-Monat-Prävalenz z.B. von Angststörungen im Alter mit 5,5% angegeben. Bekannt ist, daß die Suizidrate Älterer (38/100.000 E. bei über 65jährigen) besonders bei Männern (2-4mal höher als bei Frauen) erheblich höher ist als in der Gesamtbevölkerung (21/100.000 E.). Mit dem Alter steigt bei Männern die Suizidrate erheblich.

Der Anteil von psychisch kranken alten Menschen liegt in den Heimen je nach Aufnahmekriterien und Erfassungsjahr (steigende Tendenz) bei 37% bis 78,5%. Die häufigste psychische Erkrankung ist die Demenz (je nach Studie 10% bis über 50% der Bewohner in Altenheimen; in Pflegeheimen erheblich höher). Über andere psychische Störungen liegen nur wenige differenzierte Angaben vor. Die Schwankungsbreite für Depressionen liegt zwischen ca. 16% und 50%. Eine der jüngsten epidemiologischen Untersuchungen, die Duderstadt Studie, kommt zu dem Ergebnis, daß ein „bis zum 2-fachen höherer Anteil Depressiver sowie ein nahezu 15-facher Anteil Dementer unter den Heimbewohnern gegenüber den alten Menschen, die in Privathaushalten leben, festzustellen ist" (Welz 1994).

Eine psychische Erkrankung oder Störung kann über lange Zeit bzw. lebenslang bestehen und im Alter noch andauern. Im Alter kann sie zum ersten Mal auftreten oder erneut ausbrechen. Erscheinungsbild, Verlauf und Folgen vieler psychischer Erkrankungen im Alter werden durch biologische Faktoren des Altersprozesses oft mehr bestimmt als durch psychosoziale. Allerdings ist es müßig, danach zu suchen, ob primär genetische, psychologische, soziale oder umweltbedingte Faktoren ein Krankheitsbild auslösen. Meist ist es ein Zusammenwirken vieler Faktoren, die zum Ausbruch einer psychischen Störung oder Erkrankung im Alter führen.

Wenig aussagefähige Angaben gibt es über den Ort, an dem psychisch kranke alte Menschen behandelt werden müssen. In der Psychiatrie-Enquête (1975) wird geschätzt, daß „bei höchstens 1% der über 65jährigen eine klinische Behandlung, bei weiteren 14% eine ambulante Diagnostik und Therapie erforderlich ist". Cooper (1984) gab für eine Versorgungsregion von 250.000 E. folgende zu erwartende Richtgrößen an: 1,4% für stationäre Einrichtungen und 6% für ambulante. Allerdings gibt es innerhalb der Gesamtpopulation von alten Menschen Untergruppen mit einem erhöhten psychiatrischen Krankheitsrisiko und einem vermehrten Bedarf an diagnostischen, therapeutischen, präventiven und rehabilitativen Diensten. Hierzu gehören neben Höchstaltrigen vor allem Alleinstehende, Personen mit körperlichen Krankheiten und solche, die sich in unzureichenden wirtschaftlichen Verhältnissen befinden.

3.3   Psychotherapeutische Situation

Der Bedarf an psycho- und soziotherapeutischer Hilfestellung für die Gruppe der 50- bis 64jährigen psychisch Kranken wird von Dilling (1981) bei 19%, der der über 65jährigen bei 7% geschätzt. Gleichzeitig geht er davon aus, daß in diesen Altersgruppen jeweils 13% einer allgemeinpsychiatrischen Hilfestellung bedürfen.

In eine repräsentativen Untersuchung über den psychosozialen Beratungsbedarf (Egartner et al. 1995) in den neuen und alten Ländern der Bundesrepublik Deutschland waren auch ältere Menschen einbezogen (neue Bundesländer: 27,3% der Frauen und 17,3% der Männer; alte Bundesländer: 24,5% der Frauen und 21,7% der Männer). Ca. ein Viertel aller Frauen und ein Drittel aller Männer gaben an, entweder z.Z. bei einer Beratungsstelle zu sein oder schon einmal dort gewesen zu sein. Der Hauptberatungsbedarf bezog sich auf Themen der sozialen Sicherheit und der Gesundheit. Derzeit gibt es in der Bundesrepublik Deutschland ca. 30 Altenberatungsstellen. Deren Arbeitsweise ist sehr heterogen und unterscheidet sich von den übrigen (Familien-, Krisen- oder Ehe-) Beratungsstellen.

Der Psychotherapie Älterer widmen sich nur wenige Psychotherapeuten in Deutschland. Man kann grundsätzlich davon ausgehen, daß Alterspsychotherapie in Deutschland nur in Ausnahmefällen möglich ist. Dies läßt sich aus den auf Übersicht B1 zusammengestellten Angaben schließen (Hirsch 1997c).

4   Ethische Aspekte

Fragen zur Versorgung psychisch kranker alter Menschen berühren eine Reihe von ethischen Problemen, deren Bewertung erhebliche Konsequenzen nach sich zieht. Deshalb müssen einige wichtige angesprochen werden.

Übersicht B1:   Angaben zur psychotherapeutischen Versorgungssituation älterer Menschen in der BRD (n. Hirsch 1997c)

In der oberbayerischen Verlaufsuntersuchung (Fichter 1990) wurde festgestellt, daß nur 0,6% der über 60jährigen mit Mitteln der tiefenpsychologisch orientierten, analytischen oder Verhaltenstherapie i.S. einer Krankenkassenleistung behandelt wurden.

Laut der Nervenarztstudie (Bochnik 1987) bieten Nervenärzte in 87% ihrer Praxen spezielle psychotherapeutische Leistungen in Einzel- und Gruppenpsychotherapie an (z.B. in 63% Autogenes Training, tiefenpsychologisch fundierte Psychotherapie in 50%). 19% ihres Patientenklientels sind 65 Jahre und älter. (Angaben über psychotherapeutische Leistungen für die einzelnen Altersgruppen fehlen).

Nach der Praxisstudie der Deutschen Gesellschaft für Psychotherapie, Psychosomatik und Tiefenpsychologie (DGPT 1988) waren von den ambulanten Patienten lediglich knapp 5% zwischen 50 und 59 Jahren alt, knapp 1% 60 Jahre und älter.

In einer Zufallsstichprobe von 1.344 Anträgen auf Langzeittherapie für Verhaltenstherapie sind nur 0,2% aller ambulanten Patienten über 65 Jahre alt (Linden/Förster/Oel/Schlötelborg 1993).

Bei einer Untersuchung über die ambulante Behandlung depressiver Patienten (insgesamt 10.547 Patienten in 67 Nervenarzt-Praxen, davon ca. 24% über 60jährige) stellte sich heraus, daß nur 0,6 % der über 60jährigen Depressiven psychotherapeutisch nach den Richtlinien der GOÄ bzw. EGO behandelt wurden (Arolt/Schmidt 1992).

Aus einer Prävalenzstudie zum Bedarf psychosomatischer Versorgung in den Allgemeinen Krankenhäusern Hamburgs (Stuhr/Haag 1989) geht hervor, daß 17,6% der über 89jährigen (Anteil dieser Altersgruppe in der Hamburger Bevölkerung: 4,4%) einer psychosomatischen Behandlung bedürfen.

In psychotherapeutischen Universitätsambulanzen kommen zur Erstuntersuchung kaum ältere Menschen. In einer Berliner Studie waren nur 6,1% der Patienten, die sich innerhalb eines Jahres dort vorstellten, älter als 55 Jahre (Rudolf/Grande/Porsch 1988). Ähnliche Ergebnisse (5,7% aller Patienten) wurden in der psychotherapeutischen Universitätsambulanz in Heidelberg ermittelt (Heuft/Rudolf/Öri 1992).

In teilstationären Einrichtungen der Gerontopsychiatrie werden nur z.T. psychotherapeutische Methoden im Rahmen eines Gesamtbehandlungkonzeptes eingesetzt (Wächtler 1997), in geriatrischen Tageskliniken überhaupt nicht (Werner/Dittberner 1993).

Stichtagserhebungen im Rahmen der Psychiatrischen Personalverordnung (Psych-PV, Bundesgesetzblatt 1992) ergeben, daß Psychotherapie in der stationären Gerontopsychiatrie (Patientenstrukturen der Gerontopsychiatrie) kaum angeboten wird. So ergaben die vier Stichtagserhebung von 1997 bei ca. 217 (N= 214-217) gerontopsychiatrischen Abteilungen an Landeskrankenhäusern oder psychiatrischen Abteilungen an Allgemeinkrankenhäusern, daß von allen Patienten im Mittel nur 1% (keine wesentlichen Unterschiede zwischen Landeskliniken und Psychiatrie-Abteilungen) der Patienten in der Gerontopsychiatrie als "Psychotherapiefall" (G5) eingestuft wurden (in der Allgemeinen Psychiatrie ca. 8%). Nur in ca. 18% der gerontopsychiatrischen Abteilungen an Landeskrankenhäusern und in ca. 10% der psychiatrischen Abteilungen an Allgemeinkrankenhäusern wird mindestens ein älterer Patient psychotherapeutisch behandelt (Angaben aus dem bundesweiten Vergleich der Patientenstrukturen gemäß der Psych-PV des PLK Winnenden 1997).

Die Vorstellung der medizinischen Ethik (Höffe 1992) verknüpft die sittlichen Grundsätze nicht nur des Arztes, sondern auch des Pflegepersonals und aller im Gesundheitswesen Tätigen. Hierzu führt Höffer aus: „Die medizinische Ethik erklärt das somatische (leibliche) und geistige

Wohlergehen des Menschen zur obersten Richtschnur und fordert, daß der Arzt zusammen mit dem Pflegepersonal sich ohne Ansehen der Person ganz in den Dienst gesunden und möglichst schmerzfreien Lebens als Grundlage freien und sinnerfüllten Handelns stellt...". „Zur Aufgabe des Arztes gehört es nicht nur, sich heilend (Therapie, kurative Behandlung), vorbeugend (Prävention, Prophylaxe) oder wiederherstellend (Rehabilitation) um die Gesundheit des Patienten zu kümmern, sondern ebenso, ihn gemäß dem Prinzip der Menschenwürde nicht bloß als Objekt von Diagnose und Therapie zu betrachten, sondern ihn dabei auch als menschliches Subjekt ernst zu nehmen" (Höffe 1992). Analoges gilt für die übrigen Berufsgruppen.

Nach diesen Grundsätzen arbeiten heute die Fachleute im Gesundheitswesen, deren Arbeitsfeld der direkte Umgang mit Klienten und Kranken ist. Allerdings wird ein solches ganzheitliches Handeln derzeit immer mehr eingeschränkt durch Kostendämpfungen und Fehlplanungen im Gesundheitswesen, die im Alltag das Handeln weitgehend bestimmen. Natürlich besteht das Dilemma: Müssen alle Diagnostik und Interventionen, die vor Ort die Helfer für einen konkreten Einzelpatienten für angebracht halten, durchgeführt werden, oder muß aufgrund vorhandener Ressourcenknappheit dieses dementsprechend „auf das Nötigste" eingeschränkt werden? Wer entscheidet, was „notwendig und sinnvoll" ist und was „vorhandene Geldmittel" sind? Hinzu kommt, daß der Anteil der Älteren, die für das Gesundheitswesen kostenintensiver als Jüngere sind, erheblich zugenommen hat und noch zunehmen wird.

Weiter sind die Auswirkungen der „Fortschritts-Ausgaben-Spirale" (Fuchs 1995) in die Überlegungen einzubeziehen. Zudem klaffen die Vorgaben des Arzthaftungsrechts (z.B. individuell, Minimalprinzip, persönliche Entscheidung) mit dem des Sozialrechts/Budgets (z.B. statistisch, Maximalprinzip, patientenunabhängige Entscheidung) erheblich auseinander. Hohe Qualitätsstandards werden von den Kostenträgern erwartet sowie zunehmend auch vorgegeben. Gleichzeitig werden so gravierende finanzielle Einsparungen vorgenommen, daß auch Standards a priori nur z.T. erfüllbar sind. Auch die öffentlichkeitswirksame Maxime „ambulant vor stationär" kann nur soweit Gültigkeit haben, als eine ambulante Versorgung einem kranken alten Menschen angemessen ist, die erforderlichen diagnostischen und therapeutischen Maßnahmen nicht im Krankenhaus effizienter durchgeführt werden können und ambulante Hilfs- und Versorgungsmöglichkeiten überhaupt vorhanden sind. Dies gilt auch für die Maxime „Behandlung vor Pflege (i.S. des Pflegeversicherungsgesetzes)" und „Rehabilitation vor Pflege" (i.S. des Pflegeversicherungsgesetzes)". Ansonsten führen unrealistische Vorgaben zu noch mehr Mißverständnissen. Derzeit wird die Kluft zwischen medizinisch Sinnvollem und Machbarem gerade im Altenbereich immer größer. Dies führt im Bereich der stationären Versorgung zu problematischen Folgen. Diese dürften sich noch erheblich vermehren, wenn die Mindestquote für Fachkräfte in der Heimpersonalverordnung abgeschafft wird.

Das gesellschaftliche Vorurteil gegen alte Menschen („Ageism") verhindert häufig, daß selbst professionelle Helfer die Ansprüche eines alten Menschen angemessen wahrnehmen können (Illhardt 1995). Gemeint ist:

- die Schwierigkeit, die Perspektive des Betroffenen einzunehmen (z.B. therapeutische Dominanz)

- die geschichtlich gewachsene, nur schwach kaschierte, aber immer noch tabuisierte soziale Aggression gegen alte Menschen (z.B. Finanzierungsfragen)

- die unrealistische Wahrnehmung der Lebenswelt alter Menschen (z.B. Bedeutung von Vergeßlichkeit, Inkontinenz).

In diesem Zusammenhang ist auf das Dilemma der „Zwangsernährung" und „Zwangsmedikation" hinzuweisen. Was ist der Wille des Patienten? Ist es womöglich ethisch vertretbar, einen Demenzkranken, der sich gegen alle lebensnotwendigen Maßnahmen massiv sträubt, sterben zu lassen? Wo sind die Anfänge einer Euthanasie? Welche diagnostischen Möglichkeiten mit welchen Konsequenzen sollen eingesetzt werden? Welche nicht? Was soll wie im Rahmen einer Multimorbidität behandelt werden? Soll in der Bundesrepublik das „Modell Holland" eingeführt werden, welches - in letzter Konsequenz gedacht - zu einer fast kollektiven Euthanasie von schwerst psychisch kranken alten Menschen führen würde? Dies ist, bedenkt man die derzeitige Diskussion im Gesundheitswesen und die sich noch zuspitzende Mangelversorgung psychisch kranker alter Menschen (s.o.), nicht völlig abwegig.

Derzeit steht noch zur Diskussion, ob Forschung an nicht einwilligungsfähigen Personen - in der Gerontopsychiatrie betrifft dies vor allem schwer Demenzkranke - durchgeführt werden darf. Dieses ist im „Übereinkommen zum Schutz der Menschenrechte und der Menschenwürde im Hinblick auf die Anwendung von Biologie und Medizin - Übereinkommen über Menschenrechte und Biomedizin - des Europarats vom 4. April 1997" vorgesehen. Ist auch das Wissen über Ursachen, Risikofaktoren, Verlauf, Behandlungsmöglichkeiten und Prävention der Demenzen noch unzureichend, so stehen die Öffentlichkeit und viele in der Gerontopsychiatrie Tätige dennoch einer Regelung, an nicht einwilligungsfähigen Menschen Forschung betreiben zu können, skeptisch gegenüber. Zudem bestehen große Ängste von Laien. Eine Vielzahl unterschiedlichster Argumente werden pro und kontra angeführt. Überwiegend begrüßen Forscher und Bundesministerien diese Übereinkunft, zahlreiche Fachverbände, in der Versorgung Tätige und Laien führen dagegen unterschiedliche Argumente an (z.B. Mißbrauch der Menschenwürde, Unkontrollierbarkeit der Forschung, unnötige Forschungsvorhaben). Da bei dieser Diskussion auch psychisch kranke alte Menschen betroffen sind, ist auch die Gerontopsychiatrie angesprochen.

Zwangsmaßnahmen (Einsperren, Fixieren u.a.) sind gegenüber psychisch kranken alten Menschen in der Familie und in Institutionen keine Seltenheit (Hirsch 1997a). Auch andere Gewaltmaßnahmen wie Vernachlässigung (z.B. durch fachliche Inkompetenz, Personalmangel) und nicht-physische Mißhandlungen bzw. deren Androhung (z.B. psychischer Druck, finanzielle Ausbeutung, Zwangsübersiedlung in ein Heim, Einschränkung der Handlungsfreiheit) werden gegenüber diesem Personenkreis häufiger angewendet und scheinen gesellschaftlich akzeptiert zu werden. Kontrollinstanzen wie Heimaufsicht oder im Rahmen der Pflegeversicherung der medizinische Dienst, die Mißständen nachgehen könnten, fühlen sich oft nicht zuständig oder können schon wegen knapper Personalressourcen ihre Aufgaben nicht bewältigen. Sind diese unvermeidbar oder wirklich ethisch vertretbar? Sie sind meist eher Ausdruck und Kumulation von Ohnmacht, Angst und Wut, Hilflosigkeit, Verstrickung in Schuldgefühle und Zusammenbruch. Zwangsmaßnahmen gegen alte Menschen sind im gesellschaftlichen Kontext zu sehen. Sie werden beeinflußt durch strukturelle und kulturelle Gewalt (Galtung 1993). Der alltägliche Personalmangel in Alteneinrichtungen oder hierarchische und restriktive Institutionsstrukturen fördern Gewaltmaßnahmen ebenso wie das Alleinlassen von Familien mit ihren kranken Angehörigen (Hirsch et al. 1997, Hirsch/Kranzhoff 1999).

Ist auch das Betreuungsgesetz _für_ den zu Betreuenden (weitgehende Beachtung der Selbstbestimmung des Betreuten) geschaffen worden, so sieht die Realität z.T. deutlich anders aus. Aufgrund personeller und struktureller Mängel werden z.B. zunehmend „umfassende" Betreuungen (für alle Aufgabenbereiche: Bestimmung des Aufenthaltes, der Gesundheitsfürsorge, des Vermögens) eingerichtet, die der früheren Entmündigung gleichkommen, zumal dann häufig unterbringungsähnliche Maßnahmen über den Kopf der Betroffenen hinweg verfügt werden. Zwangsmaßnahmen werden auf diese Weise „rechtlich abgesichert". Das Betreuungsrecht führt aber nicht - wie es im Sinne des Betreuungsrechts wäre - zu deren Verringerung.

Im ambulanten Bereich - dies gilt auch in abgeschwächter Form für den stationären - führt die von Finanzknappheit bestimmte Entwicklung zu einer zunehmenden Entprofessionalisierung. Das Geldleistungsprinzip als Alternative zum Sachleistungsprinzip bei der Pflegeversicherung stützt diese Tendenz. Die Zurückhaltung der Krankenkassen, neben der Grundpflege Behandlungspflege zuzulassen, verstärkt diesen Trend erheblich. Die Diskussion um die Fachpflegequote bestätigt diese Richtung. Grundsätzlich tragen Laien zwar zur Verbesserung der Lebensqualität von psychisch kranken alten Menschen bei, können aber keinen Pflegeprozeß gestalten. Nur selten finden sie zu einem ausgewogenen Verhältnis von Nähe und Distanz. Wie schon dargestellt, fällt dieser Rückzug der primären Kostenträger von der Finanzierung umfassender und angemessener professioneller Pflege besonders schwer ins Gewicht, weil damit ein traditionell in der Gerontopsychiatrie bestehender Mißstand noch vergrößert wird. Ein derartiges Flickwerk bedeutet einen Rückschlag in einer gerade erst begonnenen Entwicklung nach mehr Fachlichkeit und Ganzheitlichkeit bei der Wahrnehmung der Bedürfnisse alter Menschen. Für die Leistungsanbieter wird damit der Grad an professioneller Pflege, der im Einzelfall leistbar ist, zu einer Frage der Unternehmensbilanz. Die individuelle Bedarfslage ist demgegenüber sekundär.

5   Forschung

5.1   Situation

An mehreren psychiatrischen Universitätskliniken und wissenschaftlichen Einrichtungen in Deutschland gibt es Wissenschaftler, die sich mit gerontopsychiatrischen Fragestellungen beschäftigen. Diese beziehen sich überwiegend auf die Bereiche der Molekularbiologie, Neurochemie, Epidemiologie sowie Psychopharmakologie und dienen hauptsächlich der Erforschung von dementiellen Störungen. Hinzu kommen interdisziplinäre Altersstudien, bei denen ein Schwerpunkt die Gerontopsychiatrie ist (z.B. „Berliner Altersstudie", SIMA, ILSE). Einzelne weitere Wissenschaftler, die überwiegend in der Versorgung psychisch kranker alter Menschen tätig sind, beschäftigen sich eher punktuell mit den Bereichen Psycho- und Soziotherapie, der Versorgungsforschung und ethischen Fragestellungen (z.B. Aggression und Gewalt).

Festzustellen ist, daß die „Forschungslandschaft" auf dem Gebiet der Gerontopsychiatrie, ähnlich wie auf dem der Gerontologie und der Geriatrie schon seit längerem unbefriedigend (Oesterreich 1993) ist. Die immer noch geringe Repräsentanz gerontopsychiatrischer wie auch geriatrischer Forschung an den Universitäten schmälert den Stoff für die Aus- und Weiterbildung insbesondere von Ärzten. Bisher gibt es kaum gerontopsychiatrische Abteilungen an den Universitäten. Ein Lehrstuhl für Gerontopsychiatrie wurde bisher nicht geschaffen.

An den Landesnervenkliniken finden sich in der Regel gerontopsychiatrische Abteilungen, auch Tageskliniken und gerontopsychiatrische Zentren, die eine Vielzahl von ambulanten, teilstationären und stationären Patienten mit sehr unterschiedlichen Krankheitsbildern betreuen, die gerontopsychiatrischer Forschung bedürfen. Eine Verbindung zwischen den forschenden Einrichtungen einerseits und diesen Versorgungseinrichtungen ist dringend geboten. Denn sonst leidet die gerontopsychiatrische Forschung weiterhin in besonderer Weise unter dem generell in der Psychiatrie herrschenden Problem, daß im Verhältnis zur Bedeutung und Größe des Faches die universitären Abteilungen in der Regel klein sind und im Rückgriff auf die eigenen Potentiale nur eine begrenzte klinische Forschung ermöglichen.

5.2   Besonderer Forschungsbedarf

Für psychische Erkrankungen gilt es zu klären, inwieweit die bisher wahrgenommenen Besonderheiten, wie z.B. Symptomarmut, schleichender Verlauf, Chronifizierung, hohe Rezidivrate wirklich „altersspezifisch" sind oder nur ein Artefakt aufgrund spezieller diagnostischer und therapeutischer Versäumnisse in der derzeitigen Versorgung. Dieser Verdacht läßt sich begründen, wenn man übereinstimmende Ergebnisse insbesondere in den westlichen Ländern betrachtet, daß z.B. nur 10% aller Depressionserkrankungen alter Menschen erkannt werden und nur ein Bruchteil von diesen behandelt wird.

Für die Demenzerkrankungen, insbesondere der Alzheimer-Krankheit, ist die Erforschung von Risikofaktoren und Prädiktoren zu vertiefen. Derzeit geht kaum jemand davon aus, daß ein einziger, insbesondere biologischer Risikofaktor mit hoher Spezifität für die Alzheimer-Erkrankung verantwortlich ist. Auch die Erforschung der Interaktion zwischen z.B. genetischen Faktoren und beeinflußbaren Risikofaktoren dürfte wesentliche Erkenntnisse für die Pathophysiologie von Demenzprozessen liefern. Für die bei Demenzkranken häufig auftretenden affektiven und Verhaltensstörungen besteht bis heute ein Mangel an spezifischer Operationalisierung, klinischer (Verlaufs-)Charakterisierung und neurobiologischer Grundlagenforschung. Fast gar nicht werden bei wissenschaftlichen Untersuchungen über Behandlungsmöglichkeiten sozio- und psychotherapeutische Interventionsmöglichkeiten abgeprüft. Um geeignete, wirksame und spezifische Behandlungsansätze und -ziele zu definieren, bedarf es jedoch einer sorgfältigen, interdisziplinären und multidimensionalen Forschung. Diesbezügliche Forschungszentren wurden schon im Ausland, bislang aber noch nicht in Deutschland geschaffen.

Gegenstand wissenschaftlicher Grundlagen- und klinischer Forschung sollten die im Alter häufig auftretenden depressiven Störungen sein. Weitere Krankheitsbilder wie Angststörungen, neurotische, Persönlichkeits- und Verhaltensstörungen, Sucht, Suizid sowie Psychosomatosen bedürfen ebenfalls der wissenschaftlichen Forschung. Sie länger zu vernachlässigen ist nicht vertretbar.

Die Zusammenhänge zwischen somatischer und seelischer Erkrankung gilt es gerade im Alter besonders zu erforschen. Die Beeinflussung des Verlaufs körperlicher Erkrankungen durch die Behandlung der seelischen Störung ist z.B. im Bereich der Rehabilitation nach körperlichen Erkrankungen wie Herzinfarkt oder Schlaganfall, aber auch bei der Behandlung chronischer Schmerzerkrankungen von besonderer Wichtigkeit. Dies ist nur ein Aspekt der dringend notwendigen Rehabilitationsforschung, die bisher sicherlich deshalb ein Stiefkind war, weil Rehabilitation sich auf Maßnahmen zur Förderung der Wiederaufnahme von Berufstätigkeit konzentrierte. Dieses Ziel gilt aber auch nicht mehr selbstverständlich für jüngere Altersgruppen. In der Geriatrie hat es sich gezeigt, daß durch rehabilitative Maßnahmen eine erhebliche Verbesserung der Lebensqualität zu erreichen ist. Für die Gerontopsychiatrie müssen diesbezügliche Forschungen ebenfalls in Gang gesetzt werden.

Für den Bereich der Psychotherapie ist es notwendig, entwicklungspsychologische sowie kognitiv-behavioristische Modelle durch empirische Untersuchungen bezüglich ihres Einflusses auf Krankheits- und Therapieverlauf anwendungsreif zu machen.

Für die verschiedenen diagnostischen Methoden, therapeutischen Interventionen und deren unterschiedliche Anwendung bedarf es Qualitätsstandards, die wissenschaftlich abgesichert sind.

Die Aufbereitung der Forschungsergebnisse darf sich nicht nur auf die klinische Anwendung konzentrieren. Vielmehr ist zu berücksichtigen, daß psychisch kranke alte Menschen überwiegend vom Hausarzt behandelt werden. Daher gilt es, den Erfolg von z.B. Früherkennungsmaßnahmen im hausärztlichen Bereich oder auch den Effekt konsiliarischer Leistungen zu evaluieren. Ebenso gilt es, wissenschaftlich begründete Vorgaben über die Ausgestaltung der einzelnen Bausteine einer Versorgungsregion zu erarbeiten, um diesem bisher häufig anzutreffenden Gutdünken bei Entscheidungen entgegenzuwirken.

Ein weiterer Schwerpunkt der Versorgungsforschung muß sein, zu untersuchen, wie die in einer Region bestehenden Einrichtungen vernetzend und qualitätsorientiert zusammenarbeiten können. Voraussetzung hierfür sind funktionell orientierte Bedarfsuntersuchungen und Bestimmung von diesbezüglichen Indikatoren. Im Rahmen der Evaluationsforschung gilt es zu untersuchen, welche Vorteile ein Versorgungsverbund gegenüber bisherigen Einzelmaßnahmen von Einrichtungen hat. Den individuellen und gesellschaftlichen Nutzen der Durchführung von gerontopsychiatrischen Assessments, welche zu einer adäquateren Einschätzung des Krankheitsbildes und der Folgemaßnahmen führen dürfte als bisherige Einzelentscheidungen, gilt es durch Forschung zu überprüfen. Hinzu kommen Fragestellungen über die Arbeit mit Angehörigen und deren Rolle in der Versorgung psychisch kranker alter Menschen.

6 Aus-, Fort- und Weiterbildung

Eine adäquate Qualifikation für gerontopsychiatrisches Handeln ist Voraussetzung für alle Berufsgruppen (Ärzte, Psychologen, Pflegepersonal, Sozialarbeiter u.a.), die mit psychisch kranken alten Menschen arbeiten. Diesbezügliche Bildungsmaßnahmen (Aus-, Fort- und Weiterbildung) sind kein Luxus, sondern eine notwendige gesellschaftlich sich lohnende Investition, um Patienten und deren Angehörigen nicht zu schaden sowie Qualitätsmängel und hohe Folgekosten bei Fehlentscheidungen und -handlungen zu vermeiden. Bei den Bildungsmaßnahmen ist zu unterscheiden zwischen:

- beruflicher Ausbildung (vorgeschriebene Ausbildung mit Richtlinien und Prüfungen zu einem bestimmten Beruf mit staatlicher Anerkennung)

- Weiterbildung (von privaten oder staatlichen Institutionen durchgeführte anerkannte Bildungsmaßnahme nach Abschluß einer Berufsausbildung mit vorgeschriebenen Richtlinien und Prüfungen)

- Fortbildung (berufsfördernde Maßnahme, die zur Intensivierung von Fachkenntnissen, Aneignung von neuem Wissen u.ä. führt).

Im Rahmen der Ausbildung ist es für jede Berufsgruppe, die später mit psychisch kranken alten Menschen arbeiten soll, erforderlich, sich ein diesbezügliches Grundwissen anzueignen. Dieses sollte sich erstrecken auf (Hirsch et al. 1990):

- Allgemeines (Altern als mehrdimensionaler Prozeß und Wandel von Kompetenzen und nicht als „Abbauprozeß", spezifische Merkmale von Krankheiten alter Menschen und multimodale Handlungsmöglichkeiten)

- Berufsspezifisches (fachspezifisches Grundwissen und dessen Anwendung in der Praxis)

- Multiprofessionelles (Angebote für alle Berufsgruppen unter Einbeziehung der vielfältigen notwendigen Überschneidungen der einzelnen Arbeitsfelder)

- Regionales (Vorbereitung auf die Notwendigkeit der Kooperation, Koordination und Vernetzung der Dienste in einer Versorgungsregion)

- Selbsterfahrung und Supervision (Bearbeitung der Beziehungssituation „alt-jung", „Helfer"-Abhängiger", „gerontopsychiatrische Sichtweise", Vorurteile, gesellschaftliche Stigmatisierung).

Weiterbildungsmaßnahmen vertiefen das Fachwissen und dessen Anwendung in der Praxis. Aufgrund der Komplexität des derzeitigen Wissensstands und der Spezifität der Gerontopsychiatrie bieten diese am ehesten Gewähr, daß psychisch kranke alte Menschen auch von qualifizierten Fachkräften betreut werden und diese ihre Kompetenz anderen Professionellen und Betroffenen zur Verfügung stellen können. Da alle Ausbildungen derzeit gerontopsychiatrische Themenbereiche nur mangelhaft berücksichtigen, können Weiterbildungen diese Lücke verringern helfen.

Fortbildungen über gerontopsychiatrische Aspekte haben in den letzten Jahren erheblich zugenommen. Sie dienen insbesondere Fachkräften, die wenig während ihrer Ausbildung über Gerontopsychiatrie erfahren haben und keine Weiterbildungsmaßnahme durchführen können, ihr mangelhaftes Wissen in Theorie und Praxis zumindest teilweise abbauen zu können. Fortbildungsmaßnahmen beziehen sich allerdings nicht nur auf Vermittlung von Wissen, sondern auch auf Kenntniserwerb im Beziehungs-, Selbsterfahrungs- und Handlungsbereich.

6.1   Berufsgruppe der Ärzte

An der Universität wird mit wenigen Ausnahmen (z.B. Berlin, Düsseldorf, Erlangen, Heidelberg) Gerontopsychiatrie nicht oder in völlig unzureichendem Ausmaß gelehrt. Es ist dringend geboten, daß endlich Lehrstühle für Gerontopsychiatrie eingerichtet werden. Es reicht nicht aus, wenn gerontopsychiatrische Lehrinhalte im Rahmen der Geriatrie angeboten werden. Eine systematische theoretische und praktische Unterweisung im Bereich der Gerontopsychiatrie findet nicht statt, so daß ein Medizinstudent in der Regel seine ärztliche Approbation ohne gerontopsychiatrische Grundkenntnisse erhält. In dieser Richtung ist auch die neue Studienordnung ungenügend.

Im Rahmen der Weiterbildung zum Facharzt für Psychiatrie und Psychotherapie oder Nervenarzt bedarf es dringend Richtlinien oder ärztliche Weiterbildungsordnungen, in welchen Gerontopsychiatrie als Weiterbildungsinhalt ausgewiesen und genau präzisiert ist. Es bleibt den Weiterbildnern überlassen, inwieweit sie die Belange psychisch kranker alter Menschen berücksichtigen. Ein Kompetenzerwerb während der Weiterbildung in der Gerontopsychiatrie ist daher nicht selbstverständlich. Demzufolge wird z.B. auch nicht auf die Besonderheiten einer ambulanten Versorgung, die bei alten Menschen im Vordergrund stehen sollte, eingegangen. In den bisher veröffentlichten Weiterbildungs-Curricula wird die Gerontopsychiatrie kaum berücksichtigt (Hirsch 1997b). Diesbezügliche Vorschläge für die Gerontopsychiatrie (Hirsch 1997) und für die Gerontopsychotherapie (Hirsch 1999) wurden bisher kaum verwirklicht. Der von mehreren Fachgesellschaften geforderte Schwerpunkt „Gerontopsychiatrie" soll Gegenstand auf dem Deutschen Ärztetag 1999 sein. Inhalte gerontopsychiatrischer und –psychotherapeutischer Weiterbildung sind (spezifische) Kenntnisse, Erfahrungen und Fertigkeiten von psychischen Störungen, Erkrankungen und Behinderungen des höheren Lebensalters z.B. in:

- Ätiologie, Pathogenese, Psychodynamik und Symptomatologie

- diagnostischen („gerontopsychiatrisches Assessment") und therapeutischen Verfahren unter Berücksichtigung der sozialen Vulnerabilität und Multimorbidität

- spezieller psychosozialer Prävention und Rehabilitation

- Krisenintervention, supportive Verfahren und Beratung Älterer und deren Angehörigen

- Physio- und ergotherapeutischen, soziotherapeutischen, prothetischen und logopädischen Maßnahmen.

Ärztliche Fortbildungen in Gerontopsychiatrie und –psychotherapie werden von verschiedenen Fachgesellschaften und den Landesärztekammern in zunehmendem Maße angeboten. Regionale Qualitätszirkel sind erst im Aufbau. Alterspsychotherapeutische Fortbildungsangebote sind bis auf diesbezüglich spezifische Tagungen, die regelmäßig in Bonn, Essen, Kassel, München stattfinden eher selten. Interdisziplinäre gerontopsychiatrische Fortbildungsangebote haben in den letzten Jahren zugenommen. Diese mußten allerdings von Ärzten genutzt werden. An manchen Orten (z.B. Bonn, Göppingen) hat sich ein „Gerontologisches Forum", eine kontinuierliche regionale Fortbildungsreihe für alle Berufsgruppen gebildet, die zu einer erheblichen Verbesserung des Wissens und der regionalen Zusammenarbeit beiträgt.

6.2   Berufsgruppe der Pflegekräfte

Die Vielfältigkeit der Aufgaben für die Pflege von psychisch kranken alten Menschen ist in den letzten Jahren erheblich gewachsen. In stationären und teilstationären medizinischen Einrichtungen bildet sich dies in den Vorgaben der Psychiatrischen Personal-Verordnung ab (s. Kap. K 3.1). Die Durchführung der gerontopsychiatrischen Pflege obliegt Krankenschwestern/-pflegern und Altenpfleger/innen. Die Ausbildung beider Berufsgruppen ist sehr unterschiedlich und je nach Ausbildungs-Institut auch sehr ungleich. In der Krankenpflege wird die gerontopsychiatrische Pflege nur ansatzweise, mit wenigen Unterrichtsstunden und eher nach somatischen Schwerpunkten vermittelt. Mancher nützt die Gelegenheit sich diesbezüglich Kenntnisse und Fähigkeiten zu erwerben erst im Rahmen eines Praktikums. In der Altenpflege-Ausbildung kommt der Gerontopsychiatrie zwar eine besondere Bedeutung zu, doch dürfen nicht länger angehende Altenpfleger/innen mit Beendigung ihrer Ausbildung auf eine Arbeitspraxis treffen, wo das erworbene gerontopsychiatrische Wissen kaum umgesetzt werden kann (Hirsch et al. 1990). Beide Ausbildungen orientieren sich eher nach stationären Gegebenheiten. Eine ambulante und teilstationäre gerontopsychiatrisch-pflegerische Kompetenz muß in Zukunft gleichräumig vermittelt werden.

Sind auch die Ausbildungsbereiche der beiden Berufsbilder sehr unterschiedlich, so sollten doch beide zumindest gerontopsychiatrisch-pflegerisches Grundwissen vermitteln. Hierzu gehören Kenntnisse in Theorie und Praxis über Maßnahmen bei psychisch kranken alten Menschen, wie die beeinträchtigten Aktivitäten und existentiellen Erfahrungen des täglichen Lebens (AEDL; s. Kap. C 4.3.3) zu erhalten, wiederherzustellen oder für sie zu übernehmen. Des weiteren bedarf es Grundkenntnisse über:

- psychische Erkrankungen im Alter

- Spezifika in der Pflege alter Menschen

- Professionelles Pflegehandeln (Behandlungspflege) und einen theoriegeleiteten Pflegeprozeß

- Gerontopsychiatrische Pflegestandards

- ambulante gerontopsychiatrische Pflege

- Arbeitsweise eines gerontopsychiatrischen Teams.

Erfreulicherweise haben in den letzten Jahren gerontopsychiatrische Weiterbildungsangebote für das Pflegepersonal zugenommen. Überwiegend ist solche Weiterbildung neben Pflegepersonal auch für Altenpflegerinnen und –pfleger verfügbar. Unterschiedlich sind die jeweiligen Weiterbildungszeiten (1-2 Jahre), deren Inhalt und Anforderungen. Anerkannte Weiterbildungen (meist „Fortbildungs-Lehrgänge") werden im Rahmen der klinischen Geriatrie und Rehabilitation sowie der Psychiatrie mit dem Schwerpunkt „Gerontopsychiatrie" angeboten (Hirsch 1996b). In der Altenhilfe gibt es oft trägergebundene Weiterbildungen in Gerontopsychiatrie. Gemeinsam ist den meisten Angeboten, daß ein Praktikum in einer ambulanten Einrichtung durchgeführt werden muß. Da derzeit bei der Weiterbildung nicht von besonderen Vorkenntnissen der Teilnehmer ausgegangen werden kann, muß neben psychiatrischem Basiswissen auch gerontologisches und gerontopsychiatrisches Grundwissen vermittelt werden, um dann diese Kenntnisse in Theorie und Praxis vertiefen zu können. Hauptschwerpunkte hiervon sind z.B.:

- Spezifische Pflegediagnose im Rahmen des gerontopsychiatrischen Assessments

- Vermittlung medizinisch-pflegerischer Handlungsstrategien im Umgang mit akut und chronisch psychisch kranken alten Menschen (z.B. Beziehungen aufnehmen, aufrechterhalten und beenden)

- Milieugestaltung unterschiedlicher gerontopsychiatrischer Arbeitsfelder (Klinik, Tagesklinik, Altenheim, Wohnung)

- Zusammenarbeit mit regionalen gerontopsychiatrischen Einrichtungen

- Mitwirkung an spezifischen sozio- und psychotherapeutischen Angeboten.

Vielfältig sind die gerontopsychiatrischen Fortbildungsangebote für Pflegekräfte. Diese haben in den letzten Jahren regional und überregional erheblich zugenommen. Ihre Inhalte fördern in zunehmendem Maß die Qualität der Fachpflege. Insbesondere bemühen sich auch die geriatrischen, gerontopsychiatrischen und gerontologischen Fachgesellschaften, bei ihren Tagungen und Seminaren auch interdisziplinäre Fortbildungsangebote anzubieten.

6.3 Andere Berufsgruppen

Sehr unterschiedlich sind die Bildungsmaßnahmen, die für die „anderen" Berufsgruppen (insbesondere: Diplom-Psychologen, -Pädagogen, -Sozialarbeiter/ -pädagogen, Ergotherapeuten, Krankengymnasten, Logopäden) bestehen.

Für nichtmedizinische Universitätsstudien gibt es heute vermehrt gerontopsychologische, -soziologische und –pädagogische Lehrveranstaltungen in welchen gerontopsychiatrische Aspekte in beschränktem Umfang in Form von „Vertiefungsfächern" angeboten werden. Vermehrt gibt es Postgraduierten-Studiengänge in Gerontologie und Psychogerontologie (z.B. Erlangen-Nürnberg, Heidelberg), in welchen gerontopsychiatrische Grundlagen in Theorie und Praxis angeboten werden. Fortbildungen werden für diese Berufsgruppen im Rahmen der Gerontologie, insbesondere der Gerontopsychiatrie fachspezifisch oder interdisziplinär angeboten. Dieser Trend sollte bestärkt werden.

Existieren auch an einigen Fachhochschulen Studienschwerpunkte für Altenarbeit, so wird gerontopsychiatrisches Fachwissen nur ansatzweise gelehrt. Möglichkeiten zum Kompetenzerwerb bestehen eher in den Praxissemestern oder in Praktika. Schwerpunkt hierbei ist der Erwerb von Kenntnissen bezüglich der Aufgabenfelder und Leistungsprofile in den regionalen Einrichtungen. Einige Universitäten bieten Postgraduierten-Studiengänge in sozialer Gerontologie (z.B. Kassel) an. Gerontopsychiatrische Wissensvermittlung ist hierbei eher obligat. Da das Berufsfeld für Sozialarbeiter in der Gerontopsychiatrie danach ausgelegt ist, mit anderen Berufsgruppen und regionalen Institutionen zusammenzuarbeiten, sind Fortbildungen dementsprechend ausgerichtet.

Im Rahmen ihrer Ausbildung erfahren Ergotherapeuten und Krankengymnasten noch viel zu wenig über Gerontopsychiatrie. Während ihrer Praktika können sie sich eher eine diesbezügliche Grundlagen-Kompetenz erwerben. Leider wird in den Ausbildungen ein eher somatisch orientiertes Defizit-Modell des alten Menschen vermittelt und dementsprechend gibt es kaum eine detaillierte Vermittlung von Wissen für ergotherapeutische oder krankengymnastische Hilfeansätze bei psychisch kranken alten Menschen. Da für beide Berufsgruppen keine spezifische gerontopsychiatrische Weiterbildung besteht, müssen diese sich die Kenntnisse in diesbezüglichen Fortbildungsangeboten fachintern oder im Rahmen von gerontologischen Seminaren oder Tagungen erwerben.

C   Grundlegende Aspekte

1   Grundsätzliches

Bis vor einigen Jahren wurde Altern nur als Verlust und Abbau gesehen ("Defektmodell") oder als Nachlassen der Funktionsfähigkeiten, die durch mangelhaften Gebrauch verkümmern ("Disusemodell"). Nach dem "Defektmodell" ist jeder Mensch schicksalhaft in allen Bereichen einer nachlassenden Funktionsfähigkeit ausgeliefert. Es treten Defekte auf, die bestenfalls etwas gebessert oder kompensiert werden können. Hauptaussage des Disusemodells ist, daß die Funktionen nicht schicksalhaft, sondern mangels Gebrauch mit zunehmendem Alter abgebaut werden. Fähigkeiten, die nicht gebraucht werden, verkümmern. Demzufolge ist ein Abbau bzw. Defekt durch Training beeinflußbar. Beide Modelle orientieren sich am Lebensstandard eines mittleren Erwachsenen. Werden auch in beiden Modellen einige gültige Aspekte beschrieben, so reichen sie nicht aus, Altern und Alter in seinen verschiedensten Ausprägungen erklären zu können.

Namhafte Vertreter der deutschen Entwicklungspsychologie (insbesondere: Baltes, Kruse, Lehr, Olbrich, Thomae), die in ihr Forschungsgebiet die gesamte Lebensspanne, besonders die früher vernachlässigte Lebenszeit der älteren und alten Menschen einbeziehen, haben in den letzten Jahren das "Kompetenzmodell" vorgestellt (Kruse 1991). Dieses richtet den Blick auf das, was ein alter Mensch noch kann. Kompetenz beschreibt die Interaktion zwischen einer Person und die ihn beeinflussenden Umgebungsfaktoren zu einer bestimmten Zeit (s. Abbildung C1).

Abbildung C1:   Kompetenzbalance des alten Menschen

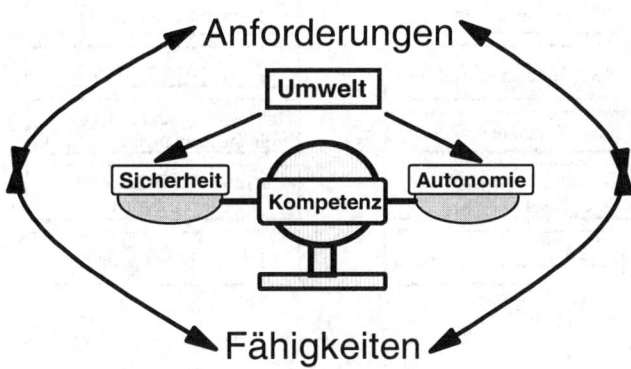

Er möchte möglichst autonom mit einem hohen Maß an Sicherheit leben können und versucht, hierbei eine für ihn optimale subjektive Balance herzustellen. Diese wird allerdings durch seine eigenen verfügbaren Fähigkeiten, seine Anforderungen an sich, aber auch der Umwelt beeinflußt.

Es gibt nicht *die* Kompetenz im Alter, sondern Formen von kompetentem Verhalten, welches abhängig ist von der Umwelt und den spezifischen Anforderungen, in der jemand lebt (s. Abbildung C2). Kompetenz hat immer etwas mit Selbstbestimmung, Selbstverantwortlichkeit oder Selbständigkeit zu tun. Zusammenfassend versteht man unter Kompetenz die Fähigkeiten und Fertigkeiten einer Person, die zur Aufrechterhaltung eines selbständigen, aufgabenbezogenen und sinnerfüllten Lebens erforderlich sind. Hierzu gehört auch eine selbstverantwortliche Auseinandersetzung mit Aufgaben und Belastungen.

Abbildung C2:   Beispiele von Kompetenzen alter Menschen

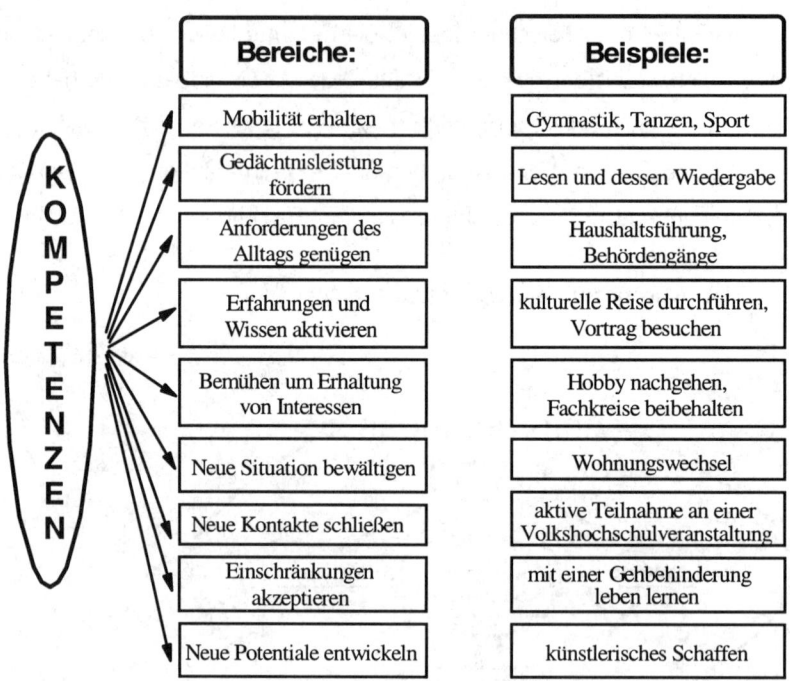

Nicht unerheblich ist, ob man ressourcenorientiert (Kompetenz-Modelle) einen älteren Menschen beurteilt oder defizitorientiert (medizinisch-diagnostisches Modell). Oft entscheidet die Zugangsweise, welche Unterstützung, Behandlung oder Pflege ein kranker alter Mensch erhält oder nicht (s. Abbildung C3).

Abbildung C3:   Unterschiedliche Sichtweisen (nach Welter u.a. 1996)

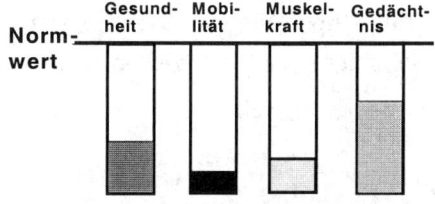

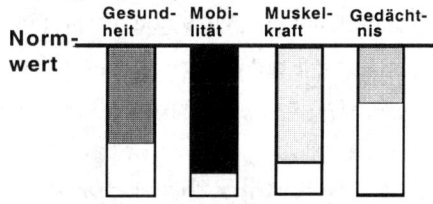

Soll ein alter Menschen danach beurteilt werden, ob sein Verhalten krankhaft oder „noch normal" ist, so muß man psychisch abnormes Verhalten gegenüber anderem abgrenzen (Oesterreich 1981). Versucht man z.B. das Ausmaß an Hirnleistungsstörungen eines Patienten festzustellen, so muß für dessen Beurteilung der frühere Intelligenzstand, das berufliche Betätigungsfeld und die aktuelle Situation mit einfließen, um nicht ein falsches Bild über die kognitiven Fähigkeiten zu erhalten. Die bekannte WHO-Definition „Gesundheit ist ein Zustand völligen körperlichen, geistigen und sozialen Wohlbefindens und nicht allein das Fehlen von Krankheit und Gebrechen" fördert eine utopische Gesundheitsvorstellung, die nicht erreichbar ist. Weitere Definitionen von Krankheit sind eher einseitig, global und für die Praxis ebenfalls wenig nützlich. Gerade bei alten Menschen ist zu beobachten, wie fließend die Übergänge zwischen normal („gesund") und anormal („krank") sind. So müssen leichte psychische Auffälligkeiten (z.B. Vergeßlichkeit in Einzelbereichen) nicht gleich krankhaft sein.

Begriffe wie „Involution", „Abbau" und „Reduktion" sind irreführend. Sie fördern eher Vorurteile. Der Alternsprozeß ist kein Abbau-, sondern ein Umbauprozeß, eine Phase „intensivster psychischer, sozialer und somatischer Wechselwirkungen" (Junkers et al. 1976). Notwendig ist ein Abwägen zwischen vorhandenen Fähigkeiten und Fertigkeiten eines alten Menschen im Hinblick auf die an ihn gestellten Anforderungen und seine Balance zwischen Sicherheitsbedürfnis und Autonomiebestreben sowie deren mögliche Verwirklichung. In die Überlegungen einzubeziehen sind auch die Ergebnisse mehrerer Längsschnittstudien (z.B. BLSA, BOLSA, Duke-University-Studie; Übersicht s. Lehr 1991; Thomae 1983), die belegen, wie groß die intra- und interindividuelle Schwankungsbreite von biologischen und psychologischen Funktionen im höheren Lebensalter ist und wie wichtig es ist, bei der Beurteilung von krankhaften Prozessen die regulativen Mechanismen („Daseinstechniken") des einzelnen alten Menschen einzubeziehen.

Die Normalität eines alten Menschen läßt sich daher nicht an den Gegebenheiten von Jüngeren (z.B. 30 bis 50jährigen) messen. Grundsätzlich ist für deren Bewertung eine mehrdimensionale Analyse des Alternsprozesses nötig. Zu berücksichtigen sind quantitative, qualitative und zeitlich begrenzte Veränderungen. Hinzu kommt eine mehrschichtig ausgerichtete Diagnostik („Assessment"), die sich nicht auf die „Ausfälle" oder „Verhaltensstörungen" eines alten Menschen beschränkt, sondern seine Kompetenzen mit einbezieht (s. Abbildung C4).

Abbildung C4:   Gerontopsychiatrisches Assessment

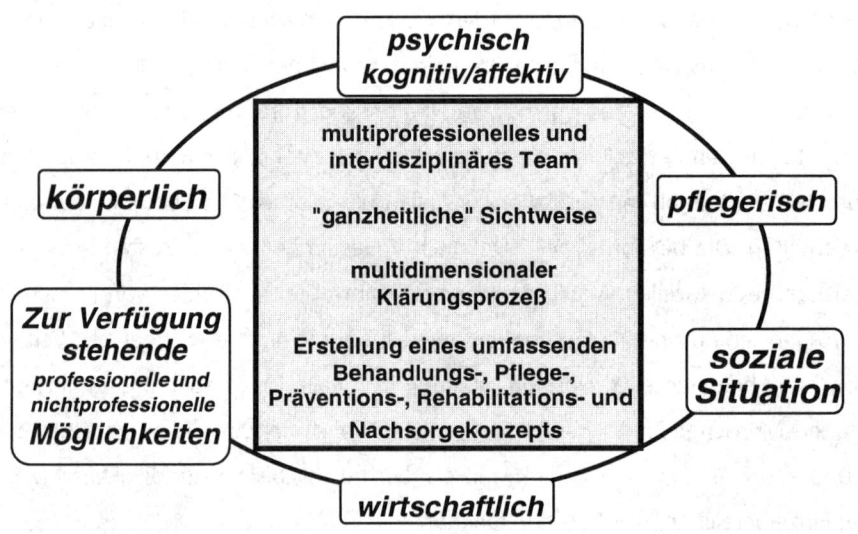

Wie der Alternsprozeß, so sind auch die in dieser Lebensphase auftretenden Erkrankungen von einer Reihe von Besonderheiten gegenüber früheren Lebensphasen gekennzeichnet. Im Grundlagenpapier der Gerontopsychiatrie (Hirsch et al. 1992) wurden aufgelistet (Übersicht C1):

Übersicht C1:   Wichtige Grundlagen der Gerontopsychiatrie

"Alter" ist kein statischer, sondern ein mehrdimensionaler dynamischer Prozeß. Dabei lassen sich mehrere voneinander abgrenzbare Lebensabschnitte beobachten, und damit verbunden stehen sehr unterschiedliche Aufgaben in den verschiedenen Phasen für den Einzelnen zur Bewältigung an.

Das Alter umfaßt Phasen intensiver körperlicher, seelischer aber auch sozialer Wandlungen und Wechselwirkungen. Damit kommt den Veränderungen im Alter nicht nur ein quantitativer, sondern auch ein qualitativer Charakter zu. Gleichzeitig können noch Fähigkeiten und Fertigkeiten sowie neue Formen des Erlebens und Handelns erworben werden.

Somatische, psychische und soziale Fähigkeiten und Fertigkeiten des alternden und alten Menschen sind inter- und intraindividuell sehr unterschiedlich.

Die Abgrenzung von "normalen" und "pathologischen" psychischen Alterungsprozessen sind oft schwer zu treffen.

Mit zunehmendem Alter erhöht sich die Gefahr, an einer oder mehreren Erkrankungen („Multimorbidität") zu leiden. Diese haben meist eine lange Latenzzeit, verlaufen eher schleichend, symptomarm, häufig chronisch und progredient und neigen verstärkt zur Irreversibilität.

Die Anzahl der „Vulnerabilitätsfaktoren" (d.h. potentiell schädigende und belastende Faktoren) nimmt im Alter erheblich zu und erschwert dadurch deren Bewältigung. Gleichzeitig nehmen aber häufig die „Protektionsfaktoren" (d.h. schützende, stabilisierende Faktoren) ab.

Die Pharmakodynamik und -kinetik bei Älteren unterscheidet sich erheblich von der Jüngerer (insbesondere durch Veränderung der Organe, der intra- und extrazellulären Flüssigkeiten im Körper u.a.).

Im Behandlungsprozeß besteht eine erhebliche Beziehungsasymmetrie (Therapeut vs. Patient und Älterer vs. Jüngerer). Diese fördert eine einseitige Sichtweise von Behandlungs- und Versorgungsschwerpunkten.

In keiner Lebensphase wird das Selbstbild so negativ beurteilt wie im Alter.

2   Diagnostik und Assessment

Vor einer gerontopsychiatrischen Behandlung ist ein „gerontopsychiatrisches Assessment" (s. Abbildung C4) erforderlich. Dieses geht über die übliche medizinische Diagnostik hinaus und ist prozeßorientiert. Es kann dabei auf Beschreibungen in der Psychiatrie-Enquête (1975) sowie der Expertenkommission (1988) zurückgegriffen werden. Es soll

- das Ausmaß der Einbußen, die vorhandenen Fähigkeiten und Fertigkeiten (s. Übersicht C2) und deren Möglichkeiten an Aktivierung bzw. Reaktivierung festgestellt werden

- ein diesbezüglicher Behandlungs- bzw. Rehabilitationsplan unter Einbeziehung der regional vorhandenen Hilfs-, Behandlungs- und Rehabilitationsmöglichkeiten einzelfallbezogen erstellt

- Angehörige des Betroffenen sowie dessen soziales Umfeld einbezogen und

- die Interventionen auf deren für den Patienten und seinen Bezugspersonen nützlichen Effekt überprüft oder verändert werden.

Das gerontopsychiatrische Assessment soll Auskunft geben über den allgemeinmedizinischen (Stichworte „Multimorbidität", „Polypathie"), psychischen (kognitive, affektive), pflegerischen (z.B. „Alltagsaktivitäten"), sozialen (z.B. Beziehungsgefüge) und wirtschaftlichen (z.B. Höhe der zur Verfügung stehen materiellen Mittel) Zustand eines Patienten sowie über real vorhandene Möglichkeiten (z.B. Sozialstation, Selbsthilfegruppe, Hausarzt, Klinik), die zu einer Verbesserung des Zustands führen und zu dessen Stabilisierung beitragen können. Das gerontopsychiatrische Assessment orientiert sich daran, wie ein alter Mensch mit seinen Einbußen umgeht, über welche Kompetenzen er verfügt und wie er diese einsetzt. Aufgrund dieses Assessments wird ein individueller Interventionsplan erstellt und später auf seine Effizienz überprüft (Hirsch 1995b). Notwendig ist hierbei eine Zusammenarbeit aller diesbezüglichen Berufsgruppen (s. Abbildung C5). Erforderlich ist, dieses Assessment möglichst in der gewohnten Umgebung des alten Menschen unter Einbeziehung seiner Bezugspersonen (Angehörige und z.T. auch Nachbarn, bisherige professionelle Hilfen) durchzuführen und Entscheidungen des weiteren Vorgehens patientenorientiert zu überlegen. Dies würde eine große Zahl von Klinikeinweisungen verhindern.

Übersicht C2:   **Wichtige Fähigkeiten und Fertigkeiten, die sich im Alter verändern**

somatische:	kognitive:
Sinnesempfindungen (Sehen, Hören, Schmecken, Riechen, Tasten, Schmerz- und Temperatur-empfindung) und deren Verarbeitung	Orientierung (Ort, Zeit, Situation,Person)
	Aufmerksamkeits-, Konzentrations- und Aufnahmefähigkeit
Gehvermögen (erhöhte Sturzgefahr)	Lernfähigkeit
Widerstandsfähigkeit gegen Erkrankungen (z.B. Infektionen)	Informationsverarbeitung
Heilungsverlauf (verlängert)	Denkmuster
Kontinenz	Gedächtnis
Schlafqualität	Umstellungsfähigkeit
Schwindelneigung	
Herzschlagvolumen	
Nierenleistung	
Atmungskapazität	
Pharmakokinetik und -dynamik	
Verwertung von Flüssigkeit und Nahrung	

emotionale:	soziale:
Erleben und Ausdruck elementarer Emotionen	Selbstbehauptung
Angst	Mitgestaltung der Umwelt
Problemlösen	zwischenmenschliche Kontakte herstellen und aufrechterhalten
Emotionale Stabilität	realistische Bewertung der eigenen Mög-lichkeiten und Grenzen
Selbstsicherheit	Erwartungen anderer Menschen wahrnehmen
Selbstbild	Alltagsaktivitäten pflegen
Problemlösen	eigene Ansprüche stellen und durchsetzen
	Ablehnen können (Nein-Sagen)

Abbildung C5:   Multiprofessionelle Sicht- und Arbeitsweisen in der Gerontopsychiatrie

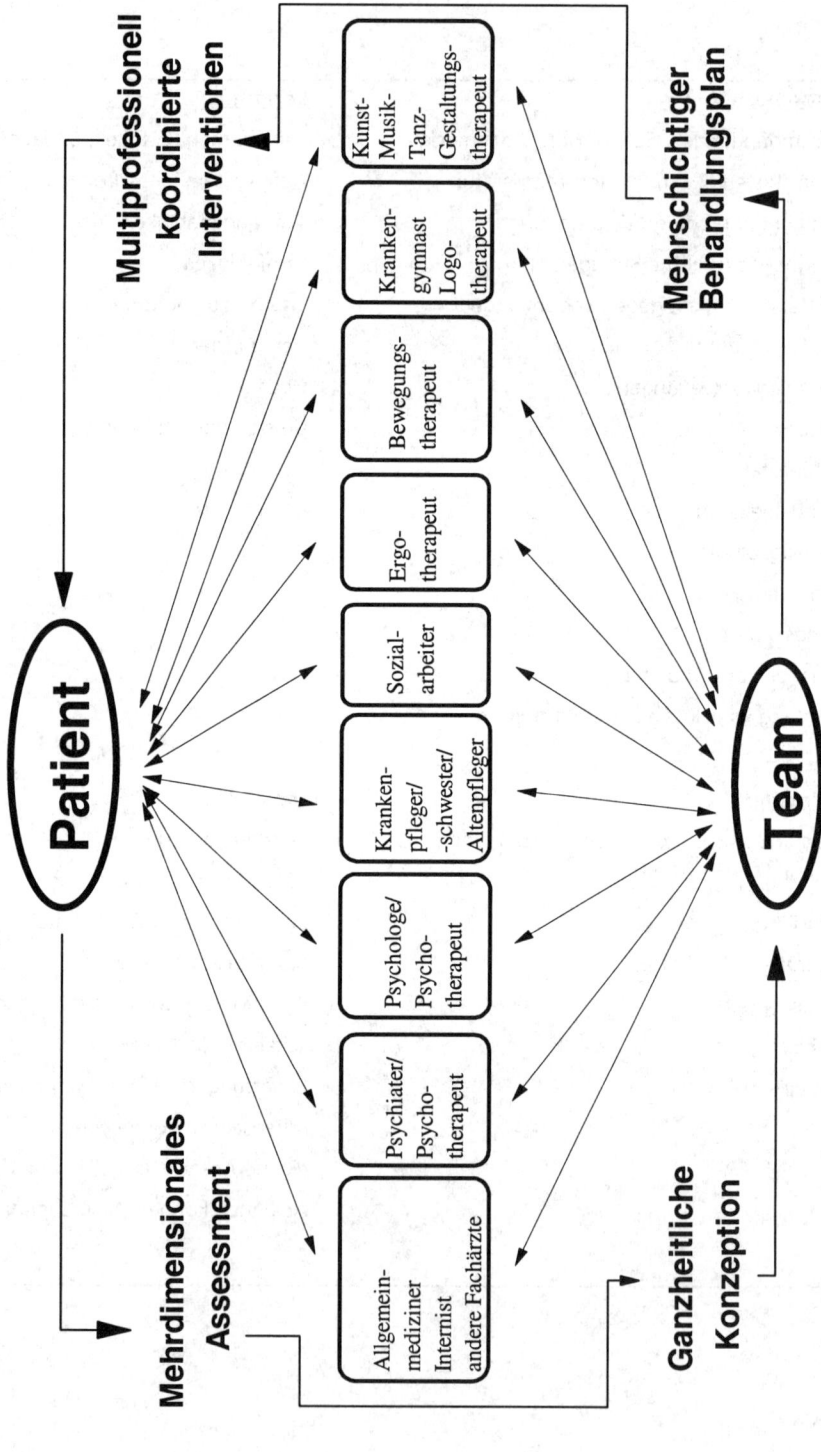

Von dem Krankheitsbild, der Situation und der Problemstellung eines Patienten ist es abhängig, welche und wie viele Untersuchungen zur Klärung des Gesamtbildes und der Gesamtsituation erforderlich sind. Entscheidend ist, daß nicht einzelne Untersuchungsergebnisse oder Problembereiche bewertet, sondern diese in eine „ganzheitlich" ausgerichtete Sichtweise eingefügt werden. Geklärt wird durch das Assessment auch, welcher Behandlungsort (zu Hause, Tagesklinik, Klinik, Rehabilitationseinrichtung) erforderlich ist, welche Interventionen durchzuführen sind, wer diese ausführen und „wohin" behandelt werden soll. Stationäre Fehlbelegungen können so verringert, Tagesklinikplätze adäquat vermittelt und Heimaufenthalte vermieden werden.

3   Prävention

„Gesundheitsförderung als umfassende Perspektive zielt darauf ab, allen Menschen ein höheres Maß an Selbstbestimmung über ihre Gesundheit zu ermöglichen und sie damit zur Stärkung ihrer Gesundheit zu befähigen, indem die Bedeutung individueller und sozialer Ressourcen für die Gesundheit ebenso betont werden wie körperliche Fähigkeiten und die Schaffung gesundheitsfördernder Lebenswelten (z.B. Familie, Schule, Betrieb und Arbeitsplatz, Städte und Gemeinden sowie gesundheitliche Einrichtungen)"(Enquête-Kommission 1994).

Da immer mehr Menschen ein höheres Lebensalter erreichen und damit auch die Häufigkeit chronischer und Mehrfacherkrankungen sowie -störungen zunimmt, kommt dem Bereich der Prävention zunehmende Bedeutung zu. Körperliche und psychische Gesundheit sind im höheren Lebensalter besonders eng miteinander verflochten. Derzeit gibt es allerdings nur wenig Forschung und wissenschaftlich fundierte Angaben über geeignete und effektive präventive Maßnahmen; daher kann nur auf Erfahrungswerte zurückgegriffen werden.

Die Prävention von Erkrankungen und Störungen sowie von Pflegebedürftigkeit und Behinderung im Alter läßt sich unterteilen in primäre, sekundäre und tertiäre:

Primäre Prävention: Erhaltung und Förderung von Gesundheit durch Verringerung der Krankheitsanfälligkeit oder Erhöhung der allgemeinen Widerstandskraft z.B. durch

- altengerechtes und barrierefreies Wohnen

- Erhaltung des sozialen Umfeldes

- soziale Unterstützung

- Aufklärungsmaßnahmen und Informationen wie z.B. Ernährungsberatung, Bildungsmaß-nahmen, Vorsorgeuntersuchungen, Arztbesuch, Gedächtnis-Untersuchung, Zahnpflege

- Aufrechterhaltung und Verbesserung von kognitiven Funktionen (z.B. Gehirn-Training, Be-such von kulturellen und öffentlichen Veranstaltungen)

- Aufrechterhaltung und Förderung der sozialen Kommunikation (Altenzentrum, Selbsthilfe-gruppen)

- Suche nach neuen Aufgaben im Alter

- wirtschaftliche Absicherung (z.B. Höhe der Rente)

- Informationen über Unfallverhütung

- Verhaltensverändernde Maßnahmen (z.B. Vermeidung von Risiken, körperliche Aktivität, Kommunikationstraining, Entspannungstraining, Körperhygiene)

- Beeinflussung von bekannten Risikofaktoren (z.B. Zigarettenrauchen, Hypertonie, Hyper-lipidämie, Immobilität).

Sekundäre Prävention: frühzeitiges Erkennen und Behandeln von Risikofaktoren, ersten Erkran-kungen sowie Vorbeugung von Rezidiven oder Verschlimmerung bestehender chronischer Er-krankungen z.B. durch

- differenzierte Unterscheidung zwischen „normalen" Alternsvorgängen und krankhaften

- Information und Aufklärung über eine Beeinflussung von Risikofaktoren und Verhaltensauf-fälligkeiten.

Tertiäre Prävention: Verhütung von Krankheitsrückfällen, Verhinderung der Verschlechterung von Krankheitszuständen und Hilfen zur Bewältigung von Krankheitsfolgen z.B. durch

- Frührehabilitation

- Verhinderung von Folgeschäden und Rückfällen

- Minimierung von Residualeffekten.

Altern verhindern zu können („Geroprophylaxe") ist utopisch und führt zu vergeblichen kosten-intensiven Interventionen. Realer ist der Wunsch, auch im hohen Alter psychisch gesund („nor-mal") zu bleiben. Hierfür gibt es eine Reihe von psychohygienischen Vorsorgemöglichkeiten.

Prävention setzt am einzelnen (z.B. sportliche Aktivitäten, Kontakte halten) und an dem gesell-schaftlichen System (krankheitsfördernde Umwelteinflüsse, überkommene Rollenerwartungen) an. Der Arzt sollte gerade alte Menschen ermuntern, keine bzw. möglichst wenige Kompeten-zen an andere abzugeben, um so unabhängig von anderen zu bleiben. Allerdings muß er z.T. auch lernen, Hilfe annehmen zu können.

Durch die zunehmende Vereinzelung (z.B. Wegsterben altersgleicher Familienmitglieder, Umzug) eines alten Menschen besteht die Gefahr der psychischen und sozialen Isolation, deren Verstär-kung ein Ausfall der Sinnesorgane, Nachlassen des Sehens, Hörens oder eine Gehbehinderung sein können. Präventive Hilfen, die häufig von außen kommen müssen, verringern die Gefahr, abhängig zu werden. Neben allgemeinen Maßnahmen können z.B. Telefonkette, Seniorentreffs, Besucherkreise, Haus- und Nachbarschaftshilfe gesundheitsfördernd wirken. Natürlich sind we-nige enge und mehrere weitere Kontakte zu Familienmitgliedern, Freunden und Bekannten aus verschiedenen Altersgruppen die beste Gewähr, daß man als alter Mensch nicht vereinsamt.

Sicherlich gibt es derzeit nur wenige gezielte und auf ihren Nutzen wissenschaftlich überprüfte präventive Möglichkeiten für psychische Erkrankungen im Alter (s. Übersicht C3). Allerdings können auch im Frühstadium einer Demenzerkrankung eingesetzte Maßnahmen den Verlauf dieser sehr schweren Erkrankung zumindest verzögern wie: auf kompetenzerhaltende Inhalte abgestimmtes Üben und Lernen, Schaffung einer nach milieutherapeutischen Grundsätzen aus-gerichteten Umgebung, psychomotorische Trainings, Entspannungstraining, unterstützende Pharmakotherapie (Antidementiva) und Angehörigenarbeit (z.T. stützende Psychotherapie, An-gehörigengruppen) (Gutzmann 1997, Haupt 1997).

Übersicht C3:   Beispiele der Kompetenzerhaltung durch Prävention

- Körperliche Aktivität und Sport (Förderung der Mobilität, Koordination, Flexibilität, Kraft und Ausdauer)
- Gesundheitshygiene (altersentsprechende Nahrung, Vorträge über Altern)
- selbständige Bewältigung von Alltagsaktivitäten (Kochen, Einkaufen, Körperpflege, Zeitunglesen)
- "Gehirntraining" (Förderung der Gedächtnisfunktionen, Überblick, Konzentration, Aufmerksamkeit)
- Entspannungstraining (Autogenes Training)
- Pflege der Kommunikation (Besuche von Angehörigen, Freunden), Freizeitaktivitäten (Hobby, Reisen, Verein)
- Kulturelle Veranstaltungen (Volkshochschule, Theater, Konzert)
- Lesen von humorvollen Büchern, Besuch von humoristischen Theatern und Veranstaltungen (Gesellschaftsveranstaltungen, Fasching)
- Altenberatung (als Informationsquelle bei auftretenden Schwierigkeiten, intergenerativen Konflikten)
- Altenbildung (Besuch von Volkshochschul- und Universitätsveranstaltungen)

4   Behandlung

Da der Alternsprozeß mehrdimensional verläuft, weil eine psychische Erkrankung nicht nur eine Ursache hat, ist eine sinnvolle und effektive Behandlung auf mehreren Ebenen erforderlich (s. Abbildung C6).

Um den vielfältigen Aufgaben in der Gerontopsychiatrie gewachsen zu sein, bedarf es bestimmter Haltungen und Einstellungen (Hirsch et al. 1992) wie z.B.:

- Förderung der Eigenständigkeit

- Wahrnehmung des Älteren unter verschiedenen Aspekten

- subjektives Erleben der Älteren ist anders als das der Jüngeren

- Ausdauer und Geduld

- "Fördern durch Fordern"

- Akzeptieren von sog. "kleinen Erfolgen"

- Orientierung an Bedürfnissen und vorhandenen Hilfen

- Wahrnehmung des Professionellen von eigenen Schwierigkeiten mit Älteren und eigenem Altern.

Abbildung C6: Zusammenwirken psychosozialer und somatischer Faktoren bei psychischen Erkrankungen im Alter
(nach Grond 1983)

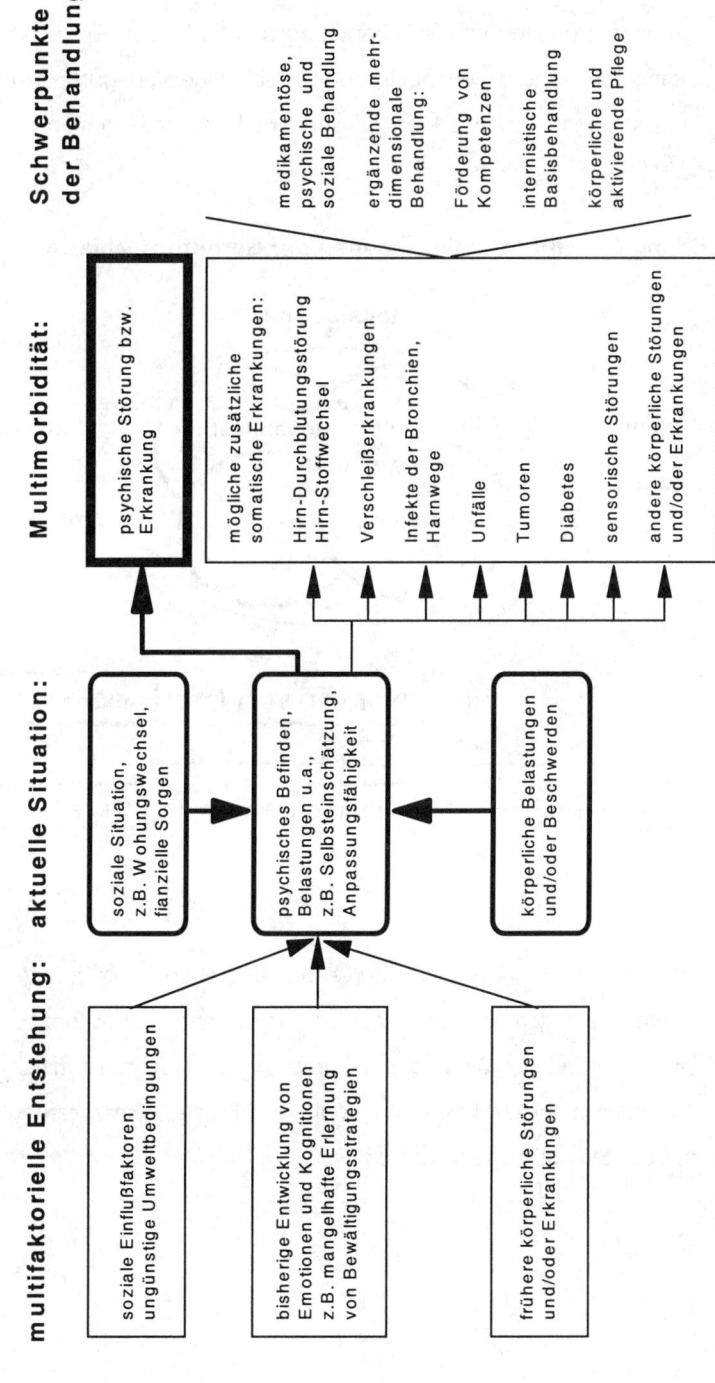

Oft sind die Grenzen zwischen einer Behandlung und Rehabilitation fließend. Z.T. sind auch präventive Aspekte einzubeziehen (s. Abbildung C7). Je nach Behandlungsort (ambulant, teilstationär, stationär) ergeben sich die Behandlungsmöglichkeiten. Grundsätzlich sollte man versuchen, einen Patienten dort zu behandeln, wo er lebt. Eine Verlegung „zur medikamentösen Einstellung" eines Patienten in eine Klinik birgt oft mehr Komplikationen als eine Behandlung im häuslichen Umfeld.

Abbildung C7:   Interventionsebenen der Gerontopsychiatrie

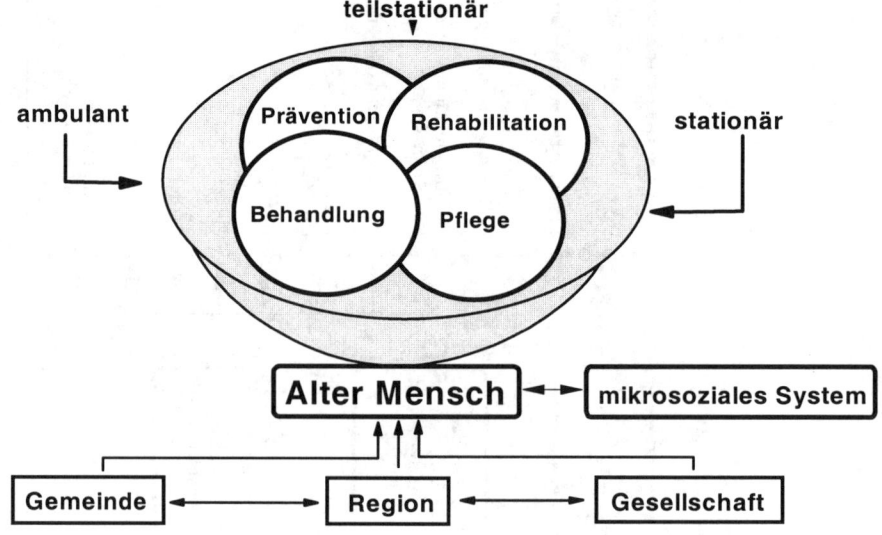

Eine Reihe von therapeutischen Interventionen stehen heute zur Verfügung (s. Übersicht C4). Diese werden auf der Grundlage eines Gesamt-Behandlungskonzeptes für jeden Patienten erstellt und während der Behandlung immer wieder auf ihre Effizienz überprüft. Überwiegend bedarf es einer mehrschichtigen Behandlung. Allein eine medikamentöse Behandlung durchzuführen, ist selten ausreichend und sinnvoll.

Übersicht C4: Behandlungsstrategien in der Gerontopsychiatrie: Multiprofessionalität - ganzheitlicher Bezug - Kontinuität

Somatischer Bereich:	psychischer Bereich:	Sozialer Bereich:	allgemeiner Bereich:
Psychopharmaka	Entspannungstraining	Soziales Training	Freizeitaktivitäten
Internistische u.a. Medikation	Kognitives Training Kompetenz-Training	Ergotherapie	Förderung von allgemeinen Aktivitäten des täglichen Lebens
Physikalische Behandlungsformen	Selbstsicherheitstraining kognitiv-behavioristische Trainings	Geplante soziale Außenaktivitäten	Förderung des Interesses an Hobbys, am Tagesgeschehen, Nachrichten u.a.
Körperliche (aktivierende) Pflege	Psychiatrische Pflege	Milieutherapie	Gesellige Veranstaltungen Märchen erzählen
Krankengymnastik Logopädie	Kunst-/Musik-/Tanz-/ Gestaltungs- Therapie	Angebot und Umgang mit sozialen Hilfen	Gemeinschaftliche Tanz-, Musik- und Spielveranstaltungen
Bewegungstherapie Basale Stimulation	Einzel-/Paar-/Familienpsychotherapie Gruppenpsychotherapie	Einbeziehung von regionalen Hilfssystemen	
	Stützende Gespräche Beratung	Sozialberatung	

Angehörigengespräche/-gruppe

Je nach Zustandsbild des Kranken werden die verschiedenen Behandlungsstrategien in unterschiedlicher Intensität und auch Zeitdauer während des Krankheitsprozesses eingesetzt. Keineswegs kommt der Pharmakotherapie grundsätzlich ein besonderer Stellenwert zu. So ist z.B. bei einer schweren Depression die medikamentöse Behandlung mit flankierenden soziotherapeutischen Maßnahmen erst im Vordergrund. Im Behandlungsverlauf kann sich dies dann ändern und z.B. die Psychotherapie entscheidend den Behandlungsverlauf beeinflussen. Ein stufenweise aufeinander aufbauender Einsatz der therapeutischen Interventionen, entsprechend den Ergebnissen des Assessments, ist Voraussetzung für eine optimale und ausgewogene mehrdimensionale und multiprofessionelle Behandlung.

Im folgenden wird ein Überblick über die wichtigsten therapeutischen Möglichkeiten gegeben, die von verschiedenen Berufsgruppen durchgeführt werden. Diese werden variiert, je nachdem, ob sie ambulant, teilstationär oder stationär eingesetzt werden. Gibt es auch einige Überlappungen zwischen den einzelnen therapeutischen Bereichen, so sollen dennoch die verschiedenen Arbeitsfelder wegen der besseren Übersicht getrennt dargestellt werden.

4.1 Medizinische Behandlung

Die medizinische Behandlung bezieht sich auf die medikamentöse Behandlung, Krankengymnastik und Bewegungstherapie sowie die Psychotherapie.

4.1.1 Medikamentöse Behandlung

Aufgrund der Veränderungen des alternden Organismus können deutliche Unterschiede in der Wirkung und auch in der Verträglichkeit von Arzneimitteln zwischen Jüngeren und Älteren, aber auch zwischen Älteren einer Altersgruppe selbst festgestellt werden. Deshalb sollten vor der Medikamenteneinnahme folgende Fragen abgeklärt werden:

- Welche von einem Arzt verordneten Medikamente oder andere werden derzeit eingenommen?

- Welche Eß- und Trinkgewohnheiten hat der Patient?

- Welches Medikament in welcher Dosierung ist derzeit notwendig und richtig?

- Welche Nebenwirkungen oder Schäden sind durch dieses Medikament zu befürchten? Sind diese gravierender und/oder belastender als das Symptom?

- Wird sich der Patient an die Verordnung halten bzw. können Bezugspersonen für die regelmäßige Einnahme die Verantwortung übernehmen?

Das Ausmaß einer pharmakologischen Wirkung ist abhängig von der Pharmakokinetik und der Pharmakodynamik, die bei älteren Menschen anders ist als bei jüngeren:

- Pharmakokinetik: Die Resorption von oral verabreichten Medikamenten ist im höheren Lebensalter verlangsamt und verringert. Im Alter ist die Transportgeschwindigkeit und die Verteilung resorbierter Substanzen eingeschränkt. Folge davon ist ein verzögerter Wirkungseintritt sowie eine Reduktion von Stoffwechsel und Ausscheidung von Medikamenten. Auch die Schnelligkeit des Wirkungseintritts und der Wirkungsdauer sind verändert. Dies führt zu einer Zunahme der Medikamentenkonzentration. Da die Enzymaktivität, die Masse und die Durchblutung der Leber im Alter vermindert sind, werden Medikamente langsamer abgebaut. Durch die reduzierte Nierenfunktion kommt es zudem zu einer Erhöhung des Plasmaspiegels harnpflichtiger Substanzen. Für Jüngere übliche Dosierungen können daher bei Älteren leicht zu Intoxikationen führen (Jellinger 1983, Mutschler et al. 1984).

- Pharmakodynamik: Im Alter ist die Aktivität der Rezeptoren weniger empfindlich sowie ihre Anzahl verringert. Dies kann z.B. zu einer erhöhten Toleranz von Medikamenten führen (z.B. bei Amphetaminen) oder zu paradoxen Reaktionen wie z.B. Erregungszuständen bei Barbituraten. Neben den erwünschten Wirkungen ist die Interaktion gleichzeitig verabreichter Medikamente und das Medikamentenverhalten der Patienten (Compliance) zu berücksichtigen.

Die Vielzahl der unterschiedlichen Substanzklassen der Psychopharmaka werden nach ihrem therapeutisch angestrebten Effekt traditionell in Neuroleptika, Antidepressiva, Tranquilizer mit Hypnotika und Nootropika sowie Antidementiva (Cholinesterasehemmer) unterteilt (Hirsch 1995a). Da die Anzahl der Psychopharmaka unübersehbar geworden ist, beschränkt man sich in der Praxis auf wenige. Bevor man Psychopharmaka einsetzt, sollte - soweit nachweisbare klinisch-pathologische Befunde vorliegen - eine ausreichende internistische Basistherapie durchgeführt werden wie: Verbesserung der Herzleistung, Regulierung des Blutdrucks, Beseitigung von Herzrhythmusstörungen sowie Korrektur von Störungen im Elektrolyt- und Wasserhaushalt.

Die medikamentöse Behandlung in der Gerontopsychiatrie muß nach dem Grundsatz erfolgen: einfach, sparsam, individuell und situativ. Die „übliche Verordnung: 3x1 Tablette" ist schon wegen der veränderten Pharmakokinetik und -dynamik bei alten Menschen obsolet. Da die Nebenwirkungen mit der Anzahl verschiedener gleichzeitig eingenommener Medikamente exponentiell ansteigt, ist die Notwendigkeit jedes einzelnen Präparates im Hinblick auf den Gesamtzustand des Patienten genau zu überprüfen. Hinsichtlich neuerer Entwicklungen im Psychopharmakabereich, z.B. atypische Neuroleptika, neuere Antidepressiva (z.B. selektive Serotoninwiederaufnahmehemmer) oder Cholinesterasehemmer (Antidementiva), die sich bei psychisch kranken alten Menschen durch spezifische Wirksamkeit und bessere Verträglichkeit auszeichnen, gibt es die Tendenz, daß aufgrund von Arzneimittelbudgetierungen bei niedergelassenen Ärzten diese Medikamente den Patienten vorenthalten werden. Auf Übersicht C5 werden die wichtigsten „Faustregeln" für die Behandlung mit Psychopharmaka genannt.

Übersicht C5:   „Faustregeln" für den Einsatz von Psychopharmaka

1. Herstellung einer stabilen und vertrauensvollen Arzt-Patient-Beziehung, die realitätsorientiert ist und keine falschen Hoffnungen nährt.

2. Systematische und genaue Erfragung aller verordneter und nicht verordneter Medikamente und deren Einnahmegewohnheiten (Selbstmedikation!).

3. Neben der Erhebung des körperlichen, psychischen und sozialen Status und diagnostischer Maßnahmen (z.B. Labor, EKG, EEG u.a.) auch Erfassung der Eß-, Trink- und Lebensgewohnheiten.

4. Nach Möglichkeit sollten Kombinationspräparate vermieden werden, da hierdurch die Beurteilung der Wirkungsweise sowie der möglichen unerwünschten Wirkungen und Interaktionen erheblich erschwert wird.

5. Einschleichende und niedrige Dosierung (Beginn mit ca. einem Drittel oder der Hälfte der „Erwachsenendosis").

6. Langsamer Dosierungsanstieg bis zur individuell optimalen Erhaltungsdosis (Dosierung ca. die Hälfte bis zwei Drittel der „Erwachsenendosis").

7. Berücksichtigung individueller Schwankungsbreiten der Wirkung (gelegentlich ist auch eine hohe Dosierung erforderlich!).

8. Bei notwendiger initial hoher Dosierung baldige behutsame Reduzierung.

9. Absetzen der Medikamente langsam und ausschleichend, bei Tranquilizern kurze Behandlungsdauer und mehrmalige Absetzversuche.

10. Ständige Überprüfung der Indikation und bisheriger Wirkungen der Medikation sowie des körperlichen Status einschließlich der Laborparameter.

11. Beim Auftreten von psychischen Fehlfunktionen, die in zeitlichem Zusammenhang mit der Medikation stehen, an pharmakogene Wechselwirkungen, Interaktionen u.ä. denken.

12. Stete Einbeziehung der Herz-, Kreislauf-, Nahrungsaufnahme-, Wasserhaushalts- und Ausscheidungssituation.

13. Einbeziehung und Information des Patienten, dessen Angehöriger und aller professioneller Helfer.

14. Kontinuierliche Überprüfung der Compliance.

Eine relativ engmaschigen Kontrolle der Wirkungen und Nebenwirkungen von Medikamenten gehört zu einer verantwortungsvollen Behandlung. Vor der medikamentösen Behandlung sollte geklärt werden, welche Medikamente bisher eingenommen wurden, Eß- und Trinkgewohnheiten, mögliche nichtmedikamentöse Alternativen, Compliance.

Neben einer häufig erforderlichen internistischen Medikation (z.B. für Herz, Kreislauf, Blutdruck, Infektion) werden je nach Krankheitsbild Psychopharmaka (Neuroleptikum, Antidepressivum, Tranquilizer/Hypnotikum und Nootropikum) gegeben (Hirsch 1995a).

Besonders wichtig ist, zudem für eine ausreichende Zufuhr von Flüssigkeit und altersentsprechender Nahrung zu sorgen. Einschleichende Medikamentengabe (beginnend meist mit einem Drittel der "Erwachsenendosis"), Beachtung der Halbwertzeiten, Vermeidung von Kombinationspräparaten, baldige Absetzversuche (bei Tranquilizer) u.a. gilt es zu berücksichtigen (Hirsch 1995a).

4.1.2 Krankengymnastik und Bewegungstherapie

Je nach Indikation wird die Krankengymnastik einzeln und in Gruppen ambulant oder stationär durchgeführt. Im Rahmen einer stationären Behandlung werden Gruppengymnastik, Hockergymnastik und Entspannungsgruppen angeboten, die häufig mit Musik unterstützt werden. Patienten mit massiven Bewegungsstörungen, Lähmungen und Gangstörungen unterschiedlichster Genese sowie Bettlägerige werden bevorzugt einzeln behandelt.

In der Bewegungstherapie sollten organisch-funktionelle Störungen und psychisches oder soziales Fehlverhalten bei den Patienten gleiche Priorität haben (Frohmüller 1992). Die Bewegungstherapie, einzeln oder in der Gruppe, hat die Verbesserung und Schulung der Koordination, der Konzentration, der Feinmotorik, der Kreativität und der Reaktion zum Ziel.

4.1.3 Psychotherapie

Längst ist nachgewiesen, daß Psychotherapie im Alter sinnvoll, nützlich und erfolgversprechend ist (Hirsch 1990; Radebold/Hirsch 1994). Allerdings ist deren Durchführung von einer Vielzahl von Rahmenbedingungen und/oder Widerständen abhängig. Diese beziehen sich vor allem auf

- die negativ gefärbte gesellschaftliche Einstellung zum alten Menschen

- das defizitorientierte Verständnis vom Alter in der Medizin

- das Fehlen fundierter theoretischer Konzepte für die Alterspsychotherapie

- die mangelhaften Kenntnissen der Psychotherapeuten und Ärzte über den derzeitigen Wissensstand der Gerontologie einschließlich der Alterspsychotherapie

- die "Gerontophobie" der Ärzte und der Psychotherapeuten und das

- negativen Selbstbild des alten Menschen.

Die Inhalte der Alterspsychotherapie sind - neben lebensgeschichtlichen und umweltbedingten Faktoren - abhängig von aktuellen oder erneut ausgelösten nichtbewältigten Konfliktbereichen. Diese können sich somatisch, psychisch oder als Selbstunsicherheit, vermehrte soziale Inkompetenz u.a. äußern. Wird auch jeder Mensch mit drohenden, symbolischen oder realen Verlusten und Trennungen konfrontiert, so haben diese für den alten Menschen doch eine gravierendere, deutlich lebensverändernde und einschneidendere Bedeutung als für den Jüngeren. Viele Verluste und Trennungen sind endgültig. Möglichkeiten, adäquaten Ersatz zu erhalten, sind reduziert und manche Fähigkeiten eingeschränkt. Mit zunehmendem Alter wird immer deutlicher, welche Bewältigungs- und Abwehrstrategien jemand im Laufe des Lebens erlernt hat, wie und ob er diese bei neuen Situationen anwenden bzw. verändern kann, ob er manchen quälenden "Wiederholungszwang" auflösen konnte und ob er gelernt hat, "lebenslang zu lernen".

Als häufigste Indikationen für die Psychotherapie eines alten Menschen lassen sich nennen:

- chronifizierte, erneut oder zum erstem Mal aufgetretene neurotische Erkrankungen

- Identitätskrisen

- psychoreaktive Erkrankungen, z.B. als Folge von Verlust oder Trennung

- chronifizierte, erneut oder zum ersten Mal aufgetretene Psychosomatosen

- somato-psychosomatische Erkrankungen, z.B. als Folge von körperlichen Veränderungen

- Funktionsstörungen, z.B. als Folge eines Hirninsults

- Verhaltensstörungen, z.B. bei Demenzkranken.

Generelle Zielvorstellungen der Psychotherapie sind: Beschwerdefreiheit, Wiedergewinnung von Liebesfähigkeit, Genußfähigkeit, Trauerfähigkeit, Kontaktvermögen und Arbeitsfähigkeit (nicht berufliche). Diese Zielvorstellungen richten sich nach den psychosozialen Aufgaben und Krisen, die je nach Alterskohorte (z.B. Unterteilung: 55-65 Jahre, 65-75 Jahre, 75-85 Jahre, über 85jährige) unterschiedlicher Formulierung, theoretischer Begründung und empirischer Überprüfung bedürfen. Radebold (1992) ist beizupflichten, der für die Gruppe der 50- bis 75-80jährigen von den gleichen Zielsetzungen und Indikationskriterien ausgeht, wie sie für Erwachsene bestehen. Natürlich müssen - wie bei jedem Lebensabschnitt - die Biographie, die psychosozialen Gegebenheiten, die Auslösesituation und der aktuelle bio-psycho-soziale Gesamtzustand des Einzelnen sowie die "Altersvariable" - diese aber nicht verstanden als "Defizit-Variable" - berücksichtigt werden. Bei jeder Psychotherapie ist weniger das Lebensalter als vielmehr die Dauer der psychischen Störung oder Erkrankung für eine Prognose entscheidend. Erst etwa nach dem 75. Lebensjahr ist es diskutierbar, individuell sehr unterschiedlich und entsprechend den Wünschen des alten Menschen, Einschränkungen des Therapiezieles zu formulieren. Erst bei diesen Lebensabschnitten dürfte - am Einzelfall orientiert - der Psychotherapie eher eine stützende Aufgabe zukommen.

Psychotherapie kann durch ein Verfahren, in Kombination mit einem anderen oder als Teil einer multimodalen Therapie (in Tageskliniken oder Kliniken) durchgeführt werden, in Einzel-, Paar-, Familien- oder in Gruppentherapie. Dieses ist weniger vom kalendarischen Alter abhängig als vielmehr von der Art, Schwere und Dauer des Krankheitsbildes, dem Allgemeinzustand des Patienten, seinem sozialen Umfeld und nicht zuletzt von den Fähigkeiten des Psychotherapeuten. Die Psychotherapie wird ambulant, teilstationär oder in der Klinik (z.B. gerontopsychiatrische Abteilung, psychosomatische bzw. psychotherapeutische Klinik) durchgeführt.

An psychotherapeutischen Verfahren werden heute bei alten Menschen hauptsächlich durchgeführt (Übersichten in: Buijssen/Hirsch 1997, Hirsch 1990, Jovic/Uchtenhagen 1995, Petzold/Bubolz 1979, Radebold/Hirsch 1994):

- psychoanalytische und tiefenpsychologisch orientierte: Voraussetzung ist Flexibilität, Entwicklungsmöglichkeiten, ausreichende Ich-Stärke, -funktionen und Frustrationstoleranz sowie stabile Objektbeziehungen. Je nach Beschwerdebild werden eingesetzt: Psychoanalyse, analytische Therapie, Fokal- und Kurzzeittherapie, psychodynamisch orientierte Therapie.

- verhaltenstherapeutische und kognitiv-behavioristische: eine Vielzahl unterschiedlicher Verhaltensmodifikationen, Konditionierungs- sowie kognitive Strategien werden eingesetzt, die zur Veränderung von Verhaltensweisen führen sollen wie z.B.: operante Konditionierung, Desensibilisierung, Selbstsicherheitstraining, Sozialtraining, kognitive Umstrukturierung und (Wieder-)Erlernen von spezifischen Bewältigungsstrategien und Alltagsaktivitäten.

- Entspannungsverfahren, wie z.B. das Autogene Training (Hirsch 1991b), die oft in Kombination mit anderen Psychotherapieverfahren eingesetzt werden.

4.2 Soziotherapie

4.2.1 Milieutherapie

Die Rahmenbedingungen, in welchen eine gerontopsychiatrische Behandlung stattfindet, entscheiden mit über den Erfolg oder Mißerfolg einer Behandlung. Neben der Architektur, der Einrichtung u.ä. ist das Milieu mitentscheidend, ob und wie Interventionen durchgeführt werden können und wie sie wirken. Die Milieutherapie gehört daher zur "Grundausstattung" einer gerontopsychiatrischen Behandlung, und sie ist eine Aufgabe aller Mitglieder eines Behandlungsteams. Die Milieutherapie sollte sich nach den Erfordernissen eines Kranken richten. Diese sind für Depressive anders als für Alzheimer-Patienten. Insofern spricht manches dafür, speziell für Demenzkranke eigene Behandlungseinheiten einzurichten. Natürlich sind die Möglichkeiten im häuslichen Rahmen anders als in einem Altenheim, in einer Tagesklinik oder in der Klinik. Voraussetzung für eine Milieutherapie ist, daß alle Beteiligten über Ressourcen und Inkompetenzen, Lebensgeschichte, soziale und derzeitige Situation des Patienten informiert sind und daß Angehörige bei stationär zu behandelnden kranken Alten in das therapeutische Setting einbezogen werden. Schwierigkeiten bereitet, das richtige Maß zwischen Über- und Unterforderung zu finden.

Im Vordergrund der Milieutherapie steht:

- eine konstante, einfühlsame und würdevolle Beziehung zum Kranken

- eine überschaubare, streß- aber nicht reizarme, sondern stimulierende Umgebung („wohlfühlende und entspannte Atmosphäre")

- Tagesstrukturierung

- Förderung von Alltags- und Freizeitaktivitäten

- Förderung der sozialen Integration

- Schaffung von Rahmenbedingungen zur Förderung der therapeutischen Interventionen.

4.2.2 Ergotherapie

Die Ergotherapie mit ihren vielfältigen Behandlungsangeboten ist ein wichtiger Baustein der gerontopsychiatrischen Behandlung. Sie kann nicht nur teilstationär/stationär durchgeführt werden, sondern auch ambulant.

Durch die Anwendung verschiedener Medien (z.B. Farben, Ton, Holz, Speckstein) werden nonverbale Kompetenzen gefördert und die Freude am kreativen Schaffen geweckt. Selbstvertrauen, Selbstsicherheit, Ausdauer und kommunikatives Verhalten werden ohne Leistungsdruck verstärkt. Gearbeitet wird z.B. im teilstationären/stationären Bereich in Form von:

- Einzeltherapie (Förderung der Einzelfähigkeiten und -fertigkeiten, wenn die Gruppenfähigkeit noch nicht bzw. nur bedingt vorhanden ist sowie motorisch-funktionelles Training)

- Kleingruppe (neben Zielen der Einzeltherapie zusätzliche Förderung von Kommunikation und Gruppenfähigkeit)

- Gruppe (Verbesserung des Sozialverhaltens und der Interaktionsfähigkeit)

- Projektarbeit (Förderung der Selbständigkeit im Rahmen einer Gruppe und eines Gruppenzieles)

- Sozialgruppe (z.B. Citytraining, Bustraining, Einkaufen).

Angeboten werden: Hirnleistungs-(Gedächtnis-)training, Realitäts-Orientierungs-Training, Sensibilitäts- und Wahrnehmungstraining, Förderung der Aktivitäten des täglichen Lebens, gestalterische Techniken, Gestaltungstherapie, handwerkliche Techniken und Koch- und Haushaltungstraining.

4.2.3 Begleitende Sozialarbeit

Hauptbetätigungsfelder von Sozialarbeitern in der stationären bzw. teilstationären Gerontopsychiatrie, in Beratungsstellen bzw. Sozialpsychiatrischen Diensten sind, den Patienten

- im materiellen und sozialen Bereich zu helfen

- Hinweise zu geben und zu unterstützen, mit Institutionen im sozialen Versorgungsnetz in Kontakt zu treten

- eine Heimübersiedlung vorzubereiten (Heime zu besuchen u.a.)

- soziale Hilfen im Umfeld vor der Entlassung nach Hause zu organisieren

- Angehörige zu beraten

- Wissen zu vermitteln über existenzielle und soziale Hilfen sowie im Sozialrecht

- in seinen Kompetenzen im Umgang mit Alltagsaktivitäten und -konflikten zu stärken.

Sozialarbeiter fördern und unterstützen die Kooperation und Koordination der verschiedenen regionalen Einrichtungen der Altenhilfe und der Klinik sowie die Angehörigenarbeit einzeln und in Gruppen.

4.3   Fachpflege

4.3.1   Grundlagen

Die Pflege wird heute nach dem Modell des Lebens (Lebensaktivitäten, Lebensspanne, Abhängigkeits-/Unabhängigkeitskontinuum, Faktoren, welche die Lebensaktivitäten beeinflussen können und Individualität im Leben) durchgeführt. Da sich dieses Modell hauptsächlich auf die körperlichen Bedürfnisse bezieht, wurde es von Krohwinkel (1992) um den Bereich „mit existenziellen Erfahrungen des Lebens umgehen!" ergänzt. Durch die Durchführung der Pflege nach diesem Modell, der Einführung der Pflegedokumentation und der Erstellung von Pflegestandards hat sich die früher übliche „naive Pflege" zu einer fachlich kompetenten aktivierenden d.h. auch geplanten - prozeßhaft verstandenen - Pflege entwickelt. Als Regelaufgaben für das Pflegepersonal in der stationären und teilstationären Gerontopsychiatrie werden in der Psych-PV (BMG 1991) genannt:

- Allgemeine Pflege (z.B. Pflegedokumentation, Mobilisation, Sicherstellung der Nahrungsaufnahme)

- Spezielle Pflege (z.B. einzelfall- und gruppenbezogene Behandlungs- und Betreuungspflege, Gestaltung und Durchführung von Aktivitäten außerhalb der Station)

- Mittelbar patientenbezogene Tätigkeiten (z.B. Therapie- und Arbeitsbesprechungen, Supervision, Stationsorganisation).

Gerontopsychiatrische Pflege ist primär psychiatrische Fachpflege, die den Zusammenhang zwischen physischen und psychischen Erkrankungen im Alter berücksichtigt und die Wechselwirkungen mit sozialen Faktoren hervorhebt. Sie greift diese Wechselwirkungen in der Pflegeplanung und im Pflegeprozeß auf und befördert durch gezielte Interventionen Aktivierungsprozesse, die an bisher eingesetzte Bewältigungsstrategien der Erkrankten anknüpfen. Der Begriff „Pflege" wird definiert als Hilfemaßnahme bezogen auf die aktuelle psychische, physische und soziale Situation des Hilfesuchenden und umfaßt damit einen breit gefächerten Maßnahmenkatalog.

Ein ressourcenorientiertes Pflegemodell vermeidet, die Leistungs- und Funktionsfähigkeit alter Menschen mit jüngeren zu vergleichen. Sie hebt statt dessen das Alter als eigenständige, individuell zu differenzierende Phase des menschlichen Lebens hervor. Im Alter auftretende Anforderungen, wie das Ausscheiden aus dem Berufsleben, der Partnerverlust, die Veränderung physischer und psychischer Leistungsfähigkeit, die Auseinandersetzung mit Sterben und Tod, aber auch die möglichen Reifungsprozesse, der Erfahrungszuwachs und die Entwicklung neuartiger Bewältigungsstrategien gewinnen an Bedeutung (Rosenmayr 1986; Baltes/Baltes 1992).

Schwerpunkte der gerontopsychiatrischen Pflege sind die spezifischen psychosozialen Problemstellungen, die sich aus den psychischen Erkrankungen von alten Menschen ergeben. Sowohl Grund- und Behandlungspflege als auch Heilung und soziale Wiedereingliederung überlappen sich dabei breitflächig. Je nach den Erfordernissen ergibt sich dabei eine wechselnde Intensität der einzelnen Anteile.

4.3.2   Voraussetzungen

Um den vielfältigen Anforderungen der gerontopsychiatrischen Pflege gerecht zu werden, bedarf es einer diesbezüglichen Qualifikation. Ohne diese ist ein mehrdimensionaler Pflegeansatz kaum zu verwirklichen. Zudem ist eine intensive Zusammenarbeit und verbindliche Absprache mit den übrigen am Behandlungsprozeß Beteiligten erforderlich.

Die Auswahl von pflegerischen Maßnahmen ist abhängig vom Ergebnis des jeweils durchgeführten gerontopsychiatrischen Assessments (Abb.C4). Ihre Schwerpunkte sind je nach Behandlungsort (z. B. zu Hause, Tagesklinik, Klinik, Pflegeheim) unterschiedlich. Eine fachgerechte Auswahl der Hilfen hängt zudem von der regionalen Vernetzung der Angebotsformen und von vorhandenen gerontopsychiatrischen Pflegestandards ab. Diese charakterisieren Art, Umfang und Konkretisierung pflegerischen Handelns. Für eine bestimmte pflegerische Tätigkeit wird ein Grundleistungsangebot und ein diesbezüglich definiertes Vorgehen beschrieben. Pflegestandards sind eine Unterstützung der individuellen Pflege. Sie hängen eng mit der Qualitätssicherung in der Pflege zusammen.

Die Sichtweisen des Hilfesuchenden und seiner Angehörigen auf den Problemzusammenhang bestimmt letztlich die Festlegung und praktische Umsetzung von Hilfeart und Hilfeumfang. Nach Festlegung einer Hilfeform kann eine Überleitung erfolgen, die so gestaltet ist, daß der Hilfesuchende und seine Angehörigen aktiv und kontinuierlich an der Entwicklung des Versorgungsprofils beteiligt sind. Insbesondere Demenzerkrankten mit erheblichen kognitiven Beeinträchtigungen sollte zur Einschätzung der Wirkung von Interventionsmaßnahmen auf den psychophysischen Zustand eine Erprobungsphase ermöglicht werden. Erst nach deren Abschluß kann eine vorläufige Pflegeplanung erstellt werden, die im Pflegeverlauf eine Vertiefung anamnestischer Daten und eine Modifizierung erster Zielstellungen ermöglicht.

4.3.3 Pflegeprozeß

Pflegeprozeßplanung bildet die Grundlage für pflegerisches Handeln. Sie greift auf ein systematisches Dokumentationssystem zurück und folgt drei Zielstellungen oder Forderungen:

- Ziele müssen das Wesentliche der individuellen Problemstellung des Patienten enthalten sowie praxisrelevant und überschaubar sein.

- Pflegeprozeßplanung sind Steuerungsinstrumente und bilden die Richtschnur pflegerischen Handelns.

- Erst die Überprüfbarkeit und Modifizierung von Pflegezielen mit Hilfe einer einheitlichen Dokumentation ermöglicht die zielgerichtete Veränderung des Pflegehandelns

Pflegeprozeßplanung setzt ein Leitbild der Pflege voraus. Psychiatrische Fachpflege betont die Vielschichtigkeit des Einzelnen und seiner Alltagsbewältigung. Das Individuum ist ein dynamisches, auf Veränderungsfähigkeit angelegtes Wesen, in dem körperliche, seelische, geistige und psychosoziale Faktoren ineinander wirken. Der Mensch ist mehr als die Summe seiner Teilfunktionen. Denken und Handeln wird als subjektiver Vorgang auf der Grundlage „objektiver" Faktoren verstanden.

Auf der Ebene des Pflegehandelns kann zwischen Funktions- und Beziehungspflege oder zwischen funktioneller und patientenorientierter Pflege unterschieden werden. Während bei der Funktionspflege die Priorität auf dem Funtionieren von Pflegemaßnahmen bezogen auf die einzelne Intervention liegt, betont die Beziehungspflege die Personenorientierung. (Kämmerer/Schröder 1998)

Personenzentrierte psychiatrische Fachpflege bettet einzelne Pflegehandlungen in einen kommunikativen Prozeß zwischen Pflegeperson und Gepflegtem ein.

Die Wechselwirkungen von psychischen, physischen und sozialen Faktoren bilden die Ausgangslage zur Festlegung der Schrittfolge einer Behandlungsplanung. Die Wahrnehmung der Erkrankung durch den Patienten und biographische Einflüsse sind Anknüpfungspunkte für Planungsinhalte und Interventionsmaßnahmen. Im dialogisch angelegten Prozeß (Kaiser 1990) werden Behandlungsschwerpunkte und die Reihenfolge der Behandlungsschritte erarbeitet. Während des Pflegeprozesses bestimmen die Ergebnisse einzelner Interventionsmaßnahmen den Inhalt, die Geschwindigkeit und die Richtung der nachfolgenden Handlungsschritte. Der Gesamtvorgang wird in einem differenzierten Dokumentationssystem exakt abgebildet. Dieses spiegelt die Dynamik des Pflegeprozesses wider (Zielentwicklung/Intervention/Verlauf/Kontrolle/Modifikation der Zielentwicklung/Abschluß der Intervention).

Um eine klaren Aufbau der Pflege zu erreichen, muß eine Reihenfolge von aufeinander sich beziehenden Phasen eingehalten werden. Diese beruhen auf der Grundlage der individuellen Bedürfnisse des Patienten. Ziel ist es, daß dieser möglich aktiv am Pflegeprozeß beteiligt wird. Das wichtigste Hilfsmittel zur Erstellung der Pflegeplanung ist die AEDL-Liste (Krohwinkel 1992). Diese ist ein Modell der ganzheitlich förderdernden Prozeßpflege, das die Perspektive des Erkrankten in den Mittelpunkt der Pflegemaßnahmen stellt. Übergeordnete Zielstellungen sind die Erhaltung von Fähigkeiten und Fertigkeiten, die Förderung selbständigen Handelns und die Verbesserung des Wohlbefindens.

Strukturmodell der Aktivitäten und existentiellen Erfahrungen des Lebens (Krohwinkel 1992)

AKTIVITÄTEN UND EXISTENTIELLE ERFAHRUNGEN DES LEBENS (AEDL)	13. MIT EXISTENTIELLEN ERFAHRUNGEN DES LEBENS UMGEHEN (Beispiele)

1. Kommunizieren	**Die Existenz gefährdende Erfahrungen**
2. Sich bewegen	
3. Vitale Funktionen des Lebens aufrecht erhalten	• Verlust von Unabhängigkeit • Sorge/Angst • Mißtrauen • Trennung
4. Sich pflegen	• Isolation • Ungewißheit • Hoffnungslosigkeit
5. Essen und trinken	• Schmerzen • Sterben
6. Ausscheiden	
7. Sich kleiden	**Die Existenz fördernde Erfahrungen**
8. Ruhen und schlafen	• Wiedergewinnung von Unabhängigkeit • Zuversicht/Freude • Vertrauen
9. Sich beschäftigen	• Integration • Sicherheit • Hoffnung
10. Sich als Mann oder Frau fühlen und verhalten	• Wohlbefinden
11. Für eine sichere Umgebung sorgen	**Erfahrungen, welche die Existenz fördern oder gefährden**
12. Soziale Bereiche des Lebens sichern	
13. Mit existentiellen Erfahrungen des Lebens umgehen	• Kulturgebundene Erfahrungen wie Weltanschauungen, Glauben und Religionsausübung • Lebensgeschichtliche Erfahrungen

Mit der Einführung der Begriffe "Subjektivität", "live events" und "Biographie" wird auf die Notwendigkeit eines Verstehensvorgangs (Dialog) zwischen Helfendem und Hilfesuchenden verwiesen, der den gesamten Pflegeprozeß inhaltlich definiert. Dialog meint dabei nicht nur sprachliche Einigungsprozesse, sondern bezieht die Wirkung von non-verbalen Kommunikationsformen ein. Interventionen müssen an solche Sinnzusammenhänge anknüpfen, die dem Hilfesuchenden zugänglich sind. Aktivierung als eine Zielstellung gerontopsychiatrischer Pflege setzt den Pflegenden als Impulsgeber voraus. Dieser gestaltet den jeweiligen Interventionsschritt so, daß die Handlungsfähigkeit, die Geschwindigkeit, die Deutungsinhalte, der kognitiven Status oder andere individuelle Aspekte des zu Pflegenden Orientierungspunkte des Pflegehandelns werden. Gerontopsychiatrische Pflege ist damit nicht „Ersatzhandlung", sondern Kommunikationsprozeß und Beziehungsgestaltung, die die aktuellen Kompetenzen des Erkrankten stärkt.

Am Anfang der Pflegeplanung steht eine Informationssammlung, die nach Möglichkeit gemeinsam mit Patient und Angehörigen erfolgt. Sie ist an der aktuellen Problematik des Patienten und seiner Angehörigen orientiert. Mit der Erfassung des Gesamtbildes der Lebenssituation fließen auch solche Aspekte ein, die durch das Problem nicht überwiegend negativ attribuiert sind. Welche Fähigkeiten liegen bei Patient und Angehörigen vor? Welche Wünsche und Erwartungen werden an den anderen gestellt? Welche Versuche wurden bis zum gegenwärtigen Zeitpunkt unternommen, die gemeinsame Lebenssituation zu bewahren? In welcher Weise werden Folgen der Erkrankung (kognitive Leistungseinbußen, Lauf- und Sitzunruhe, depressive Antriebsstörungen, Rollenveränderung in der Partnerschaft etc.) verarbeitet und bewältigt? Bereits die Erhebung von Daten erfolgt damit auf der Grundlage eines Verständigungsprozesses und der Angleichung von Erwartungen und Einschätzungen. Dann erst werden Ziele, Interventionsschritte und Methoden festgelegt, die im Pflegeprozeß regelmäßig überprüft werden. Ziele und Interventionsformen orientieren sich an den sichtbaren und den vermuteten Kompetenzen des Erkrankten. Dies gewährleistet Erfolgserlebnisse und trägt zur Vermeidung von Versagenszuständen bei.

Für eine individuelle Pflegeplanung ist ein differenziertes Dokumentationssystem Voraussetzung. So wie der Pflegeprozeß selbst prozeßhaft geschieht, muß die Dokumentation die Möglichkeit zur Beschreibung von Abläufen bieten. Sie beinhaltet Informationen zur Person und zu seinem Lebensumfeld, die direkt und indirekt durch die aktuelle Ausprägung der Erkrankung und den Krankheitsverlauf tangiert sind. Zielplanung, Methodenbestimmung, Verlaufsbeschreibung und Zielüberprüfung bilden das zweite Standbein des Dokumentationssystems.

Mit den Ausführungen über das Phasenmodell sind die zentralen Parameter des Pflegeablaufes beschrieben. Er erfolgt im Rahmen eines kommunikativen Prozesses und richtet sich ausschließlich nach der individuellen Verfassung und Bedürfnislage des Hilfesuchenden. Hierbei ist zwischen direkter und indirekter Pflege zu unterscheiden.

Direkte Pflege meint die Einzelinterventionen auf der Grundlage eines Kompetenzprofils. Der Pflegeprozeß ist entscheidend davon abhängig, in welchem zeitlichen Rahmen der Klient Einzelhandlungen ausführen kann und welche Versuche durch ihn unternommen wurden, mögliche Defizite in Bewegungsfähigkeit und Orientierung auszugleichen. Orientierungsschwierigkeiten beim Anziehen des Mantels, die bspw. sichtbar werden, wenn der Klient den Ärmel nicht findet, werden dadurch gemildert, daß der Hilfegeber eine Lenkung des Armes vornimmt, ohne die Gesamthandlung auszuführen. Der Handlung geht also die Beobachtung voraus, und die Intervention wird ausgesetzt, wenn der Ablauf durch den Klienten weitergeführt werden kann. Damit greift die Impulsgabe des Hilfegebers die noch sichtbaren, aber eingeschränkten Fähigkeiten des Klienten auf.

Ähnliche Beispiele ließen sich für eine Reihe anderer Pflegesituationen aufzeigen. Auch beim Vorgang der Grund- und Behandlungspflege, des Essens und Trinkens oder des täglichen An- und Ausziehens kann das Prinzip einer dosierten Impulsgebung angewandt werden. Die Ziele einer solchen Vorgehensweise sind vielfältig. Einerseits trägt sie in einem Bündel von Gesamtmaßnahmen dazu bei, Versagenssituationen, die zur Angstbildung und letztlich zur Einschränkung der Handlungsfähigkeit führen können, zu vermeiden, ohne den Aktivitätsimpuls des Klienten zu unterdrücken.

Anderseits schützt sie den Klienten vor "Katastrophenreaktionen" bei Versagen und ermöglicht eine Übungssituation, die einen sinnvollen kognitiven Zusammenhang aufweist (Spaziergang im Herbst, Kälte, Mantel etc.). Schließlich wird bei erfolgreichem Abschluß einer Handlungssequenz das Wohlbefinden und das Selbstvertrauen des Klienten erhöht. Je nach Krankheitsbild und Persönlichkeit wird die Impulsgabe durch sprachliche oder körperliche Kontaktaufnahme unterstützt bzw. gelenkt.

Indirekte gerontopsychiatrische Pflege nimmt Bezug auf die Wahrnehmungsfähigkeit und das Wohlbefinden des Klienten. So können z. B. bei dementiellen Störungen kognitive Einbußen im Bereich der Orientierung durch Merkpunkte oder Orientierungshilfen und durch tagesstrukturierende Maßnahmen ausgeglichen beziehungsweise gemildert werden. Hierzu dienen Piktogramme als konkrete Erinnerungshilfen sowie farbliche Gestaltung, Lichtgebung, musikalische Unterhaltung und ähnliches als basale Stimulationsmittel. Mit Gegenständen, die vertraut sind, kann das Sicherheitsgefühl erhöht und ein biographischer Kontext hergestellt werden. Ähnliche Wirkungen lassen sich mit der Einbeziehung „vertrauter" Orte in die Tagesgestaltung erreichen. Schließlich trägt die Zusammenarbeit mit Angehörigen und deren fachgerechte Beratung dazu bei, die Hilfe personengerecht zu gestalten. In ihrer Zusammenführung tragen die genannten Zugangsweisen zu einer Milieubildung bei, die die Kompetenzen des Klienten auch bei vorhandenen Einschränkungen unterstützt.

Gerontopsychiatrische Pflege steht für eine mehrdimensionale Methode, die den Hilfesuchenden mit seinen Kompetenzen und Handlungseinschränkungen (infolge einer psychischen Erkrankung), seiner Biographie und seinen sozialen Bedingungen in den Mittelpunkt einer Pflegemaßnahme stellt. Gerontopsychiatrische Pflege orientiert sich nicht an schematischen Pflegeabläufen. Sie paßt sich mit ihren Interventionsformen den individuellen Bedingungen des Einzelnen an und berücksichtigt die lebenslang gewachsene Persönlichkeit des psychisch kranken alten Menschen. Damit ist die Pflegeperson als Dialog- und Handlungspartner einbezogen.

5   Rehabilitation

Durch rehabilitative Maßnahmen soll der Einzelne lernen, wie er mit einem Leiden, welches nicht mehr heilbar ist, durch eine gezielte Förderung seiner übrigen Fähigkeiten und Fertigkeiten eine möglichst hohe Lebensqualität und Selbständigkeit wieder erreichen kann. Zum besseren Verständnis dieser Problematik dient das „psychologische Modell erfolgreichen Alterns" (Baltes/Baltes 1990). Altern bezieht sich auf eine Reihe von Vorbedingungen (s. Abbildung C8). Die mit dem Alter einhergehenden Veränderungen werden dadurch aufgefangen und transformiert, daß Prozesse der Selektion und Kompensation weiterhin eine Optimierung in bestimmten Lebensbereichen ermöglichen. Besteht z.B. aufgrund einer Erkrankung eine irreparable Fähigkeitsstörung, so kann z.B. durch Kompensationsprozesse anderer noch vorhandener Fähigkeiten (Rehabilitation) ein eingeschränktes, aber dennoch „selbstwirksames Leben" erreicht werden.

„Rehabilitation für psychisch kranke Alte muß sich an humanen Wertbegriffen orientieren, die nicht auf die Arbeitskraft reduziert sind. Hier bietet sich für Maßnahmen und Zielsetzungen vor allem die Fähigkeit an, die normalen 'Aktivitäten des täglichen Lebensvollzuges' unter Einschluß von Freizeit und sozialen Aktivitäten realisieren zu können. Dies verlangt die nahtlose Verbindung von stationären, teilstationären und ambulanten Maßnahmen ebenso wie diejenigen von medizinischen und sozialen Hilfen" (BMJFFG 1988). Kritisch wird darauf hingewiesen, daß bei

71

vielen chronisch persistierenden paranoid-halluzinatorischen Psychosen und dementiellen Prozessen Rehabilitation häufig nicht ad infinitum durchgeführt werden kann, sondern bleibende Defekte akzeptiert werden müssen. „Unter Umständen muß sogar trotz rehabilitativer Bemühungen eine Progredienz des Prozesses wie im Fall der Demenzen hingenommen werden. Trotzdem sind resignative Einstellungen für Patienten und Pflegepersonal schädlich und deshalb zu vermeiden. Es ist vielmehr für die in der Gerontopsychiatrie Tätigen unumgänglich, daß bei einer nicht unerheblichen Zahl von Patienten Sisiphusarbeit zu leisten ist…" (BMJFFG 1988). Im Ersten Altenbericht der BMFS (1993) und dem Zwischenbericht der Enquête-Kommission „Demographischer Wandel" (1994) werden zur gerontopsychiatrischen Rehabilitation keine spezifischen Aussagen gemacht. In den vorliegenden Geriatrie-Landesplänen wird die gerontopsychiatrische Rehabilitation nicht erwähnt.

Abbildung C8: Psychologisches Modell erfolgreichen Alterns (Baltes/Baltes 1990)

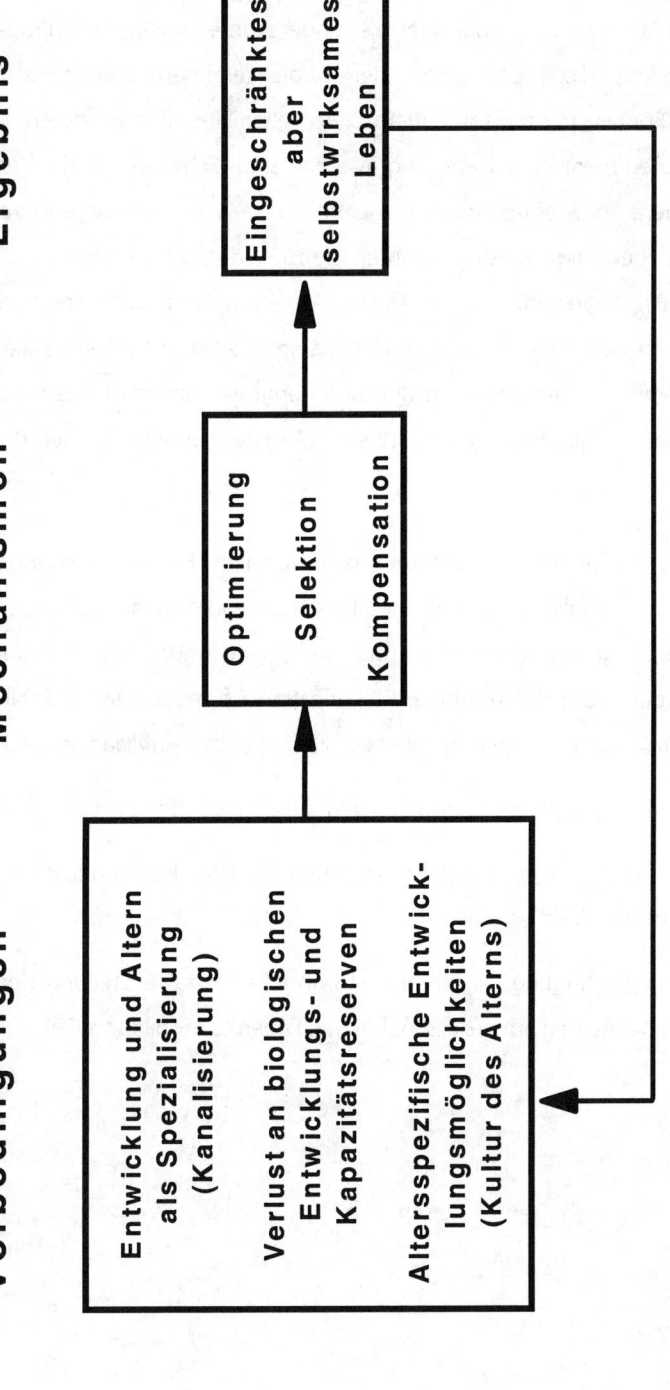

Vorbedingungen

Mechanismen

Ergebnis

5.1 Grundlagen

Alte Patienten leiden häufiger als jüngere unter mehreren Erkrankungen gleichzeitig. Bedingt durch körperliche, psychische oder soziale Veränderungen sowie deren gegenseitige Beeinflussung können mit zunehmendem Lebensalter Einbußen auftreten, deren Auswirkungen für den Einzelnen mehr oder weniger gravierend sind. Schwierig ist die Verarbeitung des Krankheitsgeschehens vor allem dann, wenn schon andere vorausgegangene Verlustsituationen nicht ausreichend bewältigt werden konnten. Entscheidender als objektiv nachweisbare Behinderungen oder Einschränkungen ist deren subjektive Wertung durch den Betroffenen sowie z.T. auch die durch seine Bezugspersonen und seine soziale Umwelt. Gerade die emotionale Auseinandersetzung mit einer Behinderung und den damit verbundenen Auswirkungen sowie deren kognitive und emotionale Bewältigung ist eine primäre Aufgabe der gerontopsychiatrischen Rehabilitation.

Durch rehabilitative Maßnahmen wird versucht, Folgeerscheinungen einer Erkrankung, wie sie sich im persönlichen und im sozialen Lebensraum manifestieren, soweit zu reduzieren, daß ein Leben im gewohnten Umfeld und die Wahrnehmung von Aufgaben wieder möglich sind. Mit Hilfe der ICIDH (International Classification of Impairment, Disabilities and Handicaps) werden folgende Symptomenkomplexe beschrieben (Jochheim/Matthesius 1995):

- Schädigung (Impairment): Störung der biologischen und psychischen Struktur und Funktion

- Fähigkeitsstörung (Disability): Störung der Fähigkeiten der Person zur Ausführung zweckgerichteter Handlungen

- Beeinträchtigung (Handicap): Störung der sozialen Stellung der Person und ihrer Fähigkeit zur Teilnahme am gesellschaftlichen Leben (s. Abbildung C9).

Abbildung C9: WHO-Klassifikation der Schädigungen, Fähigkeitsstörungen und Beeinträchtigungen (ICIDH)

(nach Vollhardt 1996)

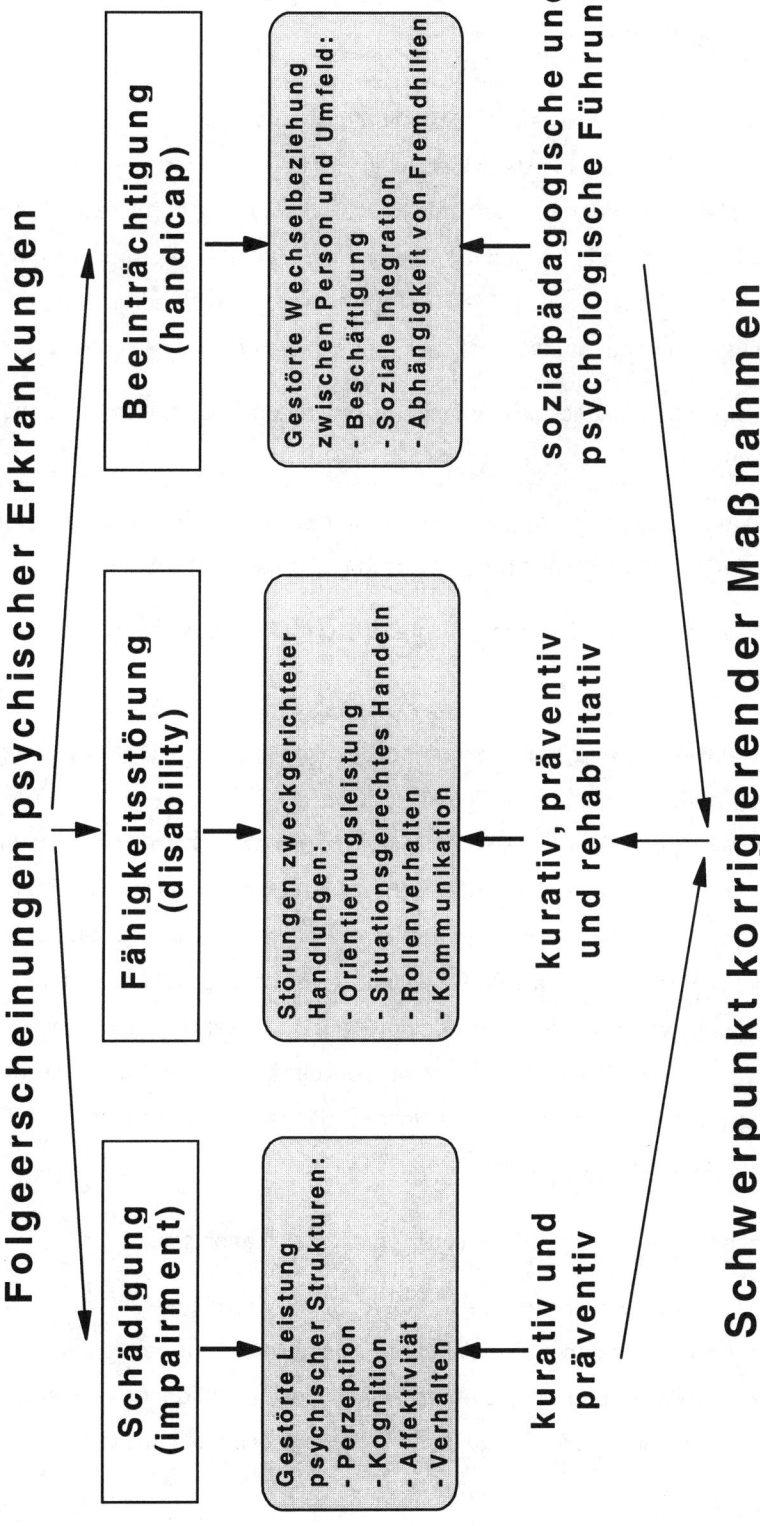

5.2 Indikation

Das Ziel, Selbständigkeit und Alltagskompetenz zu verbessern, erfordert eine systematische und umfassende Einschätzung der Möglichkeit der Beeinflussung des Leistungsniveaus von psycho- sozialen Faktoren, der mobilisierbaren Hilfsfaktoren und der erhaltenen Fähigkeiten einer Person, eingetretene Einschränkungen zu überwinden. Diese Überprüfung ist nur durch ein geron- topsychiatrisches Assessment (Kapitel C2) möglich, da mehrere Ebenen gleichzeitig erfaßt wer- den müssen und nur multiprofessionell erhoben werden können (Vollhardt 1996):

- Medizinische Diagnostik (vorhandene organ- und psychopathologische Befunde, Abgren- zung)

- Funktionsbeurteilung/körperliche und psychische (kognitive und affektive) Leistungsfähigkeit, Aktivitäten des täglichen Lebens, Ausübung sozialer Rollen)

- Ressourcenbeurteilung (soziale Unterstützung, Tagesstrukturen, Verfügbarkeit von Fremdhil- fen).

Die objektive Erfassung von funktionsbezogenen Parametern (z.B. psychologische Testverfahren) erlaubt, Zielsetzungen von Maßnahmen zu definieren und deren Effektivität zu überprüfen. Die Beeinträchtigungen durch psychische Störungen bzw. Erkrankungen im Alter können entspre- chend der internationalen Klassifikation der Folgeerscheinungen von Krankheiten (ICIDH) nach unterschiedlichen Schwerpunkten für korrigierende bzw. ausgleichenden Maßnahmen beschrie- ben werden (s. Abbildung C9). Schwerwiegende psychische Störungen können zu einer Beein- trächtigung zweckgerichteter Handlungen oder der Wahrnehmung von gewohnten Lebensauf- gaben (Fähigkeitsstörungen) führen. Eine unvollständige oder kurativ nicht mögliche Besserung einer psychischen Störung führt zu einem verlängerten Krankenhausaufenthalt und fördert eine Folgemorbidität und Pflegebedürftigkeit.

Indikationen für eine gerontopsychiatrische Rehabilitation sind:

- Fähigkeitsstörungen in Folge von psychischen Störungen, die durch kurative Maßnahmen nicht mehr ausreichend beeinflußbar sind, wie z.B. bei therapieresistenten chronifizierten Zustandbildern und kognitiv-mnestischen Beeinträchtigungen. Auszuschließen ist eine oft anzutreffende unzureichende und nicht fachgerechte Behandlung.

- Es muß eine ausreichende Erfolgsaussicht für die angestrebten Maßnahmen bestehen („Rehabilitationspotential"). Voraussetzung ist eine ausreichende Motivation sowie Kommunikations- und Lernfähigkeit unter Einbeziehung der jeweiligen körperlichen und psychischen Belastbarkeit.

Erreichbare Verbesserungen bei Älteren können nicht generell als „geringer" im Vergleich zu Jüngeren beurteilt werden, sondern sind einfach anders und bedeuten für den betroffenen alten Menschen oft mehr als ein Professioneller vermutet. Ältere Kranke mit chronischen psychischen Störungen, die einer Rehabilitation zugänglich wären, wie z.B. depressive oder paranoide Syndrome sowie - bis zu einem gewissen Zeitpunkt - auch dementielle Syndrome, sind derzeit immer noch von einer diesbezüglichen Maßnahme ausgeschlossen.

5.3   Maßnahmen

Grundvoraussetzung aller Rehabilitationsmaßnahmen ist, daß der psychisch kranke alte Mensch motiviert bzw. für Interventionen motivierbar ist und daß diese Maßnahmen ihm auch zumutbar sind. Dies gilt auch für sein soziales Umfeld. Weitere Voraussetzungen sind eine medizinische Basisbehandlung und ein ausreichendes Leistungsniveau.

Nach folgenden Prinzipien wird eine gerontopsychiatrische Rehabilitation durchgeführt:

- entsprechend dem gerontopsychiatrischen Assessment Feststellung der Interventionsmöglichkeiten und -maßnahmen und Aufstellung eines individuellen Rehabilitationsplans

- Formulierung von Teilzielen und der Effizienzkontroll-Instrumente

- interdisziplinäre teamorientierte Arbeitsweise unter Leitung bzw. Koordination eines Gerontopsychiaters in enger Zusammenarbeit mit anderen (Fach-)Ärzten sowie anderen Berufsgruppen (insbesondere Pflegefachkraft, Sozialarbeiter, Ergotherapeut, Psychologe/Psychotherapeut, Bewegungstherapeut)

- kontinuierlich-intervallmäßige Überprüfung des Rehabilitationserfolgs und - falls erforderlich - Veränderungen des Konzepts

- Mitbestimmung und aktive Mitwirkung des Rehabilitanden und Einbeziehung der Angehörigen bzw. weiterer Bezugspersonen beim Rehabilitationsprozeß

- Schaffung eines rehabilitationsfreundlichen und -stabilisierenden Milieus (in der Einrichtung und zu Hause)

- frühzeitige Einbeziehung aller notwendigen komplementären Einrichtungen und Verknüpfung von regionalen „Schnittstellen"

- frühzeitige Vorbereitung der nachrehabilitativen Situation und Konsolidierung erzielter Rehabilitationsschritte

- Überprüfung des Ergebnisses nach Beendigung der Rehabilitation und Nachsorge zur Sicherung des Erfolgs.

Die gerontopsychiatrischen Rehabilitationsmaßnahmen erstrecken sich auf:

- medizinische Behandlung (allgemein-internistisch und psychiatrisch)

- Krankenpflege (aktivierend, rehabilitativ)

- Beratung und psychologische Unterstützung

- Funktionstraining (körperliche Fitneß, Hirnleistung, psychisches Befinden, soziale Kompetenz, Selbstsicherheit)

- spezielle therapeutische Verfahren mit rehabilitativem Schwerpunkt (z.B. Verhaltenstherapie, Kognitive Therapie)

- Belastungserprobung und Nachsorgeplanung.

Um effektiv rehabilitative Maßnahmen durchzuführen, bedarf es eines gerontopsychiatrischen Teams, welches eng und kontinuierlich miteinander kooperiert und auch diesbezüglich fort-und weitergebildet ist. Rehabilitationsmaßnahmen sind so lange indiziert, wie eine Rehabilitationsbedürftigkeit besteht, die vorgeschlagenen Maßnahmen auch zumutbar sind (für den Betroffenen und dessen Angehörige) und diesbezügliche Fähigkeiten sowie eine Bereitschaft, sich aktiv daran zu beteiligen, bestehen.

Die Aktualisierung und Förderung von Kompetenzen wird negativ beeinflußt durch beengtes Wohnen, unzureichende finanzielle Situation, Zusammenbruch der sozialen Unterstützung (durch Verlust des Partners, Familie), Ablehnung durch die Umwelt, räumliche Bedingungen, Veränderung der Wohnsituation, unzureichendes regionales Versorgungssystem. Daher ist ein Rehabilitationsansatz ohne Einbeziehung des persönlichen Umfeldes des Betroffenen unvollständig.

5.4   Möglichkeiten und Grenzen

Rehabilitationsmaßnahmen sind auch bei schwerstkranken Hochbetagten indiziert (Oesterreich 1993) und können z.B. Schwerstpflegebedürftigkeit zumindest zeitlich verzögern. Eine ambulante Rehabilitation soll gegenüber einer stationären oder teilstationären grundsätzlich den Vorrang haben. Im Einzelfall sollte dies aber sorgfältig auf ihre Machbarkeit überprüft und mit dem Patienten bzw. seinen Angehörigen besprochen werden. Abzuklären ist z.B., ob ein tragfähiges soziales Umfeld besteht, wie die Versorgungssituation für den Betroffenen ist und ob eine Eigengefährdung besteht. Prinzipiell ist eine Rehabilitation überall dort möglich, wo koordinierende Maßnahmen unter ärztlicher Leitung durch kontinuierliche Teamarbeit im Rahmen einer definierten Zielsetzung auf der Grundlage eines Assessments möglich sind. Rehabilitationsmöglichkeiten bestehen in Tageskliniken und Tagespflegeheimen, im Rahmen der ärztlichen Praxis in Zusammenarbeit mit ambulanten Pflegediensten und weiteren Therapeuten (z.B. Ergotherapie, Bewegungstherapie). Auch in Altenpflegeheimen und insbesondere in Kurzzeitpflegeeinrichtungen können zielgerichtete rehabilitative Maßnahmen durchgeführt werden. Derzeit fehlen häufig noch die strukturellen Voraussetzungen, um ambulante Rehabilitationsmaßnahmen auch effektiv gestalten zu können.

In den Einführungen zu den Expertisen über die Rehabilitation in der Psychogeriatrie zum Ersten Altenbericht der Bundesregierung wird mit Nachdruck eine Entwicklung von Rehabilitationskonzepten in der Psychogeriatrie gefordert (Bergener/Kruse 1993). In einer Übersichtsarbeit zu diesem Themenbereich wurden Erfahrungen aus einigen europäischen Ländern zusammengefaßt. Als kurzes Resümee läßt sich festhalten:

- Rehabilitation wird in den verschiedenen europäischen Ländern weitgehend mit geriatrischer Rehabilitation gleichgesetzt, d.h. es sind hauptsächlich Rehabilitationskonzepte zur Verbesserung der körperlichen Leistungsfähigkeit entwickelt worden.

- Eine gerontopsychiatrische Rehabilitation findet nur im Ausnahmefall und unzureichend statt.

- In anderen europäischen Ländern ist der Stand der gerontopsychiatrischen Rehabilitation ähnlich unzureichend wie in der Bundesrepublik Deutschland.

Werden auch der geriatrischen Rehabilitation größte Aufmerksamkeit geschenkt und regionale Voraussetzungen für eine adäquate Rehabilitation geschaffen (Deutscher Bundestag 1997), so fehlt für gerontopsychiatrische rehabilitative Maßnahmen immer noch die entsprechende Einsicht bei den Gesundheitspolitikern und der somatisch orientierten Medizin.

Betrachtet man die sehr beeindruckenden Erfolge der geriatrischen Rehabilitation, so ist es unverständlich, daß sich bisher kaum jemand um den Bereich der gerontopsychiatrischen Rehabilitation intensiver gekümmert und diesbezügliche empirische Untersuchungen durchgeführt hat. Es ist zu erwarten, daß im gerontopsychiatrischen Bereich ähnlich gute Ergebnisse wie in der Geriatrie zu erzielen sind.

D   Überblick über bisherige Modelle

1   Zielsetzung des Modellüberblicks

Die Versorgung und Betreuung alter hilfe- und pflegebedürftiger Menschen erfolgt unter Inanspruchnahme von Hilfsangeboten sowohl aus dem Bereich des Gesundheits- als auch des Sozialwesens, da das Klientel der Gerontopsychiatrie nicht eindeutig einem Bereich zugeordnet werden kann. Die bisher geförderten Modellvorhaben zielen daher zum Teil auf eine insgesamt allgemein verbesserte Versorgung der Hilfe- und Pflegebedürftigen, andere streben gezielt eine verbesserte Versorgung der hilfebedürftigen psychisch kranken alten Menschen an.

Ein Überblick über vorhandene Modell-Berichte zur Entwicklung von Hilfen für psychisch kranke alte Patienten muß diese Ausgangslage im Blick haben. Aus der Fülle der Modelle wurden für diesen Bericht diejenigen ausgewählt, die im Sinne der Erarbeitung eines Eigenprofils die Versorgung psychisch kranker alter Menschen verbesserten oder wichtige Erkenntnisse und Ansätze hierzu lieferten. Ziel des Überblicks ist es, Anregungen für die Planung und Ausgestaltung gerontopsychiatrischer Versorgungsangebote zu geben.

Berücksichtigt wurden zunächst alle in der Literatur publizierten Modelle zu diesem Themenbereich, die seit der Psychiatrie-Enquête 1975 im ambulanten oder teilstationären Bereich durchgeführt wurden. Um einen möglichst umfassenden Überblick zu gewinnen, wurden zuständige Bundes- und Länderministerien, aber auch Fachgesellschaften, Seniorenvertretungen und Wohlfahrtsverbände auf Bundes- und Landesebene um Unterstützung gebeten. Die rückgemeldeten Modellprojekte wurden folgendermaßen systematisiert:

1.   Modellprojekte zur Entwicklung und Erprobung von Bausteinen einer ambulanten oder teilstationären gerontopsychiatrischen Versorgung, wie Sozialpsychiatrische Dienste für alte Menschen, spezialisierte Sozialstationen, Tagesstätten u.a.m.

      Schlüsselfragen dazu sind: Wie sieht der Arbeitsauftrag, die Aufgabenstruktur des Dienstes, die Patientenstruktur, das Einzugsgebiet, die Personalzusammensetzung des multiprofessionellen Teams des Bausteins aus? Mit welchen Diensten wurde zusammengearbeitet? Wie gestaltet sich diese Zusammenarbeit und der gegenseitige Informationsaustausch? Welche Leistungen wurden über welche Kostenträger abgerechnet?

2.   Modelle, die eine Regionalversorgung erprobten. Die Maßgaben für die Regionalversorgung beziehen sich auf ein eingegrenztes Versorgungsgebiet, eine bestimmte Zielgruppe, auf die Belange psychisch kranker alter Menschen abgestimmte spezifische Anforderungen an Kooperationspartner und Kooperationsstrukturen.

Schlüsselfragen dazu sind: Welche Bausteine werden in das regionale Versorgungsprogramm integriert? Welche Erfahrungen ergeben sich bei dieser Zusammenarbeit? An wen richtet sich das Angebot der Regionalversorgung? Welche Leistungsprofile können herausgearbeitet und beschrieben werden, und wie gestaltet sich ihre Finanzierung? Welche Maßnahmen zur Qualitätssicherung werden intern und extern praktiziert?

3.   Modelle eines gerontopsychiatrischen Verbundsystems. Das Verbundsystem ist gekennzeichnet durch einen verpflichtenden Versorgungsvertrag, der sämtliche relevante Versorgungsanbieter einbindet, eine verbindliche gemeinsame Dokumentation, eine verbindliche gemeinsame Qualitätssicherung und ein verbindliches gemeinsames Case Management.

Schlüsselfragen dazu sind: Wer sind die Verbundpartner? Welche Vorteile entstehen durch den Verbund für Patienten, Mitarbeiter, Träger und Kostenträger? Wie sind Fach- und Dienstaufsicht unter den Verbundpartnern geregelt? Wie gestaltet sich Form und Durchführung der Dokumentation? Wer besitzt Verhandlungskompetenz gegenüber Kostenträgern?

Mit Hilfe der nachfolgenden *Kriterien* wurde eine einheitliche Modellbeschreibung vorgenommen (vgl. Anhang).

Übersicht D1:   Raster zur Beschreibung der Modelle

Quelle:

1. *Bezeichnung*	
2. *Titel des Projektes, Anschrift*	
3. *Modellförderung und Träger, Dauer*	
4. *jetziger Stand des Projektes*	
5. *Zielsetzung* hinsichtlich: - Betroffene und Angehörige - Mitarbeiter der Region (eigene und andere) - regionales Versorgungsprofil - Kostenträger	
6. *Konzeption*	
7. *gerontopsychiatrisches Verständnis*	

8. *Aufgabenstruktur* aufgegliedert nach
  - Prävention
  - Behandlung
  - Rehabilitation
  - Grundpflege	

9. *Einzugsgebiet*
  - Region
  - Anzahl der Einwohner	

10. *Personalbesetzung*
  - Anzahl der Stellen
  - Qualifizierung
  - Arzt
  - Pflegekräfte
  - Sozialarbeiter
  - weitere:	

11. *Klientel*
Patienten:
  - Krankheitsbilder
  - sozio-demographische Daten
Angehörige
Professionelles Umfeld	

12. *Zugang der Patienten*	

13. *Arbeitsweise*
  - Aufnahmeverfahren
  - biographischer Arbeitsansatz
  - Beratungsstrategien
  - Bezugspflege
  - Case Management
  - Assessment:	

14. *Kooperationspartner*	
15. *Kooperationsformen*	

16. *Leistungsprofile*
  - Verwaltungs- Leitungsaufgaben
  - Grundpflege
  - Behandlungspflege
  - hauswirtschaftliche Versorgung
  - Case Management
  - Angehörigenberatung
  - Arbeit mit Laien
  - sozialpäd.Leistungen BSHG
  - ärztliche Leistungen
  - Aus- und Fortbildung
  - Öffentlichkeitsarbeit
  - Dokumentation	

17. *Leistungsvergütungen*
Kostenstellen:
  - Krankenkasse
  - Pflegekasse
  - Bezirk/ Landschaftsverband
  - Kommune
  - Träger
  - Eigenmittel
  - Land
  - Bund	

18. *Verhandlungspartner gegenüber Kostenträgern*	

19. Leitungs- und Kontrollfunktionen	
20. Qualitätssicherung	
21. Ergebnisbewertung Empfehlungen/ Mißstände	

Die hier vorgelegte Dokumentation von Modellen erhebt nicht den Anspruch, sämtliche Projekte im gerontopsychiatrischen Bereich zu erfassen und darzustellen. Bei einer Reihe von Vorhaben ist nicht deutlich, inwieweit sie im engeren Sinne Modellcharakter haben. Andere sind sehr ausführlich andernorts in leicht zugänglichen Schriften dargestellt. Hierzu gehören Einzelinitiativen von Sozialstationen (KDA 1992) oder Kommunen (KDA 1990). Ihre Beschreibung erfolgte weitgehend im Rahmen der Schriftenreihe zur Politik für die ältere Generation des Baden-Württembergischen Ministeriums für Arbeit und Sozialordnung (MAGS 1990, 1991).

Besonderes Augenmerk wurde auf solche Modelle gelegt, die aufgrund ihrer thematischen Reichweite von allgemeiner Bedeutung sind oder sich einer speziellen Problematik zuwenden. Dazu zählen Modelle, die gerontopsychiatrische Pflege als zusätzliches Leistungsangebot von Sozialstationen, ambulante Dienste oder Beratungsstellen erprobten. Aus dem teilstationären Bereich wurden Modellerprobungen mit speziellen Anknüpfungspunkten ausgewählt (z.B. Tagesstätten, Betreutes Wohnen). Nicht zuletzt wurden Erfahrungen aus Modellprojekten mit Ansätzen zu Verbundsystemen aufgenommen. Der Überblick will die Bandbreite möglicher ineinandergreifender, abgestufter Hilfeformen und ihre strukturellen Rahmenbedingungen aufzeigen.

Nachfolgend werden die übermittelten Informationen[1] in systematischer Form dargestellt:

---

[1] Insgesamt wurden 1995 46 Adressaten angeschrieben. Der Rücklauf dieser Befragung lag bei 54%, wobei die Hälfte der Antworten keine weiteren Hinweise zu den gestellten Fragen enthielt. In 24% der Antworten wurde weitergehendes Material zugänglich gemacht.

Bundesland	Angaben zur gerontopsychiatrischen Versorgung
Bayerisches Staatsministerium für Arbeit und Sozialordnung, Familie, Frauen und Gesundheit	Unterlagen zu drei Modellerprobungen, die in Bayern durchgeführt werden: ° gerontopsychiatrische Pflege an Sozialstationen in Bayreuth, (Landesförderung) ° gerontopsychiatrische Dienste in München (GPDi) (Bundesförderung der wissenschaftlichen Begleitung durch BMG) ° "Gerontopsychiatrisches Verbundnetz in der Altenhilfe in Würzburg" (Bundesförderung durch BMG) ° Forderung nach einer Weiterbildung zur gerontopsychiatrischen Fachkraft; aktuell wird ein Curriculum entwickelt.
Hessisches Ministerium für Umwelt, Energie, Jugend, Familie und Gesundheit	Hinweise auf das Modellregionenprogramm Psychiatrie von Kassel/ Darmstadt (1981-1985) (Bundesförderung durch das BMJFG); Seither keine weitere Modellförderung des Landes Hessen.
Ministerium für Arbeit, Gesundheit und Soziales des Landes Nordrhein-Westfalen	Unterlagen und Projektbericht der Evaluationsstudie des Gerontopsychiatrischen Zentrums in Gütersloh; Hinweise und Projektkonzeption für ein Gerontopsychiatrisches Zentrum in Münster.
Behörde für Arbeit, Gesundheit und Soziales Freie und Hansestadt Hamburg	Keine Modellerprobungen im ambulanten und teilstationären gerontopsychiatrischen Versorgungsbereich; Modellerprobung in der stationären Dementen-Betreuung; Hinweis auf Überlegungen zur Errichtung eines Gerontopsychiatrischen Zentrums im Allgemeinen Krankenhaus Ochsenzoll
Der Senator für Frauen, Gesundheit, Jugend, Soziales und Umweltschutz Freie Hansestadt Bremen	Schaffung psychiatrischer Versorgungsstrukturen mit Berücksichtigung psychisch kranker alter Menschen durch das Modellregionenprogramm Psychiatrie von 1980, in diesem Rahmen Entstehung einer gestaffelten Angebotsstruktur als Regionalversorgung für psychisch Kranke. Betreuung gerontopsychiatrischer Patienten in folgenden Einrichtungen: 18 Dienstleistungszentren mit jeweils einer gerontopsychiatrischen Fachpflegekraft; Betreutes Wohnen in der eigenen Wohnung; fünf Sozialpsychiatrische Dienste, eine Institutsambulanz und vier Soziale Dienste; Erarbeitung eines Konzeptes für eine gerontopsychiatrische Tagesklinik. Geplant ist der Aufbau geriatrischer Stationen, die Gerontopsychiatrie wird in diesem Zusammenhang nicht erwähnt.
Ministerium für Arbeit, Gesundheit und Sozialordnung Baden Württemberg	Auflistung von Projektinitiativen und Einrichtungen zur Versorgung psychisch kranker alter Menschen in der Schriftenreihe des MAGS „Politik für die ältere Generation (Bd. 5), Ideen und Modellprojekte gerontopsychiatrischer Versorgung". Seit Mitte 1995 Förderung eines Landes-Modellprogramms "Ambulante/teilstationäre gerontopsychiatrische Versorgung" mit Tagespflegeeinrichtungen an fünf Standorten mit folgenden Projektzielen: Verbesserung der Lebensumstände der Patienten, Stabilisierung der gesundheitlichen Situation, Vermeidung oder Verkürzung stationärer Aufenthalte, Erhalt der vertrauten Umgebung und Unterstützung und Entlastung der pflegenden Angehörigen. Nachgewiesen werden soll Art, Umfang, Effizienz und Effektivität der erbrachten grund- und behandlungspflegerischen Leistungen. Die Projektergebnisse dienen als Entscheidungsgrundlage für den weiteren Ausbau teilstationärer Einrichtungen in Baden-Württemberg.

Ministerium für Arbeit, Soziales und Gesundheit Rheinland-Pfalz	Keine Förderung gerontopsychiatrischer Versorgungsbausteine. Modellprojekt "Gemeindeintegrierte Versorgung chronisch psychisch kranker und behinderter Menschen" (1990-1993) mit Ergebnissen zum ambulanten Dienst; aktuell Entwicklung eines gerontopsychiatrischen Versorgungskonzeptes im Rahmen der Koordinierungsstelle, die aus dieser Projektsituation entstand; Berührungspunkte zum Modellprojekt zur "Verbesserung ambulanter psychiatrischer Versorgung im Landkreis Trier-Saarburg" (12% der Klientel sind psychisch kranke alte Mensche). Aufbau zweier Tagesstätten für psychisch Behinderte in Landau und Koblenz.
Ministerium für Arbeit, Soziales, Gesundheit und Frauen, Land Brandenburg	Keine Förderung spezifischer Modellprojekte. Bemühungen zur Erfassung des Versorgungsbedarfs an komplementären Betreuungsangeboten vorhanden. Träger der Altenhilfe stellen sich aufgrund des Versorgungsdruckes zunehmend dem Problem der komplementären gerontopsychiatrischen Versorgung.
Ministerium für Arbeit, Soziales und Gesundheit des Landes Sachsen-Anhalt	Keine Modellförderung im Bereich Gerontopsychiatrie. Versorgung psychisch kranker alter Menschen durch sozialpsychiatrische Dienste und Sozialstationen auf Anfragen von niedergelassene Ärzten und Angehörigen. Aktuell Entwicklung eines Geriatriekonzeptes mit Berücksichtigung der Gerontopsychiatrie in Abstimmung mit Kostenträgern und Leistungsanbietern. Derzeit keine regionale Versorgung der Patienten in gerontopsychiatrischen Versorgungsbausteinen. Zwei Krankenhäuser halten Betten für psychisch kranke alte Menschen vor.
Sächsisches Staatsministerium für Soziales, Gesundheit und Familie	Überlegungen, Tagesstätten in den Kreisen und kreisfreien Städten aufzubauen (16-18 Plätze für 100 000 Einwohner); Finanzierung als Mischfinanzierung über SGB V und XI sowie über die Eingliederungshilfe BSHG. Überlegungen zur Installation von Weiterbildungsangeboten zur Fachschwester für Gerontopsychiatrie.
Niedersachsen	Keine Modellförderung in diesem Bereich.
DPWV Gesamtverband Schleswig-Holstein	Förderung von "Gesprächskreisen für pflegende Angehörige"; Finanzierung über die Pflegekasse § 45 konnte nicht erfolgreich verhandelt werden, daher Weiterförderung über das Land.

Dieser Überblick zeigt bereits die großen regionalen Unterschiede in der Versorgungslandschaft. Flächendeckende abgestufte Hilfeformen sowie integrierte oder spezielle Hilfeangebote sind kaum vorhanden. Lediglich in einzelnen Bundesländern wie Baden-Württemberg und Bremen oder Regionen wie Kassel gibt es mehrere gerontopsychiatrische Versorgungsbausteine. Sie entstanden Anfang der 80er Jahre in den Modellregionen-Programmen der Bundesregierung oder - wie in Baden Württemberg - in einem Landesförderprogramm. Insgesamt ist die Versorgungssituation psychisch kranker alter Menschen noch immer unzureichend.

2 Überblick über die Modelle

Eine Reihe von Modellprojekten belegt die Zweckmäßigkeit umfassender professioneller Versorgung und Fördermöglichkeiten für psychisch kranke alte Menschen, die ihnen ein längeres Verbleiben im häuslichen Bereich und eine Steigerung ihrer Lebensqualität ermöglichen.

Von der zeitlichen Abfolge und den inhaltlichen Schwerpunkten lassen sich, wenn auch nicht ganz trennscharf, drei verschiedene „Modellgenerationen" herausarbeiten. Überlappungen ergeben sich dann, wenn jüngere Modelle Ergebnisse von Vorläufermodellen im eigenen Ansatz aufgreifen und weiterentwickeln. Im folgenden werden die wichtigsten Ergebnisse der drei Modellgenerationen dargestellt. Eine ausführliche Darstellung der Modelle anhand des Rasters ist im Anhang des Berichtes enthalten.

2.1 Modelle der ersten Generation

Die Modelle der ersten Generation zielten insgesamt auf ein verbessertes institutionelles Angebot an ambulanten Hilfen für psychisch kranke alte Menschen und ihre pflegenden Angehörigen. Wesentliche Akzente der Erprobungen lagen in der Entwicklung eines bestimmten Versorgungsprofils für gerontopsychiatrisch hilfebedürftige alte Menschen, das die Zusammenarbeit von Personal mit unterschiedlichen fachlichen Qualifikationen mit einschloß. Ein weiterer Aspekt der Modelle bezog sich auf die Erkundung verbesserter Finanzierungsmöglichkeiten für die neuen Leistungen.

Innerhalb der Modelle der ersten Generation lassen sich zwei Ansätze zur Verbesserung der ambulanten Pflege unterscheiden. Zum einen hatten zwei Projekte die Verbesserung der Pflegeinfrastruktur durch das Angebot von Beratung zum Ziel. Zum anderen erfolgte eine breite Erprobung zur Verbesserung des Hilfeangebots für psychisch kranke alte Menschen durch Sozialstationen.

Zielgruppenspezifische Beratungsstellen

Die Verbesserung der Pflegeinfrastruktur in Form von Unterstützungsangeboten und Hilfeformen für psychisch Kranke und deren Angehörige durch Beratungsstellen stellt den einen Ansatz der Modelle der ersten Generation dar. Die von der Deutschen Forschungsgemeinschaft geförderte „Ärztliche Beratungsstelle Norderstedt" wurde im Bereich der Entlastung pflegender Angehöriger bundesweit zum Vorbild für andere Beratungsstellen. Mit einer Repräsentativbefragung wurde die Belastungssituation pflegender Angehöriger erforscht sowie Entlastungsmöglichkeiten entwickelt und umgesetzt. Im Rahmen des baden-württembergischen Landesprogramms zur Weiterentwicklung der außerstationären Versorgung entstand neben ergänzenden Hilfeformen (Tagesstätten) auch der „Sozialpsychiatrische Beratungsdienst für ältere Menschen". Neben der Initiierung von regelmäßiger Weiterbildung der Mitarbeiterinnen und Mitarbeiter in der Altenhilfe wurde - ebenso wie in Norderstedt - erstmalig Gruppenarbeit mit der entsprechenden Zielgruppe angeboten.

Sozialstationen

In den 80er Jahren wurden dann Sozialstationen flächendeckend ausgebaut, um die Versorgung hilfe- und pflegebedürftiger alte Menschen durch zugehende Hilfen zu verbessern. In vielfältigen Modellerprobungen wurde versucht, durch den Einsatz entsprechend ausgebildeten Personals diese Hilfeformen auch für psychisch kranke alte Menschen zu erschließen. So wurden im Modellregionen-Programm der Bundesregierung in Kassel/Darmstadt Sozialarbeiter zur psychosozialen Betreuung alter Menschen mit psychischen Störungen in Sozialstationen eingesetzt. Die Sozialstationen konnten damit ihr Leistungsspektrum im Hinblick auf ein umfassendes Hilfeprogramm für alle Pflegebedürftigen erweitern und der Zielgruppe eine umfassendere Versorgung mit psychosozialen und sozialrechtlichen Hilfen bieten. Schwierig erwies sich allerdings die Finanzierung dieser Leistungen.

Die Erweiterung des Leistungsspektrums der Sozialstationen im Hinblick auf (geronto)-psychiatrische Pflege stand im Mittelpunkt von drei weiteren Modellerprobungen. Die Ziele der Modellerprobung des Berliner Senats bestanden in der Identifizierung und dem Angebot psychogeriatrischer Pflegeleistungen in Sozialstationen durch den Einsatz von gerontopsychiatrischen Fachpflegekräften. Im Sozialstationen-Modell in Nordrhein-Westfalen wurden zur Einrichtung von psychiatrischer Pflege Fachschwestern für Psychiatrie aus der Klinik in die Sozialstationen delegiert. Die Erfahrung, daß sich die Fachschwestern in dieser Erprobung vorwiegend den jüngeren psychisch Kranken zuwandten, wurde im Modellprojekt „Gerontopsychiatrische Pflege an Sozialstationen" des Landschaftsverbandes Rheinland berücksichtigt. Hier wurden Schwestern aus psychiatrischen Kliniken gezielt für die Gruppe der psychisch kranken alten Menschen in Sozialstationen eingesetzt. Diese Form der gerontopsychiatrischen Pflege konte in erfolgreichen Verhandlungen mit den Krankenkassen abgerechnet werden.

Alle drei Modellprogramme belegen durch ihre Ergebnisse, daß Sozialstationen für das zusätzliche Leistungsangebot der (geronto)-pychiatrischen Pflege eine zuträgliche Ausgangsposition bieten. Psychisch kranke alte Menschen konnten bei angemessenem Pflegeeinsatz häuslich versorgt und Krankenhaus- sowie Heimaufenthalte vermieden bzw. hinausgeschoben werden. Während im Berliner Modell darauf hingewiesen wurde, daß die strukturellen Voraussetzungen durch die Finanzierung zu schaffen seien, wurde in den nordrhein-westfälischen Modellen ein umfassender Leistungskatalog gerontopsychiatrischer Pflege entwickelt, der als Grundlage für die Kostenverhandlungen mit den Krankenkassen diente. Bei diesen Modellprogrammen wurde deutlich, daß die ambulante Betreuung und Pflege psychisch kranker alter Menschen zusätzliches Fachpersonal voraussetzt, denen dann auch Multiplikatorenfunktion in der Anleitung und Unterstützung der anderen pflegerisch Tätigen zukommt.

2.2 Modelle der zweiten Generation

Modellerprobungen der zweiten Generation hatten zum Ziel, die Versorgungsqualität innerhalb einer Region zu verbessern. Im Mittelpunkt der Modellerprobungen standen die Erfordernisse der Patienten und der Versuch, ihnen ein eigenständiges Leben zu ermöglichen. Auffällig an diesen Modellen ist die größere Vielfalt an Angeboten im Vergleich zu den Modellen der ersten Generation. Auf der Grundlage der Ergebnisse und Erfahrungen der „Vorläufermodelle" wurden Modellerprobungen zur Leistungsfähigkeit unterschiedlicher Hilfeformen wie Beratungsstellen, Sozialpsychiatrischen Diensten, Sozialstationen oder Tagesstätten durchgeführt. Diese verschiedenen Modellbausteine entwickelten somit spezifische gerontopsychiatrische Eigenprofile. Die Modelle der zweiten Generation berücksichtigen in ihren Konzepten und Planungen bereits Schnittstellen und 'nahtlose' Übergänge zwischen verschiedenen Hilfeformen und bedienen sich dabei auch der Besetzung von 'Schaltstellen' (z.B. Hausärzte).

Zielgruppenspezifische Beratungsstellen

In Anlehnung an die Norderstedter Beratungsstelle entstand die Angehörigenberatung Nürnberg e.V. Die Ergebnisse dieses Projekts dokumentieren, daß Angehörige praktische Unterstützung zur Entlastung benötigen. Die Angehörigenberatung initiierte daher eine Reihe von Angeboten, wie Urlaubsfahrten pflegender Angehöriger mit ihren erkrankten Familienmitgliedern, einen ambulanten Dienst und jüngst die Gründung eines Helferkreises für die Vermittlung von Laien.

Gerontopsychiatrische Dienste

Die Aufgabe Sozialpsychiatrischer Dienste nach PsychKG liegt in der ambulanten Betreuung psychisch kranker Erwachsener. Psychisch kranke alte Menschen gehören meist nicht zu ihrer Klientel, sondern werden vorwiegend im Rahmen der ambulanten sozialpflegerischen Dienste betreut. Der Bedarf psychisch kranker alter Menschen nach multiprofessioneller ambulanter Versorgung bei gleichzeitiger Überforderung der Sozialpsychiatrischen Dienste war der Anlaß für die Initiierung eines speziellen Sozialpsychiatrischen Dienstes für alte Menschen (SOFA) in Nürtingen, der sich im gesamten Landkreis zum 'Motor' für den Ausbau der gerontopsychiatrischen Versorgung entwickelte. Ebenso wie im Modell „SOFA" bestätigten auch die Erfahrungen des gerontopsychiatrischen Dienstes (GPDi) in München, daß die Betreuung der Patienten gut durch ein multiprofessionelles Team zu leisten ist.

Beide Dienste trugen einen wesentlichen Teil dazu bei, psychisch kranke alte Menschen möglichst lange häuslich zu versorgen und dadurch Krankenhausaufenthalte zu verkürzen oder zu vermeiden. Die finanziellen Vorteile dieser Arbeit konnte für den Dienst in München in einer Kosten-Nutzen-Analyse nachgewiesen werden. Offensichtlich ist aber, daß die Möglichkeiten der ambulanten Versorgung psychisch kranker alter Menschen erschöpft sind, wenn die Pflegebedürftigkeit der Patienten einen größeren Umfang erreicht.

Tages (pflege-)stätten

Komplementäre Einrichtungen wie Tages/-pflegestätten erweisen sich als eine dringend erforderliche Ergänzung der ambulanten Betreuung, indem sie zur Entlastung der pflegenden Angehörige beitragen und in der Lage sind, die Patienten selbst in größtmöglichem Maße zu fördern, um Eigenständigkeit und Kompetenz zu erhalten.

Die von Bodelschwingschen Anstalten erprobten den parallelen Betrieb einer ausgelagerten Tagesstätte und Tagesklinik. Während in der Tagesklinik die befristete Behandlung von Patienten erfolgt, übernimmt die Tagesstätte die Betreuung und Förderung solcher Patienten, denen tagsüber keine ausreichende Betreuung durch familiäre oder nachbarschaftliche Hilfen zur Verfügung steht. Weitere erfolgreiche Erprobungen von Tagesstätten fanden u.a. im Modellregionen-Programm in Berlin-Köpenick in einer gemischten Tagesstätte für Patienten der Geriatrie und der Gerontopsychiatrie und in Wetzlar im Rahmen des BMA-Modells zur Verbesserung der Pflegeinfrastruktur in einer Tagespflegestätte für Alzheimer Kranke statt.

90

Die Tagesstätten schließen die Lücke zwischen ambulanter und stationärer Betreuung. Alle Modellprojekte belegen die Entlastungsfunktion für pflegende Angehörige. Sie trugen wesentlich dazu bei, die Pflegebereitschaft zu erhöhen. Grenzen der Einrichtung sind dort erreicht, wo der Anteil an schwerst gestörten Menschen einen gewissen Prozentsatz der Besucher übersteigt. Die Finanzierung dieser Einrichtungsform ist noch nicht eindeutig festgelegt. Aufgrund der komplexen Leistungsprofile werden mischfinanzierte Tagessätze mit Krankenkassen-, Pflegekassen- und Sozialhilfeanteilen angestrebt. In den Modellprojekten konnte dieser Finanzierungsmodus allerdings nur vereinzelt erreicht werden.

Sozialstationen

Anfang der 90er Jahre wurde die Pflegekompetenz der ambulanten sozialpflegerischen Dienste für psychisch kranke alte Menschen weiterentwickelt. So erhielten in Hannover drei Sozialstationen eine Fachbegleitung, bestehend aus einer Psychologin und einer Pädagogin, deren Aufgabe in der Fortbildung der Mitarbeiterinnen und der Unterstützung bei der diagnostischen Abklärung des Pflegebedarfs sowie der Pflegeplanung bestand. Gleichzeitig wirkte die Fachbegleitung in Planungsgremien auf strukturelle Veränderungen zur Verbesserung der Infrastruktur hin. In Bremen wurden in vorhandene Dienstleistungszentren gerontopsychiatrische Fachkräfte integriert, die die Fortbildung von Nachbarschafthilfen und subsidiär Betreuungaufgaben übernahmen. In beiden Projekten erlangte die Multiplikatorenfunktion und die Unterstützung einer abgestuften, auf die Erfordernisse im Einzelfall abgestimmte Hilfeplanung einen zentralen Stellenwert.

In Bayreuth wurde unter den Bedingungen einer ländlichen Region die Versorgung durch Sozialstationen erprobt. In diesem Modellprojekt wurden alle in den Sozialstationen tätigen Pflegekräfte vor Projektbeginn fachlich qualifiziert, um neben den pflegerischen Aufgaben auch sozio- und milieutherapeutischen Leistungen patientenzentriert ausführen zu können. Multiprofessionale Versorgungsansätze und damit im Bedarfsfall Case Management wurde durch die Sozialpädagogen der Gesundheitsämter geleistet. Die Abrechnung der Leistungen wurde bereits vor Modellbeginn mit den Kostenträgern verhandelt.

Durch das BMA wurde in Schwaben das Modellprojekt „Ambulante Sozialarbeit Gerontopsychiatrie" gefördert, bei dem Angebote zur Verbesserung der ambulanten Versorgung in unterschiedlicher Form in der Region installiert wurden. Im Modellverbund Schwaben wurden zum einen Sozialstationen mit zusätzlichem Fachpersonal ausgestattet, zum anderen wurden auch neue Dienste an Sozialstationen angeboten, die aus einem Konstrukt aus Sozialarbeit, Ergotherapie, Pflege und Konsiliararbeit bestanden.

<u>Weitere Angebote</u>

In Ergänzung der Leistungsstandards von Sozialstationen verdient ein weiteres Projekt Beachtung, das an der Schnittstelle zwischen stationärer und ambulanter Versorgung sein Angebot plazierte. In Anlehnung an das Konzept der Wiener Übergangspflege wurde durch ein ambulantes Team einer Berliner Sozialstation Übergangspflege für psychisch kranke alte Menschen zur Vorbereitung und Begleitung bei der Entlassung aus stationärer Behandlung angeboten. Durch die erfolgreiche Überleitung von Patienten aus der Klinik in die häusliche Umgebung konnten unnötige Behandlungsverlängerungen vermieden und Heimeinweisungen verzögert werden.

Bei der zunehmenden Tendenz, alte Menschen in ihrer Eigenständigkeit zu fördern und ihnen ein längeres Verbleiben in der eigenen Häuslichkeit zu ermöglichen, erlangt für psychisch kranke alte Menschen die geriatrische Rehabilitation erhebliche Bedeutung. Sie verlagert sich zunehmend vom stationären in den ambulanten Bereich. So wird in einem weiteren Modellprojekt des BMA zur Verbesserung der Situation der Pflegebedürftigen seit 1995 in Marburg Biedenkopf ein mobiles geriatrisches Rehabilitationsteam erprobt. Dieses Team, bestehend aus Ergotherapeuten, Krankengymnasten, Logopäden und gerontopsychiatrischer Pflegekraft, übernimmt an zwei Sozialstationen im häuslichen Bereich die Förderung pflegebedürftiger Menschen. Im Modell des Kreisverbandes der Arbeiterwohlfahrt Bremen wurde versucht, die Lücke zwischen der stationären und ambulanten geriatrischen Versorgung durch die Möglichkeiten einer ausgelagerten häuslichen Krankenpflege im Kur-Zentrum Bruchhausen-Vilsen zu schließen. Allerdings mußte diese sehr erfolgreich verlaufende Modellerprobung abgebrochen werden, nachdem durch die Bundesweisung der gesetzlichen Krankenkassen die Finanzierung ausgelagerter häuslicher Krankenpflege untersagt worden war.

Neuere Ansätze in der allgemeinen Altenhilfe richten sich darauf, den Hausarzt als entscheidenden Zugang zur Gesundheitsversorgung der alten Menschen in stärkerem Maße als bisher einzubinden. Positive Ergebnisse erzielte z.B. das ambulante gerontologische Team (PAGT) in Hamburg. Patientenbegleiterinnen, die an Arztpraxen angesiedelt sind, boten Risikopatienten vor gravierenden Veränderungen die notwendige Unterstützung und Hilfe in der Bewältigung des Alltags.

2.3   Modelle der dritten Generation

Die patientenzentrierte Hilfeplanung rückt bei den Modellprojekten der dritten Generation in den Vordergrund. Die Erfahrungen zeigten, daß psychisch kranke alte Menschen und ihre pflegenden Angehörigen vielfältige und abgestufte Unterstützungs- und Hilfemöglichkeiten benötigen. Die Vernetzung von ambulanten, teilstationären und stationären Angeboten und nahtlose Übergänge zwischen den Bausteinen wurde somit zum Ziel. Nur so können ungeprüfte Routinezuweisungen von Patienten, bspw. von der Klinik ins Heim, vermieden werden.

Vernetzte Betreuungsangebote

Einzelne Vorhaben entwickelten abgestufte und vernetzte Betreuungsmöglichkeiten aus der langjährigen Arbeit mit den Patienten heraus. So wurde in den Servicehäusern in Kiel eine komplexe Wohnbetreuung geleistet. Ambulante Betreuung und teilstationäre Angebote in der Tagespflege ermöglichen abgestufte Betreuungen und ein Verbleiben in der eigenen Wohnung bis zum Tod.

Gerontopsychiatrische Zentren

Auch Gerontopsychiatrische Zentren verbinden abgestufte und ineinandergreifende Bausteine unter dem Dach eines Trägers. Positive Ergebnisse erzielt das Gerontopsychiatrische Zentrum in Gütersloh, das mit Finanzmitteln des Bundesministeriums für Forschung und Technologie wissenschaftlich begleitet wurde. Eine Ambulanz, eine Tagesklinik und eine Beratungsstelle, die miteinander verbunden sind, ermöglichen eine abgestufte und damit bedürfnisorientierte Behandlung und Betreuung der Patienten.

Durch das BMA wurden gerontopsychiatrische Zentren in Münster und Kaufbeuren gefördert. Dabei handelte es sich in Münster um eine Baufinanzierung, in Kaufbeuren dagegen um eine Personalfinanzierung, bei der die aufsuchende multiprofessionelle Arbeit der Institutsambulanz gefördert wurde.

Versorgungsverbünde

Einen Versorgungsverbund im kleinräumigen Bereich entwickelte eine Sozialstation in Dresden, die ambulante Pflege, Ergotherapie, Altenberatung und Tagespflegestätte zu einem abgestuften Betreuungssystem verbindet. Patientenzentrierte Betreuung und bestmögliche Förderung wird somit ermöglicht. Sofern stationäre Versorgung erforderlich ist, wird diese ebenfalls in das Hilfe-programm integriert.

Die Schaffung eines Verbundsystems war Ziel eines Bundesmodells in Würzburg. In diesem Projekt versuchte eine Kommune aus den Strukturen ihrer Altenhilfe heraus die Versorgung psychisch kranker alter Menschen zu verbessern. Es konnte der Nachweis erbracht werden, daß gerontopsychiatrische Pflege ihren eigenen Stellenwert hat und nicht durch eine bestehende, gut ausgebaute Altenhilfe substituierbar ist. Nur dann können Patienten auch mit einem dezentralen Ansatz häuslich betreut werden. Nicht umsetzen ließ sich die fachliche Qualifizierung des Allgemeinen Sozialdienstes zur Durchführung gerontopsychiatrischer Versorgung.

Im Rahmen der Modellregionenprogramme in den neuen Bundesländern begann 1995 das Projekt "Gerontopsychiatrischer Verbund in Berlin-Köpenick". Die Region entwickelte gerontopsychiatrische Versorgungsbausteine und schuf somit günstige Voraussetzungen für einen Versorgungsverbund, der durch eine Verbundkoordinatorin und eine Fortbildungsbeauftragte unterstützt wird. Über die Vernetzung der Bausteine hinaus soll die Rotation des Personals der verschiedenen Einrichtungen, die Durchführung genereller Fallkonferenzen und die Verhandlung gemeinsamer Budgets für Komplexleistungen erprobt werden.

E   Derzeitige Versorgungsmängel

1   Grundproblematik

Die umfassende und angemessene Versorgung psychisch kranker alter Menschen war nie ein zentrales Anliegen bei der Umsetzung von Maßgaben der Psychiatriereform. Man hoffte, daß die notwendige Hilfe durch die Institutionen der Altenpflege und der Geriatrie hinlänglich erfolgt. Wie schon im Eingangskapitel dargestellt, wurde z.B. das in den Expertenempfehlungen von 1988 geforderte Gerontopsychiatrische Zentrum zu keinem Zeitpunkt von den Verantwortlichen - so wie in den Empfehlungen dargestellt – als ein Versorgungsbaustein gestaltet. Somit wurde eine Einrichtung mit umfassender Versorgungskompetenz unter den verschiedenen regionalen Ausgangsbedingungen nicht erprobt. Einzelbausteine bzw. Ansätze, die eine Besserung der Versorgung gerontopsychiatrischer Patienten zum Ziel hatten, wurden in der Regel als besonderes Versorgungsmodell erprobt. Es wurde nicht - wie sonst üblich - aus den durch die Evaluation gewonnenen Erkenntnissen Konsequenzen für allgemeingültige Versorgungsprogramme gezogen. In keinem anderen Bereich sind mit vergleichbarer Hartnäckigkeit Umsetzungen von Modellerprobungen in allgemeinverbindliche und -gültige Versorgungsstandards unterblieben.

Insofern nimmt die Beschreibung von Modellansätzen auch in diesen Empfehlungen eine herausgehobene Funktion ein. Sie demonstrieren, welche Wege eingeschlagen wurden, wenn man sich den Defiziten stellt und versucht hat, gerontopsychiatrische Versorgung zu einem spezifischen Aufgabengebiet zu machen. Aber selbst in für Modellerprobungen aufgeschlossenen Regionen fiel es unvergleichlich schwer, das Erreichte über den Modellzeitraum hinaus zuverlässig abzusichern und zu konsolidieren. Auf ein dauerhaftes Defizitbewußtsein, das in umfassende Ressourcenzuteilung für die Gerontopsychiatrie umzusetzen gewesen wäre, konnte man kaum setzen.

All dies sind untrügliche Indizien dafür, daß die wenigsten der Versorgungsverantwortlichen Defizite, die die Gerontopsychiatrie betreffen, als regelungsbedürftiges Manko und Beeinträchtigung der allgemeinen Versorgungsqualität empfinden. Gerontopsychiatrie gehört zu den Bereichen, in denen Versorgungsdefizite unspezifisch wahrgenommen werden. An erhebliche Unzulänglichkeiten auf diesem Gebiet hat man sich gewöhnt. Mit solchen Defiziten ist jede Versorgungsregion gleichsam schicksalhaft geschlagen. Mit den offensichtlichen Fortschritten auf dem Gebiet der Geriatrie hofft man auch das Wohl psychisch kranker alter Menschen im Kollektivverfahren zu bessern. Gerontopsychiatrie wird in dieser Absicht sehr häufig unter Geriatrie subsumiert.

In den wenig positiven Beispielen, wo sich Gerontopsychiatrie regional emanzipiert hat, unterbleibt üblicherweise eine überregionale Publizität. Schon in Nachbarregionen wird das Fehlen gezielter Angebote für psychisch kranke alte Menschen weitgehend als normal gewertet. In dieser Hinsicht ist es eher konsequent, daß weitgehend gerontopsychiatrische Basisdienste fehlen. Weder wurde die gerontopsychiatrische Fachpflege flächendeckend eingeführt - eine Ausnahme bildete lediglich Nordrhein-Westfalen - noch wurden die sozialpsychiatrischen Dienste angehalten, sich besonders des Bedarfs und der Bedürfnisse dieser Klientel anzunehmen. In den gängigen Psychisch Kranken Gesetzen (PsychKG's) der Länder fehlen entsprechende Klauseln, die auf die besonderen Bedarfe psychisch kranker alter Menschen hinweisen. Insofern fehlt auch eine durchsetzungsstarke gerontopsychiatrische Lobby innerhalb der meisten psychosozialen Arbeitsgemeinschaften.

Diese Form der Ausklammerung hatte eine Reihe von unerfreulichen Begleiterscheinungen: die Gerontopsychiatrie hat die zurückliegenden Entwicklungsprozesse mit dem sich die gemeindepsychiatrische Versorgung in Etappen konstituierte, nicht mitvollzogen. Sie hat weder aus Fehlern lernen noch die Erfolge nutzen können, die die außerstationäre psychiatrische Versorgungsentwicklung in den 70er und 80er Jahren gekennzeichnet haben.

Diese bedeutet im einzelnen: In der Phase, in der die einzelnen institutionellen Bausteine der Gemeindepsychiatrie im Hinblick auf Umfang, Funktion und Finanzierung definiert wurden (wie Sozialpsychiatrischer Dienst, Übergangswohnheim, Tagesstätte), blieb der potentielle Bedarf an gerontopsychiatrischer Einrichtungen unbeachtet.

Auch als dann insbesondere in den 80er Jahren die zielgerichtete Qualifizierung von Mitarbeiterinnen und Mitarbeitern für als maßgeblich anerkannten Aufgaben der Versorgung psychisch Kranker besondere Aufmerksamkeit beanspruchte, war Gerontopsychiatrie kein wesentliches Thema. Qualifizierungsmaßnahmen für spezifische Therapien unterbleiben. Gerontopsychiatrisch fortgebildete Krankenpflegepersonen bilden eine erschreckende Minderheit. Es fehlt somit auch an Trends und Anknüpfungspunkten, um überhaupt eine positive Bewegung feststellen zu können. Selbst wenn für die Versorgung psychisch kranker alter Menschen im ambulanten Bereich Versorgungsmängel wie das Fehlen bestimmter Versorgungsbausteine oder der Mangel an bestimmten Qualifikationen beim Fachpersonal auffallen, geben sie nicht in gleicher Weise wie für andere Versorgungsbereiche Veranlassung für korrigierende Maßnahmen. Derartige Mängel erschließen sich weitgehend nur den Insidern, wie Hausärzten, Pflegediensten, Angehörigen. Aber die breite Fachöffentlichkeit hat sich lange Zeit nicht mit den Folgen auseinandergesetzt, wodurch sich das größtenteils dem stationären Bereich zugebilligte Versorgungsmonopol noch weiter etablierte. Denn insbesondere auf den gerontopsychiatrischen Stationen psychiatrischer Kliniken sammelte sich durchaus entsprechendes Know-how an. Einzelne Heime bildeten zwar entsprechende Schwerpunkte, wo fachlich zuverlässige gerontopsychiatrische Pflege praktiziert wurde. Aber auch hier besteht zwischen engagierten und weniger engagierten Einrichtungen ein erhebliches Versorgungsgefälle, das meist nicht im Hinblick auf Ursachen und Verbesserungsstrategien hinterfragt wird.

Erst in jüngster Zeit, wo es vermehrt um Kosteneinsparungen und Suche nach wirtschaftlicher gut vertretbarer Versorgung geht, fällt auf, daß die Defizite im ambulanten und komplementären Bereich dazu führten, daß das Gros der gerontopsychiatrisch beeinträchtigten alten Menschen in Pflegeheimen untergebracht ist, ungeachtet, ob es ihrem Wohl entspricht. Nachdem die damit verbundenen hohen Kosten für Krankenkassen, Sozialhilfeträger, Betroffene und Angehörige öffentlich angeprangert worden sind, wird nun nach Möglichkeiten einer Versorgungskorrektur gesucht, die kosteneinsparend wirkt und die dem tatsächlichen Bedarf der Betroffenen und ihrer Angehörigen auf Fürsorge und Hilfe nicht überschätzt. In diesem Zusammenhang werden die traditionellen Versorgungsmängel psychisch kranker alter Menschen im ambulanten, komplementären und teilstationären Versorgungsfeld endlich zu einem hochaktuellen Thema.

2 Ansatzpunkte für eine Mängelanalyse

Der Trugschluß wird nunmehr aufgedeckt, daß man sich auf die Eigendynamik eines hinlänglich ausgestatteten regionalen Versorgungsnetzes beim Schließen auffälliger Versorgungslücken weitgehend verlassen kann. Die Angebote in den Bereichen Pflege, Behandlung, psychosoziale Versorgung und Altenhilfe können, sofern sie alte Menschen nicht ausgrenzen, zwar den Angehörigen Unterstützung gewähren und bei den Betroffenen Leiden mindern. Sie können aber erst dann ein für gerontopsychiatrische Patienten geeignetes Hilfsangebot repräsentieren, wenn die Mitarbeiterinnen und Mitarbeiter der mit solchen Anforderungen konfrontierten Einrichtungen von fachkundiger Seite Orientierung durch Qualifizierungsmaßnahmen erhalten, damit sie ihre Möglichkeiten im Umgang mit gerontopsychiatrischen Patienten besser nutzen, aber auch ihre Grenzen besser erkennen. Um Überforderungen zu vermeiden und Ausgrenzungen zu verhindern, müssen ihnen Delegationsmöglichkeiten eröffnet werden, wenn sie kein spezifisches Hilfs-angebot erbringen können.

Die bisherigen Erfahrungen zeigen somit, daß eine Mängelanalyse solange verstellt bleibt, bis akzeptiert ist, daß

- die Versorgung psychisch kranker alter Menschen nicht im Rahmen anderer, z.B. geriatri-scher Versorgungsansätze den Gegebenheiten entsprechend miterledigt werden kann, son-dern Teil des Pflichtprogramms psychiatrischer Versorgung ist.

- infolge der größeren Zahl von Modellerprobungen auf umfängliche fachliche Erfahrungen und Erkenntnisse zurückgegriffen werden kann, wie auch bei komplexen Beeinträchtigun-gen psychisch kranken alten Menschen erfolgversprechend geholfen werden kann. Solche Erkenntnisse sind gleichermaßen im Bereich der ambulanten, teilstationären und stationären Versorgung einsetzbar.

- gerontopsychiatrische Hilfen ein Zusammenwirken aller mit dem Hilfebedarf alter Menschen befaßten Einrichtungen unter Einschluß von Angebotsträgern mit spezifisch gerontopsychia-trischer Hilfeansätzen erfordert, da sonst multimorbide Patienten ausgegrenzt werden.

- Hilfen, die gezielt bei vorher genau festgestellten gerontopsychiatrischen Beeinträchtigungen ansetzen und dort Besserungen anstreben, effizienter und wirtschaftlicher sind als ein un-spezifisches Versorgungsangebot, das einen unspezifischen Bedarf unterstellt.

Die traditionelle Mißachtung von Mängeln bei der Versorgung psychisch kranker alter Menschen hat somit entscheidend damit zu tun, daß beim sozial- und gemeindepsychiatrischen Versor-gungsansatz statt der personenzentrierten über weite Strecken der institutions- und mitarbeiter-zentrierte Ansatz das Vorgehen dominiert. Bei Mangel an gerontopsychiatrischen Institutionen und gerontospezifischen Mitarbeiterqualifikationen fehlt die fachliche Sensibilität für die tat-sächlichen Versorgungsanforderungen. Der Widerstand gegen Kooperation und Vernetzung, der den bislang von allen Experten geforderten gemeindepsychiatrischen Verbund zu einer Vision werden ließ, hat darüber hinaus die Unzulänglichkeiten der Versorgung verschleiert. Man verließ sich ungeprüft auf das Engagement anderer, auch, wenn dies nur fiktiv angenommen werden konnte. Psychisch kranke alte Menschen sind somit an die Ränder der jeweiligen Versorgungszu-ständigkeiten geraten. Wer sich dort befindet, läßt sich leicht abdrängen.

Die Konsequenz einer derartigen Mängelanalyse ist somit in wechselseitiger Vernetzung die Hinwendung zu einem personenzentrierten Hilfeansatz für psychisch kranke alte Menschen, der für umfassend Hilfebedürftige ein Komplexleistungssystem im Rahmen eines gerontopsychiatrischen Verbunds umfaßt, mit spezifischen Ausprägungen für ländliche wie auch für städtische Versorgungsregionen.

Ein solcher Ansatz kann einen hohen Stellenwert bei der aktuellen Ausgestaltung der Psychiatriereform gewinnen. Insofern sind alle gut beraten, wenn sie die Versorgungsdefizite im Bereich Gerontopsychiatrie zum Anlaß nehmen, um aus derart gegebenem Anlaß die Gemeindepsychiatrie vorort gezielt voranzubringen. Diese zahlreiche Versorgungsträger einbindende Bearbeitung von Beeinträchtigungen muß die Beseitigung folgender Mängel zum Ziel haben:

- Unzulänglichkeiten beim Qualitätsmanagement

- Unzulänglichkeiten bei der Ausgestaltung der Kooperation.

Auf diese Weise kann sich Gerontopsychiatrie an die Spitze der Bewegung setzen, denn sie hat auch den umfassendsten Nachholbedarf.

In der nachfolgenden Aufstellung sind charakteristische Mängel in Beziehung gesetzt zu den Leistungserwartungen an einen gerontopsychiatrischen Verbund. Die Auflistung zeigt, inwieweit die gängigen regionalen Versorgungsprogramme in der Lage sind, die Hilfsbedürfnisse psychisch kranker alter Menschen zu vernachlässigen.

3 Mängelbeseitigungsstrategien

Bei Beachtung der örtlichen Gegebenheiten werden unterschiedliche große Anstrengungen erforderlich sein, um einen angemessenen Versorgungsstandard für psychisch kranke alte Menschen zu erwirken. So ist durchaus vorstellbar, daß insbesondere in ländlichen Regionen der Sozialpsychiatrische Dienst oder ein fachlich engagierter Pflegedienst die Keimzelle eines Gerontopsychiatrischen Verbunds bilden. In städtischen Regionen kann möglicherweise durch die Verlagerung stationärer Kapazitäten „nach draußen" ein Gerontopsychiatrisches Zentrum entstehen.

Übersicht E1:   **Grundlegende Mängel, die einer qualitätsgerechten Versorgung außerklinisch im Wege stehen**

Qualitätsbereiche	Beeinträchtigungen	Anforderungen
Strukturqualität	- unzulängliche Berücksichtigung in den Leistungsgesetzen - unzulängliche Repräsentanz gerontopsychiatrischer Fachleute - mangelhafte Verantwortungsfestlegungen - lückenhafte Versorgungsinfrastruktur	- angemessene finanzielle Regelungen - ausreichendes Fachpersonal - organisatorische Gewährleistung - kooperative Absicherung
Prozeßqualität	- Selektive Feststellung von Beeinträchtigungen abhängig von Zufälligkeit - keine gerontopsychiatrisch ausgerichtete multiprofessionelle Therapierepräsentanz - weitgehendes Defizit der gerontopsychiatrischen Fachpflege - Mangelnde Repräsentanz von Förderprogrammen zur sozialen Integration verknüpft mit betreutem Wohnen und tagesstrukturierenden Maßnahmen	- angemessene diagnostische Vorgehensstrategien - umfassende therapeutische Versorgung - bedarfsorientierte pflegerische Hilfen - gezielte soziale Integrationsmaßnahmen
Ergebnisqualität	- fehlende integrierte Zielplanung - kaum Konsens über angemessene Zielsetzungen - nachrangiger Stellenwert solcher Hilfeleistungen	- realistische personenzentrierte Hilfeziele - angemessene Ergebniskontrolle - Nutzung von Zwischenerkenntnissen zur weiteren Optimierung des Hilfesystems

Da das Aufgabenspektrum solcher Initialeinrichtungen in anderen Abschnitten dieses Leitfadens noch ausführlich geschildert wird, soll an dieser Stelle nur betont werden, daß der erste Schritt in der Feststellung fachlicher Versorgungsstandards und der Bildung einer breiteren Lobby zu deren Durchsetzung liegen muß. (Nähere Angaben hierzu finden sich im Abschnitt I: Aufbau der gerontopsychiatrischen Versorgung in einer Region).

Das gezielte Aufdecken der Versorgungsmängel wie auch das Auffinden von Wegen zu deren Beseitigung sollte nach den Maßgaben der Psychiatriereform standardisiert werden. Dies hat mehrere Vorteile:

- Durch Konzentration auf den personenzentrierten Ansatz lassen sich mit guter Begründung Ressourcen für angemessene und umfassende Hilfen bei Betroffenengruppen einfordern; die Gruppenbildung richtet sich nach dem festgestellten individuellen Bedarf der Betroffenen.

- Die Maßgaben „ambulant vor stationär" und „Rehabilitation vor Pflege" zwingen zu einer gezielten Qualitätskontrolle im Hinblick auf Fehlplazierungen in Kliniken und Altenpflegeheimen, die als Prüfstein auch für andere Bereiche der Versorgungsgestaltung Einsatz finden kann. Dann werden Gerontopsychiatrie Standards für Reformer besonders interessant.

- Die Maßgaben des gerontopsychiatrischen Verbunds lassen sich in wechselseitiger Abstimmung auf den gemeindepsychiatrischen Verbund übertragen. Dies muß schon damit beginnen, daß Versorgungslücken verbindlich festgestellt und Strategien zu ihrer Beseitigung unter verbindlicher Kooperation aller relevanten Hilfeanbieter organisiert werden.

Im einzelnen gilt folgendes:

- Die Bildung eines ambulant orientierten gerontopsychiatrischen Verbunds beschränkt Hausärzte und ambulante Pflegedienste nicht länger darauf, vorrangig körperliche Gebrechen und somatische Beeinträchtigungen zum Gegenstand der Intervention zu machen. Der jetzt vielfach zur Verteidigung angeführte Mißstand zwischen hohen Aufwand und unzulänglicher Finanzierung läßt sich tendenziell abmildern, wenn ein patientenzentriertes Case Management stattfindet und die Hilfeleistung ohne größeren Koordinierungsaufwand im Verbund mit anderen stattfindet. Solange dies nicht geschieht, müssen die behandelnden Ärzte selbst dafür sorgen, daß ihnen gerontopsychiatrische Probleme nicht über den Kopf wachsen. Dies kann in doppelter Hinsicht erfolgen: Entweder wird jemand bis zum äußersten ambulant zu Hause behandelt, oder es wird zur Entlastung von allen Kooperationsproblemen die Unterbringung in einem Heim in die Wege geleitet. Sofern die Probleme die einzelnen

Beteiligten überfordern, müssen zur Konsolidierung eines gerontopsychiatrischen Verbunds Komplexleistungsprogramme standardisiert und die hierfür gebotenen fachlichen Kapazitäten sichergestellt werden. Damit ist ein standardisiertes Hilfepaket gemeint, das bei psychisch kranken alten Menschen mit umfassendem Hilfebedarf flexibel bedarfsorientiert eingesetzt werden kann. Die Leistungserbringer müssen zu diesem Zweck eine kollektive Sicherstellungspflicht übernehmen. Für die aus dem Bereich der allgemeinen Psychiatrie wie der Altenhilfe und der medizinischen Versorgung Mitwirkenden ist es angebracht, durch Teilnahme an Qualifizierungsmaßnahmen die eigene Kompetenz zu steigern, Rückhalt bei einem gerontopsychiatrisch ausgewiesenen Fachdienst zu gewinnen und die Gesamtproblematik von Patienten immer wieder zum Gegenstand von Assessements zu machen.

- Mit der Einbindung der einzelnen Versorgungsanbieter müssen auch deren Finanzierungsgrundlagen für die Belange psychisch kranker alter Menschen wechselseitig verknüpft werden. Da angesichts einer Reihe von Finanzierungsrestriktionen deren Ermessensspielräume ausgenutzt werden müssen, sollten die Festlegungen der Sicherstellungspflichten unter Einbezug der jeweils relevanten Kostenträger erfolgen. Die Strategie muß darauf ausgerichtet sein, daß über einzugrenzende sowie auszugrenzende Leistungen eingehende Verhandlungen zu führen sind. Das dann gegebene Maß an Transparenz, flankiert durch möglichst wenig Reibungsverluste aufgrund von Trägeregoismen und Verdrängungskonkurrenz, sichert einen wirtschaftlichen und effizienten Mittelansatz.

- Der Grundsatz „Rehabilitation vor Pflege" läßt sich ohne institutionsübergreifende, multiprofessionell ausgerichtete Rehabilitationsplanung nicht verwirklichen. Eine zu früh einsetzende umfassende pflegerische Versorgung überfordert wegen ihrer stark ausgeprägten Grundpflegeanteile Angehörige und unterfordert Betroffene. Persönliche Zuwendungsbereitschaft und Beziehungsnähe sollten nicht gezielte Rehabilitationsmaßnahmen ersetzen, sondern für eine Atmosphäre sorgen, die den Betroffenen die Akzeptanz der Maßnahmen erleichtert und seine Kooperation herausfordert. Der medizinische Dienst sollte in die Lage geraten, hier maßgebliche Orientierungshilfe leisten, auch wenn die Manuale, nach denen er aufgrund der Vorgaben für die Einstufung nach den Maßgaben der Pflegeversicherung vorgeht, weitgehend auf den somatischen Bereich abgestimmt sind. Eine Bedarfsgerechtigkeit für psychisch kranke alte Menschen setzt auch voraus, daß die Grenzen zwischen Rehabilitation und Pflege fließend sind.

- Der Ausbau komplementärer Hilfsangebote muß einen hohen Stellenwert erhalten. Im Bereich von betreutem Wohnen und tagesstrukturierenden Hilfen einschließlich Tagespflege und Kurzzeitpflege wird in den meisten Regionen Neuland zu betreten sein. Hier können die Ergebnisse von Modellerprobungen genutzt werden, um die Belange psychisch kranker alter Menschen angemessen zu berücksichtigen.

Wichtig ist, daß Mängelanalysen und Strategien zu deren Beseitigung auf das gesamte Spektrum möglicher psychisch bedingter Beeinträchtigungen ausgedehnt werden. Neben den an Demenz Erkrankten sollten sämtliche Personen mit psychisch bedingten Beeinträchtigungen Adressaten des Hilfesystems sein. Dies bedeutet keine Psychiatrisierung der Altenarbeit, sondern Chancengleichheit für die von gerontopsychiatrischen Krankheitssituationen Betroffenen und ihre Angehörigen. Gleichzeitig bedeutet es Einstieg in eine neue Versorgungskultur, wenn die Reform des Hilfeangebots von den Rändern her organisiert wird. Die psychisch kranken alten Menschen wurden durch Verdrängung an den Rand geschoben. Kooperation kann sich nun daran erproben, daß sie wieder ins Zentrum gerückt werden.

F   Bausteine

In der Bundesrepublik Deutschland versorgen private, öffentliche und freigemeinnützige Leistungsanbieter und Institutionen durch ambulante, teilstationäre, komplementäre und stationäre Maßnahmen hilfebedürftige alte Menschen. Spezifische Angebote für psychisch kranke alte Menschen finden sich bisher nur vereinzelt. Im allgemeinen sollte diese Personengruppe im Rahmen bestehender geriatrischer und psychiatrischer Hilfeangebote „mitversorgt" werden. Diesem Sachverhalt entsprechend wird in Kapitel 1 auf die in der Basisversorgung intendierten gerontopsychiatrischen Hilfearten eingegangen.

Häusliche Hilfe soll überwiegend durch ambulante Pflegedienste (Sozialstationen) sichergestellt werden. Diese nehmen u.a. neben der Krankenhausnachbetreuung im Bedarfsfall auch Aufgaben der Beratung in unterschiedlichen sozialen Bereichen vor. Untersuchungen über die Klientel von Sozialstationen verweisen eindrucksvoll auf den Anteil psychisch kranker alter Menschen. Ähnlich verhält es sich in den Praxen der niedergelassenen Ärzteschaft, in denen häufig die erste und einzige ärztliche Behandlung psychisch kranker alter Menschen stattfindet. Die in den Ländern und Gemeinden unterschiedlich gegliederten und ausgestatteten Sozialpsychiatrischen Dienste sind für die allgemeine Gesundheitsfürsorge von chronisch psychisch Kranken und Personen in krankheitsbedingten Krisensituationen sowie für die hoheitsrechtlich geregelten Unterbringungs- und Betreuungsaufgaben auch psychisch kranker Menschen verantwortlich. Da keine altersmäßige Einschränkung gegeben ist, stehen diese Hilfen grundsätzlich auch psychisch kranken alten Menschen zur Verfügung. Eine Spezifizierung auf gerontopsychiatrisches Klientel ist aber bei der Angebotsdeklaration nicht die Regel. In den vergangenen Jahren hat sich eine immer größere Anzahl von Selbsthilfegruppen von Angehörigen psychisch kranker Menschen gebildet. Auch der professionelle Bereich der Gerontopsychiatrie und insbesondere der dementiellen Erkrankungen wird zunehmend durch Selbsthilfeinitiativen ergänzt und unterstützt. In der Regel gehen solche Initiativen von den lokalen Alzheimer Gesellschaften aus.

Die unter "Basisversorgung" (Kapitel 1) aufgeführten professionellen Hilfen sind überwiegend weder gerontopsychiatrisch ausgerichtet noch mit spezialisierten gerontopsychiatrischen Versorgungseinrichtungen enger vernetzt. Hier muß dringend Abhilfe geschaffen werden. Denn ein angemessen erreichbares d.h. niedrigschwelliges Hilfeangebot ist erst dann gegeben, wenn auf allen Ebenen adäquate Hilfeleistungen ausgerichtet auf den Bedarf psychisch kranker alter Menschen verfügbar sind. Daher werden in dem nachfolgenden Abschnitt hierzu bei den Einrichtungen der

Basisversorgung Akzentsetzungen eingefordert, die vorrangig darauf hinauslaufen, das Erkennen gerontopsychiatrischer Problematiken bei der erstkontaktierten Einrichtung zu fördern sowie deren Bereitschaft zu wecken, in schwierigen Fällen vermittelnd weiterzuhelfen.

Spezifische gerontopsychiatrische Einrichtungen gewinnen in der Versorgungslandschaft der Altenhilfe zunehmend an Bedeutung. Damit wird der Erkenntnis entsprochen, daß gerontopsychiatrische Bedarfslagen fachgerechter Hilfen bedürfen, die weder im Bereich der allgemeinen medizinisch-pflegerisch- und sozialen Versorgung der Altenhilfe, noch im Bereich der Allgemeinpsychiatrie ausreichend repräsentiert sind. Mit der nachfolgenden Darstellung spezifischer Einrichtungstypen der Gerontopsychiatrie (Kapitel 2) werden die für eine fachgerechte Versorgung unabdingbar notwendigen Angebote charakterisiert.

Der Hauptakzent wird auf die Darstellung der Einrichtungen gelegt, die zum einen als Kooperationspartner der Basisdienste besonders wichtig sind und die zum anderen im Falle erheblicher psychischer Krankheit und Behinderung im Alter das erforderliche Maß an professioneller Hilfe bieten können. Angesichts der Tatsache, daß es in der gegenwärtigen Zeit immer schwerer fällt, spezifische Einrichtungen als eigenständige Zusatzangebote zu schaffen, sind die Konzeptionsvorschläge darauf ausgerichtet, stationäre Kapazitäten aufzufächern und damit Brücken zur ambulanten Versorgung zu schaffen.

Im Sinne der Chancengleichheit von gerontopsychiatrischer Versorgung gegenüber der allgemeinpsychiatrischen Versorgung ist es dringend geboten, daß klinische Kapazitäten für Ambulanz und Tagesklinik abgezweigt werden und sich die Heime um die Einrichtung von Tagespflegekapazitäten kümmern.

Die nachfolgenden Ausführungen machen deutlich, daß dies nicht nebenher schaffbar ist, sondern in konzeptioneller, organisatorischer und ökonomischer Hinsicht zu einem spezifischen Gestaltungsprogramm in sämtlichen Versorgungsregionen werden muß. Das auf diese Erfordernisse abzielende Vernetzungs- und Qualifikationsniveau läßt sich durch zusätzliche spezifische Initiativen gewährleisten. Beratungsangebote gegenüber Einrichtungen der Altenhilfe und des Gesundheitswesens gehören hierzu ebenso wie Öffentlichkeitsarbeit und Weiterbildungsmaßnahmen. Gute Chancen für die Gewährleistung dessen sind bei Einrichtung eines Gerontopsychiatrischen Zentrums oder eines ambulanten gerontopsychiatrischen Dienstes gegeben. Die nachfolgenden diesbezüglichen Ausführungen zeigen auf, wie durch spezifische Aufgabenwahrnehmungen Versorgungsdefizite bei vergleichsweise geringfügiger Stellenvermehrung beseitigt und eine umfassende Ressourcennutzung unter Einschluß auch weniger spezifizierter

Angebote der Altenhilfe und der Allgemeinpsychiatrie mit der Zielrichtung tragfähiger Versorgungsnetze erreicht werden können.

Die Anzahl der Gerontopsychiatrischen Zentren ist im Wachsen begriffen. Wenngleich der ambulante gerontopsychiatrische Dienst, wie er als Bundesmodell im Landkreis Esslingen geschaffen wurde, bislang trotz seines nachweislich sehr effektiven Versorgungs- und Vernetzungserfolgs wenig Nachahmung gefunden hat, ist hierfür trotzdem ein eigener Abschnitt reserviert. Dem liegt der Gedanke zugrunde, daß ein personenzentrierter Hilfeansatz auch unter Nutzung und Ausbau ambulanter Ressourcen zu einem gerontopsychiatrischen Hilfenetz realisierbar sein muß. Ein solcher Rückgriff auf die ambulanten Ressourcen ist vor allem in ländlichen Regionen geboten, wo viele von gerontopsychiatrischen Problemlagen Betroffene auf Dauer zu Hause bleiben möchten. Dann benötigen Hausarzt und ambulanter Pflegedienst professionelle Unterstützung, die sich mobil im häuslichen Milieu einbringen und zur Abklärung von Hilfebedarf und Hilfeplanung aktiv beitragen sowie durch eigene Hilfeleistung Defizite auffangen.

1 Basisversorgung

1.1 Ambulanter Pflegedienst (Sozialstation)

1.1.1 Allgemeines

Wurden seit den 70er Jahren zunehmend mehr ambulante Pflegedienste bzw. Sozialstationen eingerichtet, so haben sich diese seit der Einführung der Pflegeversicherung erheblich vermehrt. Waren sie bisher überwiegend in Trägerschaft von kirchlichen und freien Wohlfahrtsverbänden, so hat sich dies verändert. Immer mehr private Pflegedienste haben sich etabliert. Nach Schätzungen gibt es derzeit ca. 10.000 ambulante Pflegedienste (KDA 1996). Allerdings kann nicht voraussetzungslos davon ausgegangen werden, daß in allen Regionen der überwiegende Teil der häuslichen Kranken- und Altenpflege von diesen Diensten geleistet wird (MAGS 1995). Obwohl die Expertenkommission 1988 bereits auf eine „dringende veränderungsbedürftige Situation" für diese Dienste hingewiesen hat, gelangen Naegere et al. (MAGS 1995) zu der eher ernüchternden Einschätzung: "Die ambulante psychiatrische Pflege wird auch in Nordrhein-Westfalen nur in wenig zufriedenstellendem Ausmaß durch die Sozialstationen geleistet". Die noch nicht überall eingerichteten kommunalen Pflegedienste könnten hier sehr segensreich wirken.

Das Kernangebot dieser Dienste ist die Kranken- und Altenpflege. Weitere Angebote sind je nach Träger, Organisationsstruktur und Qualifikation sehr unterschiedlich. Eine psychiatrische Pflege bedarf eines erheblich höheren Zeitaufwandes als die somatische und ein großes Einfühlungsvermögen der Pflegekräfte. Steht auch der Pflegende im Mittelpunkt der Tätigkeiten der Pflegekräfte, so müssen sich diese auch für Angehörige zuständig fühlen. Ist es auch kaum aus organisatorischen Gründen zu bewerkstelligen, so sollte ein ständiger Wechsel von Bezugspersonen möglichst gering gehalten werden. Erwartet wird zudem eine hohe Flexibilität und Erreichbarkeit (auch an Wochenenden oder nachts).

Auf den ambulanten Pflegedienst bzw. Sozialstationen liegt die Hauptlast der ambulanten pflegerischen Versorgung. Sie sind neben dem Hausarzt die ersten Dienste, die um Hilfe gerufen werden. Tätig werden sie auf ärztliche Verordnung oder im Rahmen der Pflegeversicherung. Die Leistungsabrechnung erfolgt je nach Grund- und/oder Behandlungspflege mit den Kranken-

bzw. Pflegekassen. Allerdings ist das Abrechnungsverfahren sehr kompliziert. Hinzu kommt, daß die zeitlichen Vorgaben für Leistungen an psychisch kranken alten Menschen nicht realitätsnah sind.

1.1.2 Funktion innerhalb der gerontopsychiatrischen Versorgung

Da der größte Teil der psychisch kranken und/oder pflegebedürftigen alten Menschen (über 80%) zu Hause lebt, kommt dem ambulanten Pflegedienst eine herausragende Stellung im Rahmen der gerontopsychiatrischen Versorgung zu. Seine Tätigkeiten beziehen sich auf einen qualitätsorientierten Umgang mit alten Menschen, die unter einer psychischen und z.T. auch körperlichen Erkrankung (Multimorbidität) leiden sowie auf die Unterstützung von Angehörigen. Zudem haben sie eine Vermittlerfunktion zwischen dem Hausarzt, den medizinischen Einrichtungen und der Altenhilfe. Sie bieten ihre Hilfe an bei der Suche nach mobilen Hilfsdiensten, „Essen auf Rädern", Hausnotruf etc.

Ambulante Pflegedienste können gewährleisten, daß stationäre oder teilstationäre Aufenthalte so kurz wie unbedingt erforderlich sein können. Dies kann durch eine nahtlose Übernahme von der Klinik gewährleistet werden. Zudem können sie z.T. nicht nur Klinikaufenthalte, sondern auch eine Heimübersiedlung verhindern.

Folgende Funktionen haben ambulante Pflegedienste (MAGS 1995):

- Häusliche rehabilitative, somatische und psychiatrische Pflege sowie Betreuung

- Beratung in sozialen Fragen und leistungserschließende Beratung

- Gesundheitsberatung und gesundheitsfördernde Angebote

- Aufklärung und Schulung der Bevölkerung in häuslicher Alten- und Krankenpflege

- Psychosoziale Beratung und Betreuungsangebote

- Angehörigenberatung und –unterstützung

- Pflegehilfsmittelversorgung

- Ausbau und Unterstützung der ehrenamtlichen und nachbarschaftlichen Hilfen.

1.1.3 Notwendigkeiten aus gerontopsychiatrischer Sicht

Insbesondere in dünn besiedelten Regionen stellt die Entfernung zu gerontopsychiatrischen Versorgungseinrichtungen, die nicht aufsuchend tätig sind, ein meist unüberwindliches Hindernis für psychisch pflegebedürftige alte Menschen dar. Aufgrund des für ambulante Pflegedienste typischen aufsuchenden Hilfsangebotes sind sie für die gerontopsychiatrische Versorgung prädestiniert. Analog zur Akzeptanz in der ambulanten, überwiegend somatischen Pflege ist ein erfolgreiches Wirken auch in der gerontopsychiatrischen Pflege zu erwarten. Die Anbindung eines gerontopsychiatrischen Pflegeangebotes an die ambulanten Pflegedienste entspricht auch den Forderungen der aktuellen Landespläne zur Versorgung psychisch Kranker und psychisch Behinderter, wonach bei der gerontopsychiatrischen Versorgung den ambulanten sozialpflegerischen Diensten und hier insbesondere den ambulanten Pflegediensten eine besondere Bedeutung zukommt.

Zentrale Zielstellungen von ambulanter psychiatrischer Versorgung durch ambulante Pflegedienste sind:

- Erreichung einer größeren Zahl psychisch Kranker und Pflegebedürftiger

- Erhaltung der Häuslichkeit der Erkrankten durch gezielte Interventionen

- Beratung von pflegenden Angehörigen zur Stabilisierung der Häuslichkeit

- Vermeidung/Verkürzung von stationär-psychiatrischer und somatischer Behandlung

- Betreuung beim Übergang vom stationären in den häuslichen Bereich

- Ausführung und Kontrolle (fach-)ärztlicher Behandlungspläne.

Folgende Interventionen auf der Basis einer aktivierenden gerontopsychiatrischen Pflege können beispielhaft benannt werden:

- Planung eines strukturierten Tagesprogramms

- Schaffung von orientierungserleichternden Umfeldbedingungen

- Gezielte Krankenbeobachtung im häuslichen Bereich hinsichtlich Veränderungen der gerontopsychiatrischen Symptomatik, auch unter medikamentöser Behandlung und ggf. Rückmeldung an den Arzt

- Sicherstellung der medikamentösen Compliance

- Beobachtung von Nebenwirkungen bei psychopharmakologischer Behandlung und Rückmeldung an den Arzt

- Erkennen von Selbst- und Fremdgefährdung

- Symptomorientierte Übungen des Patienten (z.B. zur Steigerung der Konzentrationsfähigkeit, der Aufmerksamkeit, des Antriebs und der Selbstsicherheit)

- Angemessene Maßnahmen der Förderung sozialer Kontakte

- Unterstützung und Beratung von Angehörigen.

Ambulante Pflegedienste können durch ihre Kenntnis des Klientels und deren Umfeld zusätzlich als Kristallisationspunkte bei der Schaffung von Angehörigen und anderen Gruppenangeboten fungieren. Die Erfahrungen der Angehörigen-Einzelberatungen können Eingang finden in Beratungsgruppen. Letztlich kann der ambulante Pflegedienst insbesondere in ländlichen Regionen nicht nur erste Anlaufstelle, sondern auch Ausgangspunkt zur Schaffung eines weitervernetzten Verbunds werden, wie er in städtischen Bereichen z.T. bereits besteht.

1.1.4 Rahmenbedingungen

Entsprechend der wohnortnahen Versorgung ist eine gemeindebezogene Organisationsstruktur notwendig. Der zweite Landesaltenplan von Nordrhein-Westfalen empfiehlt z.B. eine Sozialstation pro 20.000 Einwohner. Allerdings kann diese Richtgröße nur als Orientierung gewertet werden, da unterschiedliche regionale Gegebenheiten zu berücksichtigen sind. Koordinierende Einsatzzentralen verbunden mit Verwaltungsaufgaben ermöglichen die Zusammenarbeit mit anderen Institutionen, einen flexiblen Einsatz des Personals und notwendige Abrechnungsmodalitäten. Entsprechend dem überwiegenden Versorgungsangebot zugehend aufsuchender Hilfe verfügen die ambulanten Pflegedienste über PKWs und Kleinbusse, mit denen teilweise auch die

Versorgung mit Essen auf Rädern übernommen wird bzw. Patienten zu Außenaktivitäten begleitet werden können.

Die Fachaufsicht über einen ambulanten Pflegedienst hat eine Fachkraft. Die übrigen Mitarbeiter können aus Kranken- und Altenpflegekräften, hauswirtschaftlichen Hilfskräften sowie ehrenamtlichen Laienhelfern und Zivildienstleistenden bestehen. Grundlage der Tätigkeiten ist eine ganzheitliche Pflege, die unter Einbeziehung der Angehörigen für den zu Pflegenden aktivierend und mobilisierend ist sowie psychosoziale Aspekte einbezieht. Daher ist ein sehr differenziertes und klar formuliertes Pflegekonzept erforderlich. Wesentliche diesbezügliche Instrumente sind, wie schon formuliert (vgl. Kapitel C 4.3) die Pflegeprozeßplanung und –dokumentation sowie die Entwicklung und Anwendung von Pflegestandards. Regelmäßige Dienstbesprechungen und Supervision sind aus Effizienzgründen und zur Qualitätssicherung der Pflege notwendig.

Die Finanzierung von Fortbildungsmaßnahmen, Supervision und Neueinstellung von Pflegekräften für das gerontopsychiatrische Versorgungsangebot ist in erster Linie über die Abrechnung definierter Einzelleistungen mit den Kassen zumindest grundsätzlich geregelt. Hier müssen auf dem Verhandlungsweg Vereinbarungen zwischen den Trägern der ambulanten Pflegedienste und den Kassen zur Sicherstellung der ambulanten gerontopsychiatrischen Versorgung der Bürger des jeweiligen Einzugsgebietes unter dem Aspekt "ambulant vor stationär" geschlossen werden. Die ambulanten Pflegedienste rechnen ihre vom Arzt verordneten Leistungen direkt mit den Kassen ab.

Analog dem somatischen Pflegeangebot kann ein gerontopsychiatrischer Pflegeschlüssel definiert werden, der einzeln oder in Kombination zu erbringende und ebenso abrechenbare Leistungen festlegt und nach Absprache mit den jeweiligen kassenärztlichen Vereinigungen und ärztlichen Verbänden den niedergelassenen Ärzten als Verordnungsleitfaden zur Verfügung gestellt wird.

1.1.5 Qualitätssicherung und -kontrolle

Bei Anbindung eines zusätzlichen gerontopsychiatrischen Versorgungsangebotes ist eine entsprechende Qualifizierung der Pflegekräfte neben einer notwendigen Stellenerweiterung zwingend. Zur Gewährleistung einer gewissen Kontinuität im persönlichen Kontakt zu den psychisch kranken alten Menschen, die nicht selten auch an zusätzlichen körperlichen Störungen leiden, ist es sinnvoller, alle Mitarbeiter eines ambulanten Pflegedienstes gemeinsam fortzubilden, als einen gesonderten gerontopsychiatrischen Spezialbereich innerhalb des einzelnen ambulanten Pflegedienstes zu installieren.

Die Fortbildung muß Grundkenntnisse in Psychiatrie und gerontopsychiatrische Inhalte vermitteln. Sie sollte praxisbezogen sein, Gesprächsführung und Maßnahmen zur aktivierenden Pflege sowie Pflegeplanung zum Inhalt haben. Zur Erweiterung des Praxisbezuges sind Hospitationen in anderen gerontopsychiatrischen Versorgungseinrichtungen wünschenswert. Ergänzend zur Fortbildung bedarf es in den ambulanten Pflegediensten einer kontinuierlichen Fall-Supervision, in Einzelfällen auch Team-Supervision.

Pflegeplanung, -durchführung und Pflegedokumentation sind als qualitätssichernde Maßnahmen in der Tätigkeit der ambulanten Pflegedienste seit jeher Standard gewesen. Zur ambulanten gerontopsychiatrischen Pflegedokumentation, die sich von der somatischen durchaus unterscheidet, gibt es Modelle, die jedoch wie die ambulante gerontopsychiatrische Pflege durch ambulante Pflegedienste selbst noch nicht breit erprobt sind. Instrumente zur Qualitätskontrolle müssen erst entwickelt werden.

1.1.6 Zusammenfassung

Ambulante Pflegedienste gehören zur Basis jeder Versorgungseinheit. Auch in weniger strukturierten, weitläufigen Regionen bieten sich diese Pflegedienste für die ambulante gerontopsychiatrische Versorgung an. Sie erreichen in besonderem Maße viele psychisch kranke alte Menschen mit hohem Pflegebedarf, sie stellen durch ihre aufsuchende Hilfe einen vereinfachten Zugang zu psychiatrischer Versorgung her, haben eine allgemein hohe Akzeptanz. Die ambulanten Pflegedienste gewährleisten durch ein kleines Einzugsgebiet große Gemeindenähe. Das Kernangebot dieser Dienste ist die Kranken- und Altenpflege.

Durch eine qualifizierte Arbeit von ambulanten Pflegediensten können Klinikeinweisungen und Heimübersiedlungen verringert oder verhindert werden. Dies führt zu einer verbesserten Lebensqualität der Betroffenen und zudem zur Verringerung von Kosten.

Um die genannten Leistungen durch die ambulanten Pflegedienste erbringen zu können, bedarf es regelmäßiger Fortbildungsmaßnahmen und permanenter begleitender Supervision.

Die Abrechnung der durchgeführten Leistungen mit den Kranken- und Pflegekassen ist derzeit sehr schwierig und noch lange nicht adäquat. Immer noch werden Leistungen für psychisch Kranke ähnlich denen für körperlich Kranke honoriert.

1.2   Niedergelassener Arzt

1.2.1   Allgemeines

Eine besondere und zentrale Rolle kommt den niedergelassenen Ärzten bei der gesundheitlichen Versorgung alter Menschen zu. Neben der medizinischen Diagnostik und Behandlung treffen Hausärzte die Entscheidung über das Einschalten von Fachärzten, von zusätzlichen Diensten und über Klinikeinweisungen. In der Regel haben sie zu alten Menschen aufgrund der überwiegend langjährigen Kontakte eine stabile Vertrauensbeziehung. Der Hausarzt, der ein Facharzt für Allgemeinmedizin, Internist oder praktischer Arzt sein kann, ist daher auch primäre Anlaufstelle für psychisch kranke alte Menschen. Erst in zweiter Linie werden Fachärzte für Psychiatrie, Psychotherapie oder Nervenärzte konsultiert.

Da über 90% aller alten Menschen einen Hausarzt haben, den sie regelmäßig kontaktieren, ca. die Hälfte sogar schon seit über 10 Jahren (Deutscher Bundestag 1994), ist von einer herausragenden Funktion des Hausarztes und damit auch seiner zentralen Stellung innerhalb der Versorgung dieser Altersgruppen auszugehen. Diese gilt es zu stärken und zu nutzen, indem besonderer Wert auf die Verankerung solcher Maßnahmen im Behandlungsprofil zu legen ist, die unumgänglich zu einem angemessenen Umgang mit den Behandlungsbedürfnissen psychisch kranker alter Menschen gehören. Besonders hervorzuheben ist die Erfordernis, pflegebedürftige alte Menschen relativ regelmäßig zu Hause zu besuchen, ihre Behandlungsbedürfnisse genau zu erkunden sowie hausärztliche Tätigkeiten in den Alten- und Altenpflegeheimen zu praktizieren. Hausärzte verfügen über eine sehr hohe Akzeptanz und genießen großes Vertrauen auch bei psychisch kranken alten Menschen und ihren Angehörigen. Dies darf sie aber nicht daran hindern, die Grenzen ihrer Fachlichkeit richtig einzuschätzen. Es gehört zu ihren wesentlichen Aufgaben, daß sie rechtzeitig und kompetent Weichen für weitere notwendige Behandlung oder Diagnostik stellen und zusätzliche Hilfen einschalten. Eine Unterlassung kann zu riskanten Krankheitszuspitzungen führen. Insofern sollte ihnen durch kontinuierliche Fortbildungsangebote der aktuelle Wissensstand zugänglich gemacht werden. Allerdings sind Hausärzte auch aufgefordert, diese zu nutzen, denn sie müssen kontinuierlich dafür sensibilisiert werden, psychische Störungen im Alter rechtzeitig erkennen und deren Therapierbarkeit einschätzen zu können.

Über die Versorgung von alten Menschen durch niedergelassene Psychiater, Nervenärzte u.a. (s.o.) gibt es derzeit keine verläßlichen Anhaltszahlen. In der Nervenarztstudie wurde der Anteil von über 65jährigen psychisch kranken Menschen in Nervenarztpraxen 1986 noch mit 19% aller Fälle beziffert (Bochnik/Koch 1990). Es kann aber davon ausgegangen werden, daß sich dieser in den letzten Jahren erhöht hat (Kretschmar 1993). Allerdings sind Hausbesuche durch Nervenärzte selten. Auch die nervenärztliche Versorgung von Altenpflegeheimen entspricht keinesfalls dem Bedarf. Sicherlich bestehen regional sehr große Unterschiede. Leider ist die Hemmschwelle auf beiden Seiten - bei Betroffenen wie bei Hausärzten - gegenüber einer gezielten fachärztlichen Behandlung gerontopsychiatrischer Krankheitsphänomene noch relativ hoch.

Die Zusammenarbeit zwischen Hausarzt und Nervenarzt muß dringend verbessert werden, um eine rechtzeitige Zuweisung von Patienten an den Facharzt zu gewährleisten. Der gegenwärtige Mißstand, wonach ca. 50% von psychiatrischen Leistungen von anderen nicht-psychiatrischen medizinischen Disziplinen - vornehmlich der Allgemeinmediziner - erbracht werden, gilt es zu ändern. Erst wenn die Beteiligung psychiatrischer Fachärzte zur Routine wird, läßt sich erkennen, in welchem Umfang deren Kapazitäten für die Behandlung psychisch kranker alter Menschen benötigt werden. Momentan fehlen dafür quantifizierbare und qualifizierbare Angaben. Nur so ist es nachvollziehbar, daß gemäß den Bedarfsschätzungen des Bundesausschusses der Ärzte und Krankenkassen eine flächendeckende und gut erreichbare medizinische Versorgung zur Erfüllung des Sicherstellungsauftrages weitestgehend erreicht sein soll. Eine derart generalisierende Aussage ignoriert die Defizite bei der Behandlung psychischer Störungen im Alter, die sich in vermehrten Einweisungen solcher Patienten in Kliniken ausdrücken. Nach wie vor ist die Wahrscheinlichkeit, daß depressive oder dementielle Erkrankungen im Alter häufig nicht erkannt oder nicht rechtzeitig einer adäquaten Therapie unterzogen werden, größer, als daß die Patienten auf eine umfassende ambulante Behandlung hoffen können. Dies geht nicht zuletzt zu Lasten der betroffenen Familien, die an dem Ausbleiben fachlicher Beratung und Begleitung besonders leiden.

1.2.2 Funktion innerhalb der gerontopsychiatrischen Versorgung

Der angesprochene Mißstand darf nicht als systemimmanent akzeptiert werden. Das Wissen um diagnostische und therapeutische Möglichkeiten muß an der Basis zum Wohle der Betroffenen in adäquate Behandlung, Pflege und Beratung umgesetzt werden. Der ambulante Bereich ist kein Durchgangsstadium zum komplexeren stationären Versorgungsprogramm, sondern muß eigenständige therapeutische Möglichkeiten zum Wohle der Betroffenen aktivieren. Auch umfassende Behandlungsprogramme müssen ambulant realisierbar werden. Insofern ist das Zusammenwirken zwischen Allgemein- und Facharzt sowie der Einbezug weiterer therapeutischer

116

und pflegerischer Maßnahmen eine dringende Notwendigkeit. Neben den angesprochenen kontinuierlichen Fortbildungsmaßnahmen müssen die finanziellen Belange daraufhin abgestimmt werden, daß ein behandlerisches Case Management im ambulanten Bereich möglich ist.

Dies verlangt ärztliche Aktivitäten zum verstärkten Einbezug des häuslichen Umfeldes, Haus- und Altenheimbesuche sowie Inanspruchnahme psychosozialer Hilfen, die darüber ihren Stellenwert in einer auf Besserung des Krankheitszustandes ausgerichteten Versorgungskette erkennen lernen. In Anwendung spezifischer diagnostischer Maßnahmen lassen sich von den Ärzten Versorgungen nach Maß in die Wege leiten. Durch das darüber mögliche Aufdecken von Versorgungsdefiziten ergeben sich Impulse zur Komplettierung von Versorgungsangeboten und somit Ansatzpunkte für einen gerontopsychiatrischen Verbund.

Niedergelassene Psychiater und Nervenärzte sollten auf diese Weise die Hinführung der Patienten zu Maßnahmen der gerontopsychiatrischen Versorgung steuern und kontrollieren. Sie müssen im Rahmen der kassenärztlichen Sicherstellungspflichten ein umfassendes gerontopsychiatrisches Behandlungsprogramm garantieren, das neben der medikamentösen Versorgung auch psychotherapeutische Angebote einbezieht. Die Verknüpfung mit Maßnahmen der allgemeinen Psychiatrie, wie die Zusammenarbeit mit sozialpsychiatrischen und ambulanten Pflegediensten sowie psychosozialen Hilfen sollte fachärztlich patientenorientiert veranlaßt werden, so daß die Überweisung durch den Hausarzt zum Facharzt auch gleichzeitig die Überleitung in ein fachpsychiatrisches Hilfeprogramm einschließt. Auch die Inanspruchnahme gerontopsychiatrischer fachklinischer Behandlung - Tagesklinik wie stationäre Klinik - sollte im Rahmen eines von den niedergelassenen Ärzten strukturierten Qualitätsmanagements erfolgen. Dann ist auch gewährleistet, daß Schwerkranke nicht zu Drehtürpatienten werden, sondern - wann immer möglich - in ihr gewohntes häusliches Umfeld zurückkommen können. Wenn dies gewährleistet werden kann, gilt auch der personenzentrierte Hilfeansatz für behandlungsbedürftige psychisch kranke alte Menschen.

1.2.3 Notwendigkeiten aus gerontopsychiatrischer Sicht

Die angesprochene Struktur- und Prozeßqualität bei der Behandlung psychisch kranker alter Menschen muß dringend das gegenwärtige Zufallsprinzip ablösen. Dies bedeutet, daß auf zwei Ebenen Besserungen stattfinden müssen: Die strukturell ökonomischen Rahmenbedingungen müssen niedergelassenen Ärzten die Realisierung eines solchen Hilfeprogramms ermöglichen und erleichtern. Darüber hinaus müssen Qualifizierungsmaßnahmen Hausärzte wie auch Psychiater in die Lage versetzen, ihrer jeweiligen Funktion entsprechend die ambulante medizinische Versorgung psychisch kranker alter Menschen sicherzustellen. Hausärzte müssen im Rahmen ihrer Weiterbildung dazu verpflichtet werden, sich gerontopsychiatrische Kenntnisse anzueignen, damit sie psychischen Störungen ein gleiches Gewicht bei ihren diagnostischen und therapeutischen Vorgehen zuerkennen wie somatischen Problemen. Es muß zur Regel werden, daß rechtzeitig Überweisungen zum Facharzt und weiteren psychiatrischen Sachinstanzen stattfinden. Nur so kann die eingeforderte Gleichstellung psychisch Kranker mit somatisch Kranken auch angemessen für psychisch kranke alte Menschen herbeigeführt werden.

Nervenärzte und Fachpsychiater müssen ihre Kenntnisse auf dem Gebiet der Gerontopsychiatrie aktivieren bzw. ergänzen. Es darf dem einzelnen nicht überlassen bleiben, ob er sich während der Weiterbildung gerontopsychiatrisches Wissen aneignet und wieweit er sich praktische Kompetenzen für die Behandlung psychisch kranker alter Menschen verschafft. Über ihn muß der mehrfach geforderte multiprofessionelle Hilfeansatz in die Wege geleitet werden, der bedarfsorientiert gerontopsychiatrische Krankenpflege, Ergotherapie, Krankengymnastik, Soziotherapie und Psychotherapie einbezieht. Er ist als Gutachter gefragt, wenn es um Maßnahmen nach dem Betreuungs- und Unterbringungsgesetz geht. Er sollte sich als „unabhängiger Sachwalter der Interessen psychisch Alterskranker verstehen, d.h. bei allem Kostenbewußtsein auch den Einsatz neuer und teurer technischer Diagnoseverfahren und Therapieformen verantworten und durchsetzen, wenn dies erforderlich ist" (Kretschmar 1995). Seine Behandlung soll dem psychisch kranken alten Menschen helfen, trotz Krankheit oder Störung im gewohnten Lebensbereich zu verbleiben oder dahin zurückzukehren, soziale Ausgliederungsprozesse zu verhindern oder rückgängig zu machen (BMJFFG 1988).

Um diesen Erfordernissen Rechnung zu tragen, sollten bereits im Studium gerontopsychiatrische Grundlagen vermittelt werden. Im Rahmen der fachärztlichen Weiterbildung sollte Gerontopsychiatrie als Pflichtfach gelten. Insbesondere die Kenntnisse der spezifischen Psychopharmakologie und Psychotherapie des Alters, der diagnostischen sowie therapeutischen Möglichkeiten, der sozialmedizinischen Aspekte und der fachübergreifenden gerontologischen Grundlagen bedürfen einer Vertiefung. Ein defizitorientiertes Bild vom Alter als Phase des Rückzugs und Abbaus verhindert häufig eine sachgerechte Behandlung. Dazu kommt häufig ein „therapeutischer Nihilismus", d.h. die Überzeugung auf seiten der Ärzte, daß eine umfassende und tiefgehende diagnostische Abklärung und (zeit-)aufwendige Behandlungsmaßnahmen den Patienten mit einem unheilbaren Leiden keinen Nutzen bringe.

Als weitere Bedingung für die Gewährleistung spezifischer gerontopsychiatrischer Behandlung müssen die finanziellen Möglichkeiten der Abrechnung entscheidend verbessert werden. Die durch das Gesundheitsstrukturgesetz vorgegebene Budgetierung läßt im Prinzip Leistungsausweitungen im gerontopsychiatrischen Bereich nur auf Kosten einer Leistungseinschränkung in anderen Bereich zu. Diagnostische und therapeutische Maßnahmen bei alten Menschen erfordern einen erheblich höheren Zeitaufwand als bei jüngeren Menschen. Es muß somit zu einer Modifizierung des Bewertungsmaßstabs für vertragsärztliche Leistungen (EBM) kommen, damit niedergelassene Ärzte den notwendigen Versorgungsaufgaben gerecht werden können.

1.2.4   Rahmenbedingungen

Die Grenzen der ambulanten kassenärztlichen Versorgung sind dort erreicht, wo die Schwere der Erkrankung eine stationäre Therapie erforderlich macht oder aufgrund eines chronischen Verlaufs eine andere nichtärztliche Hilfe im Vordergrund steht. Generell ist zu beachten, daß nach § 39 SGB V die stationäre Behandlung der ambulanten Behandlung nachgeordnet ist. Daher sollte der Kassenarzt als Case Manager vorgeschaltet werden. Er übernimmt Koordinierungsfunktionen und begleitet die ambulanten, komplementären und stationären Wohn- und Pflegehilfen bei der Zielplanung und Umsetzung von Behandlungsmaßnahmen. Nach den Maßgaben von SGB V kann der niedergelassene Arzt z.B. in Altenheimen und bei ambulanten Pflegeträgern Fortbildungsveranstaltungen durchführen oder supervidierend tätig werden.

Die Durchführung und Sicherstellung der Angehörigenberatung stellt eine wesentliche Aufgabe in der gerontopsychiatrischen kassenärztlichen Versorgung dar. Sie umfaßt sowohl die Einzelberatung von Angehörigen und Patienten als auch die Begleitung und Beratung von Angehörigengruppen. Viele Tätigkeiten niedergelassener Ärzte werden allerdings kaum oder gar nicht bezahlt, insbesondere zeitaufwendige mehrfach nötige Untersuchungen, Koordinierungsbemühungen mit anderen Einrichtungen u.a.

1.2.5   Qualitätssicherung und –kontrolle

Auf der Ebene der Prozeßqualität helfen internationale Klassifikationssysteme zur Diagnostik (geronto-)psychiatrischer Krankheiten (ICD-10, Buch F). Von den internationalen und nationalen Berufsverbänden werden oder sind zusätzlich für verschiedene Krankheiten Standards und Leitlinien für den diagnostischen Prozeß und die Therapieoptionen erarbeitet. Qualitätszirkel helfen bei der Umsetzung dieser Vorgaben in das tägliche ärztliche Handeln.

Grundsätzliches Ziel des ärztlichen und damit auch des gerontopsychiatrischen Handelns ist die Besserung oder Linderung von Krankheit, wo möglich modifiziert im Sinne einer Maximierung von Kompetenzen und Minimierung von Behinderung. Gemessen wird dies klassischerweise in einer Zeitreihe anhand der Ausprägung von Symptomen oder globalen Maßen wie soziale Anpassung und Lebensqualität. Für die Sicherung der Ergebnisqualität existieren verschiedene Dokumentationssysteme mit vorgegebenen Indikatoren, die aber für die Belange des ambulanten Bereichs bisher kaum modifiziert sind.

1.2.6 Zusammenfassung

Für alte Menschen mit psychischen Störungen oder deren Angehörige ist der Hausarzt meist der erste Ansprechpartner. Insgesamt ist die Dichte des Versorgungsnetzes durch den Hausarzt in Deutschland als gut zu bezeichnen. Die Leistungen des Hausarztes werden nach den Regeln der KV honoriert. Er ist der „Dreh- und Angelpunkt" aller weiteren Maßnahmen oder deren Unterlassung. Da er viele alte Menschen seit langem kennt und die Zugangsschwelle zu ihm insgesamt niedrig ist, trägt er mit seinem Handeln eine große Verantwortung. Deshalb muß er fundierte Kenntnisse über die Belange psychisch kranker alter Menschen besitzen. Entscheidend ist, daß er seine Kompetenzen und Möglichkeiten kritisch einschätzt und frühzeitig weitere Hilfeanbieter gezielt beteiligt oder sogar verantwortlich einschaltet.

Der Hausarzt soll für die Koordination aller notwendigen Behandlungsmaßnahmen sorgen, d.h. ein Case Management sicherstellen. Um unnötige oder falsche Interventionen und Klinikeinweisungen zu verringern, ist seine Aufgabe zusammen mit dem Gerontopsychiater und seinem Team (z.B. GZ) ein gerontopsychiatrisches Assessment durchzuführen. Da es seit geraumer Zeit gesicherte Instrumente zur Qualitätssicherung ärztlicher Leistungen gibt, benötigen die sich derzeit vermehrt bildenden Qualitätszirkel für Hausärzte eine besondere praxisorientierte Unterstützung in bezug auf ein professionell qualifiziertes Vorgehen beim Umgang mit psychisch kranken alten Menschen.

Der Nervenarzt ist dem Hausarzt meist zeitlich nachgeordnet. Er ist für eine sachgerechte und differenzierte Diagnostik, nach Möglichkeit einem Assessment in interdisziplinärer Zusammenarbeit zuständig. Er unterstützt und ergänzt die Bemühungen des Hausarztes und kooperiert mit allen regionalen psychiatrischen Einrichtungen und der Altenhilfe. Er hat in diesem Zusammenhang auch Qualitätsstandards für die wechselseitige Kooperation zu vertreten und einzufördern. Ein wichtiges Aufgabenfeld für ihn sind neben der Psychopharmakotherapie die Psychotherapie und die Veranlassung von soziotherapeutischen Maßnahmen.

1.3   Sozialpsychiatrischer Dienst

1.3.1   Allgemeines

Kaum eine andere Einrichtung mit administrativen und gleichzeitig versorgenden Aufgaben ist derart flächendeckend verbreitet wie die Sozialpsychiatrischen Dienste. Die Hilfe- und Schutzmaßnahmen, wie sie in den gesetzlichen Vorgaben der Länder verankert sind, gewinnen durch den Einsatz der Sozialpsychiatrischen Dienste ihren institutionellen Bezug. Die Sozialpsychiatrischen Dienste nehmen im Versorgungsgefüge eine besondere Funktion ein: Sie koordinieren die Hilfen, die insbesondere für den Personenkreis besonders relevant sind, der im herkömmlichen Versorgungsverständnis das Risiko aufweist, ein Verhalten zu zeigen, das selbst- oder fremdgefährdende Züge annehmen kann. Sofern die herkömmlichen Versorgungsanbieter hier keine adäquate Hilfe leisten können, übernehmen die Mitarbeiterinnen und Mitarbeiter Sozialpsychiatrischer Dienste direkte Versorgungsfunktionen. Der Schwierigkeit der Aufgabe entsprechend sind die Dienste in der Regel multiprofessionell besetzt und mit gesetzlich definierten administrativen Funktionen ausgestattet. Durchgängig ist aber, daß die Ländergesetze die Aufgaben in bezug auf die Schutzmaßnahmen viel präziser benennen als die zu erbringenden Hilfen. Die Mitarbeiter Sozialpsychiatrischer Dienste befinden sich somit bezogen auf die Wahrnehmung der Pflichtaufgaben in einem Spannungsfeld zwischen Hilfen und Kontrollen.

Ein weiteres Spezifikum der Sozialpsychiatrischen Dienste ist darin zu sehen, daß sie im Bereich der Hilfen insofern gehandikapt sind, weil den dort tätigen Ärzten bis auf wenige Ausnahmen keine Behandlungsberechtigung zuerkannt wird. Infolgedessen erschwert sich die Situation der auf komplexe Hilfeleistung angewiesenen Patientengruppen, wenn sie keine adäquaten Behandlungspartner unter den niedergelassenen Ärzten finden. Gerade am Spektrum dessen, was Sozialpsychiatrische Dienste leisten können und was sie nicht leisten können, wird deutlich, wo die Schwächen und Stärken des gegenwärtigen ambulanten sozialpsychiatrischen Systems zu sehen sind.

Folgende anerkannte Stärken des Sozialpsychiatrischen Dienstes können aufgezeigt werden:

- Wenngleich die meisten Klienten den Dienst im Bedarfsfall aufsuchen, hat er auch die Möglichkeit aufsuchend tätig zu werden. Dabei können Schutz- und Hilfsmaßnahmen miteinander verknüpft werden. Besonders gefordert ist Krisenintervention, die vom Anspruch her mehr ist als Notfallversorgung. Abklärung von Ursachen, Erfassen und Einbeziehen des ambulanten Umfeldes, aktuelle Beratung und Behandlung bzw. Vermittlung von Behandlung gehören zu den Standardaufgaben, um Betroffenen und ihren Angehörigen über Krisen hinwegzuhelfen.

- Er verfügt in der Regel über ein multiprofessionelles Team, das sich schwerpunktmäßig auf sozialpädagogische Hilfemaßnahmen konzentriert, aber auch ärztliche und bei einer Reihe von Diensten außerdem pflegerische oder psychologische Kompetenzen einbezieht. Bis auf Baden-Württemberg und Bayern (außer München) ist die hauptamtliche Mitwirkung eines Arztes vom Gesetz gefordert, wobei für diese Aufgaben grundsätzlich eine Psychiaterin/ein Psychiater vorgesehen ist.

- Er übernimmt koordinierende Funktionen. Sein Einsatz entscheidet wesentlich darüber, was im Rahmen der an den meisten Orten bestehenden Psychosozialen Arbeitsgemeinschaft zu bearbeiten ist. Dies ergibt sich aus seiner administrativen Ausrichtung, die überwiegend durch die Integration in das Gesundheitsamt klargestellt wird.

- Er hat die Möglichkeit, Versorgungslücken kenntlich zu machen und Vorschläge für die Beseitigung einschneidender Defizite zu erarbeiten und Beschlüsse der Entscheidungsgremien über deren Beseitigung zu forcieren.

- Er verfügt über die Position einer veritablen ambulanten sozialpsychiatrischen Instanz und kann aufgrund vielfältiger Bedarfserfahrungen Schwerpunkte für die regionale Versorgungsgestaltung benennen und setzen.

Schwachpunkte sind folgende:

- Die ambulanten sozialpsychiatrischen Versorgungsfelder besitzen in der Regel nicht die umfassende Ressourcenausstattung, so daß der Sozialpsychiatrische Dienst nicht aus dem Vollen heraus koordinieren kann. Er muß häufig versuchen, Lücken durch eigenen Einsatz kompromißhaft zu schließen.

- Die fehlende Teilhabe an der Sicherstellung der Kassenärztlichen Versorgung grenzt sein Tätigkeitsfeld ein. Behandlungsmaßnahmen unter Einschluß von Psychotherapie und Behandlungspflege sowie weiterer therapeutischer Maßnahmen kann er nicht selbst erbringen und häufig sogar auch nicht veranlassen (infolge von Versorgungsmängeln).

- Die Diskrepanz zwischen mangelnden Ressourcen und der Breite des Verantwortungsspektrums macht es unumgänglich, daß Schwerpunkte gebildet werden müssen. Dabei liegt es in der Natur der Sache, daß eher randständige Bereiche weniger gründlich bedacht werden.

Grundsätzlich bleibt zu vermerken, daß der Sozialpsychiatrische Dienst erst dann seinen Aufgaben (niedrigschwellige Anlaufstelle für psychiatrische Versorgung und Koordinierungsstelle) gerecht werden kann, wenn ein funktionierender gemeindepsychiatrischer Verbund vor Ort besteht. Dieser Verbund beinhaltet u.a., daß einzelne Dienste und Einrichtungen im Hinblick auf Behandlung, Beratung sowie psychosoziale Versorgung verbindliche Sicherstellungspflichten übernommen haben.

Diese an zentraler Stelle von den Experten 1988 geforderte Vernetzung von Hilfen, von denen insbesondere umfassend versorgungsbedürftige psychisch Kranke profitieren sollen, steht noch am Anfang. Trägerübergreifende Komplexleistungsprogramme bilden eher die Ausnahme.

Lediglich in Niedersachsen sind die Sozialpsychiatrischen Dienste laut Gesetz (NPsychKG § 6 ff.) verpflichtet, sämtliche Hilfeanbieter in Sozialpsychiatrische Verbünde zu integrieren und unter diesem organisatorischen Dach die Zusammenarbeit zu koordinieren. Für die sukzessive Vervollständigung des Versorgungsangebots sind sozialpsychiatrische Pläne zu erstellen. Es wäre wünschenswert, wenn auch in den anderen Bundesländern derart verbindliche Maßgaben mit Gesetzeskraft bestünden.

Am weitesten fortgeschritten sind mancherorts Verknüpfungen auf dem Gebiet der Wohnversorgung. Abgestufte diesbezügliche Betreuungsprogramme bestehen in Bremen, Reutlingen, Stuttgart, im Landkreis Esslingen sowie als Modellmaßnahmen in Rheinland-Pfalz. In Niedersachsen ist insbesondere der Landkreis Diepholz Vorreiter.

Einen weiteren Schwachpunkt stellen die Defizite im Bereich von Krisenintervention dar: Nur in einer Minderheit von Regionen gibt es angemessen ausgestattete Kriseninterventionsdienste, die auch außerhalb der üblichen Arbeitszeiten tätig sind. Dann bleibt die fachlich kompetente Krisenintervention nur zu den üblichen Dienstzeiten dem Sozialpsychiatrischen Dienst überlassen. Außerhalb dessen Dienstzeiten muß auf den ärztlichen Notdienst oder auf die Maßnahmen der Noteinweisungen in Kliniken zurückgegriffen werden.

1.3.2 Funktion innerhalb der gerontopsychiatrischen Versorgung

Das schon bei den Ausführungen über die Versorgungsmängel (Abschnitt E) herausgestellte Vakuum im Hinblick auf die ambulante gerontopsychiatrische Versorgung leitet sich wesentlich von den genannten Schwachpunkten der Sozialpsychiatrischen Hilfenetze ab. Zwar sehen die Psychiatriegesetze der Länder keine Altersbegrenzung für die Zuständigkeit der Sozialpsychiatrischen Dienste vor. Aber die Versorgung psychisch kranker alter Menschen bleibt in der Regel angesichts der ohnehin zu tolerierenden Lücken bei der Erwachsenenpsychiatrie eher randständig. Allenfalls im Zusammenhang mit Kriseninterventionsmaßnahmen und mit der Versorgung altgewordener psychisch Kranker fühlen sich die Sozialpsychiatrischen Dienste in die Pflicht genommen. Ihre Mitarbeiter sind regelmäßig Ansprechpartner für die Polizei (wenn z.B. Verwirrte ihre Wohnung nicht mehr finden), bei krankheitsbedingten Störungen, die die Pflege unmöglich machen, wenn auffällige Verwahrlosung eingetreten ist oder im Rahmen von Betreuungsgutachten. Es wäre zu wünschen, daß solche mit großer Regelmäßigkeit gemachten Erfahrungen über Defizite und Unzulänglichkeiten als Provokation gewertet werden, um regionale Hilfenetze anzubahnen.

1.3.3 Notwendigkeiten aus gerontopsychiatrischer Sicht

Die Sozialpsychiatrischen Dienste sehen sich bis auf wenige Ausnahmen momentan nicht in der Lage, die sozialpsychiatrischen Versorgungsdefizite bei dieser Klientengruppe auszugleichen. Insofern ist es dringend geboten, spezifische gerontopsychiatrische Angebote einzurichten und zu einem auf örtlicher Ebene funktionierenden Verbund auszugestalten, der umfassende Kompetenzen und Kapazitäten besitzt. Solche gerontopsychiatrischen Hilfenetze lassen sich nicht nebenher organisieren, weil hier u.a. die landläufig zwischen ambulanten und stationären Versorgungsprogrammen bestehende Schnittstellenproblematik konstruktiv überbrückt werden muß. Fließende Übergänge zwischen ambulanten und stationären Hilfeprogrammen sind ein Essential für ein qualifiziertes gerontopsychiatrisches Hilfenetz, wie auch die im Abschnitt über Kooperation (siehe Abschnitt H) herausgearbeitete Vernetzung mit geriatrischen Hilfen.

Daher sollte nach entsprechenden Impulsen durch den Sozialpsychiatrischen Dienst die Koordinierungsfunktion für die gerontopsychiatrische Versorgung einer kompetenten Einrichtung übertragen werden. Sofern dies an einen gerontopsychiatrischen Dienst oder ein gerontopsychiatrisches Zentrum delegierbar ist, wäre dies entsprechend den hier formulierten Empfehlungen die zuträglichste Lösung. Andernfalls sollte die am meisten mit gerontopsychiatrischen Patienten befaßte Einrichtung die Koordination und das diesbezügliche Case Management übernehmen.

Solche vernetzte Hilfeangebote haben sich z.B. in Berlin und in anderen Großstädten im Zusammenwirken zwischen Arzt, Sozialarbeiter und Pflegeperson ergeben. Jede dieser Berufsgruppen vertritt einen spezifischen Hilfeansatz, die sich zu einem Komplexleistungsprogramm kombinieren lassen.

Auf die Mitwirkung der Sozialpsychiatrischen Dienste bei der gerontopsychiatrischen Versorgung kann nicht verzichtet werden. Sie werden als Garant benötigt, daß die Versorgung psychisch kranker alter Menschen in das allgemeine sozialpsychiatrische Netz integriert wird, was wiederum verhindert, daß ihre Versorgung den Charakter des Besonderen erhält. Diese in den gemeindepsychiatrischen Verbund integrierende Funktion kann kaum von anderen Hilfeanbietern übernommen werden, denn in der Regel entscheiden die Sozialpsychiatrischen Dienste durch ihre Hin- bzw. Abwendung über den Stellenwert von Hilfsangeboten im ambulanten Versorgungsnetz.

Seitens der Sozialpsychiatrischen Dienste sollte registriert werden, wo niedergelassene Ärzteschaft und allgemeine pflegerische Dienste ihre Grenzen haben oder setzen und wo im Hinblick auf Qualität und Quantität Nachbesserungen von Nöten sind, um eine Gleichstellung psychisch kranker alter Menschen mit anderen psychisch Kranken zu erreichen. Nicht selten werden in den PSAG's als Konsequenz von unterschiedlichen Krisenerfahrungen die Toleranzschwellen für die Integration in die ambulante Versorgung festgelegt. Sofern es dem ambulanten System an Versorgungskompetenz fehlt, besteht die Gefahr, daß in jeder Krise ein Notfall gesehen wird, dem am besten mit stationärer Unterbringung zu begegnen ist. Dann unterbleiben wichtige Maßnahmen, wie Aktivierung des sozialen Umfelds, Hilfen zur sozialen Integration, ambulante Pflegeintervention und therapeutische Hilfestellungen im multiprofessionellen Team.

Die Balance zwischen routiniertem Hilfeansatz und der Notwendigkeit, speziellen Anforderungen entsprechen zu müssen, sollte darüber hergestellt werden, daß auf jeden Fall innerhalb der Psychosozialen Arbeitsgruppe eine Untergruppe „Gerontopsychiatrie" gebildet wird. Unter dem Dach der allgemeinen Koordination durch den Sozialpsychiatrischen Dienst könnte diese Gruppe für die Herstellung und Aufrechterhaltung zuträglicher Versorgungsbedingungen im gerontopsychiatrischen Bereich sorgen und die fachliche Koordination im angesprochenen Sinne sicherstellen.

1.3.4 Rahmenbedingungen

Was generell für das sozialpsychiatrische Hilfesystem und die funktionalen Möglichkeiten des Sozialpsychiatrischen Dienstes gilt, läßt sich auch für die Belange der psychisch kranken alten Menschen anwenden: Ohne Rückhalt bei wechselseitig kooperierenden Leistungsanbietern ist deren komplexen Versorgungsanforderungen nicht zu entsprechen. Hieran mangelt es aber allenthalben. Insofern bleiben die im Kapitel 2 („Spezifische Angebote") aufgestellten Forderungen ein wichtiger Bestandteil angemessener gerontopsychiatrischer Reaktionen auf die Multimorbilität psychisch kranker alter Menschen.

1.3.5 Qualitätssicherung und –kontrolle im gemeindepsychiatrischen Verbund

Gerontopsychiatrische Versorgungsqualität läßt sich nur unter verantwortlicher Mitwirkung spezifisch qualifizierter Fachleute umfassend und angemessen sicherstellen. Insofern sind spezielle Kerneinrichtungen notwendig, wie diese in den Bausteinbeschreibungen näher charakterisiert sind. In fachlicher Kontrolle muß die Qualität des Versorgungsangebots aufrechterhalten werden. In der Gerontopsychiatrie fehlt die Kontrolle durch die Gruppe der Psychiatrieerfahrenen. Auch die Angehörigengruppen sind mehr mit Selbsthilfe als mit Anregung und Kritik für die Institutionen befaßt. Von daher ist es wichtig, daß die im Abschnitt K aufgeführten Punkte zur Qualitätssicherung auch zum Bestandteil der Koordination der psychiatrischen Versorgung werden und daß die im Rahmen der PSAG zu bildende Untergruppe „Gerontopsychiatrie" im Rahmen der Vernetzung von allgemeinen und spezifischen Hilfen für kollegiale Kooperation und Koordination sorgt.

Die Sozialpsychiatrischen Dienste müssen auch hierfür organisatorische Impulse geben und den Vollzug zum Gegenstand von Berichterstattung und Erfahrungsaustausch machen. Für die optimale Nutzung der Angebote muß durch Case Management gesorgt werden. Die Durchführung von Fallkonferenzen erweist sich allenthalben als geeignetes Mittel, um Ressourcen zu wecken sowie um die Qualität und Verläßlichkeit von Kooperation zu begünstigen.

Um das erforderliche Zusammenwirken zwischen allgemeinen Hilfsangeboten und gerontopsychiatrischen Maßnahmen zu fördern, ist die Integration gerontopsychiatrischen Fachpersonals in Sozialpsychiatrische Dienste wie auch bei Pflegediensten zu empfehlen, um dort für die benötigte Kompetenz zu sorgen. Sofern dies ad hoc nicht möglich ist, sollten Formen der Liaison und der Kooperation mit gerontopsychiatrischen Fachdiensten oder offizielle Aufgabenübertragungen an Fachdienste eine qualifizierte Koordination sicherstellen.

1.3.6 Zusammenfassung

Im Rahmen der ambulanten Basisversorgung müssen psychisch kranke alte Menschen im Hinblick auf medizinische und soziale Belange einen höheren Stellenwert bekommen. Solange die Gewöhnung an die Unzulänglichkeiten der ambulanten gerontopsychiatrischen Versorgung anhält, werden die Defizite nicht erkennbar und das Erfordernis personenzentrierter Hilfeansätze kaum als Gebot der Stunde wahrgenommen. Krisenprophylaxe durch Integration der relevanten Versorgungsangebote in die gemeindepsychiatrischen Hilfenetze muß eine der wichtigen Aufgaben Sozialpsychiatrischer Dienste sein. In dieser Hinsicht müssen sich die Sozialpsychiatrischen Dienste auch als gerontopsychiatrische Dienste verstehen.

1.4 Laienhilfe, Selbsthilfe- und Angehörigengruppen

Schon seit langem gibt es in der Psychiatrie die Laienhelfer. Diese arbeiten ehrenamtlich und stehen mit ihren vielfältigen Angeboten zwischen dem natürlichen und dem professionellen Hilfesystem. „Sie sind praktisch und idealtypisch eine Brücke zwischen Psychiatrie und Alltagsleben" (Expertenkommission 1988). Dennoch werden sie von manchen Professionellen als Bedrohung erlebt (Nouvertné 1991). Hat auch die Diskussion um Selbsthilfegruppen von psychisch Kranken über längere Zeit angehalten und wird deren Nutzen immer noch von manchen Professionellen hinterfragt, so wurden Angehörigengruppen von Anfang an unterstützt. Dies ist nicht verwunderlich, wenn man bedenkt, daß sich Selbsthilfegruppen üblicherweise ohne Professionelle bilden, Angehörigengruppen meist von Professionellen initiiert und geleitet werden. Durch das Pflegeversicherungsgesetz werden Angehörige geradezu verpflichtet, sich an einer Gruppe zu beteiligen. Gründe hierfür dürften eher ökonomische als humanitäre sein. So steht z.B. im Bericht der Expertenkommission (1988): „Sowohl unter ökonomischen als auch unter gesellschaftlichen und humanitären Aspekten erscheint es unerläßlich, eine Verbesserung gerontopsychiatrischer Versorgung auch auf das Potential von Laien- und Angehörigenhilfen zu gründen". Sicherlich wäre es fatal, nur auf professionelle Hilfen eine Versorgung von psychisch kranken alten Menschen zu stützen. Eine Förderung von Selbstverantwortung und konstruktiver Hinterfragung von professionellen Hilfen sowie eine Mitgestaltung und Selbstbestimmung in der Altenpolitik kann unserer Gesellschaft nur nützen. Dies fördert auch eine Verringerung der Asymmetrie zwischen Hilfesuchenden und Professionellen. Die Fremdbestimmung von Jüngeren (Professionelle) über Ältere (Kranke) könnte sich zudem zu einer gemeinsam getragenen Mitbestimmung wandeln. Somit übernehmen Laienhelfer, Selbsthilfe- und Angehörigengruppen einen wichtigen Teil in der Versorgung und Entwicklung von Versorgungs-Alternativen auch von psychisch kranken alten Menschen, ohne den die Gesellschaft nicht mehr auskommt. Ohne diese wäre die Versorgungslandschaft erheblich ärmer.

1.4.1 Laienhilfe

In der Psychiatrie werden unbezahlte freiwillige Mitarbeiter, die nicht fachlich ausgebildet sind, als Laienhelfer (syn. Bürgerhelfer) bezeichnet. Ein weiteres Kriterium ist die Nicht-Betroffenheit durch ein gemeinsames Problem zur Abgrenzung gegenüber der Selbsthilfe. Laienhelfer werden jenseits von Verpflichtungen aktiv, die aus bestehenden sozialen Beziehungen familialer oder freundschaftlicher Art zu den Kranken, Behinderten und ihren Angehörigen. Der Anteil der ehrenamtlichen Arbeit an der Gesamtheit der sozialen Dienstleistungen ist bedeutend (Rössler et al. 1987). Allein in Einrichtungen der Wohlfahrtsverbände wird sie auf 800.000 einschätzt. Laienhelfer-Gruppen, die nicht an Einrichtungen angebunden sind, werden auf ca. 22.000 geschätzt. Wie und auf welche Weise Laienhelfer tätig werden sollen, wird kontrovers diskutiert. Befürworter argumentieren, daß Laienhelfer als Ersatz für Freunde und Bekannte, die sich als Mitmenschen um die Patienten kümmern, fungieren, das Versorgungssystem entlasten und das Vorurteil gegen psychisch Kranke abbauen können. Andere befürchten, daß sie als schlecht ausgebildete „Therapeuten" deren Arbeit übernehmen oder, da arbeitslos, unentgeltlich in verdeckter Form hauptamtliche Leistungen erbringen würden. An Organisationsformen lassen sich unterscheiden (Rössler et al. 1987):

- organisatorisch selbständige Helfergruppen, zumeist zusammengeschlossen in Hilfsvereinen

- Helfergruppen, die an psychiatrischen Versorgungseinrichtungen angeschlossen oder angebunden sind.

Für psychisch kranke alte Menschen werden von Laienhelfern in Institutionen angeboten:

- Einzel- und (überwiegend) Gruppenbetreuung (z.B. Spazierengehen, Ausflug, Einladung in ein Café, Besuch von Veranstaltungen)

- stützende Gespräche

- Basteln, Kochen u.ä.

- Einladung zu „Patientenclubs", in welchen verschiedene Angebote gemacht werden.

Für psychisch kranke alte Menschen, die zu Hause leben, fühlen sich die Laienhelfer aus gemeindeintegrierten Hilfsvereinen zuständig. Sie bieten ähnliche Hilfen wie o.g. an. Ein wichtiger Aspekt dabei ist, den Kranken aus der Isolation herausführen zu helfen und Freizeit- sowie Alltagsaktivitäten zu fördern. Dadurch wird die Lebensqualität der Betroffenen deutlich gesteigert und der Nutzen von professionellen Hilfen erst stabilisiert. Leider ist die Laienhilfe in Heimen bisher nur unzureichend entwickelt.

1.4.2   Selbsthilfegruppen

„Selbsthilfegruppen bieten, was häufig Familien, Gesundheits- oder Sozialeinrichtungen nicht (mehr) oder nur noch schwer leisten können: direkte und persönliche Hilfe durch Menschen, die ein ähnliches Problem oder Schicksal haben" (Zörner 1996). Die aus England stammende Definition von Selbsthilfegruppen bezeichnet diese als „Zusammenschlüsse von Menschen, die das Gefühl haben (selbst oder als Angehöriger), unter einem gemeinsamen Problem zu leiden und die zusammenkommen, weil sie etwas dagegen unternehmen wollen" (zit. nach Zörner 1996). Die Spannweite der vielfältigen und z.T. auch sehr unterschiedlichen Aktivitäten der Selbsthilfe wird durch zwei Grundvorstellungen deutlich:

- „die Teilnehmer gehen nicht in die Gruppe, um anderen, sondern um sich zu helfen" (Moeller 1978)

- die Teilnehmer, „die auch anderen helfen wollen, einem größeren Kreis von Betroffenen, zu dem sie allerdings auch selbst gehören" (Vilmar/Runge 1986).

Die Altenselbsthilfegruppen (ASH-Gruppen) haben ein sehr breites Betätigungsfeld. In diesen Gruppen sind auch jüngere Menschen tätig. Über 3.600 Altenselbsthilfegruppen gibt es in der Bundesrepublik (Reggentin/Dettbarn-Reggentin 1992). Somit haben sie auch in quantitativer Sicht eine gesellschaftlich relevante Bedeutung. Als Beispiel für eine städtische und eine ländliche Region seien genannt: Bonn (ca. 311.000 E. mit über 50.000 über 65jährigen) mit 60 Selbsthilfegruppen, die auch für Ältere relevant sind und der Rhein-Sieg-Kreis (ca. 570.000 E. mit ca. 75.000 über 65jährigen) mit 78 Selbsthilfegruppen (Förderverein Gerontopsychiatrie 1996). Inwieweit diese allerdings auch von Älteren genutzt werden, ist nicht bekannt.

Die verschiedenen Altenselbsthilfegruppen unterscheiden sich nach (Halves 1985):

- Zeitperspektive (kurzfristig - dauerhaft)

- Mitgliederzahl

- lokaler Orientierung (regional, überregional)

- soziodemographischer Zusammensetzung

- Gründungsanlaß, Zielsetzung und Programmatik.

Die Tätigkeitsschwerpunkte der Altenselbsthilfegruppen, deren Mitglieder zu ¾ Frauen sind, lassen sich durch sechs Bereiche charakterisieren (in Klammern die prozentualen Häufigkeiten nach einer Untersuchung [N= 380] in Nordrhein-Westfalen) von Reggentin/Dettbarn (1992):

- sozialer Bezug (35%)

- Politik (18%)

- Gesundheitsbereich (17%)

- Kultureller Bereich (16%)

- Psychosoziales Feld (9%)

- Beschäftigung (8%).

Überwiegend sind die ASH-Gruppen nicht nur allein auf die eigene Person oder Gruppe orientiert, sondern auch auf ein weiteres nach außen gerichtetes Betätigungsfeld (z.B. Interessenvertretung).

Viele ASH-Gruppen arbeiten bundesweit und sind organisiert. Daneben gibt es zahlreiche regionale Gruppierungen. Die Deutsche Arbeitsgemeinschaft Selbsthilfegruppen gibt jährlich das Verzeichnis „NAKOS" („Nationale Kontakt- und Informationsstelle zur Anregung und Unterstützung von Selbsthilfegruppen") heraus, in welchem bundesweit alle Selbsthilfevereinigungen und relevanten Institutionen in folgender Form aufgelistet sind:

- „Grüne Adressen" (Bundesweite Selbsthilfevereinigungen und relevante Institutionen)

- „Rote Adressen" (Lokale/regionale Selbsthilfe-Unterstützungsstellen in der BRD)

- „Blaue Adressen" (Suche von Menschen mit seltenen Erkrankungen und Problemen nach Gleichbetroffenen und Selbsthilfegruppen).

Einige wichtige bundesweit operierende Selbsthilfegruppen seien genannt (Bauer-Söllner 1994, NAKOS 1997/98, Zörner 1996):

- Senioren-Schutz-Bund „Graue Panther": Er arbeitet bundesweit mit einer Vielzahl von Kontakt- und Außenstellen. In einigen Städten bestehen eigene Kulturhäuser. Ziele sind: Hilfe der Mitglieder für andere Mitglieder und Einflußnahme auf politische Willensbildung.

- Bundesseniorenvertretung: Sie ist ein Zusammenschluß von über 160 kommunalen Seniorenvertretungen.

- Deutscher Seniorenring: Er umfaßt zahlreiche Organisationen und Verbände sowie freie Seniorengruppen und aktive Einzelpersonen. Ein Hauptziel ist, etwas für die Jüngeren zu tun. Er versteht sich als eine „Kompanie guten Willens".

- Bundesinteressenvertretung der Altenheimbewohner (BIVA): Sie unterstützt auch Gruppen, Wohngemeinschaften und Wohnprojekte für alte Menschen.

- Seniorengenossenschaften: Sie unterstützen sich gegenseitig und Hilfebedürftige in den Gemeinden.

- Bundesarbeitsgemeinschaft der Senioren-Dachorganisationen (BAGSO): Ihr sind viele selbständige Seniorenverbände und -organisationen angeschlossen.

- Bundesarbeitsgemeinschaft Hilfe für Behinderte (BAGH). Diese ist ebenfalls ein Dachverband von Selbsthilfegruppen, die sich auch mit Krankheiten auseinandersetzen, die alte Menschen betreffen (s.u.).

Das vom BMFSFJ vor wenigen Jahren ins Leben gerufene Modellprogramm „Seniorenbüro" ist eine Verbindung zwischen Selbsthilfegruppen, Laienhelfern („Ehrenamtlichen") und Professionellen (BMFSFJ o.J.). Ältere sind aufgerufen, „etwas für sich zu tun". Seniorenbüros sind im Sozial-, Kultur- und Gesundheitsbereich tätig. Präventive Aspekte in der Arbeit von Seniorenbüros sind: Gesundheitsförderung, gesellschaftliche Teilhabe, zukunftsweisende Modelle zur sozialen Absicherung von Senioren, Selbsthilfe und informelle soziale Netzwerke (Kricheldorff o.J.).

Beispiele für Selbsthilfeverbände für psychisch Kranke, die sich auch für Ältere zuständig fühlen, sind:

- Dachverband Psychosozialer Hilfsvereinigungen

- Aktion Psychisch Kranke - Vereinigung zur Reform der Versorgung psychisch Kranker

- Bundesverband der Angehörigen psychisch Kranker.

Spezifische Selbsthilfevereinigungen für psychisch kranke alte Menschen und deren Angehörige sind:

- Deutsche Alzheimer Gesellschaft: Sie ist ein Dachverband der einzelnen Alzheimer-Gesellschaften der Bundesländer. Zusätzlich gibt es zahlreiche örtliche Alzheimer-Gesellschaften. Zweck dieser Gesellschaften ist, Hilfen für alle von der Alzheimerschen Krankheit oder von anderen fortschreitenden Demenzerkrankungen betroffenen Menschen zu entwickeln und zu fördern. Einbezogen werden dabei Angehörige und alle an der Versorgung beruflich oder als sonstige Helfer Beteiligte. Grundlage der Arbeit ist die Überzeugung vom Wert des behinderten Lebens. Die Aufgaben der Alzheimer-Gesellschaft sind vielfältig. Als eine besondere Aufgabe wird die Angehörigenarbeit und die Unterstützung von Angehörigen gesehen. Ihr Verdienst ist es auch, daß die Alzheimer-Krankheit in der Öffentlichkeit diskutiert und Hilfen nachhaltig gefördert werden. Dies wird durch eine Vielzahl regionaler und überregionaler Veranstaltungen unterstützt.

- Chorea Huntington: Dieser Selbsthilfeverband, der in einzelne Landesverbände untergliedert ist, fördert die Unterstützung und Hilfe von Chorea-Huntington-Kranken und deren Angehörigen. Er gibt den Hilfesuchenden Kontaktpersonen vor Ort an, die sich ehrenamtlich um lokale Hilfe, Beratung und Unterstützung bemühen.

- Deutsche Parkinson Vereinigung (DPV): Diese Selbsthilfevereinigung ist ähnlich gegliedert wie die beiden o.g. Sie fördert ebenfalls lokale Veranstaltungen und bietet insbesondere für Parkinsonkranke und deren Angehörigen Gruppen an.

Sowohl die Anonymen Alkoholiker Deutschlands (AA) wie auch der Selbsthilfeverband für Medikamentenabhängige „Blaues Kreuz in Deutschland", die bundesweit Selbsthilfegruppen anbieten, werden von alten Menschen kaum frequentiert. Möglicherweise hängt dies damit zusammen, daß spezifische diesbezügliche Angebote für alte Menschen fehlen. Zudem geht die Meinung der Professionellen über die Eignung dieser Angebote für alte Menschen stark auseinander, so daß sie daher nicht als Alternative genannt werden.

Auch weitere Selbsthilfegruppen wie z.B. für Schmerzkranke, Osteoporose-Patienten, Rheumakranke, Trauerbegleitung, „Stoma-Patienten" u.a. werden von alten Menschen zu wenig genutzt. Oft fehlt es auch an Information.

Das Interesse an Selbsthilfegruppen hat in der Öffentlichkeit in den letzten Jahren erheblich zugenommen. Sie werden teilweise von Bund, Land, Kreisen, Städten oder Gemeinden und inzwischen auch von Krankenkassen oder der (Pharma-)Industrie finanziell gefördert.

Viele alte Menschen sind interessiert, ihr Leben weiter selbst zu bestimmen und sich aktiv für andere einzusetzen. Manche sehen darin eine wichtige Lebensaufgabe in ihrem dritten Lebensabschnitt. Gerade für psychisch kranke alte Menschen, die gesellschaftlich immer noch wenig beachtet und gefördert werden, haben diese Gruppen einen hohen Wert. Die Arbeit und Mitgliedschaft in Selbsthilfegruppen fördert soziale Kontakte, vermittelt Lebenssinn, hilft bei der Strukturierung der Zeit und wirkt dadurch auch präventiv (Halves 1985). Sie sind z.B. bei der Betreuung von Demenzkranken nicht mehr wegzudenken. Andererseits wäre es wünschenswert, daß auch für weitere Kranke wie z.B. alte Schmerzpatienten, Abhängige und chronisch Depressive Selbsthilfegruppen vermehrt diesbezügliche Anreize gegeben werden, damit der Gedanke „Hilfe zur Selbsthilfe" auch für diesen Kreis annehmbar wird.

1.4.3 Angehörigengruppen

Das Zusammenleben mit einem psychisch kranken alten Menschen ist für die Familie belastend und hat auf deren Lebensweise vielfältige Auswirkungen. Oft hat sich eine familiäre „Pathobiose" entwickelt, die durch gegenseitige Interventionen aufrechterhalten und meist noch negativ verstärkt wird. Glaubt auch noch mancher, daß durch eine auf sein Leiden abgestimmte medikamentöse Behandlung dessen psychische Erkrankung geheilt werden kann, so ist doch die Mehrzahl davon überzeugt, daß vielfältige Einflüsse zu deren Ausbruch führen und eine mehrschichtige Behandlung unter aktiver Mitwirkung der Angehörigen erforderlich ist. Spätestens dann wird in Familien auch nach „Schuldigen" gesucht, die diese Erkrankung mitverursacht bzw. gefördert haben. In der Psychiatrie ist man schon längst davon abgekommen, daß ein psychisch Kranker ohne Einbeziehung seines sozialen Umfelds ausreichend behandelt werden kann.

Mit einiger Verzögerung hat sich der Wert von Angehörigengruppen in der Gerontopsychiatrie durchgesetzt. Dabei liegt der Schwerpunkt der Problematik aber anders als in den übrigen psychiatrischen Bereichen. Überwiegend sind die Lebenspartner selbst alt, stehen den Veränderungen ihres Angehörigen hilflos gegenüber, fühlen sich schuldig und leiden oft unter Zukunftsängsten. Anzutreffen ist die Vorstellung, daß „alles in der Familie" geregelt werden kann und fremde Hilfe nicht angenommen werden darf. Hinzu kommt die Enttäuschung, daß das bisherige Leben sich völlig verändern hat und ungewiß ist, wie es sich weiter verändern wird. Chronifiziert sich diese Erkrankung, so ist das Tag für Tag ein „stückchenweise Abschied nehmen" vom vertrauten Partner (Gespräche, Verhalten, gemeinsame Aktivitäten u.a.), oft verbunden mit Isolation und körperlicher sowie psychischer Überforderung. In dieser kaum zu bewältigenden Lebensweise erhalten die Betroffenen nur wenig emotionale Unterstützung. Leben verwitwete psychisch kranke alte Menschen bei ihren Kindern oder Enkeln, so sind diese meist berufstätig. Auch sie werden in ihrer Lebensweise erheblich eingeschränkt. Hinzu kommen Pflicht- und Schuldgefühle. Wie und ob Angehörige diese schwierigen Lebenskrisen bewältigen können, hängt von der Art und Weise des bisherigen Zusammenlebens, der sozialen Unterstützung sowie der Aufklärung über die Erkrankung (z.B. Prognose, Verlauf, Beeinflussungsmöglichkeiten) des Angehörigen durch Professionelle ab.

In einer Untersuchung der Bundesarbeitsgemeinschaft der Träger psychiatrischer Krankenhäuser (1997) konnte festgestellt werden, daß von 107 gerontopsychiatrischen Einrichtungen in der Bundesrepublik 55% Angehörigengruppen in ausreichendem Maß und 28% „bedingt" als eine Leistung ihrer Einrichtung angaben.

Angehörigengruppen sind schon seit langer Zeit fester Bestandteil eines Behandlungskonzepts in psychiatrischen Kliniken. In diesen wurde trotz mancher Widerstände erkannt, daß nicht nur Einzelgespräche mit Familienangehörigen, sondern auch diesbezügliche Gruppen für die psychosoziale Situation des Kranken und seiner Angehörigen von hoher Bedeutung sind. Inzwischen haben sich vielfältige unterschiedliche Angehörigengruppen gebildet, die

- in Abhängigkeit einer Institution (z.B. Klinik, Sozialpsychiatrischer Dienst, kommunale Altenhilfe) von einem professionellen Leiter geführt werden. Angeboten werden diese für alle Angehörige von Patienten, die stationär behandelt werden oder für Angehörige von Patienten mit bestimmten Krankheitsbildern. Häufig können Angehörige auch nach Entlassung des Patienten weiter an der Gruppe teilnehmen.

- von Beratungsstellen angeboten werden, die sich speziell für alte Menschen gebildet haben. Diese Angebote beziehen sich meist auf Angehörige von Demenzkranken.

- als eigenständige lokale Selbsthilfegruppen arbeiten ohne Anschluß an andere, meist von einem ehrenamtlich tätigen Professionellen.

- als Aktivität eines Selbsthilfeverbands (z.B. Deutsche Alzheimer-Gesellschaft, Deutsche Parkinson-Vereinigung) initiiert wurden. Gerade die Alzheimer-Gesellschaften haben in den letzten Jahren in sehr vielen Regionen Angehörigengruppen eingeführt.

- für pflegende Angehörige in Verbindung mit der Vorgabe nach dem Pflegeversicherungsgesetz - zeitlich befristet - durchgeführt werden. Diesbezügliche curriculare Vorstellungen wurden entwickelt (z.B. Bayerisches Staatsministerium für Arbeit und Sozialordnung, Familie, Frauen und Gesundheit 1997).

In besonderem Ausmaß werden heute Gruppen für pflegende Angehörige gefördert, deren Familienmitglied unter einer Demenz leidet, da nahezu 90% der chronisch kranken und pflegebedürftigen alten Menschen von Familienmitgliedern gepflegt werden. Dieses Klientel ist daher für die Gerontopsychiatrie eine besondere Herausforderung. Deshalb soll auf die Angehörigenarbeit kurz eingegangen werden, nicht ohne darauf hinzuweisen, daß andere Angehörigengruppen deshalb nicht weniger wichtig sind.

Überwiegend pflegen Frauen ihre Angehörigen. Viele von den Töchtern bzw. Schwiegertöchtern geben ihren Beruf auf und leiden daher zusätzlich noch unter finanziellen Einbußen. Zudem kommt es oft zu einer Doppelbelastung durch die Erziehung der Kinder und die Pflege des Angehörigen. Trotz vielfältiger Belastungen (körperliche, psychische und soziale) können auch durchaus positive Empfindungen im Umgang mit Schwerstkranken diese Tätigkeit erleichtern. Diese werden aber leicht durch mangelnde soziale Unterstützung durch Familienmitglieder und Institutionen reduziert (BMFuS 1993).

Die Belastungen für den pflegenden Angehörigen, die qualitativ und quantitativ sehr unterschiedlich sein können, sind von seiten (BMFuS 1993):

- des Pflegebedürftigen: sein Verhalten, zeitweilige Verwirrtheitszustände, Harn- und Stuhlinkontinenz, Klagen und Trauer über Verluste;

- des Pflegenden: ständige Anwesenheit, hohe körperliche und psychische Beanspruchung, fehlende Hoffnung auf Verbesserung und Angst vor Verschlechterung, sich ändernde Beziehung zum Kranken, geringer werdende Zuneigung, wachsende Gefühle, den zahlreichen familiären Belastungen nicht mehr gewachsen zu sein, soziale Isolation, Angst, nichts mehr richtig zu machen, mangelhafte Unterstützung durch Familienmitglieder und professionelle Hilfen, Angewiesensein auf Unterstützung anderer.

Angehörigengruppen bilden für Pflegende nicht nur eine emotionale Unterstützung. Sie verhelfen ihm, effektiver unter physischer Entlastung zu pflegen, Erfahrungen mit anderen auszutauschen und aus seiner Isolation herauszukommen. Da Alleinpflegende auf Hilfe angewiesen sind, um zu einer Angehörigengruppe kommen zu können, muß häufig eine diesbezügliche Alternative geschaffen werden. Manche Angehörigengruppen werden auch zeitweilig mit den Pflegebedürftigen gemeinsam durchgeführt oder während dieser Zeit gemeinsam von Dritten betreut. Werden Angehörigengruppen in stationären Einrichtungen durchgeführt, können Pflegebedürftige in dieser Zeit auf einer Station mitversorgt werden.

Das Angebot von Angehörigengruppen bzw. deren Vermittlung gehört zu einer adäquaten gerontopsychiatrischen Versorgung. Allerdings bedarf nicht jeder Angehörige einer diesbezüglichen Gruppe. Abhängig ist dies vom Krankheitsbild des Patienten sowie den jeweiligen familiären und sozialen Gegebenheiten. Außer für Angehörige von Demenzkranken gibt es derzeit nur wenige andere Gruppen. Diese gilt es - ähnlich wie in der Allgemeinpsychiatrie - weiterzuentwickeln. Angehörigen von Demenzkranken dagegen sollte auf jeden Fall zu einer Teilnahme an einer Angehörigengruppe geraten werden. Dabei sind zwar die im häuslichen Rahmen Pflegenden hauptsächlich angesprochen, dennoch sollte dies auch für den Heimbereich und die Klinik gelten. Hierzu ist der Hausarzt genauso gefordert wie andere in der Gerontopsychiatrie (hier schon während des teilstationären oder stationären Aufenthaltes des Kranken) oder Altenhilfe Tätige. Gemeinsam ist in einer Versorgungsregion zu überprüfen, ob das Angebot von diesbezüglichen Angehörigengruppen ausreichend ist.

2 Spezifisches Angebot

2.1 Gerontopsychiatrische Ambulanz

2.1.1 Allgemeines

Heute wird unter einer gerontopsychiatrischen Ambulanz ein gerontopsychiatrischer ambulanter Dienst mit einer „Vor-Ort-Strategie" mit vielfältigen Aufgaben verstanden, der durch ein Team (Arzt, Psychologe, Sozialarbeiter, Krankenschwester/Altenpfleger) geleistet wird (s. Abbildung 1 im Kapitel F 2.4). Zunehmend mehr werden diese Aufgaben- nicht nur in den GZs - auch verwirklicht. Standard in immer mehr gerontopsychiatrischen Ambulanzen ist ein multiprofessionelles Team (Arzt, Pflegekraft, Psychologe, Sozialarbeiter, Arzthelferin). Unterstützt von der Arbeitsgruppe „Gerontopsychiatrie", die im Auftrag des Arbeitskreises der Leiter der öffentlichen psychiatrischen Krankenhäuser in der BRD tätig ist, der Deutschen Gesellschaft für Gerontopsychiatrie und -psychotherapie und der Bundesarbeitsgemeinschaft der Träger psychiatrischer Krankenhäuser („Aktionsprogramm gerontopsychiatrische Versorgung") entwickeln sich immer mehr gerontopsychiatrische Ambulanzen im Sinne eines gerontopsychiatrischen Dienstes.

Der größte Teil behandlungsbedürftiger psychisch kranker alter Menschen ist im Bereich der ambulanten Versorgung angesiedelt. „Die Mehrheit der Betroffenen wird jedoch über die somatische Diagnostik und Therapie hinaus von psychiatrischen Versorgungsangeboten nicht erreicht" konstatiert die Expertenkommission 1988. Dies hat sich bisher aus verschiedensten Gründen (z.B. Vorurteile gegen die Psychiatrie, Trägheit der Hausärzte) nur punktuell verändert. Gerontopsychiatrische Ambulanzen sollen mit anderen gemeindenahen Beratungs-, Behandlungs- und Präventionsdiensten zusammenarbeiten und besonders eng mit den für das betreffende Versorgungsgebiet zuständigen sozialen Diensten, vor allem mit den Einrichtungen der Altenhilfe. Gefördert werden sollen auch rehabilitative Maßnahmen. So können Klinikeinweisungen verringert bzw. verhindert oder verkürzt, Wiederaufnahmen unnötig und eine möglichst große Lebensqualität im häuslichen Umfeld erreicht werden.

Geben auch fast die Hälfte der gerontopsychiatrischen Abteilungen der Bundesrepublik, die befragt wurden (N= 146), für das Jahr 1994 an, über eine gerontopsychiatrische Ambulanz zu verfügen, so liegt nur bei 30% von ihnen die Fallzahl pro Jahr zwischen 101-500, bei 15% zwischen 501-1.000 und bei 6% über 1.000 (BAG Psychiatrie 1997). In 18 Einrichtungen bestehen eine gerontopsychiatrische Ambulanz und eine Tagesklinik gleichzeitig.

Der Aufgabe der Betreuung von Heimen nehmen sich zunehmend mehr Nervenkliniken an. So betreuen z.B. 41 untersuchte Nervenkliniken 163 Heime (Diekmann/Nißle 1996). In dieser Arbeit wird auch betont, daß gerontopsychiatrische Ambulanzen verhältnismäßig mehr Patienten in Heimen betreuen als andere Institutsambulanzen.

2.1.2   Funktion innerhalb der gerontopsychiatrischen Versorgung

Wir verfügen derzeit nur unzureichend über Anhaltszahlen darüber, wie hoch der Anteil der alten Menschen ist, die einer ambulanten gerontopsychiatrischen Diagnostik und Behandlung bedürfen. In der Psychiatrie-Enquête wird von 14% der über 65jährigen ausgegangen. Bezieht man die Heime mit ein, in welchen der Anteil der psychisch Kranken - wie schon mehrfach erwähnt - erheblich zugenommen hat, so dürfte sich der Anteil deutlich erhöht haben.

Erste Anlaufstelle für psychisch kranke alte Menschen ist der Hausarzt. Oft genug hält dieser eine spezifische Untersuchung und Behandlung aus vielerlei Gründen (z.B. Unkenntnis, Ageism, Gerontophobie) für nicht erforderlich. Früherkennung und möglicherweise rechtzeitige Einleitung von Behandlung und Hilfen ist ihm dadurch nicht möglich. Neben dem niedergelassenen Psychiater oder Nervenarzt, der über eine gerontopsychiatrische Kompetenz verfügt, ist die gerontopsychiatrische Ambulanz hier besonders gefordert. Oft füllt die gerontopsychiatrische Ambulanz eine bestehende Versorgungslücke in der Region. Eine ihrer Hauptaufgaben ist ein zusammen mit dem Hausarzt und gegebenenfalls mit weiteren Diensten durchzuführendes Assessment (s. Kapitel C2) zur Klärung des weiteren Vorgehens.

Die Aufgaben einer gerontopsychiatrischen Ambulanz sind abhängig von:

- deren Struktur (eigenständiger Funktionsbereich vs. Institutsambulanz)

- den beteiligten Berufsgruppen (reine „Arztambulanz" vs. „gerontopsychiatrisches Team")

- den Möglichkeiten für eine zugehende Funktion (Fahrzeug)

- der „Institutionsphilosophie" („Komm"- vs. „Geh"-Struktur)

- dem Interesse der Kassenärztlichen Vereinigung und der niedergelassenen Ärzte.

140

Aufgaben einer gerontopsychiatrischen Ambulanz sind:

- Diagnostik gerontopsychiatrischer Störungen und (psychosoziales) Assessment

- Gedächtnissprechstunde („Memory Clinic")

- Konsiliarische Zusammenarbeit und Beratung

  - im Bereich der hausärztlichen Praxis
  - im Bereich der somatisch-stationären Behandlung
  - im Bereich der Heimbetreuung (auch Fallkonferenzen)

- Psychiatrisch-psychotherapeutische Behandlungsangebote

- Vermittlung von psychosozialer Hilfen

- Beratung und Unterstützung von Angehörigen (Angehörigengruppe)

- Unterstützung von Selbsthilfegruppen und Laienhelfern

- Förderung rehabilitativer Maßnahmen

- Beratung der Kommune bei Altenplänen und Pflegebedarfsermittlungen

- Beratung bei Neueinrichtung einer Altenhilfeeinrichtung

- Gesundheitsvorsorge für Ältere in Form von öffentlichen Veranstaltungen u.ä.

Vorteil einer gerontopsychiatrischen Ambulanz, die einer stationären Gerontopsychiatrie angegliedert ist, daß z.B. eine „Vorschaltambulanz" und ein gerontopsychiatrisches Assessment (s. Kapitel C 2.1) ermöglicht wird. So können unnötige Klinikeinweisungen reduziert und dem Patienten eine adäquate Versorgung besser gewährleistet werden.

Eine besondere Art des Assessments wird in Form der Gedächtnissprechstunde oder Memory Clinic durchgeführt, die bisher nur in wenigen gerontopsychiatrischen Ambulanzen angesiedelt ist (z.B. Bonn). Aufgaben der Memory Clinic sind (Stoppe 1997):

- Früherkennung von Hirnleistungsstörungen durch ein gezieltes interdisziplinäres Assessment, bei welchem verschiedene psychometrische Verfahren durchgeführt werden. Hinzu kommen fachärztliche psychiatrische, neurologische und internistische Untersuchungen, weiterführende medizinische Untersuchungen (z.B. Labor, Computertomogramm), Fremdanamnese, psychosozialer Status, Überprüfung der Alltagsaktivitäten und der Notwendigkeit von Hilfen

- Früh einsetzende adäquate Behandlung z.B. durch Antidementiva, Sozialtraining, Training der Alltagsaktivitäten, Entspannungstraining, Orientierungs- und Hirnleistungstraining, Verhaltenstherapie

- Beratung und Anleitung der betreuenden Familienangehörigen einzeln und in Gruppen sowie „Katalysieren" von Selbsthilfe

- Initiierung, Koordination und Begleitung von Forschung (Zusammenarbeit mit Grundlagenforschung und Erforschung von längerfristiger kompetenter Betreuung).

Eine weitere Spezifität gerontopsychiatrischer Ambulanzen sind psychotherapeutische Angebote, einzeln oder in Gruppen (s. Kapitel C 4.3). Da in den Praxen der niedergelassenen Psychotherapeuten sowie der Ärzte für Psychiatrie und Psychotherapie alte Menschen selten die Möglichkeit einer Psychotherapie geboten wird, hat die gerontopsychiatrische Ambulanz hier eine wichtige Funktion.

Durch die zunehmende Verschiebung von alten chronisch psychisch Schwerkranken in Heime (s. Kapitel B 3.2.), sind diese Einrichtungen zu wichtigen Elementen der psychiatrischen Versorgung chronisch psychisch Kranker, besonders solcher im sehr hohen Lebensalter geworden. Grundsätzlich geschieht dies unter enger Einbeziehung des jeweils für den Heimbewohner zuständigen Hausarztes. Neben einer gemeinsam mit einer Pflegekraft des Heimes durchgeführten Visite und Einzelgesprächen mit Heimbewohnern gilt es nicht nur Medikamente zu verordnen und zu überprüfen, sondern auch psychosoziale Interventionen zu vermitteln. Weitere Aufgaben sind: punktuelle Teilnahme an Übergaben, Fallbesprechung im Team und Beratung der Heim- und Pflegedienstleitung. Gerade die Behandlung und Versorgung von psychisch kranken Heimbewohnern, die durch ihr Verhalten für die Mitheimbewohner und für das Personal zu einer großen Belastung werden können, sind eine Aufgabe für eine gerontopsychiatrische Ambulanz.

2.1.3   Notwendigkeiten aus gerontopsychiatrischer Sicht

Alte Menschen haben eine erheblich höhere soziale Vulnerabilität als jüngere. Hinzu kommt bei psychisch kranken alten Menschen, daß ihre Erkrankung durch ihr soziales Umfeld geprägt und aufrecht erhalten wird. Aus diesem Grund ist es notwendig, den Kranken nach Möglichkeit zu Hause aufzusuchen. Seine Umgebung und dessen Einflüsse zu erleben, sind wichtige Aspekte für ein Assessment. Ist auch bei einer Eskalation manchmal eine stationäre Behandlung erforderlich, so erfolgen manche Einweisungen mangels ambulanter Möglichkeiten. Grundsätzlich sollte auch einem psychisch kranken alten Menschen ermöglicht werden, alle ambulanten Möglichkeiten auszuschöpfen, um eine Umweltveränderung zu verhindern. Gerontopsychiatrische Ambulanzen sollen mit dazu dienen, den klinisch-stationären Aufenthalt möglichst gering zu halten.

Der größte Teil der psychisch kranken alten Menschen lebt zu Hause. Ist auch manchmal eine stationäre Behandlung erforderlich, so ist diese zeitlich begrenzt. Somit ist für den Betroffenen und auch seinen Angehörigen von großer Bedeutung, daß er fachgerecht und adäquat in seiner häuslichen Umgebung behandelt wird. Da gerontopsychiatrische Ambulanzen im Rahmen eines gerontopsychiatrischen Teams (Arzt, Psychologe, Sozialarbeiter, Pflegekraft) arbeiten und durch die vertraglichen Bedingungen der Institutsambulanz abgesichert sind, sind sie der regionale Ansprechpartner für psychisch kranke alte Menschen, deren Hausarzt und der Altenhilfe. Sie füllen die Lücke im Versorgungssystem, die im ambulanten Bereich vorherrscht und sind Bindeglied zwischen den stationären Einrichtungen, der Altenhilfe und den niedergelassenen Ärzten. Daraus ergibt sich auch die Verpflichtung, durch Fachgespräche mit Ärzten und in der Altenarbeit Tätigen sowie für die Laien, ihre Möglichkeiten in Diagnostik und Therapie darzustellen. Einzubeziehen sind dabei Aspekte der Prävention, der Rehabilitation und der Pflege.

Zählt auch die Gedächtnissprechstunde/Memory Clinic noch in wenigen gerontopsychiatrischen Ambulanzen zum Angebot, so ist diese doch dem Wesen nach eine ambulante gerontopsychiatrische Aufgabe. Patienten, die mit dem Verdacht auf eine Gedächtnisstörung in einer Gedächtnissprechstunde/Memory Clinic untersucht werden, leiden häufig nicht oder nicht nur unter dieser. In einer Untersuchung von 1.000 Patienten, die die Memory Clinic aufsuchten, litten 51,5% unter einer organischen, einschließlich symptomatischen psychischen Störung (49,6% unter einer Demenz, 1,9% unter einer anderen), 31,4% unter neurotischen, Belastungs- und somatiformen Störungen, Verhaltensstörungen u.a., 12,5% unter keiner psychischen, sondern unter einer somatischen Störung und 4,6% unter keiner psychischen und somatischen Störung (Heuft et al. 1997). Fast die Hälfte dieser Patienten bedurfte primär einer Behandlung wegen anderer Erkrankungen.

Auch für die Psychotherapie gilt es, eine gravierende Versorgungslücke zu verringern. Hierfür bedarf es in der Alterspsychotherapie erfahrener Ärzte. Gerade die bei alten Menschen häufig vorhandene Multimorbidität verlangt von dem Behandler spezifische psychiatrische, psychotherapeutische und gerontologische Kenntnisse. Diese sind Teil der gerontopsychiatrischen Kompetenz. Gerontopsychiatrische Ambulanzen sind daher für dieses Aufgabenfeld besonders geeignet. Angeboten werden Einzel- und Gruppenpsychotherapie. So wird z.B. in Bonn eine spezielle psychotherapeutische Sprechstunde für ältere Menschen durchgeführt. Im Einzelfall ist dies auch in Heimen möglich und wird - sofern eine diesbezügliche Indikation vorliegt - vor Ort durchgeführt. Vorteil dieser Angebote ist auch deren Signalwirkung, nicht nur für medikamentöse Behandlung und akuten Krisen zuständig zu sein, sondern auch für verhaltens- und intrapsychische Veränderungsprozesse.

Die besonders gravierenden Mangelzustände in den Altenheimen/-pflegeheimen, auf die trotz zahlreicher und eindringlicher Hinweise in der Psychiatrie-Enquête zu wenig reagiert wurde, können durch eine adäquate gerontopsychiatrische Behandlung und durch Fortbildung der Mitarbeiter dieser Einrichtungen deutlich verringert werden. Auffällig ist, wie häufig Problemstellungen durch psychiatrische Symptomatik als nicht beeinflußbar angesehen und wie wenig die Möglichkeit der Veränderung durch eine psychiatrisch/psychotherapeutische Behandlung wahrgenommen wird. Beispiele sind Heimflüchtigkeit, Nahrungs- und Flüssigkeitsverweigerung und Rückzugsverhalten. Durch Fallkonferenz, Visite und Fachgespräch mit den Heimmitarbeitern verändert sich oft deren Einstellung zum psychisch kranken alten Menschen, führt zu einer heimbewohnerorientierten Sichtweise, fördert deren Motivation und verringert Resignation und „Burn-out". Strukturelle Mängel und bewegungseinschränkende Maßnahmen bedürfen eines besonders sensiblen Umgangs. Hier ist der Ambulanzarzt mitgefordert durch seine gerontopsychiatrische Kompetenz.

Da sich eine gerontopsychiatrische Ambulanz als Teilbereich der regionalen Versorgung versteht und nicht als eine unabhängige Einzeleinrichtung, ist sie besonders an einer Vernetzung der in dieser Region vorhandenen Einrichtungen, Dienste und Hilfen für psychisch kranke alte Menschen interessiert. Ihre Kunst ist es, dieses medizinische und soziale Netzwerk mit verknüpfen zu helfen und ihre gerontopsychiatrische Kompetenz dort in emanzipatorischer Art einzubringen, wo sie notwendig ist. Dies kann nur in gegenseitigem fachlichen Austausch, der Darstellung der eigenen Kompetenzen und Achtung der Tätigkeit anderer geschehen.

2.1.4 Rahmenbedingungen

Gerontopsychiatrische Ambulanzen sind überwiegend ein Teilbereich von psychiatrischen Institutsambulanzen, die durch Gesetz für die Bezirks- bzw. Landesnervenkliniken geschaffen wurden. Ihr allgemeiner Auftrag geht primär aus den Vereinbarungen zwischen dem Klinikträger und den Krankenkassen hervor. Manche Ambulanzen verfügen über eine kassenärztliche Ermächtigung. Aufgrund der gesetzlichen Vorgaben, der Verträge mit den Krankenkassen und dem Auftrag der Sicherstellung der ambulanten Versorgung durch niedergelassene Ärzte durch die Kassenärztliche Vereinigung ist die ambulante Versorgung von psychisch kranken alten Menschen durch gerontopsychiatrische Ambulanzen eingeschränkt. Auch werden viele alte Menschen von allgemein-psychiatrischen Institutsambulanzen immer noch mitbetreut. Diese Entwicklung ist rückläufig. In den Regionen, in welchen GZs oder Einrichtungen bestehen, die in diesem Sinne arbeiten, hat sich eine sehr fruchtbare Zusammenarbeit zwischen niedergelassenen Ärzten und Mitarbeitern aus der gerontopsychiatrischen Ambulanz entwickelt. Diese wird von einer kollegialen, sozialpsychiatrischen, regionalen und patientenorientierten Sichtweise getragen.

Tätig werden die gerontopsychiatrischen Ambulanzen aufgrund der Überweisung eines niedergelassenen Arztes. Nur ein Teil dieser Ambulanzen arbeitet in vorwiegend aufsuchender Form (Diekmann/Nißle 1996). Ist neben einer gerontopsychiatrischen Ambulanz auch eine Tagesklinik vorhanden, so fördert dies eine extramurale Einstellung der Mitarbeiter und eine Verbesserung des ambulanten Angebots. Optimal ist, wie dies immer wieder gefordert wird, eine gerontopsychiatrische Ambulanz als Teil eines GZs (s. Abbildung F2.4.-1). Diese haben grundsätzlich eine aufsuchende Funktion.

Die personelle Mindestausstattung, die abhängig ist von den regionalen Bedingungen und der Anzahl der zu betreuenden Patienten, beträgt (in Stellen) für eine gerontopsychiatrische Ambulanz:

- 1   Facharzt für Psychiatrie und Psychotherapie

- 0,5 Psychologe

- 0,5 Sozialarbeiter

- 1   Altenpfleger/Krankenpfleger

- 1   ärztliche Schreibkraft/Arzthelferin.

Die räumliche Mindestausstattung variiert je nach Anzahl der Mitarbeiter. Für die o.g. Mitarbeiter sollten vorhanden sein:

- 2   Räume für Ambulanzgespräche

- 1   Raum für psychologische Diagnostik

- 2   Funktionsräume

- 1   Gruppenraum

- 1   Warteraum für die Patienten sowie übliche sanitäre Einrichtungen.

Des weiteren ist (mindestens) ein Fahrzeug für Haus- und Heimbesuche erforderlich.

Die Honorierung der Leistungen erfolgt entweder durch ausgehandelte „Fallpauschalen" (meist denen der Allgemeinpsychiatrie gleich) oder durch Abrechnung von Einzelleistungen. Derzeit existieren keine gesonderten gerontopsychiatrischen Abrechnungsziffern, die aufgrund der Spezialität und des Zeitaufwandes für ein Assessment und eine fachadäquate Behandlung psychisch kranker alter Menschen notwendig wären. Zudem wird durch die unzureichende Honorierung für Hausbesuche - auch für niedergelassene Nervenärzte und Psychiater - kein Anreiz auf Veränderung geschaffen.

Für die Räume einer gerontopsychiatrische Ambulanz ist es von Vorteil, wenn sie in der Nähe einer stationären gerontopsychiatrischen Einrichtung liegen. So können medizinisch- und psychiatrisch-diagnostische Untersuchungen leichter durchgeführt werden. Zudem können manche Räumlichkeiten mitgenutzt werden.

Regelmäßige Ambulanzbesprechungen (Fallbesprechung, Fortbildung und organisatorische Fragen) und Supervision sind Grundlage der Zusammenarbeit der gerontopsychiatrischen Ambulanz. Zudem sollten Möglichkeiten der Zusammenarbeit mit einer Gerontopsychiatrischen Abteilung und/oder psychiatrischen Klinik genutzt werden.

2.1.5 Qualitätssicherung und -kontrolle

Eine gerontopsychiatrische Ambulanz muß sich überprüfen lassen, inwieweit sie die von ihr geforderten (s.o.) und von ihr versprochenen Leistungen kompetent, ökonomisch und zum Nutzen der psychisch kranken alten Menschen und ihrer Angehörigen einlöst. Diese Angebote sollten in Form eines Faltblatts oder einer Broschüre für jeden zugängig sein. Von den Mitarbeitern ist zu fordern, daß sie ihre Tätigkeiten kritisch überprüfen, die mit ihnen zusammenarbeitenden Dienste und Institutionen nach deren Bewertung fragen und sich selbst kontinuierlich fortbilden. Hinzu kommt, inwieweit sie ihre „Geh"-Strategie optimal einsetzt, sie in der Region ein wichtiger Baustein zur Versorgung ist und ob sie gemeindenah sowie komplikationslos (Erreichbarkeit) arbeitet. Zu überprüfen ist, inwieweit die Behandlungskonzepte und die psychosozialen Interventionen eine Verbesserung der Erkrankung und der Lebensqualität der psychisch kranken alten Menschen erreichen. Beratungsgespräche mit Angehörigen (einzeln und in Gruppe) sind eine unerläßliche Voraussetzung für eine längerfristige ambulante Betreuung vieler psychisch kranker alter Menschen. Ein Kriterium ist die Verhinderung klinisch-stationärer Aufnahmen.

Die kollegiale Zusammenarbeit mit niedergelassenen Ärzten und deren Akzeptanz ist eine nicht zu vernachlässigende Größe. Der fachliche Austausch über Patienten, das Absprechen über alle Interventionsschritte fördert die gegenseitige Akzeptanz.

Die zunehmenden Schwierigkeiten der Heime wegen der sich dort verändernden Struktur der Heimbewohner erfordern gerontopsychiatrische Kompetenz. Diese muß für alle Beteiligten auch nachvollziehbar sein. Absprachen mit der Heim- und Pflegedienstleitung sowie mit den in Heimen tätigen Ärzten sind der Boden für eine qualitätsorientierte Arbeit. Die Güte der Arbeitsweise der gerontopsychiatrischen Ambulanz (meist des Arztes und der Krankenschwester/Altenpfleger) läßt sich daran messen, inwieweit kontinuierliche Visiten, Fallbesprechungen und Gespräche über medikamentöse und nichtmedikamentöse Interventionen sowie über die Erreichbarkeit in Krisensituationen stattfinden und fruchtbar sind.

Hängt auch ein Konsiliardienst in somatischen Kliniken von vielen Bedingungen ab, so sollte dieser für eine gerontopsychiatrische Ambulanz möglich sein. Da aufgrund der Multimorbidität oft nicht eindeutig zu unterscheiden ist, welche Erkrankung im Vordergrund steht, ist die gerontopsychiatrische Kompetenz für Klinikärzte von großer Bedeutung. Fehlbelegungen können durch kollegiale Fachgespräche verringert werden. Zudem fördert dies die Zusammenarbeit der Kliniken untereinander.

Für die Memory Clinic werden derzeit Qualitätsstandards erarbeitet. Deutlich wird, daß durch eine ausführliche Diagnostik manche Fehldiagnosen verhindert und eine adäquate Behandlung ermöglicht wird. Hinzu kommt, daß durch eine frühzeitige Diagnostik rechtzeitig Behandlungsmöglichkeiten eingesetzt werden können. Die Betreuung von Angehörigen ist hierbei mitentscheidend. Das Vorhandensein einer Angehörigengruppe ist ein Qualitätsmerkmal.

Da in einer Region Tätige oft nicht wissen, welche Angebote für psychisch kranke alte Menschen existieren, ist es für eine gerontopsychiatrische Ambulanz notwendig, die vielfältigen Dienste in der Versorgungsregion zu kennen. Sinnvoll ist die Erarbeitung einer entsprechenden Adressenkartei, die allen Professionellen zugängig gemacht wird. Regelmäßiger Austausch der einzelnen Berufsgruppen z.B. in Form eines „Gerontologischen Forums" (kontinuierliche Fortbildungsveranstaltung für die in einer Region in der Altenarbeit Tätigen) führen in einer Region allgemein zu mehr Transparenz der Angebote und dadurch zu einer qualifizierteren Arbeitsweise und zu einer verbesserten Zusammenarbeit.

2.1.6   Zusammenfassung

Der größte Teil der psychisch kranken alten Menschen lebt zu Hause. Klinisch-stationäre Aufenthalte sind meist nur kurzzeitig nötig. Da viele Heimbewohner psychisch und/oder körperlich schwer krank sind, bedürfen sie einer besonderen gerontopsychiatrischen Betreuung.

Zunehmend entwickeln sich gerontopsychiatrische Ambulanzen von der „Komm"-Struktur weg zur „Geh"-Struktur. Diese ist heute für eine adäquate gerontopsychiatrische Versorgung erforderlich. Dies bedingt eine Ausweitung der Berufsgruppen und der Behandlungsangebote sowie eine hohe Flexibilität der Mitarbeiter.

Schwerpunkte der Arbeit der gerontopsychiatrischen Ambulanz sind:

- Diagnostik gerontopsychiatrischer Störungen (z.B. auch Gedächtnissprechstunde/Memory Clinic) und Assessment

- konsiliarische Zusammenarbeit und Beratung für niedergelassene Ärzte, Kliniken und Heime

- psychiatrisch-psychotherapeutisches Behandlungsangebote und Vermittlung von psychosozialen Hilfen

- Beratung und Unterstützung von Angehörigen (Angehörigengruppe) und Selbsthilfegruppen

- Förderung präventiver und rehabilitativer Maßnahmen.

Die Betreuung von Heimen ist eine besonders wichtige Aufgabe für eine gerontopsychiatrische Ambulanz, da diese immer noch sehr lückenhaft ist. Gerade für psychisch kranke Heimbewohner, die durch ihr Verhalten für die Mitheimbewohner und für das Personal zu einer großen Belastung werden können, ist eine gerontopsychiatrische Kompetenz sehr hilfreich. „Unveränderbarkeits"-Vorstellungen und Resignation von Mitarbeitern können dadurch verringert werden. Einbezogen wird grundsätzlich der für den Heimbewohner zuständige Hausarzt. Tätigkeiten sind: gemeinsam mit einer Pflegekraft des Heimes durchgeführte Visite, Einzelgespräche mit Heimbewohnern, punktuelle Teilnahme an Übergaben, Fallbesprechung im Team und z.T. auch Supervision, Beratung der Heim- und Pflegedienstleitung.

Da sich die gerontopsychiatrische Ambulanz als Baustein einer regionalen Versorgung für psychisch kranke alte Menschen versteht, ist sie besonders an einer fachlichen Zusammenarbeit mit allen in dieser Region vorhandenen diesbezüglichen Einrichtungen interessiert und fördert eine vernetzende Arbeitsweise.

2.2 Gerontopsychiatrische Tagesklinik

2.2.1 Allgemeines

Die gerontopsychiatrische Tagesklinik ist eine teilstationäre medizinische Einrichtung. Sie behandelt tagsüber psychisch Kranke in der Regel ab dem 60. bis 65. Lebensjahr. Tageskliniken verdeutlichen nach Finzen (1997) das Bemühen um die Erneuerung der psychiatrischen Krankenversorgung.

Tageskliniken wurde in der Psychiatrie-Enquête und auch von der Expertenkommission (BMJFFG 1988) insbesondere bei der Behandlung psychisch kranker alter Menschen eine hohe Bedeutung eingeräumt. „Die tagesklinische Behandlung kann unter Schonung noch bestehender Sozial- und Umweltverankerungen des psychisch kranken alten Menschen die stationäre Behandlung ergänzen oder ersetzen" (BMJFFG 1988). So besteht die Möglichkeit, daß ein Patient direkt in die Tagesklinik aufgenommen wird, wenn eine ambulante Behandlung nicht mehr ausreicht, eine stationäre aber noch nicht erforderlich ist (teilstationär vor stationär!) oder wenn eine stationäre Behandlung nicht mehr erforderlich ist, eine ambulante aber noch nicht ausreicht.

Übersicht F2.2-1: Vorteile der gerontopsychiatrischen Tagesklinik (n. Lauter 1997)

1.	Kontinuität der personellen Betreuung
2.	Enges Vertrautsein der Mitarbeiter mit Persönlichkeit, Biographie und Lebenssituation der Patienten
3.	Keine Herauslösung der Patienten aus ihrem gewohnten Umfeld
4.	Gewährleistung eines therapeutischen Milieus, welches der Förderung von Selbständigkeit, Aktivität und sozialer Kompetenz dient
5.	Stukturierung des Tagesablaufs
6.	Ausreichende Möglichkeiten der (Einzel- und) Gruppentherapie
7.	Enge Zusammenarbeit verschiedener Berufsgruppen
8.	Günstige Voraussetzungen zur Weiterbildung und zur Erzielung gerontopsychiatrischer Fachkompetenz
9.	Günstige Arbeitszeiten
10.	Kostenersparnis

Die erste gerontopsychiatrische Tagesklinik wurde 1976 eingerichtet. 1986 gab es zehn, 1996 bereits 29 Tageskliniken mit 425 Behandlungsplätzen (Wächtler 1997b). Im April 1998 bestanden insgesamt 31 gerontopsychiatrische Tageskliniken mit 465 Plätzen und zehn gemischte oder integrierte (s. Tabelle F2.2-1). Weitere sind im Aufbau bzw. in der Planung (z.B. Münster, Pader-born, Remscheid, Stuttgart).

Allgemeine Charakteristika der Tageskliniken in Deutschland sind (s.a. Wächtler et al. 1996):

- Die durchschnittliche Größe liegt bei 15 Plätzen (8-30).

- Therapeutische Angebote sind Sozio-, Psycho- und Pharmakotherapie sowie psychiatrische Pflege. Es besteht ein Trend zur stärkeren Differenzierung des therapeutischen, speziell psychotherapeutischen Angebots, z.B. durch Ergänzung der traditionellen Gruppentherapie um Einzeltherapien.

- Depressive stellen die am häufigsten behandelte Patientengruppe dar. Die Bereitschaft hat zugenommen, Demenzkranke in die Tagesklinik zu integrieren.

- Ca. ¾ der Patienten sind Frauen.

- Die häufigsten Ausschlußgründe sind: fortgeschrittene Demenz mit ausgeprägten psychischen Begleitsyndromen und Weglauftendenz, primäre Suchterkrankungen, Suicidgefährdung.

Tabelle F2.2-1:   **Grerontopsychiatrische Tageskliniken in der Bundesrepublik**
                        (Stand: November 1998)

(ergänzt n. Wächter et al. 1996 u. Wolter-Henseler 1999)

Gerontopsychiatrische Tageskliniken

Ort:	Plätze:
Mannheim	12
Tübingen	20
Baden-Württemberg	**32**
Ansbach	15
Erlangen	22
Kempten	8
Bayern	**45**
Berlin	12
Berlin	16
Berlin	**28**
Eberswalde	20
Brandenburg	**20**
Bremen	**18**
Hamburg	**30**
Darmstadt	12
Kassel	12
Marburg	10
Hessen	**32**
Lüneburg	10
Hildesheim	10
Osnabrück	12
Göttingen	20
Niedersachsen	**52**
Aachen	10
Bielefeld	16
Bonn	18
Düren	12
Düsseldorf	25
Gütersloh	20
Herten	20
Kleve	15
Köln	18
Langenfeld	12
Marienheide	8
Mönchengladbach	12
Münster	12
Nordrhein-Westfalen	**198**
Kropp	10
Schleswig-Holstein	**10**

„Gemischte Tageskliniken"

Ort:	Art:	Plätze*):
Bensheim	gp/ap	8/12
Berlin	gp/ap	6/18
Freiburg	gp/ap	7/8
München	gp/ap	12/4
Neuruppin	gp/ap	3/7
Regensburg	gp/ap	16/24
Saarbrücken	gp/ap	12/4
Schwerin	gp/neur	15/4

Dortmund	gp-Station	4
Kaufbeuren	gp-Station	5
Leipzig	gp-station	10

gp/ap: gerontopsychiatrische Plätze in allgemeinpsychiatrischer Tagesklinik
gp/neur.:   gerontopsychiatrische/neurologische Tagesklinik
gp/ger.:   gerontopsychiatrische/geriatrische Tagesklinik
gp-Station: die Plätze sind auf einer gerontopsychiatrischen Station
*) Plätze: gerontopsychiatrische/andere

2.2.2 Funktion innerhalb der gerontopsychiatrischen Versorgung

Tageskliniken sind „Schnittstellen" zwischen der ambulanten und der stationären Behandlung. Immer dann, wenn eine ambulante Behandlung nicht mehr ausreicht, gilt es zu überprüfen, ob eine teilstationäre Behandlung möglich ist. Diese ist hauptsächlich vom Krankheitsbild und vom sozialen Umfeld des Patienten abhängig. Zudem muß überprüft werden, ob der Patient den Belastungen gewachsen ist, am Morgen in die Tagesklinik zu kommen und am Nachmittag wieder nach Hause zu fahren.

Folgende Funktionen werden durch die Tageskliniken erfüllt:

- Intensive diagnostische Abklärung und darüber hinaus ein Assessment (s.u.), d.h. Einschätzung der Fähigkeiten und Defizite bezüglich vorhandener bzw. reaktivierbarer Funktionskapazitäten („ganzheitliche Sichtweise") unter Einbeziehung des psychosozialen Umfelds und der Möglichkeiten der Umsetzung von Interventionsstrategien.

- Alternative zur vollstationären Behandlung für Patienten, die so schwer krank sind, daß eine ambulante Behandlung nicht ausreicht, eine vollstationäre Versorgung aber nicht erforderlich ist.

- Eine krankheitsspezifische somatische, psychische und soziale (Einzel- und/oder Gruppen-) Behandlung von Patienten, deren Versorgung zu Hause nachts und an Wochenenden gewährleistet ist.

- Einleitung von rehabilitativen Trainingsmaßnahmen, insbesondere im Hinblick auf alltagsrelevante Fähigkeiten im Rahmen spezieller Gruppenprogramme. Vorteil ist, daß die Patienten Erlerntes zu Hause üben können. Regelmäßige und systematische Belastungserprobungen sind daher gut möglich. Grundvoraussetzung ist die Zusammenarbeit mit den Angehörigen.

- Eine tagesklinische poststationäre Behandlung und Rehabilitation. Dadurch kann ein gut abgestuftes Belastungstraining durchgeführt und der oft schwierige Übergang („Loch") von der stationären Vollversorgung zur völligen oder partiellen selbständigen Lebensführung verringert werden.

- Durch engen Kontakt zu den weiterbehandelnden Ärzten und den Angehörigen sowie Einbeziehen der nachbetreuenden Versorgungsstrukturen wird eine Kontinuität der Behandlung und der begleitenden Maßnahmen sichergestellt.

2.2.3 Notwendigkeiten aus gerontopsychiatrischer Sicht

Die Psychiatrie-Enquête empfahl zehn Tagesklinikplätze pro 100.000 E., die Expertenkommission vier, die Bundesarbeitsgemeinschaft der Träger psychiatrischer Krankenhäuser (BAG Psychiatrie 1997) 3,5 bis fünf. Der Mittelwert für Tagesklinikplätze in Deutschland liegt derzeit erst bei 0,6 pro 100.000 E. (BAG 1997).

Die soziale Vulnerabilität alter Menschen ist erheblich größer als die jüngerer Menschen. Daraus ergibt sich, daß ein Wechsel des sozialen Umfelds erhebliche Belastungen, insbesondere regressiven Tendenzen, Orientierungsunsicherheiten, Verringerung der Selbstsicherheit und der Selbständigkeit nach sich ziehen kann. Wird ein „tagesklinikfähiger" alter Patient stationär behandelt, so leidet er unnötig zum einen bei der Einweisung in die Klinik durch den Verlust seines bisherigen Umfeldes und zum anderen bei der Entlassung durch die Schwierigkeit, wieder allein zu Hause zurechtkommen zu müssen.

Mancher Patient bedarf poststationär noch einer tagesklinischen Behandlung, um nicht in ein „Versorgungsloch" zu fallen. Dies würde eine erneute stationäre Aufnahme begünstigen und - wie aus der Praxis bekannt - zu einem „Drehtür-Effekt" führen, der meist mit der Übersiedlung in ein Altenheim endet.

Die Tagesklinik hat eigene, aber auch gemeinsame Aufgabenbereiche mit den übrigen Bausteinen eines GZs (Hirsch 1996a). Oft genug bedarf ein alter Patient nicht nur der Behandlung. Die Ebenen von Prävention, Behandlung, Rehabilitation und Pflege können nicht immer so getrennt gesehen werden, wie es sich die Kostenträger wünschen. Schon von daher ist eine prozeßorientierte Sichtweise unter Einbeziehung aller Ebenen (incl. der ökologischen) notwendig, um den Erfordernissen von Patienten und deren Angehörigen, die sich aus psychischen Erkrankungen - oft verbunden mit somatischen (Multimorbidität) – ergeben, zu entsprechen.

Aus gerontopsychiatrischer Sicht ist eine Vermehrung von Tageskliniken notwendig, da diese institutionelles Denken deutlich verringern. Sie könnte, wie dies überwiegend auch schon geschehen ist, z.B. auch den Aufbau eines GZs fördern. Neue Aufgabenbereiche für Tageskliniken können nach Lauter (1997) vor allem in der Früherkennung und im Assessment psychiatrischer Alterserkrankungen sein. Sie sind für die Evaluation psychopharmakologischer und psychotherapeutischer Behandlungsverfahren im Alter von großer Bedeutung.

2.2.4   Rahmenbedingungen

Die Tageskliniken befinden sich überwiegend in öffentlich-rechtlicher Trägerschaft und sind meist an psychiatrische Bezirks- und Landeskliniken angeschlossen, die auch über eine gerontopsychiatrische Abteilung verfügen. Die Zahl der Behandlungsplätze der Tageskliniken schwankt zwischen acht und 30 und beträgt im Mittel 15 Plätze.

Der Zugang zu den Tageskliniken erfolgt per Überweisung durch den niedergelassenen Arzt oder durch Weiterverlegung aus vorheriger stationärer Behandlung. Im Rahmen einer Notfallbehandlung werden zum Teil auch Patienten direkt durch Angehörige oder Mitarbeiter sozialer Dienste zugewiesen. In der Regel erfolgt die Aufnahme in die Tageskliniken der Bundesrepublik nach einem Vorstellungsgespräch.

Es werden überwiegend Patienten mit folgenden Krankheitsbildern aufgenommen: depressive und leichte bis mittelschwere dementielle Syndrome, Persönlichkeitsstörungen, neurotische Erkrankungen, Angst-Syndrome, psychosomatische Erkrankungen, sekundäre Abhängigkeits-Syndrome, subakute Psychosen aus dem schizophrenen Formenkreis.

Eher Kontra-Indikationen (je nach Einzelfall zu überprüfen) sind:

- allgemein: zu weite Entfernung, sehr ungünstiges soziales Umfeld, ausgeprägte Fortlauftendenz, schwerste Körperbehinderung

- Krankheitsbilder: fortgeschrittene dementielle Syndrome, akute Verwirrtheitszustände, akute Suizidalität, akute Psychosen, schwere akute körperliche Erkrankung.

Die Personalausstatttung der Tagesklinik ist durch die Psychiatrie-Personalverordnung (Psych-PV) geregelt, die einen Mindestbedarf festlegt (s. Beispiel in Tabelle F2.2-2). Im Mittel arbeiten 5,4 Mitarbeiter pro Tagesklinik.

Tabelle F2.2-2:   Vollkraftanteile der Mitarbeiter nach Psych-PV für 18 Plätze*⁾

1,37	Arzt (ohne Leiter)
3,91	Krankenpfleger/Altenpfleger
0,8	Psychologe
1,65	Ergotherapeut
0,26	Bewegungstherapeut
0,67	Sozialarbeiter

*⁾ Die Berechnung bezieht sich auf 100% Auslastung und maximal 21% Ausfallzeiten.

Unterschiedlich ist der Fahrdienst geregelt: klinikeigener Fahrdienst, beauftragtes Unternehmen, Taxis und öffentliche Verkehrsmittel oder zu Fuß.

Je nach Größe der Tagesklinik bedarf es einer barrieregerechten Ausstattung. Notwendig sind ausreichende Gruppenräume für die Morgenrunde (Platz für alle Patienten und Mitarbeiter), Gruppenaktivitäten und Ergotherapie, Kochgelegenheit zum Training, Räumlichkeiten für den Mittagsschlaf der Patienten und Möglichkeiten für eine Infusionsbehandlung, sanitäre Anlagen, Funktionsräume und Arbeitszimmer für die Mitarbeiter.

Als Beispiel soll die Ausstattung der Tagesklinik in Hamburg vorgestellt werden:

- Architektur: Flachbau mit 11 Zimmern, einem großen Eingangsbereich, einer großen Küche auch für die Kochgruppe; Terrasse

- Sachausstattung: Behandlungszimmer mit Untersuchungsliege etc.; Toiletten und Bad mit Dusche; Behandlungsräume mit Bestuhlung für Einzel- und Gruppentherapie; Ruhe- und Aufenthaltszonen mit entsprechender Bestuhlung; Ergotherapieausstattung; Orffsche Musikinstrumente; Gesellschaftsspiele; Kochgeräte etc. Ein Kleinbus (VW). Eigentliche Hilfsmittel existieren nicht.

Die Konzeptionen der Tageskliniken in Deutschland ähneln sich. Als Beispiel soll die der Tagesklinik des AK Ochsenzoll (Herber et al. 1994) vorgestellt werden:

- Vor Aufnahme erfolgt ein ambulantes Vorgespräch, das direkt mit der Altentagesklinik vereinbart werden kann. Es dient zur Klärung der Indikation, dem gegenseitigen Kennenlernen und der Information über die Tagesklinik. Eine eindeutige Motivation von seiten des Patienten ist nicht Vorbedingung.

- Die psychiatrisch-psychotherapeutische Behandlung umfaßt neben eingehenden Gesprächen und der Psychopharmakotherapie ein intensives gruppentherapeutisches Programm. Problemzentrierte Gesprächsgruppen gehören ebenso dazu wie Gymnastik-, Ergo- und Musiktherapie, Schwimmgruppe, Spiele und Ausflüge. Selbstverständlich finden allgemeine Milieutherapie und Übung täglicher Aktivitäten inklusive Haushaltstraining und Kochgruppe statt.

- Die <u>Gesprächsgruppen</u> arbeiten je nach Patientenzusammensetzung entweder stärker konflikt- oder eher themenzentriert. Die Therapeuten greifen, mehr als bei der Psychotherapie Jüngerer, aktiv und strukturierend in den Gruppenablauf ein.

- Bei fast allen Patienten geht es um die Bewältigung von Verlusten. Bei soziotherapeutischen Maßnahmen steht die Förderung der Kontaktfähigkeit im Vordergrund.

- Alle 14 Tage findet eine Teamsupervision durch einen auswärtigen Psychotherapeuten statt.

2.2.5 Qualitätssicherung und -kontrolle

Das Angebot der Tageskliniken wird in der Regel sehr gut genutzt. Manche Tageskliniken haben zudem Wartezeiten. Da fast alle Tageskliniken gemeindenah errichtet worden sind, können die in einer Region vorhandenen medizinischen Einrichtungen und die der Altenhilfe gut genutzt werden. Auch die Zusammenarbeit mit den Hausärzten und der damit verbundenen Akzeptanz von Tageskliniken hat sich inzwischen überwiegend positiv entwickelt. So besteht ein reger Austausch zwischen den einzelnen Einrichtungen. Dies ist eine der Voraussetzungen für eine abgestufte und adäquate Wiedereingliederung der Patienten in den Alltag.

Sowohl bei den Patienten wie auch bei deren Angehörigen besitzt die Tagesklinik eine hohe Akzeptanz. Die einzelnen therapeutischen Angebote fördern die Selbständigkeit und die Integration in das soziale Netzwerk. Diese und weitere Belege für die Qualität gerontopsychiatrischer Tageskliniken gehen aus einer Evaluationsstudie (Stosberg/Lösch 1997) zur Qualitätssicherung in der gerontopsychiatrischen Tagesklinik deutlich hervor.

In manchen Tageskliniken finden kontinuierlich Veranstaltungen für ehemalige Patienten statt. Diese werden, wie z.B. von der Tagesklinik aus Bonn bekannt, gut genutzt. So besteht die Möglichkeit, nach der Beständigkeit des erzielten Therapieerfolgs zu fragen, Möglichkeiten zur weiteren Stabilisierung anzusprechen und - falls eine Verschlechterung eingetreten ist - beratend und stützend tätig zu sein.

Ist die Tagesklinik Bestandteil eines GZs, so ist deren Effizienz noch erheblich höher. So können z.B. Klinikeinweisungen deutlich verringert und die Verweildauer in der Tagesklinik verkürzt werden.

2.2.6 Zusammenfassung

Die gerontopsychiatrische Tagesklinik ist eine teilstationäre medizinische Einrichtung. Sie behandelt tagsüber psychisch Kranke in der Regel ab dem 60. Bis 65. Lebensjahr. Bisher gibt es 31 gerontopsychiatrische Tageskliniken in Deutschland, weitere sind im Aufbau bzw. in konkreter Planung. Derzeit gibt es 0,5 gerontopsychiatrische Tagesklinikplätze auf 100.000 E. Als Bedarf werden 3,5-5 Plätze pro 100.000 E. angegeben.

Die tagesklinische Behandlung basiert auf einem umfassenden Behandlungsplan, dem eine eingehende mehrdimensionale Diagnostik ("Assessment") vorausgeht. Dabei werden auch die psychosozialen Aspekte berücksichtigt. Zielvorstellung ist ein selbständiges Leben in gewohnter Umgebung. Auf Abbildung F 2.2-1 ist ein üblicher Behandlungsablauf schematisch dargestellt.

Tageskliniken wird zu Recht ein „struktureller Vorteil" bei der Versorgung psychisch kranker alter Menschen eingeräumt. Es wird gemeindenah und nach sozialpsychiatrischen Vorgaben gearbeitet. Es besteht ein enger Kontakt zum stationären, ambulanten und zum Altenhilfe-Bereich. Die Einbeziehung von Angehörigen ist Standard. Tageskliniken sind ein Baustein eines GZs und somit eine wichtige Säule bei der Entwicklung zu einem regionalen gerontopsychiatrischen Versorgungsverbund.

Abbildung F 2.2-1: Schematische Darstellung des Ablaufs in einer tagesklinischen Behandlung

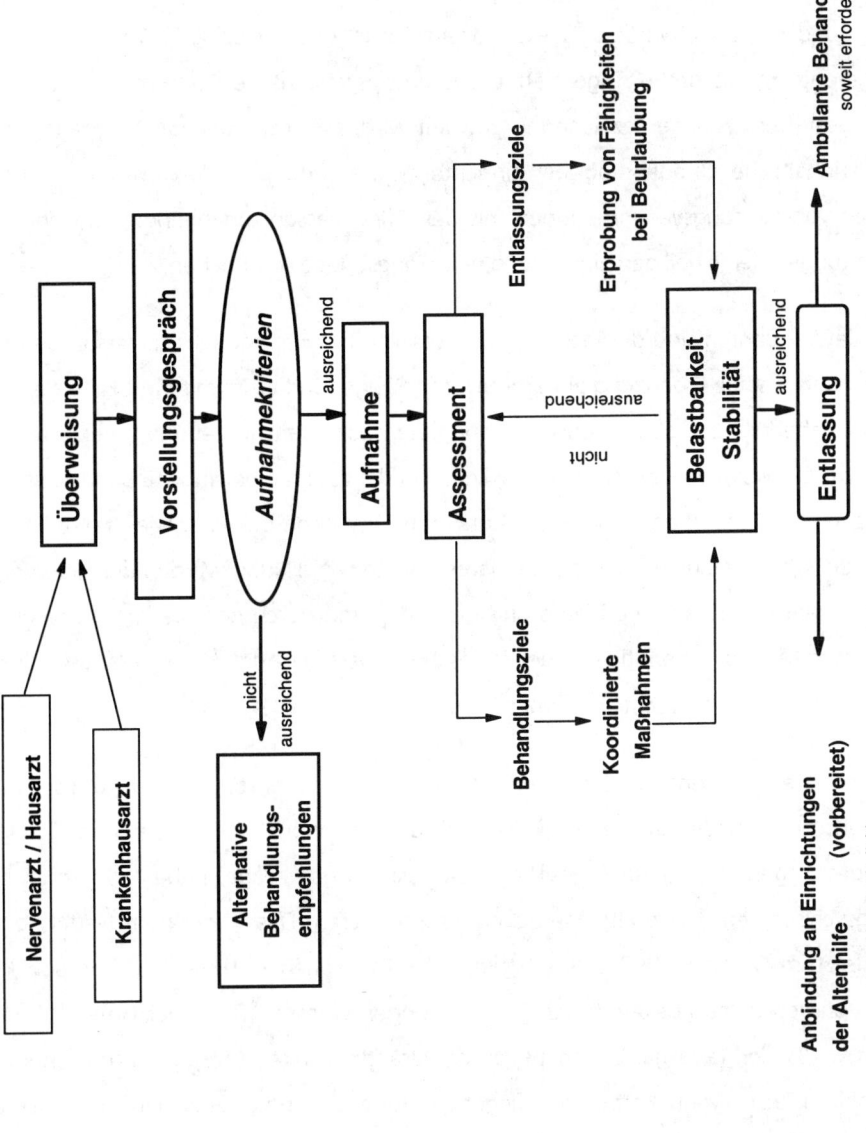

2.3 Gerontopsychiatrische Tagespflege

2.3.1 Allgemeines

In der Bundesrepublik werden Tagespflegeeinrichtungen unterschiedlich bezeichnet. Es finden sich gerontopsychiatrische Tagesstätten, gerontopsychiatrische Tagespflegen oder auch Tagespflegestätten. Welche Bezeichnung gewählt wird, scheint dabei von der Frage abzuhängen, welche inhaltliche Orientierung bei Einrichtungsgründung präferiert wurde. Formal wird im Rahmen von Leistungsvereinbarungen mit den Pflegekassen, unabhängig von der inhaltlichen Ausrichtungen der jeweiligen Einrichtung, von Tagespflege gesprochen.

In den letzten Jahren sind die Tagespflegen wesentlicher Bestandteil der Versorgung geworden. Sie sind notwendige Ergänzung zur ambulanten Pflege, und es ist mit ihrer Hilfe gelungen, auch sehr pflegebedürftigen alten Menschen lange die häuslichen Umgebung zu erhalten. Im Unterschied zur gerontopsychiatrischen Tagesklinik, bei der es um medizinische Behandlung nach SGB V geht, ist die Tagespflege eine Pflegeeinrichtung im Sinne des Pflegegesetzes. Sie arbeitet als Brücke zwischen ambulanten und stationären Bausteinen. Häufig werden die Tagesgäste zusätzlich ambulante psychiatrische Pflege und die Betreuung durch den niedergelassenen Arzt oder die Institutsambulanz benötigen. Hier ist es besonders wichtig, klare Verantwortlichkeiten zu vereinbaren und sachgerecht zu kooperieren.

Aus dem Bereich Gerontopsychiatrie entstanden spezielle Tagespflegen nur für psychisch kranke alte Menschen. Parallel dazu entwickelte auch die allgemeine Altenhilfe ein ähnliches Angebot, die Tagespflegeheime. Diese Tagespflegeheime sind in der Lage, neben somatisch Erkrankten auch psychisch veränderte alte Menschen zu integrieren. Das Kuratorium Deutsche Altershilfe hat zuletzt im Oktober 1993 eine Erhebung der Tagespflegen in der Bundesrepublik durchgeführt. Von den damals bekannten 227 Einrichtungen wurden 139 in der Untersuchung berücksichtigt. 67% der Tagesgäste sind psychisch veränderte alte Menschen (Kuratorium Deutsche Altershilfe 1993). Wenn körperlich pflegebedürftige und psychiatrisch pflegebedürftige Menschen gemeinsam betreut werden, wird der Grad der psychiatrischen Behinderung weniger hoch sein können wie bei speziellen gerontopsychiatrischen Tagespflegeeinrichtungen.

Das Kuratorium Deutsche Altershilfe legt als Anhaltszahl für Tagespflegen 0,3% der über 65jährigen oder 0,05% der Gesamtbevölkerung vor (BMJFFG o.J.). Der Landesaltenplan Nordrhein-Westfalen spricht von einem Bedarf der über 75jährigen von 0,5% (das sind 0,24% der über 65jährigen) (MAGS 1990). Die genannten Zahlen weisen darauf hin, daß etwa die Hälfte der Plätze von Personen genutzt wird, die gerontopsychiatrisch erkrankt sind. Weitere Anregungen für kommunale Planung ergeben sich aus den Landesaltenplänen des jeweiligen Bundeslandes.

2.3.2 Funktion innerhalb der gerontopsychiatrischen Versorgung

Ziel der Tagespflege ist es, den psychisch veränderten Menschen solange wie möglich das Wohnen in der vertrauten Umgebung zu erhalten. Diesem Ziel kommt deshalb vorrangig Bedeutung zu, weil gerade psychisch kranke veränderte Menschen besonders sensibel auf Veränderungen in der Wohnumgebung reagieren. Flexible Tagespflege hilft darüber hinaus:

- das familiäre und nachbarschaftliche Hilfesystem zu entlasten

- die Motivation der Pflegenden aufrechtzuerhalten und zu stabilisieren

- angemessene Rehabilitation und Pflege sicherzustellen

- die Förderung und den Erhalt der Teilhabe an der Gesellschaft sicherzustellen

- zudem ist sie in der Regel preisgünstiger als vollstationäre Unterbringung, und die Lücke zwischen ambulanter und vollstationärer Versorgung wird geschlossen.

Die Tagespflegen müssen ihre Leistungen dem Bedarf und Bedürfnis der jeweiligen Tagesgäste und ihren Familien anpassen. Insbesondere die Öffnungszeiten sind so zu planen, daß sie dem unterschiedlichen Bedarf gerecht werden. Für die Tagesgäste müssen individuelle Besuchszeiten möglich sein. Das gilt sowohl für die Inanspruchnahme innerhalb des Tages als auch für die Nutzung nur halbtags oder nur an bestimmten Wochentagen. Unter diesem Gesichtspunkt kann die Öffnung am Wochenende notwendig und sinnvoll sein. Angebote zur Nachtpflege sind in der Erprobung. Gegenwärtig gibt es im Bundesgebiet keine Nachtpflege als Solitäreinrichtung. Ein in Berlin initiiertes Modellprojekt „Nachtpflege" im Rahmen eines Verbundsystems in Kooperation mit der Alzheimer Gesellschaft Berlin mußte trotz intensiver Bemühungen mangels konkreter Nachfrage eingestellt werden. Trotz einer Bedarfserhebung im Vorfeld wurde das Angebot mit dem Argument der Trennung in der Nacht und der finanziellen Belastung durch potentielle Tagesgäste abgelehnt.

Die Begleitung und Schulung der Angehörigen ist ein wesentlicher Arbeitsschwerpunkt. Es sind sowohl Einzelbegleitung als auch Angehörigengruppen anzubieten. Hausbesuche zu Beginn der Betreuung helfen, das familiäre System und dessen individuellen Unterstützungsbedarf zu verstehen.

Die spezifischen Angebote umfassen unter anderem:

- Sicherstellung der pflegerischen Versorgung der Tagesgäste incl. der medizinischen Behandlung

- die Beratung und Begleitung der pflegenden Angehörigen

- die Bereitstellung flexibler Beschäftigungsangebote in der Tagespflege selber, um die bestehenden Fähigkeiten zu erhalten

- die Entwicklung von Möglichkeiten für angemessene Kommunikation der alten Menschen

- die Versorgung mit Mahlzeiten in der Tagespflege

- die Beratung und Begleitung bei der Organisation der Pflege und Betreuung über die Tagespflege hinaus sowie Beratung im Bereich des Sozialhilferechts.

Die Einrichtung muß in der Lage sein, das ganze Spektrum der Grund-, Behandlungs- und psychiatrischen Pflege anzubieten. Da erfahrungsgemäß viele Tagesgäste hirnleistungsgestört sind, muß es besondere Kompetenz in der Betreuung dementiell Erkrankter geben.

2.3.3 Notwendigkeiten aus gerontopsychiatrischer Sicht

Viele der Tagespflegegäste sind zusätzlich auf die Hilfe ambulanter Sozialdienste angewiesen. Häufig sind weitere Dienste beteiligt. Für die Hilfe im Einzelfall sind klare Verabredungen mit den Kooperationspartnern notwendig. Unumgänglich ist es in jedem Einzelfall, die Verantwortung für die Koordination der gesamten Hilfsangebote festzulegen und ihren Erfolg in angemessenen Abständen zu überprüfen und anzupassen. Die Tagesgäste benötigen in der Regel dauernd ärztliche Betreuung. Der Kontakt zu niedergelassenen (Fach-)Ärzten ist sicherzustellen. In einigen Einrichtungen haben sich auch Psychiatrische Konsile durch Fachärzte bewährt, die das Team der Tagespflege beraten. Der Verbund mit einem ambulantem Dienst wie z. B. einer Sozialstation ist eine besonders hilfreiche Kombination, weil dieser die meist notwendige zusätzliche häusliche

Versorgung der Pflegebedürftigen sicherstellen kann. Die Tagespflege ist einer der Knotenpunkte in der gerontopsychiatrischen Versorgung und der Altenhilfe. Oft nehmen die Tagesgäste verschiedene Bausteine in Anspruch. Besonders wichtige klientenbezogene Kooperationspartner sind die gerontopsychiatrische klinische Abteilung, die Dienste der Kommune (Gesundheitsamt, Familienfürsorge, Betreuungsvereine), ambulante Pflegevereine, Sozialstationen und die Altenheime.

Die bestehen Tagespflegen arbeiten in engem Verbund mit anderen Bausteinen der Gerontopsychiatrie oder der Altenpflege. 40,4% der bekannten Einrichtungen werden im Verbund mit einer stationären Einrichtung betrieben, 19,9% sind kombiniert mit einem ambulanten Dienst, 32,4% sind selbständige Einrichtungen, 7,3% arbeiten in anderen Verbundsystemen (z.B. Tagespflege im Heim) (Kuratorium Deutsche Altershilfe 1993).

In welcher Form diese Kooperation geschieht, hängt sehr eng mit der Ausgestaltung und dem Ausbau des gerontopsychiatrischen Versorgungsnetzes der Region zusammen, an deren Entwicklung sich Tagespflegeeinrichtung aktiv beteiligen sollten. Die Kooperation und Vernetzung in der Region wird im Pflegegesetz (§9) geregelt. Dabei ist den Ländern die Aufgabe übertragen, für eine ausreichende Versorgungsstruktur zu sorgen. Das Landespflegegesetz NRW z.B. sieht vor, daß diese Aufgabe auf kommunaler Ebene geregelt wird. Es sind kommunale Pflegekonferenzen einzurichten, die den örtlichen Bedarf und die Kooperation der Angebote untereinander sicherstellen. Die teilstationären Einrichtungen delegieren einen Vertreter.

Die im folgenden dargestellte Zielgruppe stellt das primäre Klientel von gerontopsychiatrisch ausgerichteten Tagespflegen dar. Gerade bei diesen Erkrankungsbildern sind Behandlungspläne notwendig, die über das Angebot von Einzelinstitutionen hinausgehen.

In der Regel werden ältere Menschen über 65 Jahre betreut, die:

- chronisch psychisch krank aber nicht akut behandlungsbedürftig sind

- deren Pflege-/Betreuungsbedarf nicht angemessen von Angehörigen und/oder ambulanten Diensten abgedeckt werden kann

- deren Betreuung aber abends, nachts und am Wochenende abgesichert ist

- und die nicht bettlägerig sind.

Tagespflegen stehen in der Regel Personen mit Körperbehinderungen offen. Nicht betreut werden können Menschen:

- Patienten, die akut erkrankt sind und die medizinische stationäre oder teilstationäre Behandlung brauchen

- Patienten, die auch nach längerer Eingewöhnung in der Tagespflege den Ort nicht akzeptieren

- Patienten, die bettlägerig sind.

2.3.4 Rahmenbedingungen

Der überwiegende Teil der in Tagespflegen aufgenommenen Menschen kommt durch Vermittlung von sozialen Diensten ganz unterschiedlicher Art: gerontopsychiatrische klinische Abteilung vor Ort, ambulante Hauspflegedienste, städtische Sozialdienste, sozialpsychiatrische Dienste, kirchliche Betreuungseinrichtung, gerontopsychiatrische Tageskliniken, andere Alteneinrichtungen. Je länger eine Tagespflege vor Ort etabliert ist, desto mehr Anfragen kommen direkt von Betroffenen bzw. deren Angehörigen, auf Empfehlung von Nachbarn oder durch Mundpropaganda. Nach zunächst telefonischem Erstkontakt gibt es immer ein Erstgespräch mit den Angehörigen und den Betroffenen. Häufig erfolgt dann ein Hausbesuch, auf dem der konkrete Bedarf eruiert und über die Finanzierungsmöglichkeiten des Aufenthalts in der Tagespflege beraten wird. Bei einer Warteliste steht die Beratung für die Übergangszeit im Vordergrund. Danach wird der Patient aufgenommen.

Für eine (Modell-)Tagespflege mit 16 Plätzen benötigt man vier Vollkräfte incl. Leitungsanteil, eine halbe Stelle in der Hauswirtschaft und eine viertel bis eine halbe Stelle Reinigungskraft, weiterhin, wenn die Einrichtung den Fahrdienst selbst organisiert, zwei bis drei Zivildienstleistende. Tagespflegen sind anerkannte Versorgungsbausteine nach dem Pflegegesetz. Noch werden die bekannten Tagespflegen im Rahmen von Übergangsbestimmungen behandelt. Für NRW bedeutet das z.B.: Nach Einstufung des Patienten werden bis zu 50% der Kosten von den Pflegekassen übernommen. Der Rest (Unterkunft und Investitionskosten) muß privat bezahlt werden oder wird von den Sozialhilfeträgern übernommen. Die Gruppe der Menschen, die nicht mindestens Pflegestufe I erreichen, werden wie bisher auch die Kosten selbst tragen müssen, bzw. der Sozialhilfeträger springt ein.

Als Baustein für Pflege muß sich die Tagespflege von der Pflegekasse anerkennen lassen. Dazu muß ein Versorgungsvertrag als zugelassene Pflegeeinrichtung mit der Kasse abgeschlossen werden. Die Einrichtung muß selbständig wirtschaftend sein und die Pflege muß unter ständiger Leitung einer ausgebildeten Pflegefachkraft stehen.

Die Mitarbeiter sollten aus unterschiedlichen Berufsgruppen stammen. Zwingend erforderlich sind berufliche Kompetenzen in Krankenpflege, Altenpflege, Pädagogik, Sozialarbeit und Ergotherapie.

Tagespflegen benötigen ausgebildete Fachkräfte der Kranken- oder Altenpflege. Einer dieser Mitarbeiter muß für die Qualität der pflegerischen Leistungen verantwortlich sein. Bewährt haben sich auch pädagogisch ausgebildete Mitarbeiter, z.B. Erzieher, Ergotherapeuten und Sozialarbeiter.

Da die Tagespflege häufig Einstieg in das professionelle Unterstützungssystem ist, tauchen viele sozialrechtliche Fragen z.B. zur Finanzierung der Leistungen auf. Aus diesem Grund ist ein Sozialarbeiter erforderlich.

Ein Hauptschwerpunkt in der Arbeit sind tagesstrukturierende Maßnahmen. Dabei spielen Trainingsmaßnahmen und Beschäftigung eine große Rolle. Die Ergänzung des Teams durch Erzieher und Ergotherapeuten ist deshalb zu berücksichtigen. Der Einsatz von Heilpädagogen ist bisher wenig erprobt, könte aber im Hinblick auf die gezielte Betreuung von Demenzerkrankten eine sinnvolle Ergänzung darstellen. Einjährig ausgebildete Mitarbeiter oder Laienhelfer können als Ergänzung eingesetzt werden, dürfen aber nicht überwiegen. Ein besonderer therapeutischer Zugang ist über gemeinsames Singen und Musizieren möglich, dies sollte bei der Wahl der Mitarbeiter berücksichtigt werden.

Die Tagespflege muß über einen angemessenen Fahrdienst verfügen. Gute Erfahrungen gibt es mit eigenen Kleinbussen und Zivildienstleistenden.

Bewährt haben sich für gerontopsychiatrische Tagespflegen größere Wohnungen mitten in einem Wohngebiet, die für Tagesgäste und Angehörige leicht erreichbar sind. Die Tagespflege selbst braucht als Mindestausstattung eine Küche, in der gemeinsames Kochen möglich ist und einen größeren Eßraum, weiterhin mehrere große Gruppenräume, ein Büro für das Team, mehrere behindertengerecht ausgestattete Toiletten und ein behindertengerecht ausgestattetes Bad. Unbedingt erforderlich sind darüber hinaus Ruheräume in angemessener Zahl. Als ausgesprochen sinnvoll erweist sich ein größerer, in sich abgeschlossener Garten. Die Räume sollten roll-stuhlgerecht sein. Zusätzliche kleinere Stufen in der Wohnung behindern nicht. Da es sich um die Betreuung von überwiegend verwirrten alten Menschen handelt, ist es sinnvoll, daß die Räume reinen Wohnungscharakter haben, der es den alten Menschen ermöglicht, sich aufgrund ihrer Lebenserfahrungen zu orientieren. „Das Wohnzimmer muß wie ein Wohnzimmer aussehen und die Toilette wie eine Toilette". Viele Tagesgäste haben ein verstärktes Bewegungsbedürfnis, das bei der Größe der Räume zu berücksichtigen ist. Bei überwiegender Betreuung von Demenz-erkrankten sollte die Farbgestaltung und Lichtgebung die Orientierungsfähigkeit der Erkrankten unterstützen.

Mit Ausnahme eines behindertengerechten Bades ist eine besondere Sachausstattung nicht nö-tig. Einzelne aufgenommene Besucher, die besondere Hilfsmittel benötigen, bringen diese in der Regel mit.

2.3.5   Qualitätssicherung und -kontrolle

Als Pflegeeinrichtung nach dem Pflegegesetz unterliegt sie den in den Ausführungsbestimmun-gen geregelten Grundsätzen zur Qualitätskontrolle.

2.3.6   Zusammenfassung

Tagespflegeeinrichtungen sind inzwischen anerkannte Einrichtungen der gerontopsychiatrischen und geriatrischen Versorgungslandschaft. Psychisch kranke alte Menschen werden in einer Reihe von Tagespflegeeinrichtungen mit speziellen Angeboten betreut, die den besonderen Anforde-rungen dieser Personengruppe entsprechen. Als komplementäres Angebot sind Tagespflegeein-richtungen ein zentrales Bindeglied zwischen stationärer und ambulanter Versorgung.

2.4   Gerontopsychiatrisches Zentrum

2.4.1   Allgemeines

Entsprechend der Definition der Expertenkommission (1988), die auch von den Fachgesellschaften getragen wird, spricht man von einem Gerontopsychiatrischen Zentrum (GZ), wenn in seinem Kernbestand eine teilstationäre Behandlungs- und Rehabilitationseinrichtung (Tagesklinik),
ein ambulanter Dienst und eine Altenberatung einbezogen sind oder - in der Entwicklungsphase
- ein Baustein (Tagesklinik) verwirklicht ist und die weiteren in Kürze hinzukommen sollen. Die
Arbeitsweise eines GZs ist, „treibende Kraft der gerontopsychiatrischen Versorgung" (Expertenkommission 1988) in einer Region zu sein.

In der Psychiatrie-Enquête (1975) wurde für die nichtstationäre gerontopsychiatrische Versorgung empfohlen, für jedes Standardversorgungsgebiet (ca. 250.000 E.) ein GZ einzurichten. Das
GZ stellt die „zentrale Zusammenfassung dreier für die gerontopsychiatrische Versorgung besonders wichtiger Dienste dar: einer Poliklinik, einer Tagesklinik, eines kleinen stationären As-
sessment-Unit". Mit „Assessment" ist die Tätigkeit gemeint, „welche sich die bedarfsgerechte
und die besonderen Belange des einzelnen Kranken berücksichtigende Verteilung psychisch
kranker alter Menschen in Behandlungseinrichtungen zum Ziele setzt". Empfohlen wird, das GZ
räumlich und organisatorisch an eine gerontopsychiatrische Einheit einer psychiatrischen Klinik
oder einem Allgemeinkrankenhaus anzuschließen. Falls dies nicht möglich oder zweckmäßig
erscheint, sollte zumindest eine enge Zusammenarbeit mit gerontopsychiatrischen Einrichtungen
angestrebt werden. Neben der Versorgung sollte das GZ auch weitere wichtige Aufgaben übernehmen: Fort- und Weiterbildung der in der Gerontopsychiatrie und Altenhilfe tätigen Berufsgruppen und eine „dringend benötigte praxisorientierte Forschung". In keinem der der Enquête
folgenden Bundes- oder Landesmodelle (Baden-Württemberg) wurde allerdings ein GZ mit den
drei Diensten verwirklicht und erprobt. Dennoch wurden in einigen Regionen (z.B. Berlin, Hamburg, Düsseldorf) Bausteine des GZs (insbes. Tagesklinik) eingerichtet und nach den Vorgaben
eines GZs gearbeitet.

Von der Expertenkommission 1988 wurde ausdrücklich die Einrichtung von Gerontopsychiatrischen Zentren je Versorgungsgebiet (für 200.000 E. - bis 300.000 E.) gefordert, um dadurch
eine bessere regionale Versorgung psychisch kranker alter Menschen zu gewährleisten. Empfohlen wurde, keine stationäre „Assessment Unit" einzurichten. Diese Aufgabe sollte die Tages-

klinik übernehmen. Die Empfehlung, welche Bestandteile ein Gz haben sollte, blieb. Als zusätzliches Aufgabenfeld wurde die Öffentlichkeitsarbeit und die Aus-, Fort- und Weiterbildung der Versorgungsregion („Stimulator") genannt. Das GZ sollte funktionell und räumlich eigenständig mit einem ärztlichen Leiter arbeiten. Die organisatorische Anbindung des GZs sollte je nach Gegebenheit einer Versorgungsregion erfolgen. Als Möglichkeiten werden genannt:

- Anbindung an eine stationäre psychiatrische Versorgungseinrichtung,

- Anbindung an einen Träger, der für das Versorgungsgebiet maßgebende Einrichtungen der Altenhilfe betreibt,

- eigenständige Institution mit eigenständiger Trägerschaft.

Im Zwischenbericht der Enquête-Kommission „Demographischer Wandel" (1994) wurde die Empfehlung der Expertenkommission erneut unterstrichen und darauf hingewiesen, daß das GZ gerontopsychiatrischen Abteilungen oder psychiatrischen Abteilungen am Allgemeinkrankenhaus angegliedert werden kann. Wie sich gezeigt hat, sind alle derzeit bestehenden GZs mit einer gerontopsychiatrischen Abteilung eines Landeskrankenhauses oder einer Klinik verbunden.

Erst in den letzten Jahren wurden in der Bundesrepublik Deutschland GZs eingerichtet (Bonn, Eberswalde, Gütersloh, Kaufbeuren, Kempten, Leipzig, Münster, Osnabrück). Allerdings sind in vielen Regionen GZ-Bausteine verwirklicht (nach Erhebung der BAG Psychiatrie1997] mindestens 14), die derzeit schon neben dem Versorgungscharakter auch eine Motorfunktion haben. Aus unterschiedlichen Gründen ist deren offizielle Bezeichnung „GZ" noch nicht erfolgt. Eine Reihe von weiteren Regionen (z.B. Stralsund, Südbayern) sind derzeit daran, GZs einzurichten. Hinzuweisen ist, daß es derzeit 37 gerontopsychiatrische Tageskliniken (s. Tabelle F 2.2.-1) mit und ohne Einbeziehung einer Institutionsambulanz (eigenständig oder im Rahmen der Allgemeinpsychiatrie) gibt. Es ist davon auszugehen, daß die Mehrzahl dieser Einrichtungen nicht nur institutionsbezogen tätig sind, sondern - den Empfehlungen eines GZs entsprechend - in ihrer Region eine Stimulationsfunktion zur Verbesserung der gerontopsychiatrischen Versorgung haben.

Aus vielerlei Gründen wurden seit 1975 nur wenige GZs eingerichtet (Hirsch 1996a). Dazu zählten z.B.:

- Das Wissen von Professionellen über ein GZ ist unzureichend. Oft wird es von Vorurteilen geprägt. Es ist wenigen bekannt, daß durch die Durchführung eines gerontopsychiatrischen

Assessments mit entsprechenden Interventionen und Alternativen eine Vielzahl von stationären Aufnahmen sowie Fehlbelegungen und Fehlbehandlungen verringert werden können.

- Gerontopsychiatrie wird auch von der Psychiatrie überwiegend als ihre „Adnexe" bewertet. Es wird angenommen, daß die Gerontopsychiatrie durch GZs gegenüber der Allgemeinpsychiatrie, Sucht und Forensik eine besondere Stellung einnehmen würde. Dies würde für die übrigen psychiatrischen Bereiche eine nachteilige Auswirkung haben. Es besteht die Angst, Betten mangels Bedarf reduzieren zu müssen (dies würde aus einer optimalen gerontopsychiatrischen Versorgung resultieren). Auch besteht der Trend, mehr ambulante geriatrische Einrichtungen zur Versorgung psychisch kranker alter Menschen zu schaffen, die bisher in der Regel nicht versorgt werden.

- Manche niedergelassenen Ärzte befürchten im GZ eine starke Konkurrenz (insbes. durch die Ambulanz), obwohl z.B. die nervenärztliche Heimversorgung derzeit völlig unzureichend ist. Oft herrscht noch die Ansicht, daß ein Patient entweder schwer krank ist (dann muß er stationär behandelt werden) oder eine hausärztliche Behandlung ausreichend ist. Daß vor Interventionen ein gerontopsychiatrisches Assessment notwendig ist, wird immer noch zu wenig berücksichtigt.

- Kommunen ist die Möglichkeit von GZs und deren für eine Region mögliche Arbeit nur unzureichend bekannt. Sie gehen davon aus, daß Kosten auf sie zukommen können und lehnen diese daher eher ab. Sie befürchten auch, daß der Einfluß von Trägern von psychiatrischen Kliniken (Bezirke, Landschaftsverbände u.a.) in einer Region zu groß wird.

- Altenhilfeeinrichtungen befürchten, daß GZs zu einer Zentralisierung von gerontopsychiatrischer Kompetenz führen und dezentrale Aufgabenfelder vernachlässigt werden. Hinzu kommt, daß sie als Gefahr für das Subsidiaritätsprinzip angesehen werden.

- Die Finanzierung von Altenberatung, einem Baustein des GZs, ist problematisch. Da Krankenkassen hierfür nicht zuständig sind, müssen andere Kostenträger (insbesondere Kommunen) gefunden werden. Gibt es auch kommunale Einrichtungen, die einen Teil der Aufgaben einer Altenberatung übernehmen, so wird das ganze Aufgabenfeld, wie dies von der Expertenkommission und Gerontopsychiatern gefordert wird, bisher unzureichend abgedeckt. Mit bestehenden Altenberatungsstellen ist eine verbindliche Absprache i.S. eines Versorgungsverbunds anzustreben.

Erfreulicherweise hat die Bundesarbeitsgemeinschaft der Träger psychiatrischer Krankenhäuser (BAG-Psychiatrie) in ihrem „Aktionsprogramm gerontopsychiatrische Versorgung" 1997 festgelegt, daß GZs als „Herzstück der gerontopsychiatrischen Versorgung" in den nächsten Jahren weiter ausgebaut werden. So hat z.B. der Landschaftsverband Rheinland Anfang 1998 beschlossen, in seinen Einrichtungen GZs weiter aufzubauen.

Inzwischen kann die Effizienz der Arbeitsweise eines GZs als nachgewiesen gelten (Steinkamp/Werner 1997). Alle derzeit bestehenden GZs und Einrichtungen, die in ähnlicher Weise arbeiten, tragen zu einer erheblichen Verbesserung der Versorgung, der Zusammenarbeit der einzelnen Einrichtungen und einem regionalen, vermehrten und differenzierteren öffentlichen Problembewußtsein bei (Remlein/Netz 1996).

2.4.2   Einrichtungsstandards

2.4.2.1 Zielsetzung

Das GZ soll in einer Versorgungsregion die Prävention, Behandlung, Rehabilitation und Pflege von psychisch kranken alten Menschen im nichtvollstationären klinischen Bereich so fördern, daß eine adäquate, effiziente, qualifizierte und dabei patientenorientierte Versorgung möglich ist. Es soll ein Bindeglied zwischen klinisch, stationären und nichtstationären Einrichtungen sein. Zudem soll es die Zusammenarbeit zwischen allen Einrichtungen und Dienstleistungsbetrieben, die für psychisch kranke alte Menschen in einer Versorgungseinrichtung vorhanden sind, optimieren. Das GZ soll nach Möglichkeit bei jedem psychisch kranken alten Menschen ein gerontopsychiatrisches Assessment durchführen, damit in einer Versorgungsregion die vorhandenen Kapazitäten optimal ausgenutzt werden können. Es soll mitverantwortlich für eine qualifizierte Aus-, Fort- und Weiterbildung für die Berufsgruppen in der Versorgungsregion sein. Durch die Bereitstellung eines nach Qualitätsmerkmalen erstellten Verzeichnisses aller Einrichtungen, die für psychisch kranke alte Menschen und deren Angehörigen relevant sind, fördert es die Kenntnisse aller Beteiligten, welche potentiellen Versorgungsmöglichkeiten und –angebote in einer Region vorhanden sind. Es soll seine Fachkompetenz allen regionalen Einrichtungen, Kommunen und Verbänden sowie Planungsgruppen zur Verfügung stellen, um eine möglichst geringe Über-, Fehl- und Unterversorgung zu erreichen. Durch eine versorgungsorientierte gerontopsychiatrische Forschung soll es Erkenntnisse erwerben, bereithalten und veröffentlichen. Ziel eines GZs ist es nicht, eine zentralistische Versorgung anzustreben, sondern ausgewogen zentralistische und dezentrale Vorgehensweisen zu optimieren.

2.4.2.2 Konzeption

Grundsatz ist, möglichst jedem alten Mensch oder seinem Angehörigen, der in Kontakt mit dem GZ tritt, in der Versorgungsregion eine Hilfestellung zu geben. Dies reicht von einer Adressenvermittlung bis zur Behandlung in der Tagesklinik oder dem Aufsuchen zu Hause oder im Heim. „Dunkelfelder" sollen zusätzlich verringert werden (Bekanntheit und Akzeptanz des GZs). Sekundär ist es Ansprechpartner für alle Einrichtungen der Altenhilfe und medizinischen Bereiche sowie für öffentliche Gremien. Eingeschränkt wird dies durch personelle, strukturelle und ökonomische Ressourcen sowie durch die vorhandenen Hilfsmittel und die Lokalisation des GZs. Das GZ hat grundsätzlich den einer extramuralen Einrichtung. Ebenso wichtig wie die Versorgung in den einzelnen GZ-Bereichen ist ein progressiver, evolutiver und kreativer Arbeitsstil sowie eine dem wissenschaftlichen Kenntnisstand angepaßte gerontopsychiatrische Kompetenz.

Das GZ ist den gerontologischen und sozialpsychiatrischen Sichtweisen verpflichtet. Dies kann nur ein multiprofessionelles gerontopsychiatrisches Team leisten, in welchem jede Fachgruppe ihre Sichtweise einbringt. Kontinuierliche Supervision sowie Fallkonferenzen sind hierzu eine wichtige Voraussetzung. Um einer ganzheitliche Beurteilung der Situation und Krankheit eines alten Menschen gerecht zu werden, ist ein gerontopsychiatrisches Assessment (s.o.) unter Einbeziehung der häuslichen Umgebung erforderlich. Nach einer folgenden „Fallkonferenz" mit allen Beteiligten wird eine Gesamtkonzeption erarbeitet. Erst dann wird entschieden, „wo" und „wie" ein Patient behandelt werden kann. Grundsatz ist: ambulant vor teilstationär und teilstationär vor stationär. Dies fördert auch eine effiziente und qualitätsorientierte Versorgung unter Berücksichtigung der Kosten und Nutzung vorhandener Ressourcen.

2.4.2.3 Aufgaben und Grenzen

Das GZ soll mit bestehenden Einrichtungen der medizinischen Versorgung, insbesondere der Allgemeinpsychiatrie und Geriatrie sowie der Altenhilfe kooperieren und Öffentlichkeitsarbeit betreiben. Weiterhin soll es wichtige Impulse für die Aus- und Weiterbildung der in der Altenarbeit vertretenen Berufsgruppen in der Versorgungsregion geben sowie regelmäßige regionale Fortbildungsveranstaltungen für Laien und Professionelle fördern. Für in der Altenarbeit Tätige hat sich z.B. das „Gerontologische Forum" (Göppingen, Bonn) sehr bewährt. Neben der Wissensvermittlung ist Raum für Austausch von Fachkenntnissen und Knüpfung neuer Kontakte zur Verbesserung der Kommunikation gegeben. Das GZ soll Anlaufstelle und Bindeglied aller in einer Versorgungsregion bestehenden Einrichtungen sein, die für psychisch kranke und leidende alte Menschen und deren Angehörigen zuständig sind. Es soll allen Einwohnern einer Versorgungsregion zugängig sein. Das GZ ist zudem eine Art „Anlaufstelle", die einerseits ein „gerontopsychiatrisches Assessment" durchführt und diesbezügliche Folgemaßnahmen einleitet und andererseits Betroffene an andere Einrichtungen vermittelt. Dies gilt auch für eine Gedächtnis- (bzw. „Memory Clinic") und psychotherapeutisch/psychosomatische Sprechstunde. Sinnvoll ist, daß sie ein Verzeichnis aller Einrichtungen einer Versorgungsregion mit entsprechenden Qualitäts-Merkmalen erstellt bzw. hierüber verfügt, das allen Bürgern, Einrichtungen und Kommunen zugängig ist. Es soll dezentrale Einrichtungen unterstützen und seine Hilfe anbieten. In der Region bestehende Versorgungsmängel sollen durch das GZ aufgezeigt und mit anderen gemeinsam für deren Behebung gesorgt werden. Es soll daher sein Wissen politischen (insbes. kommunalen) Gremien, Trägern von Einrichtungen u.a. zur Verfügung stellen und sich aktiv an den „Altenplänen" der Kommunen beteiligen sowie beratend bei geplanten Vorhaben sein (Übersicht: Vollhardt/Hirsch 1997).

Die Aufgaben des GZs sind hauptsächlich medizinische (psychiatrische) und soziale. Sie liegen in den Bereichen der Psychiatrie, Geriatrie und Altenhilfe und können nicht immer klar abgegrenzt werden (s. Abbildung F2.4-1). Das GZ soll konsequent Aktivitäten anderer Einrichtungen unterstützen. Die Beratung - auch von Selbsthilfegruppen - soll auf Anfrage erfolgen. Vom GZ initiierte Konzepte (z.B. Selbsthilfe-, Angehörigengruppen, Betreuungskonzepte u.a.) sollen abgeben werden, sobald sie von anderen in der Region durchführt werden. Die Leistungen des GZs liegen dann nur noch in der Beratung.

Eine Hauptaufgabe des GZs ist es, nach Möglichkeit bei jedem psychisch kranken alten Menschen, ein gerontopsychiatrisches Assessment durchzuführen, insbesondere wenn eine (teil-) stationäre Aufnahme droht. Ist dies nicht möglich, soll mit dem jeweiligen Hausarzt, dem Patienten und dessen Bezugspersonen möglichst vor der Einweisung eine gemeinsame Klärung der Situation herbeigeführt werden.

Abbildung F 2.4-1: Aufgaben eines gerontopsychiatrischen Zentrums

Multiprofessionalität - Ganzheitlicher Bezug - Regionale "Motorfunktion"

Altenberatung:	Ambulanz:
Beratung von Betroffenen	Assessment/Vorschaltambulanz
Beratung von Angehörigen und Bezugspersonen	Präventive Beratung
Förderung von Selbsthilfegruppen	kurative und rehabilitative Behandlung
Vermittlung von regionalen Angeboten der Altenhilfe	Gedächtnissprechstunde Memory Clinic
Enge Kooperation mit regionalen Einrichtungen der Altenhilfe, Behörden u.a.	Häusliche Beratung
	Beratung von Angehörigen
Informationsbörse für alle regionalen Alteneinrichtungen und älteren Bürger sowie deren Bezugspersonen	Konsiliardienst mit Fallkonferenz in Heimen
	Beratung von niedergelassenen Ärzten
	Beratung von ambulanten und Pflegediensten

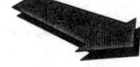

Gerontopsychiatrisches Zentrum

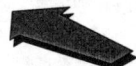

Tagesklinik:	Weitere Aufgaben:
Assessment	STIMULATOR zur regionalen Unterstützung von Gesundheitserziehung, Altenhilfe, Konzeptentwicklung u.a.
Behandlung	
Rehabilitative Trainingsmaßnahmen	Öffentlichkeitsarbeit
Angehörigenarbeit	Regionale Hilfe bei multiprofessionellen und berufsspezifischen Aus-, Fort- und Weiterbildungsmaßnahmen
Koordination poststationärer Behandlung und Rehabilitation	
Wiedereingliederung in das soziale Umfeld	Versorgungsorientierte Forschung und Unterstützung wissenschaftlicher gerontologischer Arbeiten

2.4.2.4 Zugangswege und Ausschlußkriterien

Die Einrichtung eines GZs ist abhängig von einer Reihe regionaler Bedingungen, wie ländliche oder städtische Bevölkerung, Erreichbarkeit, zusätzlicher Bedarf an gerontopsychiatrischer Kompetenz u.ä. Für die Art der Anbindung eines GZs gibt es mehrere Möglichkeiten. So wären z.B. in ländlichen Gebieten oder wegen mangelnder Verkehrsanbindungen aufgrund der schlechten Erreichbarkeit (mangelnde Gemeindenähe) Alternativen (z.B. Einbeziehung der Altenhilfe) zu diskutieren. Entscheidend ist, daß in einer Region eine oder mehrere Einrichtungen gemeinsam über eine adäquate gerontopsychiatrische Kompetenz verfügen und sich verantwortlich für die Gerontopsychiatrie fühlen.

Primär sind psychisch kranke alte Menschen (in der Regel ab dem 60. Bis 65. Lebensjahr) und deren Angehörige bzw. Bezugspersonen die Zielgruppe des GZs. Allerdings gibt eine Reihe von Problemen und psychosozialen Krisen, die mit dem Altern zusammenhängen (z.B. Frühberentung, psychische chronische Erkrankung), die auch bei 50- bis 60Jährigen auftreten können. Entscheidender ist daher im Einzelfall eher das funktionale als das kalendarische Lebensalter. Offen ist das GZ auch für alle Bürger, die Fragen über das Alter und Altern haben, die eine fachbezogene Beratung wünschen oder sich z.B. über mögliche präventive Maßnahmen im Alter eine Beratung wünschen, die von anderer Seite nicht geleistet werden kann.

Sekundäre Zielgruppen sind:

- niedergelassene Ärzte und Ärzte aus anderen Kliniken

- nichtärztliche Berufsgruppen in einer Versorgungsregion

- Vertreter von Verbänden und Kommunen sowie politische Mandatsträger

- Forschungsgruppen, die eine versorgungsorientierte Altersforschung durchführen.

Natürliches Ausschlußkriterium ist - bis auf Ausnahmen - das Alter (unter 60jährige). Für Patienten, die somatische Erkrankungen oder Fragen haben, die in den Rahmen der klinischen Geriatrie gehören, ist das GZ nicht zuständig. Bei psychischen Begleiterkrankungen allerdings ist eine Absprache mit dem Geriater oder einem geriatrisch erfahrenen Hausarzt notwendig. Grundsatz ist eine Weitervermittlung an spezifische Einrichtungen bzw. Ansprechpartner auch bei Nichtzuständigkeit.

2.4.2.5 Ausstattung

<u>Personal</u>

Ein GZ besteht aus einem multiprofessionellen Team mit einem Gerontopsychiater als Leiter. Als „Mindestausstattung" einer Versorgungsregion für ein GZ wird von der Expertenkommission folgender Stellenschlüssel für erforderlich gehalten:

1	leitender Arzt (Arzt für Psychiatrie)
0,5	Arztstelle
1	Psychologe
1	Sozialarbeiter (s.o.)
2	Krankenpflegekräfte
2	Altenpflegekräfte
2	Beschäftigungstherapeuten
1	Krankengymnastin
1	Schreibkraft

Diese „Mindestausstattung" ist je nach Standort, Versorgungsregion und Größe der Tagesklinik sowie der Anzahl der zu versorgenden ambulanten Patienten Konsiliardiensten in Kliniken und Heimen anzupassen. Grundsätzlich gehört ein Sozialarbeiter zusätzlich zur personellen Mindestausstattung. Da die notwendige Anzahl der Mitarbeiter von mehreren Variablen abhängig ist, können nur Richtzahlen angegeben werden. Folgende Mindestausstattung ist erforderlich:

- *(gesamtes) GZ:*

  - 1 leitender Arzt (Arzt für Psychiatrie und Psychotherapie bzw. Arzt für Psychiatrie oder Nervenarzt mit fundierten Kenntnissen in der Gerontopsychiatrie)

  - 1 Sekretärin

- *Tagesklinik:*

  Mindestausstattung gemäß der Psych-PV (Beispiel 18 Plätze):

  - 1,0   Arzt (ohne Leiter)

- 3,9   Krankenpfleger/Altenpfleger
- 0,75   Psychologe
- 1,5   Ergotherapeut
- 0,25   Bewegungstherapeut
- 0,6   Sozialarbeiter

- *ambulanter Dienst/Ambulanz* (abhängig von den genannten Einflußgrößen):

  - 1   Facharzt für Psychiatrie u. Psychotherapie
  - 0,5   Psychologe
  - 0,5   Sozialarbeiter
  - 1   Altenpfleger/Krankenpfleger mit gerontopsychiatrischer Weiterbildung

- *Altenberatung:*

  - 0,5   Sozialarbeiter
  - 0,5   Altenpfleger/Krankenpfleger mit gerontopsychiatrischer Weiterbildung
  - 0,25   Arzt

Raum- und Sachausstattung

Wünschenswert ist, daß ambulanter Dienst, Beratung und Tagesklinik in einem Gebäude untergebracht sind. Wenn das GZ im Klinikbereich untergebracht ist, können manche Räume insbesondere für Gruppenaktivitäten sowie die sanitären Anlagen mitbenutzt werden. Die architektonischen Voraussetzungen für die Ambulanz und Tagesklinik sind in den entsprechenden Kapitel F 2.1 und F 2.2 beschrieben. Für die Altenberatung sollten mindestens zwei Beratungsräume (in ausreichender Größe [je ca. 20 qm] zur Ermöglichung von Familiengesprächen) sowie diesbezügliche sanitäre Räume vorhanden sein. Für Gruppen- und allgemeine Aktivitäten ist ein größerer Raum (ca. 40 qm) vorzusehen, falls hierzu keine andere Möglichkeit (Tagesklinik o.a.). geboten wird. Für die Leitung und Organisation des GZs bedarf es zwei weiterer Räume (je ca. 20 qm für Sekretariat und ärztliche Leitung).

Für das Sekretariat ist eine diesbezügliche Ausstattung erforderlich (PC, Drucker, Notebook, Karteischrank, Arbeitstisch, Telefon mit Anrufbeantworter, Stühle, Schreibmaschine u.a.), ansonsten (außer für die Tagesklinik, s. Kapitel F 2.2.):

- PKW, Fahrrad (Mobilität)

- tragbares Telefon (Handy)

- Büromöbel und -material (für Personal)

- Arbeitsmaterialien (z. B. für Ergotherapeut, Pflegepersonal, Reinigungspersonal)

- Regelung für die Verköstigung (Tagesklinik).

2.4.3 Versorgungspotential

2.4.3.1 Leistungsprofil

Durch die Zusammenarbeit der einzelnen Bereiche können gerade Verwaltungs- und Leitungs-aufgaben sowie die Außenaktivitäten erheblich ökonomischer gestaltet werden. Sollte auch das Grund-Leistungsprofil aller GZs ähnlich sein, so ist deren weitere Varianzbreite von vielerlei Ein-flüssen abhängig (z.B. andere Einrichtungen in der Region, [Nicht-]Anbindung an eine geron-topsychiatrische Abteilung, Entwicklungsschritte des GZs). Das Leistungsprofil der Tagesklinik ist im Kapitel F 2.2 beschrieben. Dieses ist im Rahmen des GZs nicht erheblich verändert.

Administration und Organisation

Wer die Verwaltungsaufgaben wahrnimmt, ist abhängig von der Gestaltung der Trägerschaft oder der Anbindung an andere Einrichtungen.

Hauptaufgaben sind:

- Sorge für einen reibungslosen Ablauf der nichtmedizinischen, -pflegerischen und -therapeutischen Arbeiten

- Verwaltung der Aufnahme- und Entlassungskartei und -daten von Patienten/Klienten

- Abwicklung der Einnahmen und Ausgaben

- Instandhaltung der Gebäude

- Beschaffung der Arbeitsmaterialien

Das GZ wird von einem Gerontopsychiater (Facharzt für Psychiatrie und Psychotherapie bzw. Psychiatrie bzw. Neurologie und Psychiatrie) mit fundierten Kenntnissen in der Gerontopsychiatrie (z.B. auch „Fakultative Weiterbildung in klinischer Geriatrie") geleitet. Er ist für die Gesamt-organisation, das Assessment und die Behandlung verantwortlich. Seine Aufgabe ist es, multi-professionelle Denk- und Arbeitsweisen sowie eine ganzheitliche Sichtweise zu fördern. Dane-ben soll er in Aus-, Fort- und Weiterbildungsveranstaltungen tätig sein bzw. diese mit Mitarbei-tern koordinieren. Für „übergreifende Tätigkeiten" (s. Abbildung F2.4-1) ist er zuständig.

Pflegeleistungen

Entsprechend der aktivierenden und gerontopsychiatrischen Pflege (s.o.) insbesondere:

- Erhebung einer Pflegediagnose mit Angaben zu den lebenspraktischen Fähigkeiten, vorhan-denen Hilfsmitteln, Alltagsroutine, Tagesgestaltung u.a.

- Problemorientierte Einzel- und Familiengespräche

- Hausbesuche mit Förderung von Hilfe zur Selbsthilfe (Verringerung von Pflegebedürftigkeit)

- Training von lebenspraktischen Kompetenzen zu Hause

- Beratung und Unterstützung anderer Berufsgruppen und anderer Institutionen (Heime und Sozialstationen)

- Durchführung von medizinischen Verordnungen

- Erstellung von Pflegestandards

- Pflegedokumentation

Sozialarbeiterische/-pädagogische Betreuung/Begleitung

- Erhebung einer Sozialanamnese und Sondierung von regionalen Hilfen.

- Beratung und Hilfestellung bei der Klärung der Ansprüche von Patienten gegen Dritte (Sozi-alamt, Wohnungsamt u.a.)

- Heimberatung und -besichtigung

- Familiengespräche

- Zusammenarbeit mit Sozialstationen, mobilen sozialen Hilfsdiensten, Behörden und Heimen

- Förderung der Vernetzung aller regionalen Einrichtungen der Altenhilfe und der medizinisch/therapeutischen Dienste und des Sozialpsychiatrischen Dienstes

- Soziales Training (einzeln und in Gruppe)

- Förderung von Selbsthilfegruppen

- Initiierung von Angehörigengruppen und deren Beratung

- Aufbau eines ehrenamtlichen Helferkreises

Ärztliche/Psychologische/Psychotherapeutische Leistungen

- Fachspezifischer Beitrag zum Assessment

- Ambulante psychosoziale, psychotherapeutische und psychologische Beratung und Behandlung von Patienten

- Beratung von Angehörigen und Bezugspersonen (auch zu Hause)

- Präventive und rehabilitative Beratung, Unterstützung und weitere Interventionen

- Einbeziehung von Hausärzten und Fachärzten und Zusammenarbeit

- Konsiliardienste in Kliniken und Heimen

- Einzel- und Gruppenpsychotherapie

- Beratung von Sozialstationen, mobilen sozialen Hilfsdiensten, Behörden u.a.

- Angebot einer psychotherapeutisch/psychosomatischen Sprechstunde

- Angebot einer Gedächtnissprechstunde

- Enge Zusammenarbeit mit allgemeinpsychiatrischen und geriatrischen Einrichtungen.

- Verlaufsdokumentation

- Versorgungsorientierte Forschung

Weitere therapeutische Leistungen

Je nach Schwerpunkt werden im Rahmen der *Ergotherapie* Einzel- oder Gruppenbehandlungen durchgeführt. Vorrangig ist die Intervention im häuslichen Umfeld und die Einbringung ergotherapeutischer Kompetenz im Assessment, im ganzheitlich orientierten Konzept und bei dessen Umsetzung. Nach Möglichkeit soll Motivationsarbeit geleistet werden und die Behandlung an niedergelassene Ergotherapeuten abgegeben werden. Hauptaufgaben sind z.B.:

- Erfassung von Defiziten und Kompetenzen im emotionalen und Leistungsbereich (Gedächtnis, Ausdauer, Orientierung, Konzentration)

- Einzelfallbehandlung: Training spezieller Funktionsausfälle (z.B. Lähmungen), Sozialtraining, Orientierungs- und Gedächtnistraining zu Hause

- Gruppenbehandlung (in eingeschränktem Umfang): Üben von Ausdauer und Konzentration, Förderung von sensiblen und sensorischen Fähigkeiten, Stärkung und Erhaltung vorhandener Fähigkeiten und Fertigkeiten, Förderung von kreativem Gestalten und Freizeitaktivität

- Unterstützung von Selbsthilfe- und Angehörigengruppen

Einzeln und in Gruppen wird je nach Indikation auch die *Krankengymnastik* teilstationär durchgeführt. Angeboten werden Gruppengymnastik, Hockergymnastik und Entspannungsgruppen, die häufig mit Musik unterstützt werden. Patienten mit massiven Bewegungsstörungen, Lähmungen und Gangstörungen unterschiedlichster Genese sowie Bettlägerige werden bevorzugt einzeln behandelt.

Die *Bewegungstherapie* hat die Verbesserung und Schulung der Koordination, der Konzentration, der Feinmotorik, der Kreativität und der Reaktion zum Ziel. Durchgeführt wird sie einzeln oder in der Gruppe. In der Bewegungstherapie haben organisch-funktionelle Störungen und psychisches oder soziales Fehlverhalten bei den Patienten gleiche Priorität.

Angehörigenberatung

Die Angehörigenberatung, einzeln und in der Gruppe, wird von allen Mitarbeitern des GZs durchgeführt und orientiert sich an den Bedürfnissen der Angehörigen. Koordiniert wird diese Beratung in der Regel vom Sozialarbeiter oder einem Alten- bzw. Krankenpfleger. Je nach Bedarf zieht er andere Berufsgruppen hinzu. Leistungen sind:

- Telefonberatung (Anrufbeantworter mit Rückrufverpflichtung)

- Initiierung und Haltung einer Telefonkette

- Einzelberatung von Angehörigen

- Kontinuierliche Angehörigengruppen (Initiierung und nach Möglichkeit eigenständige Weiterarbeit im Sinne einer Selbsthilfegruppe)

- Einrichtung von Angehörigengruppen mit verschiedenen Schwerpunkten (z.B. Demenz, Parkinson)

- Themenbereiche der Beratung sind: Information über Krankheitsbilder, deren Verlauf und Behandlungsmöglichkeiten, Betreuung und Pflegeversicherung, Möglichkeiten der regionalen Hilfsdienste u.a.

Fortbildung Angehöriger, Professioneller und ehrenamtlicher Helfer

Alle Fortbildungsveranstaltungen des GZs sollten mit anderen regionalen Einrichtungen und Diensten der Altenhilfe sowie der medizinischen Institutionen abgesprochen und überwiegend gemeinsam durchgeführt werden.

- Für Angehörige und ehrenamtliche Helfer: Kurse bzw. Wochenendveranstaltungen zu bestimmten Themenbereichen (Umgang mit Dementen, mit Depressiven, Suchtabhängigen, Förderung von Alltagsaktivitäten, Aufgaben der ehrenamtlichen Helfer und deren Grenzen)

- Gerontologisches Forum (regionale kontinuierliche Fortbildungsveranstaltung für in der Altenarbeit Tätige: Fachreferat, Gruppenarbeit, Austausch)

- Einzelveranstaltung zu bestimmten Themenbereichen aus der Gerontopsychiatrie, Geriatrie und Altenhilfe

- Supervision, Fallbesprechungen und Balintgruppe für Mitarbeiter aus Sozialstationen, mobilen sozialen Hilfsdiensten und Heimen.

Kooperation, Vernetzung und Öffentlichkeitsarbeit

Das GZ versteht sich als treibende Kraft in einer Region. Da es auf eine intensive Zusammenarbeit mit allen in einer Region bestehenden Einrichtungen und Diensten aus der Medizin (insbesondere Psychiatrie und Geriatrie) und der Altenhilfe angewiesen ist, ist eine seiner Grundleistungen, eine Verbesserung der regionalen Versorgung zu erreichen:

- Zusammenarbeit bei Fortbildungsveranstaltungen (s.o.)

- Case Management

- Einbeziehung Dritter in das Assessment

- Abgabe von initiierten Aktivitäten an andere Institutionen

- Regionale Gerontopsychiatrie-Konferenzen

- Erstellung einer Broschüre über alle in einer Region vorhandenen Einrichtungen und Dienste, die sich an alte Menschen oder ihre Bezugspersonen richten.

Die Öffentlichkeitsarbeit richtet sich an alte Menschen und ihre Angehörigen, Professionelle, Behörden, Kommunen, Träger von Alten- oder medizinischen Einrichtungen und Politiker:

- Vorhaltung von fachbezogenen Broschüren und Informationsmaterial

- Zusammenarbeit mit den lokalen Medien

- Angebot an kommunale Fachgremien, sich zu beteiligen

- Angebot an die Altenhilfe, fachliche Beratungen durchzuführen

- Unterstützung zur Erstellung des kommunalen Altenberichts und -plans

- Stellungsnahme zu Themen der Gerontopsychiatrie

- Inhalte der Öffentlichkeitsarbeit sind z.B.:

  - Möglichkeiten von Prävention, Behandlung und Rehabilitation im Alter
  - Verringerung des negativen Bildes vom Alter in der Gesellschaft
  - Vorstellung von gerontopsychiatrischen Hilfen

2.4.3.2 Qualitätssicherung und -kontrolle

Durch die Dokumentation der Ergebnisse des Assessments, der Planung, der Durchführung und der Veränderungen durch Beschreibung (Verhaltensbeobachtung), medizinischer Untersuchungen und psychologischer Testverfahren (Eingangs- und Abschlußuntersuchung) ist eine Angabe je Patient zur Aussage über ein (in-)effizientes Handeln gewährleistet. Diese wird im Team kritisch reflektiert und z.T. in der Supervision weiterbearbeitet. Hinzu kommen die schon beschriebenen Patiententreffs der Tagesklinik (s. Kapitel F2.2).

Allgemeingültige Qualitätsstandards werden derzeit erst erarbeitet. Notwendig ist, wie auch bei anderen Bausteinen der Versorgung, daß das Personal qualifiziert und in ausreichender Anzahl zur Verfügung steht, sowie die architektonischen Gegebenheiten und Hilfsmittel eine qualifizierte Arbeit ermöglichen. Die wissenschaftliche Begleitforschung des GZs in Gütersloh hat folgende Kriterien als Qualitätsmerkmal diskutiert (Steinkamp/Werner 1997):

- Bettenreduktion sowie Verkürzung der Verweildauer aufgrund der Nutzung der Tagesklinik und Ambulanz

- verringerte Klinikeinweisung von Heimbewohnern, wenn dieses Heim von einem Mitarbeiter des GZs kontinuierlich aufgesucht wird

- verbesserte, weniger zeitaufwendige Zusammenarbeit zwischen den Einrichtungen.

Weitere Qualitätsmerkmale sind:

- fundiertes Wissen über Gerontopsychiatrie in der Region

- Bekanntheitsgrad der regionalen Einrichtungen (Professionelle und Betroffene)

- rasche Handlungsweise

Erste Ergebnisse aus dem Modellverbund der GZs in Schwaben, welcher durch das BMA gefördert wird, betonen die Wichtigkeit der ambulanten Verknüpfung mit dem teilstationären Bereich. Die Anzahl der Aufnahmenotwendigkeit und die Verweildauer insbesondere der Demenzkranken konnte durch eine kontinuierliche ambulante Tätigkeit drastisch verringert werden (Nißle 1998b).

Die Tagesklinik unterliegt den Vorgaben entsprechend der Psych-PV und den an psychiatrischen Krankenhäusern erforderlichen Qualitätskriterien, die von der Aktion Psychisch Kranke (1994) für die stationäre Psychiatrie operationalisiert wurden.

2.4.3.3 Finanzierungsanforderungen

Der Abrechnungsmodus für den einzelnen Klienten oder Patienten ist im GZ je nach Baustein unterschiedlich. Zur Tagesklinik und ambulanten Behandlung kommen die Patienten und deren Angehörige in der Regel mit einem Überweisungsschein vom Hausarzt, einer Poliklinik, einer Klinik direkt oder nach telefonischer Ankündigung. Kostenträger für die Tagesklinik und die Ambulanz sind die Krankenkassen. Je nach Problembereich ist ein Hausbesuch erforderlich. Dieser ist der „Komm-Struktur" vorzuziehen, da die häusliche Umgebung eines Patienten wichtige Hinweise für ein Assessment gibt. Absprachen über einen gerontopsychiatrischen Konsiliardienst in Kliniken oder Heimen werden gesondert vereinbart. Gewährleistet wird ein kontinuierlicher Besuch (bei Patienten, Fallbesprechungen für das Personal u.a.).

Die Beratungsstelle ist jedem Bürger zugängig. Dies geschieht im Rahmen eines Telefonats, der Sprechstunde oder durch einen Hausbesuch. Die Zeiten der Sprechstunden der Altenberatung sind der regionalen Presse zu entnehmen. Vereinbarungen zu Kontakten mit in der Region in der Altenarbeit Tätigen, Vertretern von Einrichtungen oder Kommunen werden je nach Einzelfall geregelt. Ebenso wird mit der Öffentlichkeitsarbeit und der wissenschaftliche Zusammenarbeit mit anderen Institutionen (z. B. Universität) verfahren. Der Kostenträger für die Altenberatung ist üblicherweise die Kommune im Rahmen ihres Auftrags. Eine Mischfinanzierung zwischen Kommune und Klinikträger oder einem Wohlfahrtsverband ist ein gangbarer Weg, wie z.B. das GZ in Münster zeigt. Eine Beteiligung je nach Einzelfall und Problembereich durch die Pflegeversicherung ist in Diskussion.

2.4.4   Zusammenfassung

Ein Gerontopsychiatrisches Zentrum (GZ) besteht aus einer teilstationären Behandlungs- und Rehabilitationseinrichtung (Tagesklinik), einem ambulanten Dienst und einer Altenberatung. Die Aufgabe eines GZs ist es, „treibende Kraft der gerontopsychiatrischen Versorgung" in einer Region zu sein. Dies bedingt, daß sich zwar hohe fachliche gerontopsychiatrische Kompetenz in den GZs bündelt, ihre Arbeitsweise sich aber eher gemeindenah, dezentral und in enger Kooperation mit den jeweiligen regionalen medizinischen Einrichtungen und der Altenhilfe beschreiben läßt. Dies bedingt ein multiprofessionelles Team mit patientenorientierter Ausrichtung, eine ganzheitliche Sichtweise sowie die Durchführung eines Assessments (s. Abbildung F2.4-1).

Erst in den letzten Jahren wurden in der Bundesrepublik Deutschland GZs eingerichtet (derzeit sieben). Allerdings sind in vielen Regionen GZ-Bausteine verwirklicht, die neben dem Versorgungscharakter auch „eine treibende Kraft für die Region" sind. Eine Reihe von weiteren Regionen sind derzeit daran, GZs einzurichten. Es ist darauf hinzuweisen, daß es derzeit 37 gerontopsychiatrische Tageskliniken mit und ohne Einbeziehung einer Institutionsambulanz (eigenständig oder im Rahmen der Allgemeinpsychiatrie) gibt. Es ist davon auszugehen, daß die Mehrzahl nicht nur institutionsbezogen tätig ist, sondern sich in ihrer Region zur treibenden Kraft für die Gerontopsychiatrie entwickeln, wie es den Empfehlungen eines GZs entspricht.

Die Bundesarbeitsgemeinschaft der Träger psychiatrischer Krankenhäuser (BAG-Psychiatrie 1997) hat in ihrem „Aktionsprogramm gerontopsychiatrische Versorgung" festgelegt, daß GZs als „Herzstück der gerontopsychiatrischen Versorgung" in den nächsten Jahren weiter ausgebaut werden. So hat z.B. der Landschaftsverband Rheinland Anfang 1998 beschlossen, in seinen Einrichtungen GZs weiter aufzubauen. Auch in Südbayern ist geplant, in den nächsten Jahren GZs einzurichten.

Inzwischen kann die Effizienz der Arbeitsweise eines GZs als nachgewiesen gelten (Steinkamp/Werner 1997). Alle derzeit bestehenden GZs und Einrichtungen, die in ähnlicher Weise arbeiten, tragen zu einer erheblichen Verbesserung der Versorgung, der Zusammenarbeit der einzelnen Einrichtungen und einem regionalen, vermehrten und differenzierteren öffentlichen Problembewußtsein bei (Remlein/Netz 1996).

2.5 Ambulanter gerontopsychiatrischer Dienst

2.5.1 Allgemeines

Der Ambulante Gerontopsychiatrische Dienst ist ein Basisdienst zur Abklärung der medizinischen, pflegerischen und psychosozialen Problemlagen (Assessment). Weitere ambulante Behandlung, Begleitung, Betreuung und Beratung erfolgt durch den Dienst selbst. Bei den notwendigen Hilfen steht der ambulante Dienst an erster Stelle, wenn seine Möglichkeiten erschöpft sind, folgt das Behandlungsinstrument Tagesklinik, wenn auch diese Behandlungsmöglichkeit nicht ausreicht, die vollstationäre Behandlung. Die ambulante Einrichtung sollte grundsätzlich vorgeschaltet sein, um nichtindizierte Krankenhausaufnahmen zu vermeiden. Hierzu ist eine enge Kooperation mit den stationären Behandlungseinrichtungen erforderlich.

2.5.2 Funktion innerhalb der gerontopsychiatrischen Versorgung

Ziel der ambulanten gerontopsychiatrischen Tätigkeit ist die bestmögliche Behandlung und Versorgung psychisch kranker alter Menschen, besonders der Schwerstkranken, in ihrem häuslichen Lebensumfeld. Defizite in der Behandlung bestehen insbesondere bei Demenzerkrankten.

Das Aufgabenfeld eines ambulanten gerontopsychiatrischen Dienstes läßt sich im Einzelfall nicht immer exakt definieren und hängt sehr häufig von den örtlichen Gegebenheiten, aber vor allem vom Patienten und seinem Umfeld ab. Die angewendeten Interventionsmethoden sind sehr unterschiedlich. Sie reichen vom klärenden Gespräch über Beschwerden und Krankheit über die Beziehungen zu anderen Menschen bis zur Körperpflege und Hilfen im Haushalt. Pflegerische Tätigkeiten im Sinne der Sorge für die Körperhygiene und geordnete Kleidung stehen nicht im Vordergrund. Der Bedarf an solchen Hilfen muß aber wahrgenommen und befriedigt werden. In manchen Fällen eröffnen sie sogar den Zugang zum Patienten. Psychiatrische Pflege setzt bei der Realitätsorientierung ein. Es wird darauf geachtet, daß Uhren und Kalender vorhanden sind und aktuelle Daten anzeigen. Den Tag und die Woche strukturierende Ereignisse werden wiederholt besprochen. Sinn und Zweck einer medikamentösen Behandlung müssen ggfs. erläutert, die Medikamente - wenn notwendig - gestellt und ihre Einnahme überwacht werden.

Vor der Aufnahme einer Betreuung steht in der Regel erstens die Abklärung, ob ein Patient in die Zielgruppe gehört und zweitens die Abklärung des Hilfebedarfs und Festlegung, durch wen der Hilfebedarf erfüllt wird. Bewährt hat sich ein Bezugspersonen-System, bei dem zwei Betreuer zur gegenseitigen Unterstützung bei der Einschätzung der Problemlagen sowie in der Vertretungssituation bei Urlauben und Krankheit zur Verfügung stehen. Das wesentliche und zunächst auch erste Angebot an den Patienten besteht im Aufbau einer Beziehung, um das nötige Vertrauen aufzubauen. Dies bedeutet vor allem, daß mögliche Veränderungsschritte erst auf Grundlage dieser Beziehung möglich sind und der Patient bestimmt, welche Veränderungen er vornehmen will. Ausnahmen hiervon gibt es nur in akut lebensbedrohlichen Situationen. Auch hier ist jedoch die Orientierung am Willen des Patienten vorrangig. Bei der Krisenintervention steht die Deeskalation der Situation im Vordergrund.

Mit dem Patienten und/oder seinen Angehörigen sollte im Erstkontakt vor allem auch geklärt werden, welche Hilfen und Unterstützung sich der Patient bzw. die Angehörigen von dem Dienst erwarten und ob und wenn ja, wieweit ein Wunsch nach Veränderung der Lebenssituation besteht. Für die Mitarbeiterinnen und Mitarbeiter eines solchen Dienstes sollte gelten, daß sie weder für noch gegen ein Familienmitglied Partei ergreifen. Der Umfang der Unterstützung richtet sich nach der Orientierung zur "geringstnötigen Hilfe". Die Aufnahme der Patienten geschieht zunächst durch telefonische Zuweisung. Der Erstkontakt erfolgt in der Regel als Hausbesuch. Dabei geht es um die Kontaktaufnahme sowie die Erhebung und Einschätzung von Lebenssituation und Problemlage nach psychiatrischen, medizinisch-pflegerischen und sozialen Kriterien. Daraus entwickeln sich vorläufige Betreuunspläne, die sowohl beratende und begleitende Gespräche als auch lebenspraktische Hilfen und psychiatrische Pflege beinhalten.

Alle Pflegemaßnahmen stehen unter dem Leitgedanken der Aktivierung des Patienten mit dem Ziel, daß der Patient in Beziehung auf seine körperlichen und psychischen Behinderungen eben nicht pflegerisch versorgt, sondern motiviert, mobilisiert und angeleitet wird, das noch Mögliche selbständig zu leisten.

2.5.3 Notwendigkeiten aus gerontopsychiatrischer Sicht

Ein ambulanter gerontopsychiatrischer Dienst muß ein zugehender Dienst sein. Dies ist zum einen in der eingeschränkten Mobilität der Patienten begründet, zum anderen bringt ein Hausbesuch "vor Ort" bessere Erkenntnisse und Informationen über die Situation und Problemlagen der Patienten. Verbliebene Fähigkeiten und Fertigkeiten, aber auch vorhandene Defizite können in ihrer Alltagsbedeutung besser eingeschätzt werden. Für den Patienten hat es den entscheidenden Vorteil, daß er nicht "vorgeführt" wird, sondern er bleibt weiterhin "Herr im Haus".

Das familiäre und nachbarschaftliche Umfeld wird in die Betreuung einbezogen. Hierbei wird besonders auf die gegenseitige Akzeptanz, auf die Belastungsfähigkeit der Beziehung und die Bereitschaft und Fähigkeit der Angehörigen, das kranke Familienmitglied zu versorgen, besondere Rücksicht genommen. Pflegende Angehörige kommen im Umgang mit psychisch kranken alten Menschen schnell an die Grenzen ihrer Belastbarkeit. Eigene körperliche und seelische Störungen sind mögliche Folgen. Die Unterstützung der Familienangehörigen ist deshalb gleichrangig zur Behandlung und Betreuung des Patienten. Angehörige erhalten in Einzelberatungen Informationen über die Erkrankung und Hinweise auf Änderungsmöglichkeiten im Umgang mit dem erkrankten Angehörigen. Der daraus entstehende Veränderungsprozeß bedarf in der Regel weiterer längerfristiger Begleitung und Unterstützung.

Neben diesen Beratungsformen sollte das Angebot der Teilnahme an Angehörigengruppen bestehen. Neben der Beantwortung von Fragen durch die professionellen Helferinnen und Helfer stehen die Gespräche und die gegenseitige Unterstützung von gleich oder ähnlich Betroffenen im Mittelpunkt der Treffen. Beratung, Information und Unterstützung der Angehörigen über die diversen Krankheitsbilder, den "richtigen" Umgang mit dem Patienten, den Umgang mit eigener physischer und psychischer Belastung und die Inanspruchnahme von Hilfen sind daher zentrale Voraussetzungen einer guten Versorgung psychisch kranker alter Menschen.

Die Angehörigengruppen können teilweise von den Diensten alleine oder in Kooperation mit anderen Partnern durchgeführt werden. Bewährt haben sich offene Gruppen. Dies entspricht der allgemeinen Erfahrung, daß die Belastung der Angehörigen nicht nur vom Krankheitsbild abhängig ist.

2.5.4   Rahmenbedingungen

Auf Multimorbidität reagiert man am besten mit Multiprofessionalität. In einem ambulanten gerontopsychiatrischen Dienst sollten Mitarbeiterinnen und Mitarbeiter verschiedener Berufsgruppen (Alten-, Krankenpflege, Sozialarbeit, Sozialpädagogik, Gerontopsychiatrie) zusammenarbeiten. Durch eine fachübergreifende Sichtweise werden Arbeitsmethoden möglich, welche die Multimorbidität psychisch alter kranker Menschen in höchstem Maße berücksichtigen. Als

Prinzip gilt, einen "geringstnötigen" Eingriff in die Lebenswelt der psychisch kranken alten Menschen zu bewirken.

Da psychisch kranke (alte) Menschen häufig Schwierigkeiten haben, einen Hilfebedarf für sich zu definieren, ist es wichtig, möglichst einfache Bedingungen für einen Erstkontakt zu setzen. Ein ambulanter psychiatrischer Dienst muß grundsätzlich aufsuchend tätig werden. Da die psychisch kranken alten Menschen i.d.R. nicht so mobil sind, gilt dies besonders für diese Zielgruppe. Die Patienten sollten für die Leistung (zunächst) weder bezahlen noch einen Krankenschein vorlegen. Der Patient muß keinerlei Vorleistung erbringen. Das Einverständnis für einen Kontakt sollte vorliegen, und die Patientin bzw. der Patient muß in die Zielgruppe gehören. Ein solcher Dienst sollte sektorisiert arbeiten. Eine eindeutige Zuordnung der Mitarbeiterinnen und Mitarbeiter zu einem Sektor der Versorgungsregion ist unabdingbar für eine gelungene Kooperation.

Bewährt hat sich ein Modell, bei dem bei Zuweisungen aus einem Sektor einer der Sektorbetreuer automatisch Erstbetreuer für den Patienten bzw. für die Angehörigen ist. Hinzu kommt ein Zweitbetreuer, der mindestens beim Erstkontakt zugegen ist, um so eine möglichst differenzierte Einschätzung der Problemlagen geben zu können (in der Regel multiprofessionelle Kombination). Im weiteren Verlauf entscheiden Erst- und Zweitbetreuer, ob die weitere Betreuung gemeinsam oder einzeln durchgeführt wird. In jedem Fall hat so der Zweitbetreuer Kenntnis über den Patienten und kann im Urlaubs- und Krankheitsfalle als Vertretung zur Verfügung stehen.

Weiterer Vorteil der Sektorisierung ist das persönliche Bekanntsein in dem jeweiligen Sektor, welches für die bessere Kooperation mit den beteiligten Personen und Institutionen positive Auswirkungen hat. Erfahrungsgemäß variiert die Betreuungsfrequenz zwischen wöchentlich und sechswöchentlich. In der Regel finden Hausbesuche wöchentlich bis vierzehntägig statt.

Viele der Patienten sind nicht in der Lage, zu mehreren Diensten oder Personen tragfähige Beziehungen zu unterhalten, wodurch es deutlich erschwert wird, Aufgaben der Versorgung zu delegieren. Dabei ist es erforderlich, vorübergehend auch Maßnahmen bei den Patienten durchzuführen, die zu den Aufgaben der Nachbarschaftshilfe und Gemeindekrankenpflege bzw. des Allgemeinen Sozialen Dienstes gehören. Dies ist dann der Fall, wenn außer dem Fachdienst kein anderer Dienst Zugang zum Patienten bekommt oder - was sehr häufig der Fall ist - erhebliche gerontopsychiatrische Kompetenz vonnöten ist, um mit dem Patienten z.B. die verwahrloste Wohnung zu säubern oder bei Überschuldung mit Gläubigern in Kontakt zu treten.

Im Team eines gerontopsychiatrischen ambulanten Dienstes sollten Mitarbeiterinnen und Mitarbeiter verschiedener Berufsgruppen wie Alten-, Krankenpflege, Sozialarbeit, Sozialpädagogik und Medizin zusammenarbeiten. Durch eine fachübergreifende Sichtweise werden Arbeitsmethoden möglich, welche die Multimorbidität psychisch kranker alter Menschen in höchstem Maße berücksichtigen. In der Regel sollten die Mitarbeiterinnen und Mitarbeiter über mehrjährige einschlägige Berufserfahrungen verfügen, wobei es noch keine qualifizierende Ausbildung für den ambulanten Bereich gibt. Die Erfahrung hat gezeigt, daß eine aktive Selbstqualifizierung im Sinne des learning by doing sowie die Teilnahme an allgemeinen gerontopsychiatrischen Fortbildungen ebenso erfolgversprechend ist.

Eine Leitung mit Fach- und Dienstaufsicht über die Mitarbeiterinnen und Mitarbeiter des Dienstes ist nötig. Dies beinhaltet auch die Außenvertreung, soweit dies nicht im Rahmen der Regionalisierung wahrgenommen wird.

Da der "Markt" ambulanter teilstationärer und stationärer Anbieter immer unübersichtlicher wird, ist eine auf die Bedürfnisse des Patienten zugeschnittene Vernetzung der Hilfsangebote unerläßlich. Hierbei gilt es vor allem sicherzustellen, daß die vielfältigen Angebote "nutzerorientiert" abgestimmt werden. Dies gilt für die Art des Angebots bzw. der Hilfeleistung ebenso wie für den Umfang und den Zeitpunkt, an dem die Hilfeleistung erfolgt. Da multimorbide Patienten häufig mehrere Dienste in Anspruch nehmen bzw. nehmen müssen, sollte die Planung und Koordination der Hilfen deutlich verbessert werden. Einer der neuen Ansätze zur Vernetzung der Hilfen ist unter dem Namen Case Management bekannt geworden.

Bewährt hat sich ein Modell, nach dem entweder der hauptversorgende Dienst die Funktion des Case Managements übernimmt oder der Dienst, der den Patienten zuerst versorgt hat und zur Optimierung der Versorgung weitere Dienste hinzuzieht.

2.5.5 Qualitätssicherung und -kontrolle

Erforderlich ist ein eigenes Dokumentationssystem, das eine fortlaufende Patientendokumentation sowie die Basiserhebung der Patientendaten und den Verlauf der Betreuung umfaßt. Es enthält soziodemographische Daten der Patienten und Informationen über die Erkrankung, die Krankengeschichte, das Ausmaß der Pflegebedürftigkeit sowie über Kompetenz- und Problembereiche. Außerdem werden Angaben über die zuweisenden mitbetreuenden und weiterbetreuenden Personen und Institutionen festgehalten.

Teamkonferenzen mit gegenseitigen Fallschilderungen sind Voraussetzungen für einen möglichst breiten Erkenntnisgewinn bei allen Mitarbeiterinnen und Mitarbeitern. Es sollte Gelegenheit bestehen, wöchentliche Fallbesprechungen durchzuführen. Supervision mit einem externen Supervisor ist unabdingbar für eine qualifizierte gerontopsychiatrische Arbeit. Viele Patienten haben Probleme physischer, psychischer und sozialer Art, so daß eine Berufsgruppe alleine hier völlig überfordert wäre. Dabei ist der wechselseitige Austausch des berufspezifischen Wissens besonders hoch einzuschätzen. Ein solcher Qualifizierungsprozeß ist nur unter der Voraussetzung möglich, daß die Mitglieder der verschiedenen Berufsgruppen im engen Austausch stehen und sich nicht nur gelegentlich konsultieren. Der ambulante gerontopsychiatrische Dienst führt auf Nachfrage Fortbildungsveranstaltungen für alle Institutionen und Personengruppen durch, die sich mit der Betreuung psychisch kranker alter Menschen befassen. Hierzu gehören auch fachbezogene Beratungen und regelmäßige Fallbesprechungen bei ambulanten Pflegeteams sowie in Alten- und Pflegeheimen.

Gerontopsychiatrische Kompetenz ist nur sehr langsam zu vermitteln. Häufige Fluktuation bei den Versorgungsdiensten, die Zunahme des Einsatzes von Laien, Zivildienstleistenden etc., das Entstehen immer neuer Dienste, neuer Erkenntnisse, neuer Medikamente usw. machen eine permanente Fortbildungsarbeit notwendig. Die ursprüngliche Vorstellung, daß ein spezieller ambulanter gerontopsychiatrischer Dienst sich durch Beratung und Fortbildung der versorgenden Dienste eines Tages selbst überflüssig machen könnte, muß aus den o.g. Gründen längst aufgegeben werden. Auch nach jahrelanger intensiver Fortbildungs- und Beratungstätigkeit wird sich ein recht unterschiedlicher Kenntnisstand der Mitarbeiterinnen und Mitarbeiter ambulanter und stationärer Dienste zeigen. Angesichts der stetig steigenden Zahlen alter Menschen mit psychischen Erkrankungen ist eine kontinuierliche Fort- und Weiterbildung von Hausärzten, Gemeindeschwestern, Nachbarschaftshelferinnen, Zivildienstleistenden, Mitarbeiterinnen sozialer Dienste und Heimmitarbeiterinnen nach wie vor eine dringliche Aufgabe, wenn eine gute gerontopsychiatrische Versorgung in einer Region erreicht werden soll.

2.5.6   Zusammenfassung

Die Funktion eines ambulanten gerontopsychiatrischen Dienstes als zugehende Hilfeform kann als eigenständiger Baustein gerontopsychiatrischer Versorgung realisiert werden. Die aufgezeigten Funktionen dieses Dienstes können je nach regionalen Bedingungen auch an andere Bausteine angekoppelt werden (z.B. Institutsambulanz, gerontopsychiatrisches Zentrum). Neben direkter Patientenintervention übernimmt der Dienst auch Case Management- sowie Vernetzungsaufgaben (Kreuzer/Veltin 1991).

G   Wohnformen in der Gerontopsychiatrie

1   Einführung

Das Thema Wohnen im Alter ist eines der zentralen Themen zukunftsorientierter Altenpolitik (Zweiter Deutscher Altenbericht in BMFSFJ 1998).

Wohnen im Alter ist überwiegend Wohnen Zuhause, denn Pflege von gebrechlichen alten Menschen findet hauptsächlich im häuslichen Milieu statt (Sozialpolitische Umschau 150/1993). Psychisch krank sein hingegen erhöht das Risiko einer stationären Wohn- und Pflegeversorgung erheblich. So ist bekannt, daß Depression und Demenzerkrankung zentrale Indikatoren für eine Heimaufnahme darstellen. Wie im zweiten Altenbericht ausgeführt wird, muß Wohnen im Heim keineswegs den Verlust an Individualität bedeuten, auch wenn in der Praxis individualitätsfördernde Bedingungen überwiegend in Modellen und nicht in der Regelversorgung erprobt sind. Zentrale Aussage aller Modellprojekte ist, daß das Wohnsetting eine entscheidende Bedeutung für aktivierende, krankheitsangepaßte Hilfe hat.

Die zunehmende Versorgung durch ambulante, teilstationäre und komplementäre Hilfeformen verzögert generell die Überleitung in stationäre Altenhilfeeinrichtungen. Treten körperliche und psychische Erkrankungen jedoch zusammen auf, wird das auf Wohnbetreuung ausgerichtete Versorgungsgefüge überfordert. In einer Untersuchung von 16 Modell-Sozialstationen zeigte sich, daß sich das Leistungsaufkommen hauptsächlich aus der Behandlungspflege und Grundpflege zusammensetzt; hauswirtschaftliche Hilfen und Betreuung, wie sie gerade verwirrte alte Menschen benötigen, sind nachrangig (Lind/Heeg 1991). Gerontopsychiatrisch fundierte Fachpflege ist selten klar definiert oder in die Praxis umgesetzt. Die Finanzierungsbereitschaft der Krankenkassen ist zudem unterentwickelt. Ein daran orientiertes unflexibles Hilfeangebot, das den Zeitrhythmus des psychisch kranken Alten nicht einbezieht, stellt ein weiteres Hindernis für eine längerfristige umfassende häusliche Versorgung dar. Dementsprechend deutlich zeichnet sich in der stationären Altenhilfe ein überproportionaler Anteil psychisch kranker und schwer körperlich beeinträchtiger Personen ab.

Angaben über den Anteil psychisch Kranker im stationären Altenhilfebereich variieren in den vorliegenden epidemiologischen Studien erheblich. Sie reichen für den Pflegeheimbereich bis zu 82%, für den Altenheimbereich bis zu 60% und für den Altenwohnheimbereich bis zu 40% der Bewohner. In Pflegeheimen liegt der Anteil von schweren Depressionen bei 15-20%. Der Anteil depressiver Symptome insgesamt erreicht 40-50% (Radebold et.al. 1997). Offensichtlich kommt es bei einer Reihe von Bewohnern bereits kurz nach Aufnahme zur Ausbildung depressiver Reaktionen. Nach Angabe des NIH (National Institut of Mental Health 1992) entwickeln 13% aller neu aufgenommenen Heimbewohner in den USA eine schwere Depression.

Angesicht der Bevölkerungsentwicklung ist bei mangelhafter ambulanter und komplementärer psychiatrischer Fachpflege mit einer Ausweitung des Heimbereiches und einer erhöhten Nutzung durch psychisch Kranke zu rechnen (Späth 1990). Damit werden an den außerklinisch stationären Pflegeheimbereich neuartige Anforderungen gestellt.

Will der Heimbereich gleichberechtiges Glied in der Versorgungskette einer klientenzentrierten Altenhilfe sein, müssen die Träger von Heimen ihre Konzepte daraufhin verändern, daß die Selbständigkeit und Selbstbestimmung der Bewohner als soziales Rehabilitationsziel in den Vordergrund tritt. Da keine Bewohner davon ausgeschlossen sein sollten, müssen die Heimträger und Mitarbeiter ihr Angebot differenzieren, ihre Pflegekonzepte verändern und institutitionelle Abläufe zugunsten individueller, beeinträchtigungsangepaßter Angebote modifizieren. Ziel ist ein Wohn- und Lebensbereich, der die Biographie der Bewohner aufgreift, Normalität befördert und Transparenz zur Umwelt sicherstellt.

Wohngruppen erweisen sich diesbezüglich als wirkungsvolles Instrumentarium zur Förderung von Selbständigkeit und Individualität. In den herkömmlichen Pflegeheimen mit traditionellen Heimstrukturen, undifferenzierten Pflegekonzepten und Mangel an qualifiziertem Personal ist eine fachgerechte Betreuung und Pflege psychisch kranker alter Menschen nicht möglich (Landschaftsverband Rheinland 1995).

2 Übersicht der institutionellen Wohnformen

Institutionelle Wohnformen stellen gegenwärtig noch die größte Gruppe der Wohneinrichtungen dar. Dazu gehören Altenwohnheim, Altenheim und Altenpflegeheim sowie Wohnstifte und Hospize. Insbesondere in unspezifischen Pflegeheimen werden gegenwärtig noch eine große Zahl psychisch kranker alter Menschen betreut. Hier sind vereinzelt vorsichtige Veränderungen struktureller Bedingungen hin zu einem individuellen, krankheitsangepaßten Setting zu beobachten. Solche Veränderungen werden im zweiten Deutschen Altenbericht in: BMFSFJ von 1998 „Wohnen im Alter" charakterisiert. Bezüglich der Größe und der Kopplung mit Altenwohnungen oder teilstationären Einrichtungen, gibt es ein weites Spektrum von Hilfemaßnahmen, die bei entsprechender interner Koordinierung bedarfsadäquat genutzt werden können. Solitäre Großeinrichtungen entwickeln sich zunehmend hin zu kleineren wohnortnahen Einrichtungen mit bis zu 100 Pflegeplätzen. Als besonderes Modell kann das „Kleeblattsystem" mit wohnortnahen Kleinpflegeheimen mit bis zu 20 Plätzen hervorgehoben werden. Hier wird die Verwaltung und Versorgung einer Reihe solcher Einrichtungen ausgelagert und zentral organisiert.

Trotz dieser Ansätze bleibt die Frage, ob Pflegeheime mit ihrer häufig normierten Binnenstruktur in ihrer bisherigen kapazitativen Verbreitung geeignete Einrichtungen der Altenhilfe sind oder ob auf längere Sicht kleinteilige, regional angebundene, individuell ausgerichtete Wohnformen mit Pflege und Betreuung zum gängigen Prototyp gemacht werden können.

Kurzzeitpflegeeinrichtungen können als Bindeglied zwischen häuslicher und stationärer Versorgung genutzt werden. Sie tragen gemeinsam mit teilstationären Einrichtungen der Altenhilfe dazu bei, den Erhalt des häuslichen Gefüges sicherzustellen oder im Bedarfsfall eine „sanfte" Überleitung in stationäre Wohnformen zu gewährleisten.

Nationale und internationale Modelle von Wohnformen außerhalb des Heimbereiches weisen in die Richtung einer personenorientierten Betreuung auch psychisch kranker alter Menschen und bieten Alternativen zur Umgestaltung „verkrusteter" Betreuungskonzepte im Heimbereich.

2.1 Gliederung der institutionellen Wohnformen

Bis auf weiteres muß von drei Bausteinen des institutionellen Wohnens auszugehen sein. Wohnstifte und Hospize sind zusätzlich zu berücksichtigen.

Das Altenwohnheim zeichnet sich durch geschlossene kleine Wohnungen innerhalb des Heimes mit eigenständiger Haushaltsführung durch die Bewohner aus. Die Angebote beschränken sich überwiegend auf die Gewährleistung der Versorgungssicherheit, die Notrufanlage und den Anspruch auf einen Pflegeplatz. Der zentrale Vorteil dieser Wohnform ist die Autonomie und die Möglichkeit zum Kontakt nach Wahl. Bei Verschlechterung des Gesundheitszustandes allerdings ist der Umzug in eine Pflegeeinrichtung zwangsläufig. Weiterer Nachteil kann die Homogenität der Altersgruppe sein und ihr Charakter als Einstiegsbereich für das Pflegeheim.

Das Altenheim stellt seinen Bewohnern ein Zimmer bzw. Kleinappartement innerhalb einer Heimstruktur zur Verfügung. Eine eigene Naßzelle und die Möglichkeit zur Eigenmöblierung gehören im allgemeinen zum Standard. Das Hilfeprofil umfaßt die Aufgaben der Haushaltsführung (Mahlzeiten, Reinigungsarbeiten etc.). Das Altenheim ist geeignet, wenn die Haushaltsführung sichergestellt werden muß. Die Homogenität der Altersgruppe, der Verlust von Autonomie und der Zwang zum Umzug bei erhöhtem Pflegebedarf stellen gravierende Nachteile dar.

Das Pflegeheim verfügt überwiegend über Mehrbettzimmer. Es können im allgemeinen nur einzelne Möbelstücke mitgebracht werden. Naßbereiche werden häufig von mehreren Bewohnern gemeinsam genutzt. Der Begrifflichkeit entsprechend sichert das Pflegeheim den Bedarf an umfassender pflegerischer Versorgung; dabei liegt der Schwerpunkt auf der physischen Pflege. Außerdem werden hauswirtschaftliche Aufgaben bei Bedarf vollständig übernommen. Nachteile dieser Versorgungsform sind der weitgehende Verlust von Autonomie und Intimität und die Homogenität in bezug auf den Grad der Gebrechlichkeit.

Das Wohnstift zeichnet sich im Gegensatz zu Altenwohnheimen durch verbesserten Wohnstandard, höhere Kosten, selbstzahlendes Klientel und differenziertes Wohnangebot sowie abrufbare Serviceleistungen aus. Dieses abgestufte, abrufbare Hilfesystem ist das zentrale Merkmal. Die Selbständigkeit und Intimität bleiben überwiegend erhalten.

Die Einrichtung besonderer „Sterbehäuser" (Hospize) ist eine Reaktion auf Defizite bei der Sterbebegleitung in der herkömmlichen Altenhilfe. Es wird eine humane Sterbebegleitung angeboten.

Psychisch kranke alte Menschen finden sich je nach Schweregrad in allen genannten Einrichtungen, vorrangig aber in Pflegeheimen.

2.2   Pflegeheimbereich

Die abgestuften Formen der Heimversorgung (Altenwohnheim, Altenheim, Altenpflegeheim) unterscheiden sich in ihren Rahmenbedingungen und Zielstellungen erheblich. Dies wirkt sich auch besonders im Umgang mit dem Hilfebedarf psychisch Kranker aus. Die Expertenkommission (BMJFFG 1988) formuliert in diesem Zusammenhang: „In der genannten gestuften Reihenfolge spiegeln sie die abnehmende Selbständigkeit bzw. zunehmende Abhängigkeit der Bewohner wider.", auch wenn sie in rückläufiger Reihenfolge Teil einer Rehabilitationskette sein könnten. Die Expertenkommission führt weiter aus, daß bei häufig unzureichender fachpsychiatrischer Betreuung rechtlich bedenkliche Praktiken entstehen, die eine Überprüfung des ärztlich-medizinischen Versorgungsstandards und der Pflege- und Wohnkonzepte notwendig machten.

196

„Aktivierende psychiatrische Krankenpflege und Rehabilitationsbemühungen finden sich nur in Ausnahmefällen" (Expertenkommission 1988). In diesem Zusammenhang rückt seit geraumer Zeit das Problem der Gewalt gegen alte Menschen in den Mittelpunkt der Diskussion. Hierbei kann zwischen der direkten Mißhandlung (Abuse) und der Vernachlässigung (Neglect) unterschieden werden. Die drei Hauptebenen von Gewalt sind die personale (direkte), die strukturelle (indirekte) und die kulturelle (invariante) (Hirsch et al. 1997).

Mit der Versorgung von psychisch erkrankten alten Menschen werden an das Pflegeheim besondere Anforderungen bezüglich einer fachgerechten Pflege und Betreuung gestellt. Die Einschätzung des Pflegeheimbereiches ist nach einer Studie von Olbrich (1993) insbesondere bei älteren Menschen überwiegend negativ attribuiert. So wird befürchtet, daß mit der Einbindung in einen "anonymen Massenbetrieb" der Verlust der persönlichen Freiheit verbunden ist (Lehr 1991) und im Sinne einer „totalen Institution" (Goffmann 1961) arbeitet. Zudem ist für Außenstehende ein Pflegeheim eine „fremde" Welt mit vielfältigen Eigenheiten (Koch-Straube 1997).

Spezifische Versorgungsbereiche für psychisch kranke alte Bewohner im Pflegeheimsegment, wie sie bereits durch die Psychiatrie-Enquête von 1975 in Form von gerontopsychiatrischen Abteilungen innerhalb bestehender Altenpflegeheime empfohlen wurden, gibt es gegenwärtig noch selten (in einigen Heimen wurden in den letzten Jahren gerontopsychiatrische Wohnetagen eingerichtet). Nach Aussagen verschiedener Autoren (Heeg/Lind 1994) werden dagegen in vielen Pflegeeinrichtungen der Altenhilfe teilintegrative Angebote für psychisch auffällige Bewohner häufig außerhalb der Station angeboten.

Mit integrativen Ansätzen der Betreuung psychisch Erkrankter im Heimbereich ist dagegen nur selten eine bauliche, organisatorische, personelle und therapeutische Veränderung einhergegangen, auch wenn verschiedene Autoren in Untersuchungen die therapeutische Wirkung der Verlegung von dementiell Erkrankten in ein krankheitsangepaßtes Umfeld positiv bewerten.

Im Überblick lassen sich drei Modelle der Versorgung von psychisch kranken alten Bewohnern in Pflegeheimen unterscheiden (Lind/Heeg 1991):

- Vollintegrative Pflege- und Betreuungskonzepte, die die vollständige Integration körperlich und psychisch Erkrankter in einem Setting anstreben.

- Teilintegratives Pflege- und Betreuungskonzepte, die spezielle Angebote für besondere Bewohnergruppen beinhalten (z.B. Tagesstrukturierung für Demenzerkrankte).

- Segregationskonzepte, die sowohl räumlich als auch organisatorisch eine Trennung der Bewohner entsprechend der Erkrankungen vornehmen (z.B. beschützte Stationen, gerontopsychiatrische Wohnetagen).

Jedes der genannten Konzepte fußt auf speziellen Betreuungsansätzen insbesondere für hirnleistungsgestörte Bewohner. Die Integration psychisch Erkrankter und körperlicher Gebrechlicher in das Heimgeschehen soll einer Ausgrenzung und Stigmatisierung entgegenwirken sowie Hilfepotentiale und soziales Verhalten fördern. Teilintegrative Angebote berücksichtigen spezifische Interessen und Angebote, ohne eine institutionelle Trennung vorzunehmen. Segregative Konzepte präferieren die Differenzierung des Wohn-, Pflege- und Betreuungssettings für einzelne Erkrankungsgruppen. Hervorgehoben werden die besonderen Anforderungen an das Setting, insbesondere für Demenzerkrankungen.

Heeg und Lind (1994) bemängeln in diesem Zusammenhang das „dogmatische" Festhalten an traditionellen, an den Funktionsbedingungen der Institution orientierten Konzeptionen und fordern eine flexible Ausrichtung des Settings am Schweregrad und an der Ausprägung der Erkrankung. „Entsprechend des progredienten Krankheitsverlaufes wandeln sich die Betreuungsleistungen und die räumlich-milieubezogenen Gegebenheiten. So sind z.B. teilintegrative Tagesbetreuungsangebote für leicht bis mittelgradig dementiell Erkrankte ohne gravierend störende Verhaltensauffälligkeiten die adäquate Betreuungsform; bei einem mittelschwer bis schweren Stadium der Krankheit sind aufgrund der Symptomatik segregative und ganzheitliche Versorgungsstrategien (beschützende Station) angezeigt, während im finalen Stadium der völligen Immobilität und Bettlägerigkeit die allgemeine Pflegestation der angemessene Ort der Versorgung sein dürfte." (Lind/Heeg 1991). Außerdem wird ausgeführt, daß nicht die Verlegung in ein krankheitsangepaßtes Umfeld, sondern das „Leben am falschen Ort" das zentrale Problem darstellt.

Gegenwärtig werden psychisch Kranke und körperlich Gebrechliche im stationären Bereich der Altenhilfe überwiegend integrativ betreut, wobei integrativ nicht zwangsläufig bedeutet, daß sich die Settingbedingungen und die Qualifizierung der Mitarbeiterschaft an den Interessen der schwerer psychisch Erkrankten orientieren. Der integrative Versorgungsansatz kann bei Vernachlässigung der Belange psychisch kranker alter Menschen folgenschwere negative Auswirkungen für die verschiedenen Bewohnergruppen und für die Mitarbeiter haben (Lind/Heeg 1991). Unterschiedliche Milieus in einem Setting führen zwangsläufig zu „chaotischen" Zuständen und psycho-physischer Überforderung. Die Lebensqualität wird erheblich beeinträchtigt. Die

Pflegenden erleben ihre Tätigkeit als ziellose Sisyphusarbeit. Es kommt häufig zu Barrieren gegenüber Verhaltensauffälligen (demenzkranke Wegläufer, aggressive Bewohner).

2.2.1 Problemfelder

Die Gleichsetzung gerontopsychiatrischer Erkrankungssymptome mit „normalen" Alterungsprozessen erzeugt ein indifferentes Pflege- und Behandlungskonzept. Daher ist eine grundlegende strukturelle Veränderung der Versorgung psychisch kranker alter Menschen im Pflegeheim geboten.

Neben der Anpassung räumlich-architektonischer (überwiegend Einzelzimmer und kleine architektonische Einheiten) und pflegerisch-betreuerischer Bedingungen (Milieugestaltung) an die Erfordernisse psychisch Kranker sind strukturelle Veränderungen auch erforderlich im Hinblick auf

- die regionale Anbindung,

- die personelle Ausstattung und Ausbildung sowie auf

- die organisatorischen Abläufe einer Einrichtung.

Dies tangiert aber konzeptionelle Grundlagen der Wohn- und Versorgungsform „Pflegeheim", die eine Überprüfung und ggf. eine Neuformulierung des Pflegeleitbildes notwendig machen. Eine Modifizierung des Pflege- und Betreuungsspektrums in Richtung einer Spezifizierung der Angebotsformen setzt voraus, daß übergeordnete Maßgaben für Pflegeplanung und Pflegeziele entwickelt und formuliert werden.

In Anlehnung an Grond (1994) seien als Eckpunkte genannt:

- die Menschenwürde von Bewohnern und Pflegenden

- die Lebensqualität

- biographieorientierte Förderung

- Erhaltung der Selbsthilfepotentiale und Selbständigkeit

- Erhaltung von Beziehungen und sozialer Integration

- Recht auf körperliche und seelische Unversehrtheit

Für die Praxis können unterschiedliche Arbeitshilfen oder Operationalisierungen solche Leitbilder konkretisieren. Ein vom KDA herausgegebenes Qualitätshandbuch „Wohnen im Heim, Wege zu einem selbstbestimmten und selbständigen Leben" (1998) hebt den Zusammenhang zwischen den Bereichen der Aufgaben und existentiellen Erfahrungen des täglichen Lebens und der Kommunikations- und Arbeitsstile im Pflege- und Betreuungsprozeß hervor. Der einzelne Bewohner wird mit seiner Biographie und seiner subjektiven Perspektive Partner in einem dialogischen Prozeß (Reichwaldt/Gervink, 1997).

2.2.2 Anregungen zur Veränderung der Lebensqualität im Pflegeheimbereich

Ziel jeder Betreuung sollte es sein, die Bedürfnisse und Interessen des jeweiligen Bewohners in Planung und Realisierung zu berücksichtigen. Lebensqualität kann auf dieser Ebene definiert werden als optimales Verhältnis zwischen Förderung, Selbständigkeit, Sicherheit und Intimität.

Folgende Zielstellungen begünstigen das Erreichen dieser Ziele:

- Schaffung von Umfeldbedingungen, die Orientierung und Selbständigkeit fördern helfen, zur Erhaltung bestehender sozialer Netzwerke beitragen sowie eine private Lebensführung ermöglichen.

- Einsatz und Ausbildung einer qualifizierten Leitung und Mitarbeiterschaft, die den Anforderungen einer aktivierenden psychiatrischen Fachpflege gerecht werden kann.

- Modifizierung bisheriger Pflegekonzepte, die Hilflosigkeit und Unselbständigkeit durch Fachunkundigkeit und unreflektiertes kompensatorisches Verhalten befördern (Seligman 1995).

- Einführung flexibel gestalteter Arbeitsabläufe, die ein Höchstmaß an Selbstbestimmung und Autonomie der Bewohner erlauben, ohne daß deren Sicherheitsbedürfnisse vernachlässigt werden und die den Mitarbeitern mehr individuell förderndes Verhalten erlauben.

- Grundsätzliches Überdenken der „Quotenregelung" (§ 5 HeimPersV) aufgrund der veränderten Situation in Heimen, in die nicht nur das Pflegepersonal, sondern auch Ergotherapeuten, Sozialarbeiter, Krankengymnasten, Psychologen u.a. einbezogen werden sollten. Anzustreben ist eine Heimpersonalverordnung, die sich - mit verändertem Schwerpunkt - an der PsychPV orientiert.

- Einführung von internen und externen Qualitätssicherungmaßnahmen, die im Sinne eines bedürfnisgerechten und gleichzeitig wirtschaftlichen Einsatzes von Ressourcen zu einer Verbesserung von Pflege und Betreuung beitragen.

- Vernetzung zwischen den ortsansässigen Einrichtungen der Altenhilfe und der Gerontopsychiatrie mit dem Ziel der Entwicklung und der Vorhaltung abgestufter, flexibler Betreuungsangebote auf regionaler Ebene (Wohnetagen; Tagespflege; Nachtpflege; Kurzzeitpflege; Treffpunkt etc.).

- Gewinnung von Kostenträgern und politischen Instanzen für die finanzielle Sicherstellung patientengerechter Heimversorgungsformen.

Lebensqualität fördernde Umfeldbedingungen hängen sowohl von der Raumgestaltung innerhalb des Heimes als auch von den ökologischen Umfeldfaktoren ab. Dies wird an folgenden beispielhaft genannten Aspekten deutlich:

- Innerhalb des Wohnbereiches muß im direkten Lebensraum eine Trennung zwischen privatem, halböffentlichem und öffentlichem Bereich erkennbar sein, welche die privaten Verhältnisse zwischen den Bewohnern und ihren Bezugspersonen schützt. Einbettzimmer, die jeweils mit einer Naßzelle ausgestattet sind, sichern diese Trennung.

- Der einzelne Wohnbereich muß mit persönlichen Gegenständen ausstattbar sein, die biographische Anknüpfungspunkte bieten und Orientierung fördern.

- Orientierungshilfen, übersichtliche Raumanordnung, angemessene Lichtverhältnisse etc. sind Teil eines beeinträchtigungsangepaßten Milieus. „Die bauliche Umwelt muß so ablesbar und leicht verständlich sein, daß krankheitsbedingte Defizite zum Teil kompensiert werden können (kompensatorisches Milieu)" (Heeg/Lind 1994).

- Die gezielte Nutzung von Gemeinschaftsbereichen durch Heimbewohner aus unterschiedlichen Etagen oder Stationen wirkt einer Segregation psychisch Erkrankter entgegen (Cafeteria, Fernsehraum, Gruppenräume für andere Veranstaltungen etc.).

- Gemeinschaftsangebote sollten die aktuelle psycho-physischen Verfassungen der Bewohner berücksichtigen und ihnen gezielt angeboten werden. Sie sollten auf biographische Aspekte, das Kompetenzprofil und den Grad der Erkrankung abgestimmt sein.

- Die Übernahme in einen Heimbereich, der sich in der vertrauten Wohngegend des alten Bewohners befindet, erhöht die Orientierungsmöglichkeiten und trägt zur Erhaltung gewachsener persönlicher Beziehungen bei.

- Die Teilnahme am öffentlichen Leben sollte durch behindertengerechte Zugänge, erreichbare Einkaufsmöglichkeiten und Verkehrsanschlüsse sowie durch nahe und aufsuchende soziokulturelle Angebote erleichtert werden.

- Die Öffnung des Heimbeirates für gesetzliche Betreuer und Angehörige.

- Die Öffnung der Einrichtung für Angehörige durch Einzelzimmer, unbegrenzte Besuchszeiten, gemeinsame kulturelle Angebote für Bewohner und Nachbarschaft und die Normalisierung des baulichen Erscheinungsbildes (Wohnhauscharakter: Namensschilder, Briefkästen, Klingelleiste, Begrenzungsfreiheit etc.) erhöht den Wohncharakter und reduziert die institutionelle Dominanz.

Mit der Ausrichtung der Pflege und Betreuung im Heim auf eine personenzentriert aktivierende Hilfe muß sich neben den genannten ökologischen Bedingungen auch das Leitbild der Pflegenden und die konkreten Pflegehandlung verändern:

- Im Sinne einer Hilfe zur Selbsthilfe, dem Aufspüren von Ressourcen und der Unterstützung bei der Entwicklung von Coping-Strategien im Umgang mit irreversiblen Beeinträchtigungen wird der Pflegende im Handlungsverlauf zum Partner. Dies setzt voraus, daß defizitorientierte Sicht- und Handlungsweisen zugunsten der Orientierung an Restfähigkeiten aufgegeben werden. Im Umgang mit psychisch erkrankten alten Menschen kann nicht der Anspruch an eine Kommunikation unter gleichbefähigten Partnern aufrecht erhalten werden. Die Reduktion sprachlicher Ausdrucksmöglichkeiten, der Verlust räumlicher, personaler und zeitlicher Orientierung und Schwierigkeiten bei der Ausführung konkreter Handlungen müssen in die Kommunikation als spezifische Ausprägungen persönlicher Individualität einbezogen werden. Offensichtliche „Hilflosigkeit" bewirkt bei Pflegenden häufig die Aufgabe von Grenzen, den unreflektierten Impuls einer Handlungsübernahme und letzten Endes die Verkindlichung des alten Menschen.

- Ausgangspunkt der aktivierenden Pflege ist demgegenüber, neben den Ressourcen des Erkrankten sein biographischer Kontext. Partnerschaftlichkeit beinhaltet die Anpassung der Hilfeform oder des Hilfeinhalts an den aktuellen Leistungsstand des alten Menschen. Sind sprachliche Fähigkeiten eingeschränkt oder verloren, können non-verbale Kommunikationsformen und das Aufgreifen des emotionalen Gehaltes unverständlich gewordener Ausdrucksformen einen adäquaten Ersatz bieten.

Neben dem Pflegebild der Mitarbeiter wirken sich strukturelle Merkmale des Arbeitsprozesses auf die Milieubildung aus. Lind und Heeg (1991) heben die Bedeutung der Übereinstimmung einer dementengerechten Lebenswelt und eines pflegeangepaßten Arbeitsmilieus hervor. Milieukongruenz ist auch im Umgang mit anderen psychisch kranken alten Menschen von Bedeutung. Konflikte können auf zwei Ebenen beschrieben werden: Auf der Ebene der Überforderung durch die Konfrontation verschiedener Milieus (integrative Betreuungsansätze) und auf der Ebene unbeeinflußbar wirkender Arbeitsabläufe, die Mitarbeiter hilflos werden lassen. Daraus folgt:

- Normierte, institutionell bedingte Arbeitsabläufe, wie sie etwa in den Bereichen der Dienstzeitregelung, der Mahlzeiten, der Besuchszeiten oder der Grund- und Behandlungspflege häufig existieren, widersprechen einer ressourcen- wie biographieorientierten Pflege. Mit der Verallgemeinerung solcher Bedingungen für den gesamten Lebensbereich des Heimes ist die einzelfallbezogene Berücksichtigung von Ressourcen und Biographie jedoch eingeschränkt. Nicht der normierte Tagesablauf an sich stellt hier ein Haupthindernis dar, sondern seine Übertragung auf alle Heimbewohner. Für Demenzerkrankte kann Tagesstrukturierung Sicherheit und Orientierung geben, soweit diese den lebenslang erworbenen Gewohnheiten entspricht. An dieser Stelle korrespondiert der ökologische Faktor, d.h. die Erhaltung einer Privatsphäre aufgrund räumlicher oder baulicher Bedingungen, mit dem Anspruch an Hilfeformen, die den Zeitrhythmen der einzelnen Bewohner entsprechen. Je allgemeiner institutionelle Arbeitsabläufe oder Zeitrhythmen angelegt sind, um so unflexibler kann auf individuelle Voraussetzungen eingegangen werden.

Heimstrukturen - oder besser ausgedrückt - Wohnformen bzw. Lebenswelten, in denen auch psychisch kranke alte Menschen mit verschiedenartigen Erkrankungsformen und -ausprägungen dauerhaft leben, dürfen die Herausbildung krankheitsangepaßter Milieus weder baulich noch pflegekonzeptionell behindern. Empfehlenswert ist es daher:

- Heimbereiche in kleine Wohneinheiten aufzuteilen, die Flexibilität wie Struktur bieten. Vorteile dieser Organisationsform ergeben sich für die Bewohner und die Mitarbeiter in gleicher Weise. Sie erlaubt eine Differenzierung der Absprachen über Tagesrhythmus- und -gestaltung und wirkt sich unmittelbar auf die Arbeitszeitregelung sowie die selbständige Festlegung der Arbeitsinhalte der Mitarbeiter aus. Gleichzeitig kann die Verwaltungskapazität, die hauswirtschaftliche Ressource und der Personalpool der Gesamteinrichtung genutzt werden.

Darüber hinaus wird mit der Binnendifferenzierung den Interessen und Neigungen der Mitarbeiter und Bewohner eher Rechnung getragen.

2.2.3 Abschließende Fragestellungen

Mit den vorausgegangenen Anregungen werden Änderungen der Versorgung im herkömmlichen Heimbereich angemahnt. Die grundsätzliche Frage, inwieweit psychisch kranke alte Menschen und auch körperlich Pflegebedürftige überhaupt in herkömmlichen Pflegeheimen betreut und gepflegt werden müssen, bedarf ebenfalls der Auseinandersetzung:

- Die Fachgruppe Gerontopsychiatrie der Koordinierungsstelle für Psychiatrie der Landeshauptstadt Hannover 1998, nimmt in diesem Zusammenhang Bezug auf zwei Pilotprojekte, die zeigen, daß „die Unterbringung in einer Wohngemeinschaft im Vergleich zur Unterbringung in einem herkömmlichen Pflegeheim bei identischem Ausgangsschweregrad mit einem langsameren Fortschreiten der Demenz und mit einer höheren sozialen Kompetenz verbunden" ist. Darüber hinaus führt die Verlegung von Demenzkranken aus einer großen Pflegeeinrichtung in kleinere Wohneinheiten zu einer Verbesserung der kognitiven Funktionen, zu einer Verringerung auffälligen Verhaltens und zu gesteigerter Eigenaktivität. Dies stellt an das Pflegeheim neue Anforderungen im Hinblick auf die bauliche und inhaltliche Ausgestaltung des Pflegewohnbereiches.

- Unter sämtlichen institutionellen Rahmenbedingungen stellt eine angemessene, fachlich fundierte, gerontopsychiatrische Pflege einen Mehraufwand im Vergleich zu einer primär geriatrisch orientierten Pflege dar (Fachgruppe Gerontopsychiatrie der Koordinierungsstelle für Psychiatrie der Landeshauptstadt Hannover 1998). Das Auftreten multimorbider Krankheitsbilder in Kombination mit psychischen Störungen erhöht den Hilfebedarf erheblich. In der Regel jedoch werden gerade psychisch kranke alte Menschen in eine niedrige Pflegestufe eingruppiert. In Anlehnung an Empfehlungen der Koordinationsstelle für Psychiatrie der Landeshauptstadt Hannover sind folgende Möglichkeiten zur Finanzierung des Mehraufwandes für gerontopsychiatrische Pflege zu präferieren: Veränderung der Einstufungspraxis des medizinischen Dienstes der Pflegekassen gemäß § 84 (2) SGB XI durch ausdrückliche Veranlassung in den Richtlinien zur Berücksichtigung psychischer Beeinträchtigungen und Probleme; Zahlung von Sonderentgelten (pauschaler Erhöhungsbeitrag zum Tagessatz; differenzierte Versorgungsverträge gemäß § 72 SGB XI, Kalkulation von zusätzlichem Fachpersonal im Pflegesatz). Darüber hinaus sollten als Voraussetzung zur Anerkennung als Einrichtung mit gerontopsychiatrischer Fachpflege spezifische Qualifikationen des Personals definiert werden. Die Finanzierung auch von kleinteiligen Wohnformen für psychisch kranke alte Menschen muß für die Träger attraktiver gestaltet werden. Modelle, in denen Wohngemeinschaften für Demenzerkrankte durch kooperativ arbeitende ambulante Dienste betrieben werden, bedürfen der besonderen Beachtung.

- Die für die Gerontopsychiatrie notwendigen Fachqualifikationen müssen zügig in praktikable Aus-, Fort- und Weiterbildungsrichtlinien umgesetzt werden. So waren z.B. 1988 von 65.000 Personen, die im Heimbereich beschäftigt wurden, lediglich 13.000 professionell ausgebildet. Ohne solches Rüstzeug sind die Mitarbeiter der erheblichen psychischen und physischen Belastung im Heimbereich nicht gewachsen. Unzureichende Kenntnisse gerontopsychiatrischer Krankheitsbilder und das Fehlen angemessener Krisenbewältigungsstrategien macht Pflege zu einem riskanten Unterfangen. Der Arbeitsalltag der Pflegenden ist dann geprägt von Unsicherheit, Überforderung, mangelndem Selbstvertrauen, Hilflosigkeit, Grenzverlust aufgrund einer einschneidenden Diskrepanz zwischen Anspruch und Wirklichkeit. Neben fundierter Qualifizierung müssen Supervisionsangebote zur Regel werden, weil diese zu einer deutlichen psychischen Entlastung führen. Die Vermittlung einer breit angelegten Qualifikation, die sowohl medizinische, pflegerische als auch psychologische und soziologische Kenntnisse umfassen muß, ist deshalb unerläßlich. Grundlagen der Gerontopsychiatrie müssen fester Bestandteil der Ausbildungsgänge der Altenhilfe und Krankenpflege werden.

- Solange die Berücksichtigung gerontopsychiatrischer Fragestellungen im Planungsbereich unzureichend erfolgt, werden Rahmenbedingungen geschaffen, die die Belange psychisch kranker alter Menschen im Heimbereich nicht angemessen berücksichtigen. Dies widerspricht der Tatsache, daß dementielle Erkrankungsformen als Ausprägung eines psychiatrischen Krankheitsbildes spezifische Förderungsmaßnahmen erfordert. Eine bauliche, personalbezogene und konzeptionelle Neuorientierung ist deshalb angesagt. Da der Heimbereich die Tendenz hat, nur auf Druck von außen Veränderungen herbeizuführen, sind politisch Verantwortliche und Kostenträger aufgefordert, sich durch Vorgaben in die Planung einzumischen und die Finanzierung neuer Versorgungskonzepte im Heimbereich zu erleichtern.

- Um voranzukommen, muß sich die Rolle der Heimaufsicht und des medizinischen Dienstes den Anforderungen der Neuorientierung anpassen. Im Mittelpunkt der Qualitätsbewertung insbesondere für den stationären Bereich können nicht länger nur bauordnungsrechtliche und Hygienekriterien stehen. Die Umsetzung der novellierten Bestimmungen von § 93 BSHG zum 01.01.1999 sollte als Chance genutzt werden, um der Heimaufsicht verstärkt fachlichinhaltliche Kriterien als Prüfgegenstände zu übertragen. Die Erfüllung von Standards zum Schutz der Individualität und Intimität von Pflegebedürftigen sollte zukünftig von der Heimaufsicht kontrolliert werden. Überprüfbar ist beispielsweise, ob die Bewohner einen eigenen Zimmerschlüssel besitzen, ein Heimbeirat existiert und der Einbezug von Angehörigen organisiert wird. Hierzu darf die Heimaufsicht nicht in der Hand des Finanziers (überörtlicher Sozialhilfeträger) oder der selben Trägerschaft unterstehen, wie die zu beurteilende Einrichtung (kommunale Trägerschaft). Außerdem ist zu überprüfen, inwieweit gesetzliche Grundlagen der Heimmindestbauverordnung verhaltens- und klientenspezifisch ausgerichtet sind. Schutzbestimmung zur Wahrung von Standards stellen Errungenschaften der Gesetzgebung dar, sie dürfen aber nicht mißverständlich zur Förderung eines „normierten" Milieus genutzt werden.

3   Kurzzeitpflege

Kurzzeitpflegeeinrichtungen stellen ein wichtiges Glied in der Versorgungskette der Altenhilfe dar. Angesiedelt zwischen ambulanten Hilfeformen wie Sozialstationen und dem vollstationären Heimbereich bieten sie ein zeitlich befristetes Pflegeangebot, das differenzierte Aufgaben erfüllen kann.

Mit der Einführung des Pflegeversicherungsgesetzes im Jahr 1994 werden neben den finanziellen Voraussetzungen auch die Qualitätsmaßstäbe für eine Angebotsnutzung eindeutig geregelt und in einen allgemeingültigen rechtlichen Rahmen eingepaßt.

Im Pflegeversicherungsgesetz sind diese Aufgaben definiert:

"Kann die häusliche Pflege zeitweise nicht oder nicht im erforderlichen Umfang erbracht werden und reicht auch teilstationäre Pflege nicht aus, besteht Anspruch auf Pflege in einer vollstationären Einrichtung"(SGB XI § 42).

Kurzzeitpflege dient damit der Erhaltung des häuslichen Umfeldes durch eine zeitlich befristete vollstationäre Pflege. Der Erhaltung oder Unterstützung des sozialen Kontextes (familiäres und informelles Supportsystem) trägt die im SGB XI formulierte Zielgruppenbestimmung Rechnung. Kurzzeitpflege wird auch als Entlastungspflege definiert, die dazu dient, Angehörige, Nachbarn und sonstige Pflegepersonen, die die häusliche Pflege sicherstellen, zu entlasten. Kurzzeitpflege soll dazu beitragen, die dauerhafte Unterbringung in vollstationäre Einrichtungen zu vermeiden.

Der Gesetzgeber formuliert als Entlastungsgründe insbesondere den Urlaubswunsch oder die Krankheit der Pflegeperson. Auch in Krisenfällen des zu Pflegenden, bei denen vorübergehende häusliche oder teilstationäre Pflege nicht möglich oder unzureichend ist, kann die Kurzzeitpflege in Anspruch genommen werden. Darüber hinaus besteht die Möglichkeit, Kurzzeitpflege für eine Übergangszeit im Anschluß an eine stationäre Behandlung zu nutzen, wenn Umbaumaßnahmen (Wohnraumanpassung) vor Rückführung notwendig sind oder wenn die Pflegeperson die Pflege nicht sofort aufnehmen kann. Das beschriebene Aufgabenspektrum schließt den Gesichtspunkt der Rehabilitation keineswegs aus. Die Betonung des Aktivierungsgedankens bei Pflegemaßnahmen unter Achtung der Menschenwürde (SGB XI § 11 Abs. 1 Satz 2) beinhaltet sowohl die Erhaltung sichtbarer, wie die Rückgewinnung verlorener Fähigkeiten.

In einer Studie zur Kurzzeitpflege (BMFSFG 1992) wird eine Unterteilung der Zielgruppe nach Grobkategorien der Pflegebedürftigkeit vorgenommen. Demnach wird unterschieden zwischen Personen mit „leichter Pflege", „Pflegebedürftigkeit" und „Hilflosigkeit". 89% der Nutzer wurden der Kategorie „hilflos" zugeordnet. Kurzzeitpflege ist demzufolge als Pflegeeinrichtung für Patienten mit erheblichem Pflegeaufwand zu definieren. Die Zielgruppe der Kurzzeitpflege ergibt sich aus dem bereits oben beschriebenen Aufgabenspektrum.

Die Kurzzeitpflegeeinrichtung richtet sich u.a. an Personen:

- in körperlichen und/oder seelischen Krisensituationen, die einer vorübergehenden Pflege in einer vollstationären Einrichtung bedürfen und bei denen ein ambulantes (Sozialstation) oder teilstationäres (Tagespflege) Angebot nicht ausreicht.

- mit dem Bedarf an pflegerischen Leistungen nach Krankenhausaufenthalt, soweit die Pflegeperson die Pflegeleistung nicht sofort übernehmen kann oder eine Wohnraumanpassung vor Pflegebeginn durchgeführt werden muß.

Das Pflegeversicherungsgesetz formuliert in seinen Ausführungen Standards, die sich auf die Art und das Niveau der Pflege beziehen. Es wird unterschieden zwischen Universalstandards (z.B. ethische Aspekte), Richtlinienstandards (SGB XI, § 80, Abs. 1) und allgemeinen Handlungsstandards (Pflegestandards im engeren Sinne, bezogen auf typische Pflegehandlungen und Arbeitsabläufe) (Klie 1995). Mit der Formulierung allgemeiner Pflegeziele werden im Rahmen des Pflegeversicherungsgesetzes (SGB XI: §§ 2, 3, 6, 11, 14, 28) grobe Richtlinien für das Pflegekonzept der Versorgungseinrichtungen bestimmt, die auch für die Kurzzeitpflege Gültigkeit haben:

- Förderung eines selbstbestimmten Lebens, das der Würde des Menschen entspricht

- Hinwirkung auf eine neue Kultur des Helfens und der mitmenschlichen Zuwendung

- Pflege-, Versorgungs- und Betreuungsmaßnahmen, die dem allgemein anerkannten medizinisch-pflegerischen Stand entsprechen

- Wirtschaftlichkeit der Pflege unter Berücksichtigung des Verhältnisses von Kosten und angestrebtem Erfolg (Verhältnismäßigkeit)

- aktivierende Pflegemaßnahmen mit dem Ziel der Erhaltung vorhandener und der Rückgewinnung verlorengegangener Fähigkeiten

- angemessene Berücksichtigung der Wünsche des Patienten bei der Gestaltung der Hilfe

- Maßnahmen, die geeignet sind, den Verbleib des Patienten im häuslichen Umfeld sicherzustellen.

Das Pflegekonzept der Kurzzeitpflege fußt auf einem systemischen Ansatz. Unterschieden wird zwischen direkter und indirekter Pflege. Direkte Pflege nimmt Bezug auf die notwendigen Pflegemaßnahmen vor Ort. Indirekte Pflege berücksichtigt den Lebenszusammenhang, insbesondere die soziale Verflechtung des Patienten. Die direkte Pflegemaßnahme steht in einem Zusammenhang mit der Förderung vorhandener Fähigkeiten (Aktivierung versus Aufgabenübernahme), die bei Rückführung in das häusliche Umfeld bedeutungsvoll sind. Aktivierende Pflege schließt dabei die Persönlichkeitsrechte des Erkrankten ausdrücklich ein, der aufgrund der örtlichen Veränderung und des ungenügenden körperlich/seelischen Zustandes häufig verunsichert ist. „Unter aktivierender Pflege wird verstanden, daß der Patient in Beziehung auf seine körperlichen und psychischen Behinderungen eher nicht pflegerisch versorgt, sondern motiviert, mobilisiert und angeleitet wird, das noch Mögliche selbständig zu leisten" (BMJFFG 1988).

Voraussetzung für einen kontinuierlichen Pflegeprozeß im Rahmen eines systemischen Ansatzes ist die Zusammenarbeit mit den Angehörigen oder Bezugspersonen des zu Pflegenden. Die Mitarbeiter der Kurzzeitpflege benötigen Informationen über die bisher eingesetzten Bewältigungsstrategien im Umgang mit irreversiblen Beeinträchtigungen sowie über Besonderheiten und Wünsche des zu Pflegenden und dessen Erwartungen an die Leistungen der Pflegenden.

4 Zukunftsorientierte Wohn- und Betreuungsformen für psychisch kranke alte Menschen

Gegenwärtig gibt es erhebliche Anstrengungen zur Konzipierung und Entwicklung von Wohnbetreuungsformen außerhalb des klassischen stationären Altenhilfebereiches. Diese neuartigen Wohnformen wollen ein dem Krankheits- und Beeinträchtigungszustand angepaßtes Milieu gestalten, das personenbezogene Hilfeleistungen umfaßt. Solche Einrichtungsformen können am ehesten als „Hausgemeinschaften" umschrieben werden, die in ihrer räumlich-sachlichen Ausstattung, ihrer Größe, ihrer regionalen Anbindung und ihrem Pflege- und Betreuungskonzept ein Höchstmaß an gezielter Hilfe ermöglichen sollen, ohne daß sich die Klienten in institutionelle Versorgungs- und Lebensformen einpassen müssen. Neue Konzepte des Kuratoriums Deutsche Altenhilfe (1998) weisen in diese Richtung. Hier heißt es: „...solche Gemeinschaften können insbesondere für ältere Verwirrte eine echte Alternative zur Heimunterbringung bieten."

Zentrale Merkmale solcher Einrichtungsformen sind:

- Überschaubarkeit

- individuelle Alltagsgestaltung

- Freisein von heimtypischen Organisationsstrukturen

- Befriedigung der Bedürftigkeit nach Kleinräumigkeit, Vertrautheit, Kommunikation, Aktivität, menschlicher Nähe

- Tagesablauf dominiert durch Beteiligung an hauswirtschaftlichen Aufgaben

- aktive Beteiligung an der Alltagsgestaltung.

Beispielhaft sei auf zwei durch das KDA begleitete Modelle sogenannter Hausgemeinschaften verwiesen. So will die Caritas Betriebsführung Münster (CBM) zwei Hausgemeinschaften mit je sechs Bewohnern einrichten. Die Anna-Stiftung Dinklake plant zwei Hausgemeinschaft zu neun und zehn Personen. Auch in anderen Regionen sind Entwicklungen in diese Richtung sichtbar. In Berlin finden sich zunehmend Wohngemeinschaften und betreute Einzelwohnformen für psychisch kranke alte Menschen, die in ihrer Konzeption und Struktur an Wohngemeinschaftsformen der Allgemeinpsychiatrie angelehnt sind. Vorbilder für Konzept und Umsetzung finden sich z.B. in den Niederlanden (Anton Piek Hofje) und in Frankreich (Cantoumodell: „Feuerstelle im Haus"). Beiden Modellformen ist das „Prinzip der vertrauten Welt" gemein. Die Betonung liegt auf dem vertrauten Umgang mit Alltagsaufgaben und der Anpassung der Umfeldbedingungen an krankheitsbedingte kompensatorische Notwendigkeiten (Raumkonzept, Betreuungs- und Pflegekonzeption).

Für solche „Hausgemeinschaften" sind unterschiedliche Finanzierungsmöglichkeiten vorstellbar, die einem abgestuften Pflege- und Betreuungskonzept entsprechen. Bei dem sogenannten Typ A („reines Wohnen") stellt ein Mietvertrag die Basis dar. Kosten für Verwaltung und Zentrale werden anteilig getragen. Daneben wird ein Grundleistungsvertrag abgeschlossen, der notwendige Basisleistungen abdeckt. Zusätzliche Pflegeleistungen können über ein Service-Zentrum eingekauft werden. Die Kostenabrechnung erfolgt nach Einzelleistungen, wobei auch Leistungen nach SGB V (Behandlungspflege) abrechnungsfähig sind. Bei Typ B („Grundleistung plus Zukauf) wird anstelle des Grundleistungsvertrages eine Pauschale abgerechnet, die regelmäßig anfallende Pflegeleistungen abdeckt. Bei Mehrbedarf werden zusätzliche ambulante Pflegeleistungen hinzugekauft. Typ C („stationärer Typ") ist durch einen einheitlichen, alle anfallenden Leistungen abdeckenden Pflegesatz gekennzeichnet.

5   Ausblick

Die Heimversorgung für psychisch kranke alte Menschen ist der größte Kostenfaktor in der Altenhilfe. Gemessen an den Bedürfnissen psychisch Kranker ist das Preis-Leistungsverhältnis derart ungünstig, daß eine Institutionalisierung grundsätzlich zu vermeiden ist. Die zuletzt dargestellten Alternativen bieten mindestens eine angemessene Betreuungs- und Pflegeleistung (personenzentrierte Hilfe), die durch krankheitsangepaßte Konzepte gezielte Hilfeleistungen sicherstellen. Bei maßgeschneiderten Hilfesystemen ergibt sich ein deutlich besseres Leistungsspektrum der Betroffenen, so daß sogar Entlastungen eintreten können.

Solange stationäre Einrichtungen der Altenhilfe existieren, muß mit einer Fehlversorgung insbesondere auch psychisch kranker alter Menschen gerechnet werden. Heime deprivatisieren und depravieren ihre Bewohner, überfordern die Mitarbeiter und erzeugen unverhältnismäßig hohe Kosten. Eine Neuorientierung des bislang von stationären Einrichtungen vorgehaltenen Angebots muß alle Bereiche der Pflege- und Betreuung tangieren. Pflege und Betreuung müssen bewohnerbezogen gestaltet werden, wobei die Orientierung an den individuellen Interessen der Bewohner institutionelle Abläufe in den Hintergrund treten läßt. Wohngruppen, die krankheitsbezogen ausgestaltet sind, müssen zur Regelversorgung werden. Das Personal muß über Kenntnisse der Gerontopsychiatrie verfügen. Wohnen und Betreuung sind als Einzelleistungen zu definieren und abzurechnen. Dem Recht auf Privatheit, auf Biographie und auf krankheitsangepaßte Hilfen ist zu entsprechen. Angehörige sind entsprechend ihrer Bereitschaft in die Wohnbetreuung zu integrieren, und vor allem muß eine hypertrophe Stellenausweitung an Verwaltungs-, Leitungs- und Koordinationspersonal vermieden werden (Lind/Heeg 1991).

Positive Ansätze im stationären Bereich der Altenhilfe lösen die Probleme, die mit einer Institutionalisierung verbunden sind, nicht wirklich. Jedem Besucher der herkömmlichen Altenpflegeheime wird schlagartig deutlich, daß er selbst in einer solchen Einrichtung nicht versorgt werden will. Die einzelne Person verschwindet in der totalen Institution (Goffmann), die Biographie tritt nicht als Individualität hervor; sie mündet in der Gleichheit gesellschaftlich gültiger Altersstereotypen: Wer alt ist und gebrechlich und dazu noch psychisch krank, gilt ohne Interesse an Aktivität und Intimität. Der bei ihm festgestellt Rückzug und seine Passivität machen ein übergeordnetes Regelwerk, das seine Interessen und Bedürfnisse verwaltet, notwendig. Auch Schutzgesetze wie die Heimmindestbauverordnung müssen dahingehend revidiert werden, daß bauliche Voraussetzungen individuellen Hilfeformen angepaßt werden. Die Aufgabe der Heimaufsicht sollte darin besteht, daß Recht auf die Unversehrtheit des Privaten durchzusetzen.

Auf dem „steinigen Weg" der Ent-Institutionalisierung stellt die „Ent-Hospitalisierung" des Personals die größte Aufgabe dar. Deshalb sollten sie den Charakter einer ultima ratio haben.

H Kooperation und Kommunikation bei der Versorgung psychisch kranker alter Menschen

Die Abschnitte über gemeindliche Planung und Koordination sowie über die Mängelanalyse enthalten schon wesentliche Ansatzpunkte und Hinweise für Vernetzung und Ressourcenbündelung, auf die hier nur verwiesen werden soll. Das Erfordernis von Kooperation und Vernetzung wurde in diesem Zusammenhang ausdrücklich hervorgehoben und nachdrücklich begründet.

In diesem Abschnitt soll nunmehr auf einzelne Kooperationspartner im Gesundheits- und Sozialbereich eingegangen und in Abgleichung mit deren Aufgabenprofil das Feld der Gerontopsychiatrie beleuchtet werden. Zu diesem Zweck ist es wichtig, sich das Erfordernis von Kooperation zu vergegenwärtigen.

1 Allgemeine Anforderung

1.1 Regularien

Bei der Nutzung der ambulanten wie stationären Angebote geht es darum, durch Kooperation und Vernetzung ein Optimum von Versorgung zu erreichen. Betrachtet man das Hilfeangebot im ambulanten und stationären Bereich isoliert, so zeigen sich jeweils gegenpolig Vor- und Nachteile. Zur Förderung der Vorteile und Unterdrückung der Nachteile bedarf es Regularien.

Übersicht H1:   **Regularien im stationären Bereich**

Stationärer Bereich

Pluspunkte	Regularien	Minuspunkte
Alles unter einem Dach	- ausgelagerte teilstationäre Angebote	- Gemeindeferne
Integrierte Behandlungs- und Versorgungs- programme	- Case Management	- Institutsdominanz
Umfassende Trägerver- Antwortung	- Partizipation durch offene Versorgungsnetze	- Trägerdominanz
Vorgaben für eine opti- male Versorgung	- Patientenzentrierte Qualitäts- kontrolle	- Institutsbezogener Qualitäts- standard mit Überver- sorgungstendenzen
Umfassende Finan- zierungsregelungen	- Personalmobilität	- Mangelnde Flexibilität auf- grund von Besitzstands- denken

Diese Forderung ist besonders an die politische Seite und an die Trägerverantwortlichen gerichtet, denn man kann mit Ressourcen viel bewirken, wenn man die entsprechenden Regularien einsetzt. Für den stationären Bereich gilt: zur Bewältigung schwieriger Versorgungssituationen ist es sinnvoll, wenn viele Versorgungsangebote unter einem Dach konzentriert sind, sofern dieses Angebot nicht gemeindefern angesiedelt ist. Dann kann man für schwer Erkrankte innerhalb einer Einrichtung, quasi unter einer klaren Leitung und Verantwortlichkeit, integrierte Behandlungs- und Versorgungsprogramme durchführen. Es darf nur nicht dazu führen, daß diese Vormachtstellung dazu benutzt wird, z.B. Betten optimal auszulasten, um damit das Wirtschaftlichkeitsrisiko zu umgehen. Der Trägeregoismus darf nicht konkurrenzfrei dominieren. Relevant ist auch, daß man die Versorgungsvorgaben, wie sie für Krankenhäuser im SGB V und im Krankenhausfinanzierungsgesetz sowie für Heime im BSHG und in der Heimmindestverordnung festgelegt sind, befolgt. Die Versorgungspraxis darf nicht von einem institutionsbezogenen Standard genormt werden. Maßgeblich müssen das Patientenwohl und der individuelle Hilfebedarf sein und danach muß sich der institutionelle Standard richten. Es ist sehr hilfreich, wenn man klare und eindeutige Finanzierungsregelungen zur Grundlage nehmen kann, wie sie für den psychiatrischen Krankenhausbereich auf der Grundlage der PsychPV formuliert sind. Auch wenn aufgrund von Budgetierung derzeit kaum eine psychiatrische Klinik den vorgegebenen Standard erfüllt, muß dem doch relativ verläßlichen klinischen Personalstand Mobilität zugemutet werden, damit die Mitarbeiter nicht, ohne es selbst zu merken, hospitalisiert werden und unter diesem Blickwinkel die Krankenhausbehandlung für das Optimum an Versorgung halten.

Ähnlicher Kontrolle muß aber auch der ambulante Bereich unterworfen werden:

Übersicht H2:   **Regularien im ambulanten Bereich**

Ambulanter Bereich

Pluspunkte	Regularien	Minuspunkte
Öffentliches Leben	- Öffentlichkeitsarbeit	- Vorurteile und Befürchtungen
Angebotsvielfalt	- Gütesiegel	- Psychomarkt/Zersplitterung des Angebotes
Trägervielfalt	- Koordination	- Trägeregoismen
Beziehungsfreiheit	- Versorgungsverpflichtung	- Ausgrenzung und Leistungsverweigerung
Unreglementierte Kooperationsmöglichkeiten	- Bündelung des Know-hows	- Mitarbeiterabschottung

Die ambulant Tätigen nehmen bei geringerer institutioneller Verankerung am öffentlichen Leben teil. Sie werden dabei aber auch konfrontiert mit Vorurteilen und Befürchtungen, mit Ängsten, die im Wohnumfeld oder unmittelbar im familiären Umfeld auftreten, wenn man einen psychisch kranken alten Menschen, insbesondere einen psychotisch Erkrankten, in unmittelbarer Nähe weiß.

Man kann also im ambulanten Bereich mit einer großen Angebotsvielfalt rechnen. Aber eine unreglementierte Vielfalt kann auch zu einem Angebotsmarkt verkommen. Beziehungsfreiheit für den Patienten ist gut, wenn er sich auswählen kann, was für ihn hilfreich erscheint und wenn seine Angehörigen auch in diese Auswahl eingebunden sind. Aber wenn sich vorrangig die Einrichtungen als auswahlberechtigt deklarieren, kann es für besonders schwierige Personen leicht zu Ausgrenzung und Leistungsverweigerung kommen.

Mischfinanzierungen sind notwendig, aber die stark gekürzten Mittel zwingen viele Mitarbeiter dazu, die Zeit damit zu verbringen, Finanzierungsregelungen auszuhandeln und dann dementsprechend Mittel einzuwerben, statt sich um die Patienten zu kümmern.

Öffentlichkeitsarbeit, Gütesiegel, Koordination und Versorgungspflichten sind wichtige Korrektive, die Wildwuchs verhindern. Sie sind geeignet, die Diskrepanz zwischen Selbstbild und Realisierung zu steuern. Daß von guten Konzepten bei der Realisierung Abstriche gemacht werden müssen, kann man nicht vermeiden. Nur sollte das nicht beliebig erfolgen und ständig fortgesetzt werden.

Das Instrument eines möglichst viele Beteiligte bindenden Konsens' über Steuerungsinstrumente muß greifen. Kollegiale Unterstützung und Kontrolle auf fachlicher Basis sind eine gute Korrektur.

1.2 Das Erfordernis größerer Gemeinsamkeit unter den Leistungsanbietern

Wege zu mehr Gemeinsamkeit führen von Kommunikation über Kooperation zu Vernetzung und damit zu einem Verbundsystem, wie es im nachfolgenden Abschnitt I als Ergebnis eines Planungsprozesses näher erläutert ist.

Übersicht H3:   **Wege zu mehr Gemeinsamkeiten**

Wege zu mehr Gemeinsamkeiten		
Information ☞ **Kommunikation** ☜		Identifikation mit den jeweiligen Aufgaben (corporate identity), Offenlegen von Stärken und Schwächen
Beratung ☞ **Kooperation** ☜		Verbesserung als Gemeinschaftsaufgabe, Beseitigung von Schwachpunkten
Entscheidung ☞ **Vernetzung** ☜		Gemeinsame Aufgabenprofile

Kommunikation wird oft mit Kooperation verwechselt. Kooperation braucht aber ein anderes Nähe- und Distanzverhältnis. Es gilt, sich nicht nur wechselseitig zu informieren, sondern auch sich zu beraten, da es um die Gemeinschaftsaufgabe der Versorgung psychisch kranker alter Menschen geht. Vernetzung heißt, dann zu gemeinsamen Aufgabenprofilen zu finden.

Der gemeinsame Blick muß auf die Qualität gerichtet sein. Dies umfaßt Strukturqualität, Prozeßqualität, Ergebnisqualität und Wirtschaftlichkeit.

Übersicht H4:   **Vernetzungsprogramm**

Vernetzungsprogramm			
Was muß gemacht werden?	☞	**Strukturqualität** Angemessenheit struktureller und personeller Therapievoraussetzungen	☜ Ressourcenbereitstellung
Wer muß es machen?	☞	**Prozeßqualität** Angemessenheit therapeutischer Intervention	☜ Ressourcenbündelung
Was muß dabei herauskommen?	☞	**Ergebnisqualität** Erreichen therapeutischer Ziele	☜ Ressourcenoptimierung
Wer muß es bezahlen?	☞	**Wirtschaftlichkeit** Möglichst viel Nutzen bei möglichst geringem Mitteleinsatz	☜ Ressourcenbewährung

Für den einzelnen Anbieter bedeutet dies folgendes:

Abbildung H1: Qualitätssicherung

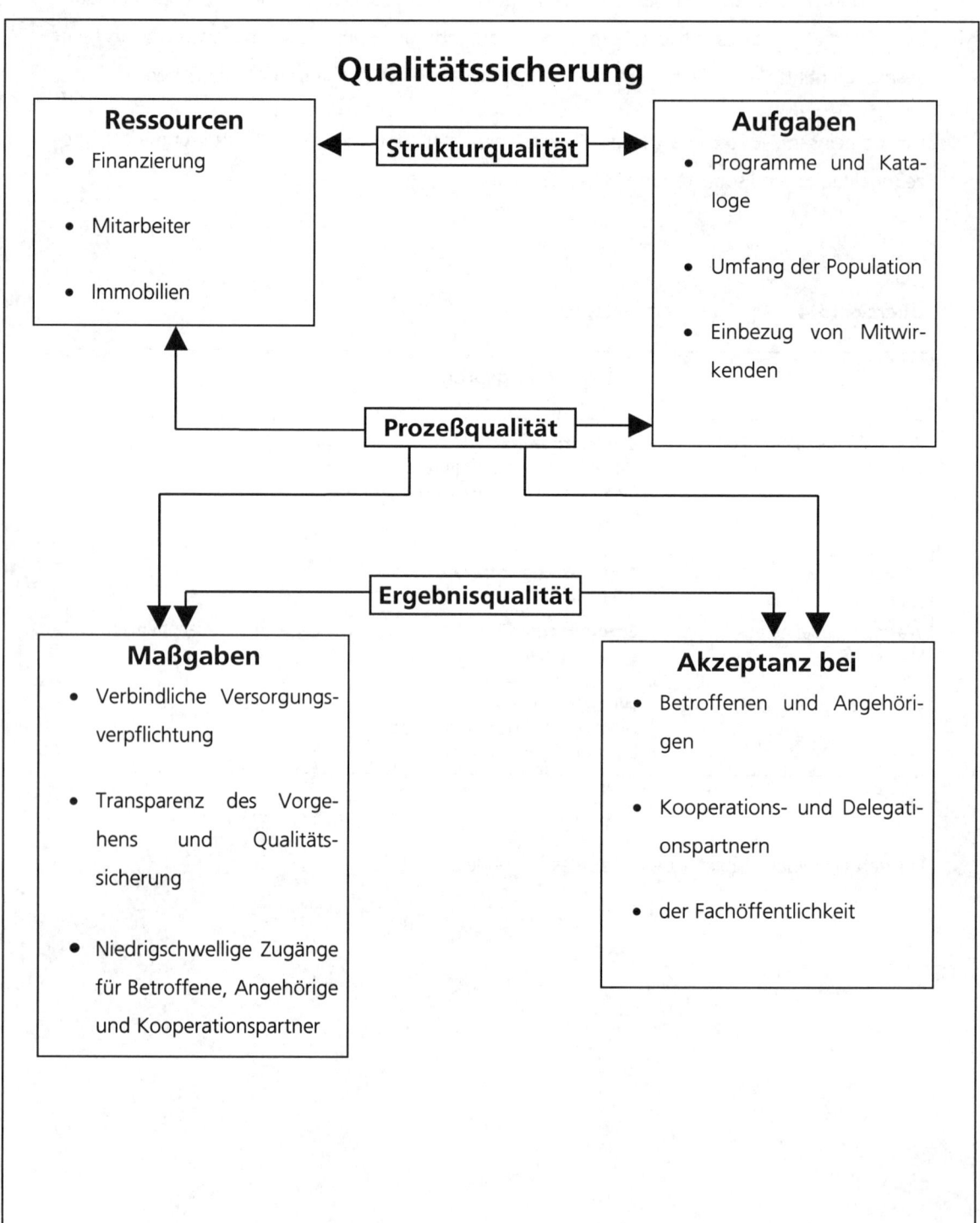

Qualitätssicherung

Ressourcen

- Finanzierung
- Mitarbeiter
- Immobilien

Strukturqualität

Aufgaben

- Programme und Kataloge
- Umfang der Population
- Einbezug von Mitwirkenden

Prozeßqualität

Ergebnisqualität

Maßgaben

- Verbindliche Versorgungsverpflichtung
- Transparenz des Vorgehens und Qualitätssicherung
- Niedrigschwellige Zugänge für Betroffene, Angehörige und Kooperationspartner

Akzeptanz bei

- Betroffenen und Angehörigen
- Kooperations- und Delegationspartnern
- der Fachöffentlichkeit

Die kollegiale Kontrolle ist hier gefordert, Schlupflöcher zu stopfen: Wenn ein Anbieter zum Beispiel wenig Akzeptanz für sein Angebot bei den Betroffenen erweckt, z.B. indem er eine verklausulierte oder negativ besetzte Bezeichnung für sein Hilfeprogramm wählt, dann kann er umfängliche Versorgungsverpflichtungen eingehen, ohne daß er sich überarbeitet. Wenn man die Population durch strenge Auswahl stark eingrenzt, dann kann man sich deklamatorisch viel auf die Schultern laden. Dies ist z.B. immer dann der Fall, wenn man nicht mit den vorhandenen Angeboten der Altenhilfe und Psychiatern kooperiert, sondern darauf Wert legt, daß die Klienten von sich aus kommen und sich einer Aufnahmeprozedur unterwerfen. Wenn man die Hilfen nicht niedrigschwellig anbietet, sondern die Zugänge sehr hochschwellig macht, haben stellenfinanzierte Mitarbeiter ein leichtes Leben. Deshalb ist es wichtig, Akzeptanz, Aufgabenzuschreibung und Maßgaben, nach denen man handelt, und Ressourcen, die man nutzt, einer Wirkungsprüfung zu unterwerfen und vor allem das eigene Angebot in einen Verbund einzubringen.

Es ist sinnvoll, durch einen Verbund ein größeres Gremium zu schaffen, in dem man „intern" agieren und insbesondere das kollegiale Miteinander kulminieren kann. Wo alle um die vorhandenen Probleme und Schwierigkeiten wissen, um die Hürden, die es zu überwinden gilt und auch um die Widerstände, die man bei sich selber bearbeiten muß, um im Feld voranzukommen, ist es leichter, offen miteinander umzugehen und Stärken und Schwächen zu offenbaren.

1.3   Ansatzpunkte für den Trägerverbund

Die nachstehende Auflistung stellt aktuelle Verbundformen, Prototypen von Kooperation und Vernetzung für die gemeindepsychiatrische und damit auch für die gerontopsychiatrische Versorgung dar:

Übersicht H5:   Prototypen von Kooperation und Vernetzung

1	**Gerontopsychiatrisches Verbundsystem als Garant eines Regionalinvestors**	Sämtliche Versorgungsbausteine sind durch formale Kooperation und Koordination aufeinander bezogen.	Verbindlichkeit ist nicht herstellbar, allenfalls in ausbaufähigen Ansätzen, Verantwortung ist zerstückelt, Kommunikation wird überbetont
2	**Gegliederte bausteinbezogene Trägerverantwortungsübernahme bei administrativer Koordination**	Unterschiedliche Träger nehmen im Rahmen eines sektorisierten Zuständigkeitssystems Einzelverantwortungen wahr: Verantwortungsbausteine.	Weitgehend statisch, jede Veränderung muß aufwendig verhandelt werden, Verantwortung ist zentralisiert
3	**Zentrales Trägermonopol, indem die psychosoziale Versorgung unter einem Trägerdach gewährleistet wird**	Ein einzelner Träger prägt mit seinem Profil die Versorgung: Beteiligungen weiterer Träger sind nur als Subunternehmen möglich.	Schwer prognostizierbare und steuerbare Versorgungsgestaltung, Unternehmensprinzip bestimmt den Versorgungsmix
4	**Bilaterale Trägerverknüpfungen z.B. zwischen Klinik und Hilfsverein**	Die Versorgungsbausteine werden aus klinischer Sicht zur Defizitbewältigung positioniert und ausgestaltet.	Eine Allparteilichkeit ist nicht durchsetzbar. Ein von der Klinik gesteuerter Hilfsverein hat Wettbewerbsvorteile.
5	**Umfassender Trägerverbund** - **zielgruppenorientiert** - **stadtteilorientiert**	Sämtliche für die bestimmte Zielgruppe bzw. Region maßgeblichen Versorgungsbeteiligten vernetzen sich. Case Management, Qualitätssicherung, Personalqualifizierung werden gemeinsam durchgeführt.	Aufwendige Gremienarbeit ist notwendig: Projektgruppen und Qualitätszirkel müssen die Klammern bilden. Angebotserweiterungen müssen das Ergebnis kollektiver Anstrengung sein. Die unterschiedlich weitgehenden Aufgabenfestlegungen bestimmen die Gestaltungsfreiräume.
6	**Funktionsbereichsbezogene Trägerverknüpfung flankiert durch Kooperationsverträge im Sinne eines in sich vernetzten gerontopsychiatrischen Verbunds**	Verbund der Träger, die komplementäre Angebote als Zuwendungsempfänger und aufgrund von Finanzierungsmaßgaben des Senats praktizieren. Inanspruchnahme durch ambulante und stationäre Behandler aufgrund von Kooperationsvereinbarungen	Neben den vorgegebenen Aufgabenkatalogen, wie sie z.B. für Krankenhäuser, niedergelassene Arztpraxen und Sozialpsychiatrische Dienste gelten, treten selbstbestimmte Festlegungen (Konkurrenz zwischen Fremd- und Selbstbestimmung). Die komplementäre Versorgung wird zur Gemeinschaftsaufgabe relevanter Träger. Die einzelnen Träger können nicht gegeneinander ausgespielt und zu Billigangeboten veranlaßt werden.

In der Darstellung sind eine Reihe unterschiedlicher Ausprägungen von versuchter und erfolgreich verwirklichter Kooperation herausgearbeitet:

- An erster Stelle ist ein gerontopsychiatrisches Verbundsystem als Garant für ein regionales Inventar der relevanten Versorgungseinrichtungen zu nennen. Der Ansatz ist zunächst institutionell ausgerichtet, man achtet darauf, daß alle Bausteine verfügbar werden, daß miteinander formale Kooperation und Koordination stattfinden und daß vertraglich abgesicherte Verbindlichkeit auch in Ansätzen hergestellt wird. Aber die Verantwortung ist letztendlich zerstückelt und die Möglichkeiten, die Dinge über Kommunikation zu regeln, werden stark strapaziert.

- Die zweite Ausprägung wäre die gegliederte bausteinbezogene Trägerverantwortung bei administrativer Koordination. Das heißt, entweder der Psychiatriekoordinator oder derjenige, dem die Verantwortung von politischer Seite übertragen wird, stellt z.B. zusammen mit der PSAG fest, ob dieser oder ein anderer Baustein (Wohnen-Tagesstrukturierung etc.) von dem einen oder anderen Träger realisiert werden soll. Erfahrungsgemäß machen solche Vereinbarungen langwierige Vorbereitungen erforderlich. Es fällt in der Regel schwer, flexibel auf die im Veränderungsprozeß gewonnenen Erfahrungen zu reagieren. Jede, auch die kleinste Korrektur, muß im Kollektiv aufwendig abgesegnet werden.

- Dann gibt es noch die Variante des zentralen Trägermonopols. Ein Träger ist verantwortlich, dieser prägt dann auch mit seinem Profil die Versorgung; es gilt das Unternehmensprinzip.

- Erwähnenswert ist auch die Variante der bilateralen Trägerverknüpfung z.B. zwischen Klinik und Hilfsverein. Hier ist es schwer, eine Allparteilichkeit von seiten dieses Trägers zu erreichen, weil häufig die Klinik als „große Mutter" das Vorgehen dominiert.

- Dann gibt es umfassende Trägerverbundorganisationen, die zielgruppenorientiert ausgerichtet sind. Der gerontopsychiatrische Verbund hat sich im Rahmen von Modellerprobungen schon in diese Richtung entwickelt. Die stadtteilbezogene Variante in Form eines sektorumspannenden Trägerverbunds ist ein Prototyp. Case Management, Qualitätssicherung und Personalqualifizierung sollten als Gemeinschaftsaufgabe realisiert werden.

- Als letzter Prototyp wird die funktionsbezogene Ausprägung des Trägerverbunds in die Diskussion gebracht. Er macht an den Grenzen der Verbundszugehörigkeit nicht Halt, sondern erweitert den Bereich der Gemeinsamkeiten durch Kooperationsverträge. Dies wäre eine für die Versorgung psychisch kranker alter Menschen geeignete Ausprägung und sollte daher als Prototyp des gerontopsychiatrischen Verbunds gelten.

1.4 Maßgaben für die Ausgestaltung eines Trägerverbunds

Nicht alle Beteiligten sind in vergleichbarer Weise als Versorgungsträger einzubeziehen. Primäre Versorgungsträger für den ambulanten Bereich sind neben den niedergelassenen Ärzten die Einrichtungen, die tagesstrukturierende Hilfen, betreutes Wohnen u.a.m. anbieten. Diese wiederum müssen Wert darauf legen, daß ihre Versorgungserfahrungen bei der Verbundgestaltung zur Geltung kommen, weil sie in der Regel hautnah mit psychisch kranken alten Menschen zu tun haben.

Die freien Träger haben im gewachsenen Versorgungssystem untereinander ein gewachsenes Spannungsverhältnis: Die einen fühlen sich eher der konservativen Versorgung zugehörig, die anderen möglicherweise einer fortschrittlichen. Dieses sollte nicht nivelliert werden, weil es eine wechselseitige Herausforderung darstellt, aber auf der anderen Seite darf daraus keine Lagerbildung erwachsen. Ein Verbund kann nur dann sämtliche Versorgungsangebote umfassen, wenn er relativ unverbindlich beginnt. Er unterscheidet sich dann zunächst nicht von den üblichen Gremien. Er muß sich dann aber schrittweise und für alle nachvollziehbar in beschriebener Weise weiterentwickeln.

Eine Verbundorganisation, die einen rechtsfähigen Vertrag zur Basis hat, wird sich somit nicht im Hauruckverfahren herbeiführen lassen. Ziele und Aufgaben sowie Funktionen müssen allgemeinverbindlich festgelegt werden. Dies bedeutet auch für Träger wie Mitarbeiter, ein Stück Selbstdisziplin zu üben.

Von politischer Seite muß hierfür über Finanzierungsregelungen Grundlage und Veranlassung geschaffen werden. Dies bedeutet für die politische Seite, daß sie aufhören muß, immer Neues einzubringen und einzufordern. Sie muß sich vielmehr auf Regelungsvorgaben für Zusammensetzung, Koordination und Gewährleistung der Aufgabenerfüllung beschränken. Der Gegenstand eines Verbunds müßte eine Paketlösung sein, zum Beispiel die Versorgung psychisch kranker alter Menschen im Bereich Wohnen und Tagesstrukturierung. Mit einer solchen Zielsetzung kann in einzelnen Schritten das wechselseitige Verschmelzen praktiziert werden.

Innerhalb des Verbunds müßten die Leistungsbereiche aufgeteilt und klar zugeteilt werden. Auf dieser Grundlage müssen die personellen Kapazitäten im Rahmen einer Personalbemessung festgelegt werden. Der Verbund muß sich sehr frühzeitig eine Geschäftsordnung geben. Diese Geschäftsordnung muß auch den Rahmen für die Streitkultur bestimmen.

Zum gegebenen Zeitpunkt sollte man Klinik und ambulante Gesundheitsdienste sowie deren Budgets mit einbeziehen (über die Notwendigkeit des Einbezugs der Klinikressourcen ist an anderer Stelle stichhaltiges gesagt worden). Hierzu sollen ergänzende Verträge abgeschlossen werden, das heißt, der Verbund im engeren Sinne kooperiert mit weiteren Einrichtungen. Auf diesem Wege müssen die Funktionsbereiche, wie sie die Aktion Psychisch Kranke im Rahmen des personenzentrierten Hilfeansatzes definiert hat, im Hinblick auf umfassende Aufgaben, wie z.B. sozialpsychiatrische Behandlung, organisiert werden. Dies bildet die Basis, um die angesprochene Verknüpfung zwischen ambulant und stationär zu realisieren.

Wichtig sind die handelnden Personen und ihr Verhalten. Folgende Verhaltensweisen können die Kooperationslust beeinträchtigen:

- ausführliche konzeptionelle Diskussionen im „edlen Wettstreit", wer reformwilliger ist

- Orientierung an den am schwersten zu beseitigenden Defiziten und dadurch eine grundsätzlich negative Sichtweise

- Nutzen von Lagerbildungen und Trägeregoismen zur Durchsetzung singulärer Interessen

- Strapazierung ausländischer Beispiele als Indizienbeweise dafür, wie fortschrittlich die Welt sein kann

- Akzeptanz des Wirtschaftlichkeitsgebots und der Pflicht zur Standardisierung als vermeintliches Indiz für reformunwillige Anpassung

Jeder Beteiligte muß sich in ein personenbezogenes Kooperationsgefüge integrieren, das Kontraproduktives vermeidet und sich Förderliches aneignet:

Übersicht H6: **Was ist kontraproduktiv und was ist förderlich bei der gemeinsamen Suche nach Verbundsregeln?**

Kontraproduktiv	Förderlich
Statisches Wiederholen der eigenen ggf. mühsam erworbenen Standpunkte	Konstruktives Infragestellen der eigenen Standpunkte im Hinblick auf das Patientenwohl als Gemeinschaftsaufgabe
Hinweis auf wiederholte Kränkungen und Mißverständnisse durch Dritte	Gemeinsames Abarbeiten von Aufgaben nach vorheriger Festlegung von Zielsetzungen
Selektion der Kommunikations- und Kooperationspartner unter visionären Gesichtspunkten	Einbezug von Kommunikations- und Kooperationspartnern im Hinblick auf ein prospektives Case Management
Verwechslung von Kommunikation und Kooperation	Festlegung von Kooperationsstandards entsprechend - Muß-Komponenten - Soll-Komponenten - Kann-Komponenten
Betonung persönlicher Vorlieben und Abneigungen stellvertretend für die Patienten	Verantwortliche umfassende Hilfeplanung auf der Grundlage personenbezogener Hilfeplanung
Vorauseilender Gehorsam gegenüber restriktiven politischen Regelungen	Vorrang der Fachlichkeit "Patientenwohl als Paradigma"

2 Spezifische Funktion bei der Versorgung psychisch kranker alter Menschen

Vor dem Hintergrund der allgemeinen Maßgaben für den Verbund soll nun dargestellt werden, wo die spezifischen Anforderungen an gerontopsychiatrische Versorgungsqualität und damit die Schnittstellen zu den anderen mit Hilfen für alte Menschen befaßten Versorgungsbereichen liegen.

Die folgenden Ausführungen sollen im Sinne der Reformanforderungen dazu verhelfen, daß der Hilfebedarf psychisch kranker alter Menschen bei der Ausgestaltung der ambulanten Versorgung besser berücksichtigt wird. Wie an mehreren Stellen betont, ergibt sich die Versorgungsqualität vorrangig darüber, wie es gelingt, Angebote, die altgewordene Hilfsbedürftige traditionell versorgen, für die Belange der Gerontopsychiatrie zu erschließen und zu qualifizieren. An erster Stelle stehen dabei die Angebote der Altenhilfe und die der allgemeinen Psychiatrie, deren Ressourcen für gerontopsychiatrische Versorgungsaufgaben zu nutzen und in eine integrierte Hilfeplanung einzubeziehen sind. Zur Stärkung ambulanter Kompetenzen werden Angebote benötigt, wie sie die Sozialstationen und andere ambulante Pflegedienste machen, aber auch die

Möglichkeiten, die im Rahmen einer differenzierten Wohnbetreuung auf dem Gebiet ambulanten Wohnens und tagespflegerischer Maßnahmen geschaffen werden.

Die Übergänge zwischen ambulant-komplementären teilstationären und stationären Versorgungselementen müssen fließend gestaltet sein. Insofern ist es wichtig, daß im Rahmen der gemeindlichen Versorgung kooperative Netze entstehen. Nur dann kann der personenzentrierte Hilfeansatz zum Element der wechselseitigen Kooperation werden. Case Management läßt sich nur durchführen, wenn aufgrund der Bereitschaft von Trägern und Mitarbeitern Hilfeprogramme unter Nutzung der Ressourcen praktikabel werden, die qualitativ dem individuellen Bedarf und den Bedürfnissen angemessen sind.

Der Einbezug ambulanter Versorgungsangebote bedarf gerade im Bereich der Versorgung psychisch kranker alter Menschen eines besonders sensiblen Vorgehens. Die Erfahrungen, die in einer Reihe von Modellerprobungen gemacht wurden, bestätigen, daß der Einbezug von Menschen mit Demenzproblemen mittlerweile auf einem breiten Feld angebahnt ist. Besondere Schwierigkeiten ergeben sich aber bei der Integration von alten Menschen mit psychotischen Krankheitsbildern und insbesondere bei altgewordenen psychisch Kranken. Es ist zu verhindern, daß dieser Personenkreis als nicht altenhilfefähig ausgegrenzt wird. Er muß angemessene Partizipationschancen im Hinblick auf Wohnen, Tagesstrukturierung, Pflege und Behandlung ebenso erhalten, wie dies für Personen mit dementiellen Beeinträchtigungen gilt.

2.1 Altenhilfe und Gerontopsychiatrie

Die wichtigste Voraussetzung zur Anbahnung der Kooperation besteht darin, daß Gerontopsychiatrie zu einem Qualifizierungsthema gemacht wird. Dies bedeutet zweierlei: Die gerontopsychiatrisch Tätigen im Bereich von Behandlung und Pflege müssen das Ressourcenangebot der Altenhilfe in ihr Blickfeld nehmen und in eine institutionsübergreifende Hilfeplanung einbeziehen. Die Träger von Angeboten der Altenhilfe und deren Mitarbeiterinnen und Mitarbeiter müssen sich verstärkt dem spezifischen Hilfebedarf dieser Betroffenengruppe stellen. Dies bedeutet, daß neben der Abklärung der Kooperationspraktiken Qualifizierungsmaßnahmen gefragt sind, denn bei dem Leitbild einer regionalen Vollversorgung dürfen Personen mit höherem gerontopsychiatrischen Hilfebedarf nicht ausgeklammert werden. Gerontopsychiatrische Fort- und Weiterbildungsangebote müssen orientiert an den jeweiligen Funktionen der Versorgungseinrichtungen berufsbegleitend verfügbar gemacht werden mit dem Ziel, den Leistungsanbietern die Durchführung gezielter Maßnahmen zu ermöglichen. Gerontopsychiatrische Fachleute können sich dann bei ihrer Hilfeplanung auf solche Maßnahmepakete stützen und beraten und fördernd bei deren personenzentrierter Umsetzung tätig werden. Dann wird für alle Beteiligten erkennbar und nachvollziehbar, daß es weder notwendig noch sinnvoll ist, psychisch kranke alte Menschen bei akuter Krankheitssituation stets in der Klinik gerontopsychiatrisch zu behandeln oder bei umfassenderem Unterstützungsbedarf in speziellen Heimen umfassend zu versorgen.

Nach allen Erfahrungen ist davon auszugehen, daß für eine derartige Vorgehensweise aufgrund der vorhandenen Regionalinventare an Versorgungseinrichtungen eine hinlängliche Ausgangsstruktur gegeben ist. Die Versorgung der alten Menschen stellt eine Wachstumsbranche dar, auf die von seiten der freigemeinnützigen wie privaten Träger vielfältig reagiert wird.

Allerdings gibt es hierbei Schieflagen, die die Finanzierungsgrundlagen des Angebots steuern. Daher fällt es bei der individuellen Bedarfsbemessung nach wie vor im ambulanten Versorgungsfeld schwerer als im stationären, auf umfassend professionelle Hilfe zu treffen. Kooperationsvereinbarungen sollten dies berücksichtigen und darauf hinzielen, daß sich die Beteiligten verpflichten, die Möglichkeiten der Pflegeversicherung und des Bundessozialhilfegesetzes so auszunutzen, daß das im ambulanten Versorgungsfeld Mögliche ausgeschöpft wird. Bei der Pflegeversicherung müßte daher die fachliche Abstimmung mit dem medizinischen Dienst gesucht werden, um bei der Festlegung der Pflegestufen die psychische Beeinträchtigung angemessen berücksichtigen zu können. Für die Sozialhilfe bedeutet dies, daß bei der Umsetzung der Finanzierungsvorgaben nach § 93 BSHG auf die Festlegung von Hilfebedarfsgruppen, die gerontopsychiatrische Sachverhalte einbeziehen, großer Wert gelegt wird. Wenn sich die Hilfebedarfsgruppen an den institutionellen Leistungstypen, insbesondere dem Heim in seiner gegenwärtigen Ausprägung orientieren würden, wäre eine wichtige Chance für eine längst überfällige Neuorientierung versäumt.

In der Sicherung von Prozeßqualität ist es wichtig, daß die Standards, nach denen der individuellen Bedarfssituation im multiprofessionellen Zusammenwirken Rechnung getragen wird, nicht nur im klinischen Bereich und in Heimeinrichtungen gelten, sondern auch das Zusammenwirken zwischen den ambulanten und teilstationären Angeboten vor Ort bestimmen. Gerade im ambulanten teilstationären Bereich sollten kontinuierliche Absprachen zwischen gerontopsychiatrisch erfahrenen Fachleuten, dem Pflegepersonal und weiteren Versorgungsbeteiligten zur Sicherstellung gerontopsychiatrischer Hilfequalität im Einzelfall stattfinden. Die hierfür bei Modellerprobungen z.B. in Hannover gefundene Form der gerontopsychiatrischen Fachbegleitung wirkte für das ambulante Pflegevorgehen richtungsweisend. Unter Einbezug gerontopsychiatrisch erfahrener Ärztinnen und Ärzte sollten Fallbesprechungen stattfinden. Supervision stellt eine weitere bewährte Möglichkeit einer qualitätsorientierenden Intervention dar. In Kliniken und Heimen sowie in Einrichtungen des betreuten Wohnens sollten kontinuierlich Visiten stattfinden, bei denen multiprofessisonelle Sichtweisen und Einschätzungen des geeigneten Vorgehens abgeklärt und festgelegt werden.

Da dieses Vorgehen, sieht man von Modellerprobungen ab, bei weitem noch nicht fester Bestand örtlicher Versorgungsprogramme ist, sind alle Beteiligten gut beraten, wenn sie die wichtigsten Leistungsanbieter in einem gerontopsychiatrischen Verbund zusammenführen und das darüber ermöglichte Komplexleistungsprogramm zum Gegenstand gezielter Prozeßqualität machen.

Die Kooperationsvereinbarungen sollten folgende Punkte präzisieren:

a)   Festlegung der Kooperationsabsichten und der zu beteiligenden Partner

Dabei ist es wichtig, im Sinne personenzentrierter Hilfeprogramme den Vorrang der ambulanten Versorgung sowie den Einbezug von Angehörigen und gesetzlichen Betreuern zu gewährleisten und die breite Programmatik der Altenhilfe angemessen zu integrieren.

b)   Modalitäten der Kooperation

Um Mißverständnissen vorzubeugen, muß verdeutlicht werden, wie das Zusammenwirken gestaltet werden muß, damit die Ressourcen für eine integrierte Hilfeplanung verfügbar sind. Die Formen der wechselseitigen Inanspruchnahme und die Verpflichtungen zur Teilnahme an Fallkonferenzen sind klarzustellen. Insbesondere muß gelten, daß stationäre Unterbringung zu Behandlung oder Versorgung erst angebracht ist, wenn die Möglichkeiten im ambulant komplementären Bereich ausgeschöpft sind.

Das Hauptziel und damit auch das Erfolgsparameter für ein solches Vorgehen muß darin bestehen, daß z.B. Drehtüreffekte zwischen Heim und Klinik sukzessive beseitigt werden, durch die Patienten unangemessen hospitalisiert werden.

c)   Rahmenbedingungen für eine leistungsgerechte Hilfegestaltung

Fragen der Fachaufsicht und der verbindlichen Supervision sowie der Qualifikationsprogramme und Ziele sind zu konkretisieren. Außerdem ist im Hinblick auf die Vorgehensregeln festzulegen, welche Gewährleistungspflichten die einzelnen Beteiligten übernehmen, die wiederum ihr Recht auf Beteiligung absichern. Außerdem muß die Vereinbarung auch Festlegungen über die Dokumentation und den Umgang mit Fragen des Datenschutzes enthalten.

2.2 Das Verhältnis der Gerontopsychiatrie zur Geriatrie

Wie schon an mehreren Stellen des Leitfadens verdeutlicht, unterscheidet sich die Geriatrie im Hinblick auf die Schwerpunktsetzung beim diagnostischen und therapeutischen Vorgehen von der Gerontopsychiatrie. Zur Gewährleistung der Ganzheitlichkeit von Therapie und Pflege beim alten Menschen müssen sich jedoch Geriatrie und Gerontopsychiatrie verbünden und wechselseitig ergänzen, weil es bei beiden Ansätzen darum gehen muß, ihre jeweiligen Spezifika für eine personenzentrierte Hilfeplanung einzusetzen. Nur wenn das partnerschaftlich erfolgt, lassen sich die Vorteile einer differenzierten Sichtweise der Krankheitssituation nutzen. Dann wird die diffuse Annahme einer allgemeinen Multimorbidität durch eine diagnostische und anamnestische Feststellung von Beeinträchtigungen ersetzt, in deren Konsequenz die Bedarfs- und Bedürfnissituation des einzelnen Patienten in bezug auf medizinische Hilfen präzise eingeschätzt werden kann. Erst bei Abgleichung beider Blickrichtungen kann festgestellt werden, ob einzelne Patienten größeren Hilfebedarf in bezug auf geriatrische Maßnahmen oder geringeren in bezug auf gerontopsychiatrische Hilfen haben und umgekehrt.

Gerade dieses auf eine ganzheitliche Sichtweise orientierte Vorgehen kann beiden Disziplinen helfen, einen eindeutigeren Praxisbezug herzustellen und sich in wechselseitiger Abstimmung vor Ort bedarfsorientiert zu etablieren. Die Stärken und Schwächen der schon vorhandenen Versorgungsansätze lassen sich so in bezug auf ihre Leistungsfähigkeit für einen personenzentrierten Hilfeansatz viel besser bewerten. Außerdem können dann die noch bestehenden Defizite mit größerer Sicherheit festgestellt werden.

Beide Disziplinen haben in dieser Hinsicht Nachholbedarf: Die Geriatrie hat sich zwar in letzter Zeit konzeptionell besonders über die Schaffung sehr anspruchsvoller geriatrischer Rehabilitationseinrichtungen nach vorn entwickelt. Dort ist auf der Grundlage von Assessments ein Zusammenwirken zwischen Ärzten, Pflegepersonen und therapeutischen Mitarbeiterinnen und Mitarbeitern in der Regel gegeben. Allerdings profitiert von diesem Vorgehen üblicherweise nur eine geringe Anzahl von Patientinnen und Patienten, da unter den Maßgaben eines optimalen Einsatzes aufwendiger Ressourcen die in die Rehabilitation aufgenommenen Patienten eingehend selektiert sind. Bei der Akutversorgung durch Krankenhäusern und Arztpraxen fehlt es hingegen an einer flächendeckenden Repräsentanz spezifischer geriatrischer Einrichtungen. Alterskranke befinden sich in der Regel auf internistischen Stationen oder werden ambulant von Hausärzten und Internisten versorgt. Große Anteile hat dabei die medikamentöse Intervention, deren Unterstützung auch den größten Bereich der Behandlungspflege ausmacht. Dort sind Defizite systemimmanent. Gerade im ambulanten Bereich müssen die erforderlichen Leistungen auf einen Mindeststandard begrenzt werden, da Budgeteinschränkungen bei den niedergelassenen Ärzten gerade in den Bereichen besonders greifen, die einen besonderen Aufwand erfordern. So sind auch den häufig gebotenen krankengymnastischen Hilfen enge Grenzen gesetzt. Die gebotenen Abstriche verhindern die potentielle rehabilitative Ausrichtung des Programms.

Die Gerontopsychiatrie hat als Pluspunkte einzubringen, daß sie im stationären Bereich stärker und deutlicher etabliert ist als die Geriatrie und es mittlerweile Heimbereiche gibt, die sich ausdrücklich als gerontopsychiatrische Pflegeangebote definieren. Sie verfolgen diesbezüglich ein ausgeprägt bedürfnisorientiertes Konzept des Umgangs mit den Bewohnern einschließlich der Möglichkeit der Integration in Außenwohngruppen. Der Schulterschluß mit der allgemeinen psychiatrischen Versorgung wird bei der Etablierung der Hilfeprogramme durchgängig praktiziert. Probleme bereitet auch hier, wie schon mehrfach ausführlich dargestellt, eine angemessene Versorgung mit ambulant-komplementären Hilfen zu etablieren, so daß gerontopsychiatrisch beeinträchtigte Personen häufig vollstationär versorgt werden müssen.

Es wäre daher angebracht, aus dem Hilfeverständnis beider Disziplinen heraus ambulant rehabilitative Angebote zu schaffen, die sich wechselseitig ergänzen und im Hinblick auf ganzheitliche Versorgung aufeinander bezogen sind. Dann kann auf der Grundlage wechselseitig abgestimmter diagnostischer und anamnestischer Vorgehensweise bedarfs- und bedürfnisorientierte Hilfeplanung bei Betroffenen mit komplexem Hilfebedarf realisiert werden. Von da aus könnten auch weitere Hilfeanbieter im Sinne eines multiprofessionellen Hilfeansatzes, der im Bedarfsfall zu einem umfassend differenzierten Hilfeprogramm ausgebaut werden kann, eingebunden werden.

Generell kann die Kooperation zwischen Gerontopsychiatern und Geriatern durch gemeinsame Fachgespräche und Fortbildungsveranstaltungen gefördert werden, ohne die spezifischen Konturen zu verwischen. Nach den bisherigen Erfahrungen hat sich ein gegenseitiger Konsiliardienst als sinnvoll erwiesen. Um Konkurrenzsituationen zu entkrampfen, sollte die Trägerschaft einer gemeinsamen Einrichtung sowohl gerontopsychiatrisch wie geriatrisch erfolgen.

2.3   Gerontopsychiatrische Versorgungsprogramme der niedergelassenen Ärzteschaft

Wurde in der Psychiatrie-Enquête (Deutscher Bundestag 1975) noch eine gegenüber der Allgemeinpsychiatrie eigenständige gerontopsychiatrische Versorgung mit diesbezüglichen Konsequenzen gefordert, so hat das BMFSFG (1988) diese Forderung etwas relativiert. Ganz aufzugeben ist diese Forderung allerdings nicht, da zwischen der Allgemeinpsychiatrie und der Gerontopsychiatrie traditionell Spannungsfelder existieren, die in der Regel zur Benachteiligung der Gerontopsychiatrie geführt haben. Mangels Kenntnis der Fachspezifität der Gerontopsychiatrie erwerben niedergelassene Nervenärzte oder Psychiater bzw. Fachärzte für Psychiatrie und Psychotherapie in ihrer Weiterbildung zum Facharzt keine gerontopsychiatrische Kompetenz.

Trotz dieser Dominanzhaltung ist die Kooperation von Gerontopsychiatrie und Allgemeinpsychiatrie vor Ort meist gewährleistet, sofern beide Bereiche angemessen repräsentiert sind. Besonders angebracht ist die enge Zusammenarbeit zwischen niedergelassenen und in einer gerontopsychiatrischen Einrichtung tätigen Ärzten, die beide in unterschiedlicher Weise die Verantwortung für psychisch kranke Ältere tragen. Die ausführliche Darstellung des Patienten bei der Klinikeinweisung ist genau so notwendig wie ein ausführlicher Bericht des Klinikers an den weiterbehandelnden Arzt über Diagnostik und Therapie in der Klinik. Insbesondere machen Rechtsfragen (z.B. über die Zuständigkeit für eine gegen den Willen zu erfolgende Behandlung nach Psych-KG) wechselseitige Abstimmungen erforderlich. Eine verbesserte Nutzung der tagesklinischen Behandlung bietet niedergelassenen Ärzten eine gute Chance, ihre Kooperation mit der Klinik zu strukturieren und dabei die Priorität ambulanter Versorgung nicht aus dem Blickfeld zu verlieren.

Nicht nur für die Nervenarztpraxen, sondern für die Basisversorgung in den Arztpraxen generell gilt, daß sie sich im wesentlichen auf die Praxis aufsuchende Patienten bezieht. Hausbesuche und Hometreatment sind eher selten. Hilfen im häuslichen Umfeld leisten in der Regel die Pflegedienste und im Bereich der Grundpflege die Angehörigen. Damit sind die alltagsbegleitenden Hilfeleistungen bei schwierigen Patientinnen und Patienten Objekt einer prozessualen Entprofessionalisierung, wenn im Rahmen von Einschränkungen bei der Behandlungspflege die Pauschalleistungen für die möglicherweise von Angehörigen geleistete Grundpflege immer mehr an Erfordernissen abdecken müssen. Gerade die spezifische Situation psychisch kranker alter Menschen sollte zum Anlaß genommen werden, um hier nachdrücklich Kurskorrekturen einzufordern.

Generell gilt, daß die Fachkompetenz niedergelassener Ärzte nur durch Kooperation mit kompetenten gerontopsychiatrischen Angeboten angemessen zur Geltung kommen kann. Um dieser Kooperation einen systematischen Rahmen zu geben, wäre es angebracht, daß im Rahmen von Qualitätszirkelarbeit durch Vernetzung zwischen Facharzt- und Hausarztpraxen die Behandlungsangebote bezugsgruppenorientiert optimiert werden. Hier kommt der kassenärztlichen Vereinigung eine Impuls- und Trägerfunktion zu, die sie bislang leider nicht angemessen wahrnimmt.

Zur Verstärkung der ambulanten Kompetenz wäre es zweckmäßig und wichtig, wenn zur Bündelung der regionalen Angebote regionale Schwerpunktpraxen eingerichtet werden könnten, die insbesondere mit dem Sozialpsychiatrischen Dienst und Maßnahmen der Altenhilfe zusammenarbeiteten. Eine enge Vernetzung mit gerontopsychiatrischen Zentren, die ggf. sogar zu einer organisatorischen und konzeptionellen Integration in ein solches Zentrum führen kann, wäre besonders hilfreich.

Die niedergelassene Ärzteschaft hat erfahrungsgemäß wichtige Funktionen im Hinblick auf Case Management, wenngleich sie hierfür kaum auf Finanzierungsmöglichkeiten aufgrund der Gebührenziffer zurückgreifen kann. Insofern muß ihr gerade in diesem Bereich flankierende Hilfe gewährt werden. Dies kann über ein Verzeichnis relevanter regionaler Hilfsangebote (Geronto- und Geriatrieführer) bis hin zu Kooperationsvereinbarungen mit geeigneten Diensten im Bereich Fachkrankenpflege, psychotherapeutischer Hilfen, Soziotherapie, Kranken- und Ergotherapie reichen. Ein diesbezüglich funktionsfähiger Gerontopsychiatrischer Verbund sollte ein in Schritten zu verwirklichendes Ziel sein.

Die Kooperation zwischen der Gerontopsychiatrie, der Allgemeinmedizin und anderer medizinischer Fachrichtungen bedarf großer Anstrengungen unter Einschluß der ambulanten wie auch der stationären Versorgungsangebote (Vermeidung von Fehlbelegungen). Zielpunkte sind neben der Behandlung und vielfältiger rechtlicher Fragen die Verbreitung gerontopsychiatrischer Denk- und Arbeitsweisen. Gemeinsame Fortbildungen zur Verbesserung der Kooperation haben sich in diesem Bereich allerdings als ungeeignet erwiesen. Allerdings sollten Fallkonferenzen, Supervision und Dokumentation im Sinne eines Behandlungsheftes sukzessive zur Konsolidierung patientenbezogener Kooperationen eingesetzt werden.

I Aufbau der gerontopsychiatrischen Versorgung in einer Region als Planungsprozeß

1 Ausgangspunkt

Die ambulante Versorgung psychisch kranker alter Menschen ist unbefriedigend: Die Auswertung von Modellprogrammen zeigte, daß die einzelnen ambulanten Dienste unterschiedliche, aber zu sehr eingegrenzte Nutzer versorgen. Institutsambulanzen sowie Kontakt- und Beratungsstellen betreuen nur einen relativ geringen Teil von über 60jährigen, zur Hälfte mit anamnestisch bereits bekannten psychiatrischen Erkrankungen aus früheren Lebensjahren (überwiegend alt gewordene psychisch Kranke). Die Hauptlast der Versorgung von dementiellen Erkrankungen fällt hingegen grundsätzlich dem Sozialpsychiatrischen Dienst zu. Wie im Abschnitt F, Kapitel 1.3 dargestellt, bereitet es diesem erhebliche Schwierigkeiten, beeinträchtigungsgerecht Hilfe zu leisten. Meist wird er erst als „Feuerwehr" in Krisensituationen tätig. Bei wenigen Sozialpsychiatrischen Diensten, die ihre Funktion im vollen Umfang erfüllen, ergibt sich ein Anteil von psychisch kranken alten Menschen an der Gesamtklientel von 30%. Sozialstationen, obwohl sie häufig mit entsprechenden Problemsituationen konfrontiert sind, sind kaum zufriedenstellend auf die ambulante Versorgung von psychisch kranken alten Menschen eingerichtet. Sie sind häufig nicht in der Lage, pflegerisch professionell auf Verwirrtheit, Umtriebigkeit oder Aggressivität zu reagieren oder angemessen bei zurückgezogenen, antriebsgehemmten oder agitierten depressiven Menschen zu intervenieren.

Auch die stationäre Versorgung ist nicht zeitgemäß, obwohl das Wissen (z.B. über Fortbildungen) um die psychiatrischen Alterserkrankungen zugenommen hat: Die Versorgungssituation hinkt im Langzeit- und Heimbereich der fachlichen Entwicklung hinterher und ist gekennzeichnet durch zahlreiche Mängel. Diese müssen im Vergleich zu dem Lebensstandard der Allgemeinbevölkerung in vielen Fällen (nach den Aussagen der Expertenkommission) als persönlich entwürdigend bezeichnet werden.

Der Bericht des BMJFFG (1988) empfiehlt zur Verbesserung der Versorgung alter Menschen mit psychiatrischen Störungen das "Gerontopsychiatrische Zentrum" (GZ) als Motor. Es soll eine teilstationäre Behandlungs- und Rehabilitationseinrichtung (Tagesklinik), einen ambulanten Dienst und eine niedrigschwellige Anlaufstelle mit Altenberatung umfassen. Das GZ hat sich in der bundesrepublikanischen Versorgungsrealität bisher nicht durchgesetzt. Einer der Gründe dafür mag sein, daß die formalen und inhaltlichen Ansprüche an dieses Modell als Institution eigener Prägung oft zu hoch waren und deshalb (auch) die Finanzierung Probleme aufwarf.

Im folgenden Abschnitt soll daher ein Prozeß beschrieben werden, der über den Weg der Initiierung und des Aufbaus einzelner Bausteine, ihrer bedarfsangepaßten Optimierung und Vernetzung und schließlich der Veränderung ihres ursprünglich notwendigerweise eher monadischen Charakters hin zu einem integralen Teil eines Verbundsystems die Schaffung einer eigenwertigen "Institution Gerontopsychiatrisches Zentrum (GZ)" als Intermediärlösung möglicherweise verzichtbar erscheinen läßt.

Die Aussagen zum "gemeindepsychiatrischen Verbund" der Expertenkommission sollen dabei - auch in der Gerontopsychiatrie - zur Orientierung dafür dienen, wie eine gemeindenahe gerontopsychiatrische Planung mit der Zielperspektive "Verbund" realisiert werden kann.

2 Voraussetzungen zur regionalen Bedarfsplanung

Wie könnte eine gerontopsychiatrische Planung, die diesem Ziel verpflichtet ist, vor sich gehen? Wie kann eine örtliche Planung (Bezugsebene: Kommune/Landkreis mit ca. 200.000 -300.000 EW) gestaltet werden? Zwei Prämissen erscheinen wichtig: Sie sollte gleichzeitig bedarfsorientiert und offen für die Partizipation aller relevanten Gruppen sein.

Bedarfsorientierte Planung bedeutet, daß im Prozeß der Verwirklichung immer wieder rückgekoppelt wird, Veränderungen einbezogen werden, die dann wieder zu einer erneuten Bedarfsüberprüfung führen.

Partizipative Planung heißt, daß alle relevanten Gruppen am Planungsprozeß zu beteiligen sind (Nutzer [und Angehörige], Bürgerhelfer, Fachleute, Politiker, Kostenträger, Maßnahmeträger).

Die Ausgangsfragen sind:

- Mit welchen Schritten können wir uns in der Planung und Realisierung einer gemeindenahen Versorgung voranbewegen?

- Welche verschiedenen Entwicklungsphasen lassen sich beim Aufbau einzelner Dienste, einer Regionalversorgung, und beim Aufbau eines Verbunds ausmachen?

234

- Wie kann jede einzelne Region den für sie richtigen Weg zur Weiterentwicklung finden?

- Welche Informationen und Voraussetzungen braucht eine Region, die sich dazu entschließt, von einem erreichten Entwicklungsstand aus auf die nächste Stufe zuzugehen?

Für den schrittweisen Aufbau einer angestrebten Versorgungssituation kann es keine Rezepte geben. Es wird auch keine optimalen Ziel-Zustände geben, sondern Zielperspektiven und immer wieder neu definierte und anvisierte Zwischenschritte. Die gerontopsychiatrische Planung läßt sich als ein nie abgeschlossener Prozeß vorstellen, bei dem in angemessenem zeitlichen Abstand immer wieder Ziele, Zwischenschritte und Maßnahmen neu überdacht, überprüft und neu formuliert werden müssen.

Für den Aufbau einer Regionalversorgung und eines gerontopsychiatrischen Verbundes können einige Anhaltspunkte und Schritte beschrieben werden. Sie lassen sich als ein pragmatisches Stufenmodell darstellen. In dem folgenen Übersichtsschema soll aufgezeigt werden, um welche Ziele und Schritte es in den verschiedenen Entwicklungsphasen gehen wird:

Als wichtige Handlungsebenen werden folgende Bereiche gesehen:

- Inhalte und Ziele der psychiatrischen Planung in der Region

- Gestaltung der Kooperationsbeziehungen zwischen den einzelnen Hilfen

  - fallbezogen

  - strukturell

- Gestaltung der Koordination

  - fallbezogen

  - strukturell

- Gestaltung der Qualitätssicherung

- Gestaltung der Gremien: Strukturen und Spielregeln der Meinungsbildung selbst

  - auf welcher geographischen und institutionellen Ebene

  - mit welcher Aufgabenstellung in den einzelnen Gremien

  - Zusammenspiel, abhängig vom jeweiligen Entwicklungsstand der Versorgung und der Strukturen der Meinungsbildung

- Gestaltung des Planungsprozesses selbst

Im folgenden soll der Aufbau einer gerontopsychiatrischen Versorgung als Planungsprozeß aus-führlich beschrieben werden.

3 Prozeß der regionalen gerontopsychiatrischen Versorgungsplanung

Zur Psychiatrieplanung auf kreiskommunaler Ebene existieren - anders als etwa im Bereich der Kinder- und Jugendhilfe - keine gesetzlichen Grundlagen. Es gibt allerdings die allgemeine Ver-pflichtung der Leistungsträger, nach § 17 SGB I darauf hinzuwirken, daß die zur Ausführung von Sozialleistungen erforderlichen sozialen Dienste und Einrichtungen rechtzeitig und ausreichend zur Verfügung stehen und daß dort jeder Berechtigte die ihm zustehenden Sozialleistungen in zeitgemäßer Weise umfassend und schnell erhält.

Bei einem Verständnis einer in die Sozialplanung integrierten gerontopsychiatrischen Planung, in deren Mittelpunkt der individuelle Hilfebedarf steht, kommt es darauf an, die Planungsansätze zu finden, an denen sich Vertreter der Träger, Fachleute und Betroffene gleichermaßen orientie-ren können. Diese lassen sich in der Planungsliteratur unter den Stichworten" bedarfsorientierter Ansatz", "sozialökologischer Ansatz" und "bedürfnisorientierter Ansatz" finden. Wie dabei die Vorstellungen der Betroffenen zur Geltung kommen können, wird in den folgenden Anregun-gen beschrieben.

3.1 Schritte der Planung

Der Planungsprozeß sollte grundsätzlich folgende Schritte umfassen:

(A)   Bestandserhebung und -bewertung

(B)   Zielentwicklung

(C)   Bedarfsermittlung

(D)   Maßnahmenbestimmung

(E)   Umsetzung im Verbundsystem

Jeder dieser Planungsschritte ist gleich wichtig, keiner sollte übersprungen werden, für jeden sollte in der Meinungsbildung ausreichend Zeit zur Verfügung stehen.

Diese fünf Schritte werden im folgenden näher beschrieben. (In den Übersichtsschemata sind diese vereinfacht zusammengefaßt zu den drei Spalten "1. Ist-Erhebung", "2. Ziele", "3. Maßnahmen".)

Die Verantwortlichkeiten und Rollen innerhalb des Planungsprozesses sollten nachvollziehbar festgelegt werden. Der Planungsprozeß sollte von den betreffenden Personen und Gremien konsequent verfolgt werden. Es muß durch Vereinbarungen klar sein, wo und bei wem der Planungsstand abrufbar ist.

3.1.1   (A) Bestandserhebung und -bewertung

- Beschreibung der IST-Situation in einer Region

  In die Erhebung, Beschreibung und Analyse der IST-Situation sollten verschiedene Ebenen einbezogen werden:

  - gegenwärtig vorhandene einzelne Hilfeformen/Bausteine
    (Zielgruppe, Funktion beschreiben).
    Für welche Personengruppen ist was gegenwärtig entwickelt?

  - gegenwärtige Kooperationsbeziehungen zwischen einzelnen Hilfen/einzelnen Versorgungsbereichen

  - Kooperationserfordernisse

  - Was funktioniert bisher tatsächlich, was nicht; Mängel, Gründe?

  - bisherige Hemmnisse, Interessenkonflikte, Zielkonflikte

  - gegenwärtige trägerübergreifende Koordinationsformen

    - Vorgänge

    - Spielregeln

    - strukturelle Formen (z. B. Gremien)

- gegenwärtige Qualitätskontrolle

- Bewertung der IST-Situation in einer Region

Auf die Beschreibung der IST-Situation folgt deren Bewertung. An dieser sollten außer Träger-Vertretern und Fachleuten - wie bei den anderen Planungsschritten, aber hier ganz bewußt - unbedingt auch die Nutzer (Angehörige, Bürger) einbezogen werden. Dies geschieht einmal durch direkte Mitsprache in den planenden Arbeitsgruppen, zum anderen durch indirekte Formen, wie etwa Befragungen der Nutzer von Angeboten (Befragung der Betroffenen, die z.B. von ambulanten Diensten in einem Versorgungsgebiet bereits betreut werden). Es sollte eine gemeinsame Diskussion und Bewertung aller eingeholten Informationen und Daten (Befragungsergebnisse, Statistiken, Ergebnisse von Expertengesprächen) angestrebt werden.

3.1.2 (B) Zielentwicklung

Aus der Sicht der Praxis kommt es darauf an, daß von Beginn an, unter allen beteiligten Gruppen, eine ausführliche Zielediskussion stattfindet. (Beispiel: Vor dem Einstieg in die Planung der Regionalversorgung Aufstellung der Ziele, die mit der Regionalversorgung erreicht werden sollten - vgl. Schritt 2 im Übersichtsschema.)

Jede Ziele-Diskussion sollte ausgehen von der Bestandserhebung und -bewertung: Aus Bewertungen der vorgefundenen Versorgungssituation ("Lücken", "Überschneidungen", "Mängel in der Arbeitsweise", quantitative/qualitative Schwachstellen bei der Versorgung einzelner Personengruppen) lassen sich nahtlos Ziele (für einzelne Dienste, ganze Arbeitsfelder, gesamte Versorgung) ableiten. Diese münden in einen Ziele-Katalog (z.B. Zielekatalog "Regionalversorgung"), der in den folgenden Jahren zur Orientierung bei der Planung und Durchführung der Versorgung dient. In größeren Abständen - etwa alle drei bis fünf Jahre - wird eine Überprüfung und Fortschreibung dieser Versorgungsziele notwendig sein.[*]

---

[*] Beispiel für eine erfolgreich verlaufene breite Zielediskussion innerhalb eines dezentralen, partizipativen Planungsprozesses; Jugendhilfeplanung in Kiel (vgl. hierzu: Deutscher Verein für öffentliche und private Fürsorge 1986).

3.1.3 (C) Bedarfsermittlung

Zur Bedarfsermittlung können verschiedene Vorgehensweisen angewandt werden. Die Methoden und ihre Genauigkeit unterscheiden sich danach, in welcher Phase der Planung der Bedarf erhoben wird. Meist wird der Bedarf im Laufe eines Planungsprozesses in mehreren Anläufen definiert: Zu Beginn einer Planung wird er nur grob geschätzt. Bis zu den Planungsschritten "Maßnahmebestimmung" und "Umsetzung" wird ein Stadium erreicht, wo er zunehmend genauer zu fassen ist und wo laufend dazukommende verbesserte Informationen, Daten und Überlegungen einbezogen werden. Die Erhebung des individuellen Hilfebedarfs (wie von der Aktion Psychisch Kranke vorgeschlagen) und die Bildung von Gruppen mit vergleichbarem Hilfebedarf sollten sich gegenseitig ergänzen.

Eine Bedarfsermittlung auf kreiskommunaler Ebene verläuft oft in folgenden Phasen (Handbuch der örtlichen Sozialplanung):

- Bestimmung des grundsätzlich notwendigen Leistungsumfangs und des dazu erforderlichen Angebotsumfanges durch Orientierung an:

  - statistischen Richtwerten,

  - der in der konkreten Region bekannten Größe der Zielgruppe und Zahl der tatsächlichen Nutzer,

  - den Aussagen der Nutzer und der Fachleute über die Hilfebedürfnisse der Zielgruppe,

  - den individuellen Hilfeprofilen einer ausgewählten Stichprobe von Nutzern.

- Bestimmung der Funktionseinheiten (Größe und Art von Einrichtungen/Diensten).

- Festlegung/Abstimmung von Einzugsbereichen und Standorten einzelner Funktionseinheiten.

- Ermittlung des Raum-, Personal- und Sachbedarfs für die geplanten Einheiten.

Aus verschiedenen möglichen Verfahren der Bedarfsermittlung (z.B. Heranziehen von statistischen Richtwerten und sozialen Indikatoren, Nutzungsanalysen, Modellmaßnahmen und deren Auswertung, „Integrierter Behandlungs- und Rehabilitationsplan" der Aktion Psychisch Kranke) sollte kritisch ausgewählt werden, was in der jeweiligen Versorgungssituation und Planungsphase brauchbare Ergebnisse verspricht.

Die Meinungsbildung bei der Bedürfnis- und Bedarfsermittlung verläuft nicht unbedingt in systematischen Schritten nacheinander, sondern oft in immer wieder mit den Ausgangsüberlegungen und Anfangsentscheidungen rückgekoppelten Schleifen. Es handelt sich um Abstimmungsprozesse, in denen zunehmend ein gemeinsames Problembewußtsein entsteht und laufend Entscheidungen getroffen werden, welche Schwerpunkte gesetzt werden, welche Konzepte weiter verfolgt und welche fallengelassen werden.

3.1.4   (D) Maßnahmenbestimmung

Aus den formulierten Zielen (Spalte 3 im Schema) werden schrittweise die angestrebten "Maßnahmen" (z.B. neue Dienste, veränderte Arbeitsweisen bestehender Dienste, weiterentwickelte Kooperationsbezüge und Gremienstrukturen) abgeleitet: Die anfangs erarbeiteten Zielvorstellungen werden in Einrichtungstypen, Dienste, Aktivitäten "übersetzt", also in eine Reihe von Angebotsmöglichkeiten (und -alternativen). Dazu ist es sinnvoll, eine Prioritätenliste aufzustellen, und diese wieder mit den Ergebnissen der Planungsschritte "Zielefindung" und "Bedarfsermittlung" rückzukoppeln und evtl. zu modifizieren. Zur Maßnahmenbestimmung sollte auch gehören, die angestrebten Zeitpunkte, die Kosten und die Finanzierung der Verwirklichung der einzelnen Vorhaben zu benennen.

3.1.5   (E) Umsetzung im Verbundsystem

Die Umsetzung des Planungskonzeptes sollte zu einem verstärkten Miteinander der Beteiligten führen. Je nachdem, ob es sich um die kurzfristige Realisierung eines (inhaltlich, räumlich, zeitlich) begrenzten Plans oder um die langfristige, etappenweise Verwirklichung breit angelegter Planungsvorhaben handelt, sind die Konstellationen und Abläufe allerdings sehr verschieden. Es lassen sich daher zur Orientierung nur einige wichtige Aspekte benennen:

- bereits bei den Planungsschritten, die den Verbund anbahnen, müssen die Gesichtspunkte der Umsetzung berücksichtigt werden (z.B. Chancen zur Schaffung der notwendigen organisatorischen und personellen Ressourcen rechtzeitig überprüfen, formellen Planungsauftrag einholen)

- die Entscheidungsgremien (der freien und öffentlichen Träger, der kreiskommunalen Ebene) müssen sorgfältig immer wieder informiert werden (Zwischeninformationen zum Planungsprozeß geben, notwendige Zwischenentscheidungen anstreben)

- fachlich berührte Abteilungen in der Verwaltung und benachbarte Planungsbereiche müssen vor allem zu Fragen der Erwachsenenpsychiatrie und zur Altenhilfe beteiligt werden

- die planerische Konzeption sollte flexibel gestaltet werden, um unvorhergesehene Entwicklungen auffangen zu können.

3.2   Beispiel zur Illustration der Umsetzung

Zur Illustration der Umsetzung kann eine Skizze der Koordinierungsmaßnahmen der Stufe 3 dienen:

Innerhalb einer Kommission bzw. eine Koordinierungsrates muß eine Abstimmung erfolgen hinsichtlich verschiedener Leistungen unterschiedlicher Träger und Finanzierungsbeteiligter. Verbindlichkeit im Sinne der Pflichtversorgung muß eine vertragliche Grundlage haben. Die Hilfen müssen nach gemeinsamer Einschätzung bedarfsorientiert sein, um ein Basisversorgungsangebot im gerontopsychiatrischen Bereich zu sichern. Die fachliche Zusammenarbeit der pflichtversorgenden Klinik, der pflichtversorgenden Träger, der kooperationsbereiten niedergelassenen Fachärzte und der Kostenträger sowie des Sozialpsychiatrischen Dienstes bildet die Basis und muß daher fest vereinbart werden. Dazu ist die Bildung einer trägerübergreifenden Kommission notwendig, die sowohl patientenbezogen die Kontinuität von der Akutbehandlung bis zur ambulanten Behandlung sichert, als auch die Maßnahmen der an der Versorgung beteiligten Träger und Institutionen aufeinander abstimmt. Hierzu muß sowohl patienten- als auch institutionsbezogen ein umfassendes Behandlungskonzept erstellt und mit dem Instrument des Case Management umgesetzt werden, das die psychotherapeutischen und somatischen sowie sozialen Behandlungsmöglichkeiten integriert. Hierzu gehören auch gemeinsame Abteilungskonferenzen mit dem Klinikbereich, bei denen die Behandlungssituationen einzelner Patienten ausführlich besprochen werden können. Auch die Organisation von sozialen Leistungen (z. B. Essen auf Rädern) muß in ein solches umfassendes Case Management einbezogen werden. Ebenso muß die Langzeitpflege im Heimbereich unter ständiger medizinischer und therapeutisch rehabilitativer Begleitung stattfinden. Das Ziel jeglicher Verbundarbeit muß es sein, eine Entinstitutionalisierung der Versorgung tendenziell herbeizuführen. Dies bedeutet, daß ambulantes Fachpersonal Zugang zu den Heimen hat und auch die Möglichkeiten von Außenwohngruppen vernetzt mit der ambulanten Versorgung genutzt werden. Vergleichbares gilt für den klinischen Bereich, wo die Möglichkeit der tagesklinischen Behandlung besser als bislang insbesondere von den niedergelassenen Ärzten genutzt werden sollte.

Übersichtsschemata

0. SCHRITT:

Ausgangssituation : es existiert noch kein spezialisierter Dienst
Planungsziel : Aufbau eines ersten gerontopsychiatrischen Angebots in der Region

PLANUNGSSCHRITTE: *HANDLUNGSEBENEN:*	IST-ERHEBUNG	ZIELE	MASSNAHME
1. PSYCHIATRISCHE PLANUNG	Bestandsaufnahme, Analyse und Auswertung	Einigung darauf, welcher Dienst mit Priorität zuerst geplant wird/ Erstellen einer Konzeption dafür	Aufbau des konzipierten Dienstes
2. GESTALTUNG DER GREMIEN	Arbeitsweise d. bestehenden Gremien erheben	Definition der Anforderungen an ein gerontopsychiatrisches Gremium/an andere Gremien	fallbezogen: Anregung zu exemplarischen teamübergreifenden Fallbesprechungen
3. GESTALTUNG DER KOOPERATION	Gegenwärtige Kooperationen erheben (fallbezogene und strukturelle Kooperation)	Kooperationsaufgaben des ersten Dienstes konzipieren	erste Kooperationsspielregeln für Umgang mit Altenhilfe und psychiatrischen Strukturen aufstellen
4. GESTALTUNG DER KOORDINATION	Gegenwärtig realisierte Koordination erheben	Koordinationsaufgaben des neuen Dienstes konzipieren	Vorüberlegungen zu einer allgemeinen Kooperationsvereinbarung diskutieren
5. QUALITÄTS-SICHERUNG	Vorhandene Formen von Dokumentation, Partizipation, Case Management erheben	Zum neuen Dienst passende Form von Dokumentation, Aus-, Fort- und Weiterbildung, Partizipation, Case Management konzipieren	Vorüberlegungen diskutieren, wie begonnen werden kann
6. GESTALTUNG DES PLANUNGSPRO-ZESSES SELBST	Gegenwärtig realisierte Formen der Planung erheben	Konzeptionsentwicklung unter Beteiligung aller wichtigen Einrichtungen und Gruppen (einschl. Angehörige!)	Initiieren der Aufbauschritte, Zeitplan, Verantwortlichkeiten im Planungsprozeß festlegen

- Natürlich ist immer schon irgendetwas als vorhanden vorausgesetzt (ein Bedürfnis, eine Idee, ein Träger; dennoch: "jedem Anfang wohnt ein Zauber inne").

- Sobald der Dienst existiert: Übernahme einer "Motorfunktion" in der Region für Kooperation, Koordination, Planung!

242

## 1.	SCHRITT:

Ausgangssituation : es existiert bereits ein Baustein mit Motor-Funktion
Planungsziel : Aufbau weiterer gerontopsychiatrischer Dienste

PLANUNGSSCHRITTE: HANDLUNGSEBENEN:	IST-ERHEBUNG	ZIELE	MASSNAHME
1. PSYCHIATRISCHE PLANUNG	Bestandsaufnahme, Analyse und Auswertung	Einigung darauf, welche weiteren Dienste vorrangig sind; Erstellen einer Konzeption für die neuen Dienste	Konzepte umsetzen
2. GESTALTUNG DER GREMIEN	Arbeitsweise der bestehenden Gremien erheben	Ziele für Gremienarbeit aufstellen; klären, welche Gremien für gerontopsychiatrische Belange benötigt werden	Konstituierung bisher fehlender Gremien
3. GESTALTUNG DER KOOPERATION	Gegenwärtige Kooperationen erheben (fallbezogene und strukturelle Kooperation)	Kooperation verbessern und intensivieren (fallbezogene und strukturelle Kooperation)	fallbezogen: Impuls zu exemplarischen dienstübergreifenden Fallbesprechungen; strukturell: feste Termine für Kooperationstreffen
4. GESTALTUNG DER KOORDINATION	Gegenwärtig realisierte Koordination erheben	Aufgaben zwischen den Diensten festlegen	Vereinbarungen zwischen den Diensten und nach außen
5. QUALITÄTS-SICHERUNG	Vorhandene Formen von Dokumentation, Partizipation, Case Management erheben	zum Entwicklungsstand der Versorgung passende Form von Dokumentation, Aus-, Fort- und Weiterbildung, Partizipation, Case Management konzipieren	Dokumentation, Partizipation, Case Management, zwischen den Diensten und nach außen realisieren
6. GESTALTUNG DES PLANUNGSPROZESSES SELBST	Gegenwärtig realisierte Formen der Planung erheben	ausführliche Ziele-Diskussion zu Beginn mit allen Beteiligten	Initiieren der Aufbauschritte, Zeitplan, Verantwortlichkeiten im Planungsprozeß festlegen

- Die "Motorfunktion" definiert sich auch über die Potentiale des umgebenden Feldes (z.B. Geriatrie-Rahmenplan), durch die das Tempo des Prozesses wesentlich mitbestimmt wird.

2. SCHRITT:

Ausgangssituation : es existieren bereits mehrere gerontopsychiatrische Dienste
Planungsziel : Aufbau einer Regionalversorgung

PLANUNGSSCHRITTE: ___ *HANDLUNGSEBENEN:*	IST-ERHEBUNG	ZIELE	MASSNAHME
1. PSYCHIATRISCHE PLANUNG	Bestandsaufnahme, Analyse und Auswertung	Allgemeines Ziel: weiterer Aufbau fehlender Bausteine und Definition von Versorgungsaufträgen, Zielekatalog „Regionalversorgung" aufstellen	Plan für regionale gerontopsychiatrische Versorgung aufstellen, Setzung von Prioritäten bei der Umsetzung
2. GESTALTUNG DER GREMIEN	Bestandsaufnahme, Analyse und Auswertung	Neu-Definition der Ziele von Gremien-Arbeit, Klärung, welche Gremien weiter benötigt werden	Geschäftsordnungen für Gremien erarbeiten; Einrichtung von Sprecherfunktionen
3. GESTALTUNG DER KOOPERATION	Bestandsaufnahme, Analyse und Auswertung - fallbezogene Kooperation - strukturelle Kooperation	Abstimmung herstellen/verbessern über: - individuelle Hilfeprofile - Betreuungsziele (fallbezogen) - Versorgungsaufgaben, fachliche Standards, Kooperationsbeziehungen (strukturell)	Fallbesprechungen regelmäßig auf regionaler Ebene (fallbez.); regelmäßig Kooperationstreffen innerhalb der Regionalversorgung, Kooperationsspielregeln vereinbaren (strukturell)
4. GESTALTUNG DER KOORDINATION	Bestandsaufnahme, Analyse und Auswertung - Bausteine - organ. Einheiten - person. Ressourcen - finanz. Ressourcen	- Aufgaben festlegen, Zuständigkeiten abgrenzen - Träger- und Bausteine-übergreifendes Erarbeiten von Versorgungszielen	Beginnen mit Absprachen zu den vier Ebenen; Vereinbarungen über Verknüpfen von Bausteinen und Funktionen
5. QUALITÄTS-SICHERUNG	Bestandsaufnahme, Analyse und Auswertung - Leitfaden „Gerontopsychiatrie" - Ist-Bestandserhebung	Formen der Aus-, Fort- u. Weiterbildung, der Dokumentation und des Case Management optimieren und weiterentwickeln für Regionalversorgung; ausführliche Zielediskussion mit allen Beteiligten	z.B. - Leistungsprofil für alle Dienste aufstellen, - fachliche Standards definieren, - gemeinsame Dokumentation realisieren
6. GESTALTUNG DES PLANUNGSPRO-ZESSES SELBST	Bestandsaufnahme, Analyse und Auswertung	Ziel: es soll eine gerontopsychiatrische Gesamtplanung initiiert werden	Initiieren der örtlichen gerontopsychiatr. Planung, Zeitplan, Verantwortlichkeiten im Planungsprozeß festlegen

- Spätestens hier ist ein wesentliches Augenmerk auf die Öffentlichkeitsarbeit zu legen. Gelegentlich wird der damit verbundene Zwang zur Präzisierung des eigenen Vorhabens auch nach innen klärend wirken .

3.   SCHRITT:

Ausgangssituation : es existiert bereits eine gerontopsychiatrische Regionalversorgung

Planungsziel   : Aufbau eines gerontopsychiatrischen Verbundsystems

PLANUNGSSCHRITTE: HANDLUNGSEBENEN:	IST-ERHEBUNG	ZIELE	MASSNAHME
1. PSYCHIATRISCHE PLANUNG	Bestandsaufnahme, Analyse und Auswertung	Allgemeines Ziel: weiterer Aufbau fehlender Bausteine und verbindliches Gestalten (Kooperationsverträge) der Zusammenarbeit > Zielekatalog für „Verbund" aufstellen	Vorschläge zur Umsetzung der Verbundziele
2. GESTALTUNG DER GREMIEN	Bestandsaufnahme, Analyse und Auswertung	Weiterentwicklung der Gremienstruktur im Blick auf Ziel "Verbund"	GO zur Gewährleistung verbindlicher Gremienarbeit aufstellen (Sanktionsbewehrung?)
3. GESTALTUNG DER KOOPERATION	Bestandsaufnahme, Analyse und Auswertung	regelmäßige Fallbesprechungen; Entwerfen besserer und verbindlicherer Kooperationsstrukturen	Verbundanfänge Realisieren
4. GESTALTUNG DER KOORDINATION	Bestandsaufnahme, Analyse und Auswertung	gemeinsame fachliche Standards (fallbez.); Bündeln personeller und finanzieller Ressourcen (strukturell) Verbundanfänge skizzieren	Verbundanfänge realisieren
5. QUALITÄTS-SICHERUNG	Bestandsaufnahme, Analyse und Auswertung	Ziele für verbindliche gemeinsame Dokumentation, Case Management, Partizipation, Aus-, Fort- und Weiterbildung aufstellen	Formen für verbindliche gemeinsame Dokumentation, Case Management, Partizipation, Aus-, Fort- und Weiterbildung realisieren
6. GESTALTUNG DES PLANUNGSPROZESSES SELBST	Bestandsaufnahme, Analyse und Auswertung	erneute ausführliche Ziele-Diskussion zu Beginn; Verbundziele mit Kostenträgern entwickeln	Initiieren der Planung, Zeitplan, Funktionen definieren, Beteiligung der Kostenträger am Aufbau des Verbunds

- Das Ziel des Verbundes ist keine Behörde, sondern die koordinierte Gesamtleistung von im Kernbereich stets unabhängigen Trägern bzw. Diensten, die formal für die Aufgabe der totalen Autonomie mit gewissen Existenzgarantien ausgestattet werden. Der Nutzen der unmittelbar Beteiligten muß für alle klar sein.

K   Qualitätssicherung

1   Einleitung

Qualitätssicherung wird nach Berger und Vauth (1995) als ein hochkomplexes, interdependantes Geschehen definiert. „Objektive" und „subjektive" Faktoren werden in einen wechselseitigen Zusammenhang gestellt. Damit sind neben der Beschreibung struktureller Merkmale auch prozeßhafte Komponenten eingeführt, die durch die Qualität menschlicher Arbeit bestimmt werden.

Maßnahmen zur Qualitätssicherung in der Medizin haben eine lange Tradition. Die aktuelle Diskussion über qualitätssichernde Maßnahmen in der Gerontopsychiatrie zielt in Anlehnung hieran auf die Überprüfbarkeit und Etablierung von allgemeingültigen Qualitätsstandards. Dies hat aktuelle Brisanz, denn unter den gegenwärtigen Umstrukturierungen des Gesundheitswesens und der vermehrten Kosten-Nutzen Orientierung sind alle in der medizinisch-psychiatrischen Versorgung Tätigen einem zunehmenden Legitimationsdruck in ihrem beruflichen Handeln ausgesetzt. Die erbrachten Leistungen sollen einerseits „umfassend", andererseits „angemessen" und gleichzeitig „wirtschaftlich" sein.

- „Umfassend" meint u.a., daß der Leistungsanbieter verpflichtet ist, sich kontinuierlich über die wissenschaftlich gesicherten Erkenntnisse und deren Auswirkungen auf Behandlungsstandards fortzubilden, damit sie keine Versorgungsdefizite entstehen lassen.

- „Angemessen" bezieht sich auf die Übertragung von anerkannten Standards auf den konkreten Hilfebedarf, der unter Einsatz diagnostischer und anamnestischer Maßnahmen präzise zu ermitteln ist.

- „Wirtschaftlich" meint die Verpflichtung zur Entwicklung einer ökonomischen Aufbau- und Ablauforganisation, die in die Lage versetzt, nach Kenntnissen modernen Managements zu handeln. Das Notwendige soll mit optimaler Wirkungsprognose eingesetzt werden.

Hinsichtlich Ökonomie und Ressourcenverteilung finden sich u.a. bei Versorgung psychisch kranken alten Menschen ungünstige ökonomische Bedingungen, da nur ein Teil der benötigten Hilfen von der Krankenkasse finanziert wird. Erhebliche Anteile müssen durch die Inanspruchnahme von Pflegeversicherungs- und Sozialhilfeleistungen erbracht werden. Die benötigte Qualität läßt sich dann häufig nur durch den Einsatz persönlicher und familiärer finanzieller Mittel erreichen. Dilling et al.(1991) schreiben in diesem Zusammenhang: „Die Verteilungsgerechtigkeit im Bereich der Psychiatrie und Psychosomatik selbst ist eine Aufgabe, der mehr Aufmerksamkeit gewidmet werden sollte, um für die chronisch psychotisch Kranken, die Suchtkranken und die psychisch kranken alten Menschen die notwendige Gleichmäßigkeit der Ressourcenverteilung zu erreichen. Schließlich macht es für freigemeinnützige, private und öffentliche Träger Schwierigkeiten, erfahrungsgemäß sehr aufwendige Hilfsangebote einzurichten und zu unterhalten, wo keine bedarfsgerechte Finanzierung erwartet werden kann und wo es dem trägerspezifischen Engagement überlassen bleibt, inwieweit den besonderen Erfordernissen psychisch kranker/alter Menschen entsprochen wird. Daher ist es unumgänglich, Fragen von Qualitätssicherung und – kontrolle mit Empfehlungen zu Versorgungsverbesserungen zu verknüpfen."

2   Begrifflichkeiten und Definitionen

Qualität umfaßt zwei Dimensionen. Die objektive Seite von Qualität mißt die Beschaffenheit bzw. Eigenschaft eines Objektes und vergleicht diese mit den Eigenschaften bzw. der Beschaffenheit anderer gleichartiger Objekte. Die subjektive Seite des Begriffs Qualität legt fest, inwieweit sich ein bestimmtes Objekt für die Verwirklichung individueller Bedürfnisse eignet. Gute Qualität wäre in einem solchen Fall die positive Bewertung durch jemanden, der anerkannte Kriterien gehobenen Standards zum Maßstab der Qualitätsbewertung nimmt. Der subjektive Faktor kommt z. B. nach § 80 SGB XI in der Frage zum Tragen, inwieweit sich die Pflegemaßnahmen und der Pflegeprozeß an den Bedürfnissen des zu Pflegenden orientiert haben. Anhand der in Standards festgelegten Kriterien, z.B. den meßbaren Phänomenen, mittels derer die Qualität bestimmt werden kann oder den Indikatoren, d.h. Variablen, die Veränderungen messen, wird der Versorgungsprozeß evaluiert und in einem Vergleich zwischen Standard (=Soll) und tatsächlicher Situation (=ist) interpretiert. Dieser Prozeß der Qualitätskontrolle erfordert eine systematische Dokumentation dessen, was im individuellen Fall tatsächlich geschehen ist und mit welchem Erfolg.

In den §§ 135ff SGB V werden für den Bereich der Behandlung in ambulanter wie stationärer Hinsicht Maßnahmen zur Qualitätssicherung und -prüfung festgelegt. Dabei werden als Kriterien z. B. beim Einsatz neuer Behandlungs- und Untersuchungsmethoden

- die Anerkennung des diagnostischen und therapeutischen Nutzens der neuen Methoden

- die notwendige Qualifikation der Ärzte

- die Dokumentation

genannt. Ansonsten wird darauf gesetzt, daß Richtlinien nähere Begriffsbestimmungen und -definitionen vornehmen. Wichtig ist darüberhinaus, daß in Zukunft stärker als bisher im Sinne des § 39 SGB V die ambulanten und teilstationären Behandlungsmöglichkeiten ausgeschöpft werden.

Qualitätsmanagement ist ein kontinuierlicher Rückkopplungsprozeß, in dem die erreichte Qualität einer ständigen Überprüfung unterzogen wird.

3   Qualitätssicherung in der Gerontopsychiatrie

Die Sicherstellung von Qualität im gerontopsychiatrischen Bereich des Gesundheitswesens ist nur auf Basis gültiger und konsensfähiger Standards möglich, die das Spezifische gerontopsychiatrischer Versorgung zum Parameter erheben. In der praktischen Anwendung müssen, wie in den meisten Bereichen des Gesundheitswesens sehr stark die subjektive Dimension berücksichtigt werden. Diese umschreibt subjektiv bestimmte Einstellungen und Bewertungen von Patienten bezüglich Erkrankung, Behandlung und Lebenssituation (Tomae 1988). Leimkühler (1995) betont die Korrelation zwischen Behandlungserfolg und Zufriedenheitsgrad der Patienten. Psychisch kranke alte Menschen dürfen hier nicht ausgeklammert werden, auch wenn davon auszugehen ist, daß es kein systematisches Wissen über Prädikatoren der Patientenzufriedenheit gibt. Damit ein tragfähiger Konsens über Behandlungserfolgsbewertung zustandekommt, ist die Entwicklung qualitativer Methoden zur Aufdeckung und Ausgestaltung von subjektiven Bedeutungs- und Beurteilungszusammenhängen der Patienten zu Bewertungsparametern zu fordern. Damit sollte dem für die Gerontopsychiatrie besonderen relevanten Mißstand begegnet werden, daß Vorstellungen über Lebensqualität noch vorwiegend durch Professionelle definiert werden.

Der Bedarf nach einem umfassenden Qualitätsmanagement wird um so größer, je komplexer Versorgungsprozesse sind. Mit der Komplexität schwindet für jeden einzelnen an diesem Prozeß Beteiligten die Übersicht über das Produkt, das in diesem Falle eine Dienstleistung ist. Die Distanz zwischen Leistungserbringern und –nutzern vergrößert sich. Der Adressat der Dienstleistung wird zum Objekt. Die für die qualitative Orientierung des Ressourceneinsatzes wichtige Beziehungsausgestaltung zwischen Helfern und Geholfenen bleibt vernachlässigt. Damit fehlen qualitätsfördernde Impulse. Mit zunehmender Komplexität wächst außerdem die Fehleranfälligkeit und u.a. der zeit- und kostenbezogene Aufwand der Fehlerbehebung.

Die gerontopsychiatrische Versorgung stellt aufgrund ihres differenzierten Aufgabengebietes und der daraus resultierenden Multiprofessionalität ein besonders komplexes System dar, in dem es der Vezahnung der Abläufe zu einem in sich konsistenten Hilfeprogramm durch systematische Kooperation der Mitwirkenden bedarf. Der Aufwand zur Aufgabendefinition und Organisation von zielgerichteter Kooperation ist zur Gewährleistung von Qualitätssicherung und -kontrolle unumgänglich.

Komponenten der Qualitätssicherung können nach einem Modell von Berger u. Vauth (1995) anhand der drei zentralen Qualitätsbegriffe aufgezeigt werden.

3.1   Strukturqualität

Die Strukturqualität bezieht sich auf die Angemessenheit finanzieller, organisatorischer, technischer und personeller Behandlungs- und Betreuungsvoraussetzungen (Ressourcen). Grundlage bilden unter allen Beteiligten abgesicherten und damit gültigen Standards in den genannten Bereichen, die in der Regel durch regionale Bedingungen, gesetzliche Vorschriften und den Transfer wissenschaftlicher Erkenntnisse verbindlich objektiviert sind.

Strukturqualität setzt sich aus persönlichen, materiellen und systembezogenen Elementen zusammen. Art und Anzahl, Ausbildung und Fachqualifikation des Personals stellen „persönliche" Elemente der Strukturqualität dar. Art und Umfang der materiellen Ausstattung bestimmen die materiellen Elemente, sie reichen von der Architektur bis zu Ausstattungsmerkmalen für pflegerische Aufgaben. Organisatorische Elemente sind über die Aufbauorganisation definiert und Systemelemente beziehen sich auf die Art des Gesundheitssystems, seine Finanzierung und weiteren Rahmenbedingungen.

Neben den politisch festgelegten Rahmenbedingungen der gerontopsychiatrischen Versorgung sind auf fachlicher Ebene konkrete Hilfeprogramme zu formulieren. Das wesentliche Kriterium der Strukturqualität vor Ort ist ein regionales, verzahntes Versorgungssystem. Der übergreifende Qualitätsstandard mißt sich an der Funktionalität des Versorgungssystems. Der gerontopsychiatrische Versorgungsbedarf ergibt sich aus der Häufigkeit sowie der Ausprägung der sozialen Folgewirkungen psychischer Erkrankungen im Alter. Die Aufgabe der Anbieter besteht in der optimalen Sicherstellung des definierten Hilfebedarfs durch ein abgestuftes, vernetztes Hilfesystem.

Arbeitsgrundlage für personenbezogene gerontopsychiatrische Intervention stellen Dokumentationssysteme dar, wie z.B. die BADO im stationär-teilstationären Bereich, die im Idealfall den wissenschaftlichen Gütekriterien, Objektivität, Realität, Validität entsprechen (Cording et al. 1995). Sie beinhalten neben personenbezogenen Daten, Zielstellungen und Prüfparameter. Leistungsdokumentation allein bedeutet noch keine Garantie für die Qualität der durchgeführten diagnostischen und therapeutischen Maßnahmen. Das Geleistete muß, wie schon mehrfach betont, in Beziehung gesetzt werden zu den Zielen und Hilfeprogrammen, die für den jeweiligen Ansatz maßgebend sind und auf das jeweilige Patientenwohl abgestimmt sind. In dieser Hinsicht stellen Struktur-, Prozeß- und Ergebnisqualität ein wechselseitig zusammenhängendes Gestaltungs- und Bewertungssystem dar. Ohne grundlegender Weichenstellungen bei der Strukturqualität fehlt die Basis für alles Weitere.

Hinsichtlich des Ausbaus ambulanter komplementärer und stationärer Versorgung gab es seit der Psychiatrie-Enquête 1975 entscheidende Impulse zu einer strukturellen Qualitätsverbesserung des psychiatrischen Versorgungssystems (vgl. auch die Empfehlungen der Expertenkommission 1988). Für den Bereich der Gerontopsychiatrie sind eine Reihe wegweisender Konzepte formuliert, aber nur ganz vereinzelt umgesetzt worden. Der Erlaß der Psychiatrie-Personalverordnung im Jahre 1991 war ein wichtiger Schritt zur Verbesserung der Personalstruktur im stationären Bereich.

Angesichts der engen Verzahnung, die zur Sicherstellung umfassender Hilfen zwischen stationären, komplementären und ambulanten Angeboten erforderlich ist, benötigt die Gerontopsychiatrie Festlegungen für Personalausstattungsparameter, die solche Komplexleistungsprogramme im Hinblick auf die personelle und die sachliche Ausstattung gewährleisten.

3.2 Prozeßqualität

Die Prozeßqualität erfordert angemessene diagnostische und therapeutische Interventionen im Hilfeprozeß und deren Steuerung. Qualitätssicherung kann also als ein Prozeß verstanden werden, der bei Abweichung von einem definierten Toleranzbereich eine Problemanalyse in Gang setzt und Problemlösungsstrategien entwickelt. Prozeßsteuerung auf den verschiedenen Ebenen ist zur Gewährleistung der Prozeßevaluation erforderlich. Qualitätszirkel können dezentrale Steuerungsinstrumente darstellen, die in einzelnen Arbeitsfeldern flexible Standards ermöglichen.

Prozeßqualität orientiert sich an vorgegebenen Qualitätsstandards (z.B. Psych-PV, good medical practice) sowie Richtlinien zur Behandlung und ihrer leistungsbezogenen Umsetzung in einzelnen Prozeßschritten. Prozeßqualität setzt voraus, daß die Vorgänge transparent gestaltet werden, was Diagnoseschritte und Behandlungsabfolgen angeht.

Der Gesetzgeber fordert, daß die Vertragsärztliche Versorgung (§ 135 SGB V) und die ambulanten Versorgungsleistungen und Rehabilitationsmaßnahmen § 135 A SGB V sowie die Krankenhausbehandlung (§ 137 SGB V) den Anforderungen von Qualitätssicherung entspricht. Dies setzt nach den gesetzlichen Bestimmungen voraus, daß Maßnahmen zur Qualitätssicherung durchgeführt werden. Für die Leistungen nach Pflegeversicherungsgesetz wird in § 80 SGB XI die Beteiligung an Maßnahmen zur Qualitätssicherung zur Pflicht gemacht und ein Zusammenwirken mit dem Medizinischen Dienst der Krankenversicherung zwecks Überprüfung verbindlich gefordert.

Bei der gerontopsychiatrischen Versorgung mißt sich Prozeßqualität an der Realität der Diagnosen und der Übereinstimmung der Therapie und Pflege mit einem anerkannten Standard. Dabei sollten internationale Klassifikationssysteme zur Diagnostik (geronto-) psychiatrischer Krankheiten (ICD-10) Berücksichtigung finden. Anzumerken ist, daß bei diesem Klassifizierungssystem gerontologische und gerontopsychiatrische Aspekte bisher keine Berücksichtigung gefunden haben. Qualitätszirkel helfen bei der Umsetzung dieser Vorgaben in das tägliche therapeutische und pflegerische Handeln.

Spezifische gerontopsychiatrische Elemente der Prozeßqualität stellen in diagnostischer Hinsicht die umfassende Analyse psychosozialer Problemlagen und Ressourcen (Geronto-psychiatrisches Assessement (s. Kap F 2.2 und F 2.4)), in therapeutischer Hinsicht ein koordiniertes und integriertes Behandlungsvorgehen (Casemanagement) dar.

3.3   Ergebnisqualität

Die Ergebnisqualität (Outcome) bezieht sich auf das Verhältnis zwischen therapeutischen Zielen und den erreichten Therapieergebnissen. Möller (1995) schreibt hierzu, daß es von Wichtigkeit ist, „dass die Outcome-Evaluation mit der Analyse von Prädikatoren und Einflußgrößen verschränkt wird, da sonst eine sinnvolle Interpretation der Outcome-Daten nicht möglich ist".

Ergebnisqualität mißt sich somit am Maß der Übereinstimmung zwischen Behandlungsziel (=Soll) und Behandlungsergebnis (=Ist). Gemessen wird dies klassischerweise über die Ausprägung von Symptomen oder Kriterien wie der sozialen Anpassung und der Erhaltung der Lebensqualität über die Zeit. Konzeptualisierungen zur Lebensqualität berücksichtigen insbesondere die subjektive Bewertung des Patienten bezüglich seiner Lebenssituation in der Ergebnisebeurteilung. Diese „Konsumentenorientierung" gewinnt eine zunehmende Rolle in der Qualitätssicherung. Hier müssen krankheitsbedingte und kognitive Faktoren bei den Interaktionen berücksichtigt werden. Die Anwendung der Indikatoren erlaubt also nur eine grobe Abschätzung der Versorgungsqualität, die bei retrospektiver Analyse erst nach beträchtlichen Latenzen zu Qualitätsverbesserungen führen kann.

Voraussetzung für ein effizientes Qualitätsmanagement ist eine den wissenschaftlichen Gütekriterien (Objektivität, Realität, Validität) entsprechend und eine ausreichend fein differenzierte Dokumentation. Für die stationäre und teilstationäre Behandlung ist die psychiatrische Krankengeschichte das zentrale Dokumentationsinstrument, das aber für die Erfassung von Therapieprozessen und Behandlungsergebnissen erst dann nutzbar ist, wenn die mehrfach eingeforderte Standardisierung erfolgt ist. Im ambulanten Bereich existieren zwar bereits verschiedene Dokumentationssysteme, die aber bisher nicht übergreifend zwischen verschiedenen Leistungsanbietern angewendet werden und auch bei einzelnen Leistungsanbietern noch wenig erprobt sind. Eine reine Leistungsdokumentation bedeutet noch keine Garantie für die Qualität der durchgeführten diagnostischen und therapeutischen Maßnahmen.

3.4   Qualitätssicherungsmaßnahmen

Die Träger der gerontopsychiatrischen Versorgung müssen die Verantwortung für Maßnahmen der internen Qualitätssicherung in den Bereichen der Struktur-, Prozeß- und Ergebnisqualität übernehmen. Neben der Ergebniskontrolle durch Dokumentationssysteme sollte von den Möglichkeiten Gebrauch gemacht werden Qualitätszirkel einzurichten und Qualitätsbeauftragte einzusetzen. Im Sinne einer Verbundversorgung mit anderen Leistungserbringern und Kostenträgern ist die Einrichtung von Qualitäts- und Assessmentrunden unumgänglich. Für die aktive Mitwirkung aller an der Versorgung Beteiligten sollten verbindliche wechselseitig abgestimmte Regeln gelten

Dabei müssen im Hinblick auf Behandlung und Pflege neben den erwähnten internen Maßnahmen zur Qualitätssicherung auch externe Maßnahmen greifen. Die Besuchskommissionen, wie sie die Psychisch Krankengesetze der meisten Länder für die psychiatrischen Kliniken vorsehen, sollten auch im verstärkten Umfange zur Überprüfung von Heimen und weiterer Einrichtungen des betreuten Wohnens genutzt werden. Dabei sollten sämtliche dieser Einrichtungen, in denen ein hoher Anteil psychisch veränderter alter Menschen gepflegt wird, für die Besuchskommission zugänglich sein, die dann nach eigenem Ermessen um ihren Aufgaben bei der großen Zahl von Einrichtungen gerecht zu werden, eine plausibel erscheinende Auswahl treffen könnten (vgl. Nieds. Sozialministerium 1991). Die Maßgaben, die das SGB V für die Qualitätssicherung (vgl. §§ 136 ff.) vorgibt, sollten im Hinblick auf Richtlinien gerade für gerontopsychiatrische Belange detailliert angewendet werden.

Folgende von der Aktion Psychisch Kranke e.V. erarbeitete und bei der Tagung vom 8.-10. Mai 1996 zur Diskussion gestellte Liste, kann hierfür hilfreich sein (Aktion psychisch Kranke e.V. 1996):

Behandlungsziele:

- Verminderung psychopathologischer Symptomatik

- Förderung von Verantwortungsfähigkeit, Krankheitsverständnis und Compliance

- Förderung der sozialen Integration

Vorrangige Absichten:

- Schutz der Würde der Patientinnen und Patienten

- Nutzerzufriedenheit

- Schadensvermeidung, soziale Schutzfunktion, Datenschutz

- Rechtssicherheit

- positive Wirkungen nach außen

Mittel/Organisation:

- Orientierung der Behandlung am Individuum

- beziehungsorientierte Behandlung

- Transparenz der Behandlungs- und Pflegeplanung und –durchführung

- mehrdimensionales Krankheitskonzept

- methodisch-wissenschaftliche Orientierung

- Integration der verschiedenen Therapieverfahren und –angebote / multiprofessionelle Behandlung

- Außenorientierung: Vernetzung psychosozialer Hilfen und Vemittlung nichtpsychiatrischer Hilfen

- Nachrangigkeit stationärer Hilfen

- angemessene Dokumentation

- Reflexion

- Optimale Nutzung der Ressourcen

- Wirtschaftlichkeit

- Erhaltung und Förderung der personellen Ressourcen

- aufgabengerechter Einsatz der Mitarbeiterinnen und Mitarbeiter

- Regelung der fachlichen Zuständigkeit

- ausreichende Ausstattung mit Sachmitteln

Zunehmend setzt sich eine Zertifizierung z.B. in Einrichtungen der Altenhilfe durch. Als Beispiel sei das Qualitätszertifikat für Altenhilfeeinrichtungen und Pflegedienste (QAP) genannt, daß auf der Grundlage des europäischen Qualitätsmodells der „European Foundation for Quality Management-E.F.Q.M. entwickelt wurde. Dieses Qualitätsmodell gilt nach Leopoldt (1998) als die europäische Interpretation von Total Quality Management und läßt sich nach neun Kriterien erfassen:

1.   Die Leitung und Führung des gesamten Betriebes oder der Abteilung.

2.   Politik und Strategie.

3.   Die Führung der Mitarbeiterschaft oder Personalpolitik.

4.   Die Verwendung der Ressourcen (Finanzen, Menschen, Umwelt).

5.   Die Prozesse (z.B. betriebliche Abläufe).

6.   Die Zufriedenheit der Kunden.

7.   Die Zufriedenheit der Mitarbeiterschaft.

8.   Die Auswirkungen auf die Gesellschaft.

9.   Die Ergebnisse.

Die genannten Kriterien werden durch Subkriterien spezifiziert. In ihrer Gesamtheit decken sie die Breite des Total Quality Managements ab. Es wäre zukünftig sehr wichtig, wenn sich diese Form der Zertifizierung im verstärkten Umfang durchsetzen würde und zur Regel würde.

4   Ausblick

Qualitätssicherungsmaßnahmen bilden die Grundlage für vergleichbar angemessene Leistungen in der Gerontopsychiatrie. Nach wie vor gilt, daß die internen Qualitätssicherungsmaßnahmen besonderes Gewicht haben sollte und gerade angesichts der mehrfach in diesem Buch erwähnten Schwachstellen ein gutes Mittel darstellen, um weitverbreitete Befürchtungen gegenüber der gerontopsychiatrischen Versorgung zu Vorurteilen zu machen. Die Fülle von Angaben, die es mittlerweile zu Qualitätsmanagement und Qualitätssicherungsprogrammen gibt, darf nicht nur auf Krankenhäuser Anwendung finden, sondern sollte erst recht sämtliche für ein gerontopsychiatrisches Hilfenetz erforderlichen Einrichtungen betreffen. Die kollegiale Kontrolle durch wechselseitige Transparenz auf der Grundlage von Dokumentation und verbindlichen Kooperationsregeln ist eine zuverlässige Richtschnur, die sukzessive zu den in SGB V geforderten Leitlinien führen sollte. Im Hinblick auf die Maßgaben der Pflegeversicherung werden für anerkannte Einrichtungen nach SGB XI neue Standards festgelegt, die eine Vergleichbarkeit auf allen Ebenen der Versorgung gewährleisten. Spezifische - den Erkrankungsarten der Gerontopsychiatrie angepaßte – Standards müßten in das Verzeichnis der verbindlichen Standards noch aufgenommen werden. Betroffen sind die Bereiche Assessement, Architektur (vgl. Heeg 1996), Standort der Versorgungseinrichtung (regionale Anbindung), Qualifizierung des Personals und Organisationsstrukturen. Hier sollte eine Doppelstrategie verfolgt werden. Einerseits sollte von außen die Einforderung gesetzlicher Vorgaben im Sinne externer Qualitätskontrolle erfolgen. Andererseits wäre durch Anreize z. B. seitens der Kostenträger die Bereitschaft der Anbieter gerontopsychiatrischer Versorgung zu steigern, sowohl im gemeindepsychiatrischen Verbund zur Qualität der Gesamtversorgung beizutragen, als auch im Sinne eines Konzeptes von „continuous improvement in care" dezentral und eigenverantwortlich Prozesse zur Qualitätsverbesserung vor Ort zu realisieren.

Alle Anstrengungen einer transparenten Qualitätssicherung müssen daran gemessen werden, inwieweit sie dazu beitragen, Hilfe so flexibel zu gestalten, daß sie den Interessen und Bedürfnissen des „Kunden" entsprechen (Personenzentrierte Hilfen).

L   Finanzierung*

1   Ausgangssituation

Die Diskussion um die Weiterentwicklung der sozialen Sicherheit in Deutschland wird gegenwärtig in erster Linie unter Kostengesichtspunkten geführt und nicht unter dem notwendigen Aspekt der Leistungserfordernisse für die betroffenen Menschen. Das gilt auch hinsichtlich der gerontopsychiatrischen Betreuung im stationären, teilstationären und ambulanten Bereich.

Für die Finanzierung der Leistungen kommen in ersten Linie als Kostenträger in Betracht:

1.   Krankenkassen

2.   Pflegekassen

3.   Träger der Sozialhilfe

4.   Selbstzahler.

Die Leistungen der Gerontopsychiatrie sind eingebettet in die allgemeinen Leistungen dieser genannten Träger. Die Gesetzliche Krankenversicherung (GKV) gibt jährlich 235,3 Mrd. DM (1996) aus, die Sozialhilfe 52,6 Mrd. DM (1995) und die Pflegekassen 27,7 Mrd. DM (1996) (Harenberg Lexikon der Gegenwart ´98); über die Höhe der von den Selbstzahlern geleisteten Vergütungen liegen keine Zahlen vor.

2   Krankenkassen

Kostendämpfung

In der GKV hat es 1977, 1982, 1989 und 1993 Kostendämpfungsgesetze gegeben, deren Auswirkungen in erster Linie die Versicherten getroffen haben, auf die Kosten durch Ausgrenzung von Leistungen bzw. durch Erhöhung der Selbstbeteiligung verlagert worden sind.

---

* Dieser Beitrag wurde von Herrn Günter Krauel, ehem. Direktor der AOK Hannover erstellt.

Ausgaben je Mitglied

Gliedert man die Leistungsausgaben, die bei der AOK - Die Gesundheitskasse für Niedersachsen im Jahr 1996 bei 5.433 DM je Mitglied (Geschäftsbericht der AOK 1996) lagen, auf die einzelnen Bereiche auf, so liegen die Ausgaben für die Krankenhausbehandlung mit 33,2% an der Spitze, für die ärztliche ambulante Behandlung wurden 14,1% aufgewendet, für Arznei-, Verband-, Heil- und Hilfsmittel aus Apotheken 14,5%, für zahnärztliche Behandlung (ohne Zahnersatz) 4,8%, für Zahnersatz 3,4%, für Heil- und Hilfsmittel von anderen Stellen 7,6%, für Krankengeld und Beiträge aus Krankengeld 6,4%, für Kuren, Soziale Dienste, Gesundheitsförderung, Früherkennungsmaßnahmen 2,5%, so daß für alle sonstigen Aufwendungen der AOK 13,5% zur Verfügung standen.

In allen Bereichen des Gesundheitswesens gibt es einen Verteilungskampf um die begrenzten Ressourcen.

Budgetierung

Durch das Gesundheitsstrukturgesetz (GSG) von 1993 ist in den meisten Ausgabebereichen der GKV eine Budgetierung eingeführt worden. Das bedeutet, daß sich die Ausgaben um höchstens den Vomhundertsatz verändern dürfen, um den sich die beitragspflichtigen Einnahmen der Mitglieder der Krankenkassen je Mitglied – das sind die Löhne und Gehälter – verändern. Für 1997 hat der Bundesminister für Gesundheit den Steigerungssatz durch Rechtsverordnung auf 0,0% im Beitrittsgebiet und auf 0,8% im übrigen Bundesgebiet festgesetzt (§ 270a, SGB V). Die Budgetierung geht so weit, daß die niedergelassenen Ärzte Abzüge von ihrem Honorar hinnehmen müssen, wenn sie insgesamt (nicht der einzelne Arzt) durch ihre Verordnungsweise das vereinbarte Arzneimittelbudget überschreiten. Die Krankenhäuser, die in der Vergangenheit häufig jährliche zweistellige Steigerungsraten aufzuweisen hatten, mußten in den Jahren 1993 bis 1995 mit den sich aus dem Anstieg der beitragspflichtigen Löhne und Gehälter ergebenen Steigerungsraten auskommen; entsprechend waren die Budgets festzusetzen. Das gilt prinzipiell auch gegenwärtig.

Der Gesetzgeber hat den Krankenkassen und den Leistungserbringern in § 71 SGB V vorgeschrieben, daß sie bei ihren Vereinbarungen über die Vergütung der Leistungen den Grundsatz der Beitragssatzstabilität (§ 141 Abs. 2 SGB V) zu beachten haben. Verträge, die diesen Vorschriften nicht entsprechen, werden von den Aufsichtsbehörden beanstandet. Veränderungen bzw. Verbesserungen in einem bestimmten Sektor unseres Gesundheitswesens können somit nur zu Lasten anderer Bereiche erzielt werden, da die zur Verfügung stehenden Ressourcen begrenzt sind bzw. nur im selben Umfange steigen dürfen wie die Löhne und Gehälter der versicherten Arbeitnehmer.

<u>Kuration im Vordergrund der Leistungen</u>

Bei der Betrachtung der Möglichkeiten der Krankenkassen zur Finanzierung gerontopsychiatrischer Leistungen ist die geschichtliche Entwicklung der GKV zu berücksichtigen, die zur heutigen Gesetzeslage geführt hat. Die GKV macht hinsichtlich ihrer Leistungsverpflichtungen grundsätzlich keine Unterschiede nach Geschlecht und Alter ihrer Versicherten und keine zwischen somatischen und psychiatrischen Erkrankungen. Nach § 11 Abs. 1 SGB V haben die Versicherten Anspruch auf Leistungen

2.   zur Verhütung von Krankheiten, sowie zur Empfängnisverhütung, bei Sterilisation und bei Schwangerschaftsabbruch, (§§ 20—24b),

3.   zur Früherkennung von Krankheiten (§§ 25-26),

4.   zur Behandlung einer Krankheit (§§ 25-26).

Ferner besteht Anspruch auf Sterbegeld (§§ 58-59).

Von Anfang an bis heute steht die kurative Medizin im Vordergrund der Leistungen. Prävention und Rehabilitation haben erst sehr spät Eingang in den Leistungskatalog der GKV gefunden und spielen im Gesamthaushalt keine wesentliche Rolle. Die GKV begrenzt ihre Leistungen grundsätzlich auf die medizinischen Hilfen. Nach dem gemeinsamen Rundschreiben der Spitzenverbände der Krankenkassen vom 9.12.1988 gehören <u>nicht</u> zu den Leistungen der Krankenkassen berufsfördernde Maßnahmen, Leistungen zur allgemeinen sozialen Eingliederung, insbesondere Hilfen zur Ermöglichung und Erleichterung der Verständigung mit der Umwelt, zur Erhaltung, Besserung und Wiederherstellung der körperlichen und geistigen Beweglichkeit sowie des seelischen Gleichgewichts, zur Ermöglichung und Erleichterung der Besorgung des Haushalts, zur Verbesserung der wohnungsmäßigen Unterbringung, zur Freizeitgestaltung und zur sonstigen Teilnahme am gesellschaftlichen und kulturellen Leben.

Sicherstellungsauftrag

Für die gesamte ambulante ärztliche Behandlung haben die Kassenärztlichen Vereinigungen (KV) den sogenannten Sicherstellungsauftrag. Die Krankenkassen zahlen für die gesamte ambulante vertragsärztliche Behandlung mit befreiender Wirkung eine Gesamtvergütung an die KV (§ 85 Abs. 1 SGB V). Diese Gesamtvergütung wird nach einem von der KV aufgestellten Honorarverteilungsmaßstab auf die einzelnen niedergelassenen Ärzte verteilt, für den lediglich das Benehmen mit den Krankenkassen herzustellen ist; d.h. die KV kann allein über die Honorarverteilung bestimmen. Die Gesamtvergütung kann nach Einzelleistungen, nach einem Festbetrag, nach Kopfpauschalen, nach Fallpauschalen oder nach einem Mischsystem vereinbart werden. Nach dem Wortlaut des Gesetzes sollen die Vertragspartner auch eine angemessene Vergütung für nichtärztliche Leistungen im Rahmen der sozialpädiatrischen und psychiatrischen Tätigkeit vereinbaren. Diese Sollvorschrift ist bisher nicht bzw. nicht ausreichend berücksichtigt worden. Dasselbe gilt für die Vorschrift des § 27 Abs. 1 Satz 3 SGB V zur Krankenbehandlung, nach der den besonderen Bedürfnissen psychisch Kranker Rechnung zu tragen ist, insbesondere bei der Versorgung mit Heilmitteln und bei der medizinischen Rehabilitation.

Bewertungsmaßstab für Leistungen und Punktwerteverfall

Die niedergelassenen Ärzte rechnen ihre erbrachten Leistungen mit der KV nach dem Bewertungsmaßstab für vertragsärztliche Leistungen (EBM) ab. Die dort aufgeführten Leistungen sind mit einer Punkt- bzw. Bewertungszahl versehen, deren Multiplikation mit einem vereinbarten Punktwert das Honorar für die einzelnen Leistung ergibt. Die Begrenzung des Gesamthonorars durch die Deckelung des Gesetzgebers und die Zunahme der Zahl der Einzelleistungen (Mengenausweitung) haben dazu geführt, daß der Punktwert immer weiter nach unten gerutscht ist. Das bedeutet, daß der einzelne Arzt für die gleiche Leistung von Quartal zu Quartal immer weniger Geld erhält. So ist beispielsweise der Punktwert für allgemeinärztliche Leistungen im Bezirk Hannover vom 1. Quartal 1987 zum 4. Quartal 1994 um 23,8 % zurückgegangen. Vom 1. Quartal 1995 zum 4. Quartal 1997 ist ein weiterer Rückgang um 4,0 % zu verzeichnen. Seit dem 1.07.1997 unterliegen die ärztlichen Leistungen je Arztpraxis und Abrechnungsquartal einer fallzahlabhängigen Budgetierung. Die in den Budgets enthaltenen Leistungen sind je Arztpraxis und Abrechnungsquartal jeweils nur bis zu einer begrenzten Gesamtpunktzahl abrechnungsfähig. Das gilt auch für Nervenärzte, Psychiater und Ärzte für Psychiatrie und Psychotherapie. Inwieweit die Bewertungszahlen für psychiatrische Leistungen im zum 01.01.1996 in Kraft getretenen EBM richtig bewertet sind, ist schwer zu entscheiden.

Ermächtigungen

Die ambulanten ärztlichen Leistungen werden nahezu ausschließlich durch in eigenen Praxen niedergelassene Ärzte erbracht. Daneben läßt das Gesetz unter bestimmten Bedingungen auch die ambulante Behandlung durch dazu durch die Zulassungsausschüsse ermächtigte Krankenhausärzte oder Ärzte des öffentlichen Gesundheitsdienstes zu, die ebenfalls von der KV aus der Gesamtvergütung zu bezahlen sind. Die Ermächtigungen werden vom Leistungsumfang und von der Zeitdauer begrenzt. Die Zunahme der Zahl der Ärzte in der Vergangenheit und die Zulassungssperren bei Überversorgung haben dazu geführt, daß Ermächtigungen immer restriktiver gehandhabt und immer mehr eingeschränkt werden.

Polikliniken

Die ambulante Versorgung kann ferner durch Polikliniken von Universitätskliniken mit wahrgenommen werden. Die Zahl der Behandlungsfälle wird im allgemeinen auf das für die Ausbildung der Studenten notwendige Maß beschränkt. Die Vergütung dieser Leistungen erfolgt aufgrund sogenannter Poliklinikverträge, die Pauschalen für die einzelnen Fachgebiete vorsehen. So betrug der Pauschalbetrag in der Psychiatrie der Medizinischen Hochschule Hannover beispielsweise im 4. Quartal 1997 pro Patient 61,14 DM (einschließlich Sprechstundenbedarf).

Institutsambulanzen

Eine weitere Möglichkeit bietet der § 118 SGB V. Danach <u>sind</u> psychiatrische Krankenhäuser vom Zulassungsausschuß zur ambulanten psychiatrischen und psychotherapeutischen Behandlung der Versicherten zu ermächtigen. Allgemeinkrankenhäuser mit selbständigen, gebietsärztlich geleiteten psychiatrischen Abteilungen <u>können</u> vom Zulassungsausschuß ermächtigt werden. Voraussetzung für die Ermächtigung ist, daß eine ausreichende psychiatrische und psychotherapeutische Behandlung ohne die besonderen Untersuchungs- und Behandlungsmethoden des Krankenhauses nicht sichergestellt ist. Die Behandlung durch psychiatrische Institutsambulanzen ist auf diejenigen Versicherten auszurichten, die wegen der Art, Schwere oder Dauer ihrer Krankheit oder wegen zu großer Entfernung zu geeigneten Ärzten auf die Behandlung durch die Institutsambulanzen angewiesen sind. Für die Vergütung gelten nach § 120 Abs. 1 SGB V die Grundsätze aus der vertragsärztlichen Gesamtvergütung.

Nach § 120 Abs. 2 SGB V werden die Leistungen der psychiatrischen Institutsambulanzen unmittelbar von den Krankenkassen vergütet, d.h. nicht aus der kassenärztlichen Gesamtvergütung.

Die Vergütung wird von den Landesverbänden der Krankenkassen mit dem Krankenhaus vereinbart; sie kann – was zweckmäßig erscheint – pauschaliert werden. Bei der derzeitigen Überversorgung in der ambulanten vertragsärztlichen Versorgung bestehen wenig Chancen, daß Allgemeinkrankenhäuser mit psychiatrischen Abteilungen vom Zulassungsausschuß ermächtigt werden.

Sozialpsychiatrischer Dienst

Hinsichtlich des Sozialpsychiatrischen Dienstes (SpD) der Kommunen ist rechtlich zwischen den Pflichtaufgaben und den freiwilligen Leistungen zu unterscheiden. Für die Erfüllung der Pflichtaufgaben ist die Kommune finanziell zuständig. Welche Leistungen freiwillig übernommen werden, ist in ihr Ermessen gestellt. Die finanziellen Konsequenzen aus dieser Entscheidung sind grundsätzlich ebenfalls von der Gemeinde zu tragen, es sei denn, sie kann Vereinbarungen mit nicht verpflichteten Kostenträgern treffen. Die im SpD beschäftigten Ärzte können bei vorliegendem Bedarf nach § 31 der Zulassungsverordnung ermächtigt werden, allerdings ist diese Ermächtigung personengebunden.

Sonstige Therapeuten

Hinsichtlich der Leistungen der sog. Hilfspersonen der Ärzte, wie Krankengymnasten, Masseure, Bademeister, Logopäden, nichtärztliche Psychotherapeuten, Ergotherapeuten u.ä. ist zu berücksichtigen, daß die Krankenkassen grundsätzlich kein Geld ausgeben dürfen für Leistungen, die nicht von einem Vertragsarzt verordnet worden sind. Die Leistungen dieser Berufsgruppen dürfen an Versicherte nur von zugelassenen Leistungserbringern abgegeben werden, d.h. sie müssen Verträge mit den Krankenkassen bzw. mit ihren Verbänden abgeschlossen haben. Die Preise für die Leistungen sind wie bei den Ärzten ebenfalls an die allgemeine Lohn- und Gehaltsentwicklung gekoppelt und budgetiert (§ 84 SGB V). Sie werden auf Landesebene zwischen den Vertragsparteien ausgehandelt.

Stationäre Versorgung

Die stationäre Versorgung erfolgt durch Hochschulkliniken, durch Krankenhäuser, die in den Krankenhausplan eines Landes aufgenommen sind und durch Krankenhäuser, die einen Versorgungsvertrag mit den Landesverbänden der Krankenkassen abgeschlossen haben (§ 108 SGB V).

Die zeitlich unbegrenzte Krankenhausbehandlung umfaßt alle Leistungen, die im Einzelfall nach Art und Schwere der Krankheit des Patienten für seine medizinische Versorgung im Kranken haus notwendig sind, insbesondere ärztliche Behandlung, Krankenpflege, Versorgung mit Arznei-, Heil- und Hilfsmitteln, Unterkunft und Verpflegung (§ 39 Abs. 1 SGB V).

Pflegesätze

Für diese umfassenden Leistungen eines Krankenhauses wurden in der Vergangenheit pauschalierte Pflegesätze zwischen den Krankenkassen und den Krankenhausträgern ausgehandelt auf der Grundlage der Bundespflegesatzverordnung. Das GSG hatte durch eine Novellierung des Krankenhausfinanzierungsgesetzes auch in diesem Bereich eine Budgetierung gebracht, die an die allgemeine Lohn- und Gehaltsentwicklung gekoppelt war. Allerdings dürfen Mehrkosten, die aufgrund der Pflege-Personalregelung, der Psychiatrie-Personalverordnung und anderer nach dem 31.12.1992 in Kraft tretender krankenhausspezifischer Rechtsvorschriften entstehen, bei der Pflegesatzgestaltung erhöhend berücksichtigt werden. Das bisherige Selbstkostendekkungsprinzip mit seinen Gewinn- und Verlustausgleichen ist abgelöst worden durch prospektiv zu vereinbarende Budgets. Durch die Bundespflegesatzverordnung 1995 wurden ab 1996 die bisherigen tagesgleichen Pflegesätze, die unabhängig vom medizinischen Behandlungsauswand für jeden Tag im Krankenhaus gleich hoch waren, abgelöst durch 73 Fallpauschalen für 40 Krankheitsarten und 148 Sonderentgelte (1997) sowie Abteilungspflegesätze und Basispflegesätze. Während die Fallpauschalen die gesamte Krankenhausbehandlung des Patienten umfassen, beziehen sich die Sonderentgelte nur auf die Operationsleistung. Abteilungspflegesätze beinhalten die Entgelte für ärztliche und pflegerische Leistungen; der einheitliche Basispflegesatz umfaßt die nicht durch ärztliche oder pflegerische Tätigkeit veranlaßten Leistungen. Die Psychiatrie ist zunächst von diesen Neuregelungen, die eine völlige Umgestaltung der Kostenrechnung im Krankenhaus bringt, wenig betroffen.

Tageskliniken

Neben der vollstationären Krankenhauspflege gibt es auch teilstationäre Leistungen (§ 39 Abs. 1 Satz 1 SGB V), die von den Krankenhäusern erbracht werden. Vielen Krankenhäusern sind sogenannte Tageskliniken angegliedert, in denen die Patienten nur tagsüber betreut werden. Hierbei handelt es sich um eine „Zwischenstufe" zwischen der ambulanten und der vollstationären Versorgung. Die Höhe der pauschalen Pflegesätze für die Tagesklinik wird im Rahmen der Budgetverhandlungen für den vollstationären Bereich zwischen dem Krankenhausträger und den Krankenkassen ausgehandelt und vereinbart.

Ambulant vor stationär

Für die Krankenkassen gilt der Grundsatz „Soviel ambulant wie möglich, so wenig stationär wie nötig" oder kürzer ausgedrückt „ambulant vor stationär". Da bei allen Leistungen das Maß des Notwendigen nicht überschritten werden darf, ist in jedem Einzelfall vom verordnenden niedergelassenen Arzt abzuwägen und zu entscheiden, welche Maßnahmen unter dem Aspekt des Wirtschaftlichkeitsgebots eingeleitet werden dürfen.

Häusliche Krankenpflege

Anstelle einer an sich notwendigen Krankenhausbehandlung erhalten Versicherte in ihrem Haushalt oder ihrer Familie neben der ärztlichen Behandlung häusliche Krankenpflege durch geeignete Pflegekräfte (§ 37 Abs. 1 SGB V), wenn dadurch die Krankenhausbehandlung vermieden oder verkürzt wird. Die häusliche Krankenpflege umfaßt die im Einzelfall erforderliche Grundpflege und Behandlungspflege sowie hauswirtschaftliche Versorgung. Sie ist grundsätzlich auf vier Wochen begrenzt. Nur in begründeten Ausnahmefällen kann die Krankenkasse die häusliche Krankenpflege für einen längeren Zeitraum bewilligen, wenn der Medizinische Dienst der Krankenversicherung (MDK) festgestellt hat, daß dies erforderlich ist. Die Sozialstationen und die privaten Anbieter können ihre Leistungen – auch im Rahmen der psychiatrischen Betreuung, wenn sie dazu personell in der Lage sind – nach Stundensätzen mit den Krankenkassen abrechnen. Nach § 37 Abs. 2 SGB V erhalten Versicherte in ihrem Haushalt oder in ihrer Familie als häusliche Krankenpflege Behandlungspflege, wenn diese zur Sicherung des Ziels der ärztlichen Behandlung erforderlich ist. Diese Leistungen werden zumeist nach Einzelpositionen abgerechnet. Die Satzung der Krankenkasse kann bestimmen, daß zusätzlich zur genannten Behandlungspflege auch Grundpflege und hauswirtschaftliche Versorgung erbracht werden kann. Diese Leistungen sind nach Eintritt der Pflegebedürftigkeit i.S. des SGB XI jedoch nicht zulässig. Der Anspruch auf häusliche Krankenpflege besteht nur, soweit eine im Haushalt lebende Person den Kranken in dem erforderlichen Umfang nicht pflegen und versorgen kann.

Medizinische Rehabilitationsmaßnahmen

Wenn bei Versicherten die ambulante Krankenbehandlung einschließlich ambulanter Rehabilitationsmaßnahmen nicht ausreicht, kann die Krankenkasse aus medizinischen Gründen erforderliche Maßnahmen in Form einer ambulanten Rehabilitationskur erbringen und zu den übrigen Kosten der Kur einen Zuschuß bis zu DM 15,- täglich bewilligen. Reicht auch diese Behandlung nicht aus, kann die Krankenkasse stationäre Behandlung mit Unterkunft und Verpflegung in einer Rehabilitationseinrichtung erbringen, mit der ein Vertrag nach § 111 SGB V bestehen muß (§ 40 SGB V). Die Leistungen sollen für längstens drei Wochen erbracht werden und grundsätzlich nur alle vier Jahre erfolgen.

Ergänzende Leistungen

Nach § 43 Nr. 2 SGB kann die Krankenkasse als ergänzende Leistungen zur Rehabilitation solche Leistungen erbringen, die unter Berücksichtigung von Art oder Schwere der Behinderung erforderlich sind, um das Ziel der Rehabilitation zu erreichen oder zu sichern, aber nicht zu den berufsfördernden Leistungen zur Rehabilitation oder den Leistungen zur allgemeinen sozialen Eingliederung gehören, wenn zuletzt die Krankenkasse Krankenbehandlung geleistet hat oder leistet.

Modellversuche

Unter Berücksichtigung der §§ 40, 27 Satz 3 und 43 Nr. 2 SGB V haben die Bundesverbände der Krankenkassen eine Vereinbarung zur modellhaften Umsetzung und Evaluation eines Konzeptes zur ambulanten Rehabilitation psychisch Kranker erarbeitet, die seit 1996 zunächst an vier Modellorten und später an drei Orten (Lübeck, Ravensburg, Erftkreis) erprobt wird. Das Konzept zielt darauf ab, auf der Grundlage eines geregelten Verfahrens dem von spezifischen Funktionseinschränkungen abgeleiteten Rehabilitationsbedarf wohnortnah durch gezielte rehabilitative Leistungen mit therapeutischem Bezug als Ergänzung zur ärztlich/medizinischen Rehabilitation zu entsprechen. Ambulante Leistungen zur Rehabilitation kommen für schwer psychisch Kranke in Betracht, für die angesichts des bisherigen Krankheitsverlaufs und aufgrund ihrer sozialen Situation eine stationäre Leistung derzeitig nicht indiziert ist. Ziel ist eine Förderung und Stabilisierung des individuellen Rehabilitationserfolges, der in der Regel in einem Zeitraum von bis zu drei Jahren erreicht werden kann. Das Konzept geht von einem koordinierten Komplexleistungsprogramm aus. Dazu gehören ärztliche, psychotherapeutische, ergotherapeutische und psychiatrische Behandlung einschließlich der Heilmittelversorgung. Soziotherapeutische Maßnahmen, die integrativer Bestandteil des Komplexleistungsprogramm sind, beinhalten insbesondere verhaltens- und gesprächstherapeutische Elemente im Sinne der stützenden Begleitung und zur Koordination des Rehabilitationsprozesses. Sie grenzen sich damit ab von Maßnahmen zur allgemeinen Sozialarbeit, die weder in ihrer finalen Ausrichtung noch methodisch auf eine Verbesserung psychiatrischer Störungen ausgerichtet sind. Leistungserbringer der soziotherapeutischen Leistungen können im wesentlichen Nervenarztpraxen mit sozialpsychiatrischem Schwerpunkt, sozialpsychiatrische Zentren (SPZ) / sozialpsychiatrische Dienste und vergleichbare Einrichtungen, ggf. im regionalen Verbund, sein. Als ergänzende Leistung zur medizinischen Rehabilitation nach § 43 SGB V ist eine pauschale Förderung der soziotherapeutischen Maßnahmen in Höhe von 57,- DM je Maßnahme vorgesehen. Bislang sind psychisch kranke alte Menschen nur vereinzelt in dieses Programm integriert. Sobald Soziotherapie als Regelleistung zur Verfügung steht, können auch psychisch kranke alte Menschen hiervon vermehrt profitieren.

3   Pflegekassen

Das nach langjähriger politischer Diskussion am 26.05.1994 verabschiedete Gesetz zur Sozialen Pflegeversicherung (SGB XI) bringt eine wesentliche Verbesserung für die rund 1,7 Mio. Pflegebedürftigen. Ab 01.04.1995 leisten die neuen Pflegekassen erstmals Sach- und Geldleistungen für Pflegebedürftige in häuslicher Pflege. Ab 01.07.1996 werden Leistungen auch für die stationäre Pflege erbracht. Die Pflegeversicherung soll die Sozialhilfeträger finanziell wesentlich entlasten.

Leistungsvoraussetzungen

Pflegebedürftig ist der Mensch, der wegen einer körperlichen, geistigen oder seelischen Krankheit oder Behinderung für die gewöhnlichen und regelmäßig wiederkehrenden Verrichtungen des täglichen Lebens auf Dauer, d.h. für mindestens 6 Monate, der Hilfe bedarf, und zwar in den Bereichen der Körperpflege, der Ernährung, der Mobilität und der hauswirtschaftlichen Versorgung. Pflegebedürftigkeit ist zu unterscheiden von Krankheit und Behinderung: Nicht jeder Kranke oder Behinderte ist pflegebedürftig; aber jeder Pflegebedürftige ist entweder krank oder behindert. Die Pflegebedürftigen werden aufgrund von Untersuchungen durch den Medizinischen Dienst der Krankenversicherung (MDK) in der Wohnung des Betroffenen in drei Pflegestufen eingeteilt, nach denen sich die Höhe der abgestuften Sach- und Geldleistungen richtet. Da die Pflegebedürftigkeit Folge einer körperlichen oder geistigen bzw. seelischen Krankheit bzw. Behinderung sein kann, fließen die Leistungen der Pflegeversicherung auch psychisch kranken und geistig behinderten Menschen gleichberechtigt zu, wenn die Voraussetzungen mindestens der erheblichen Pflegebedürftigkeit vorliegen. Es wird jedoch bemängelt, daß viele Verwirrte und Alzheimer-Patienten oft nicht berücksichtigt werden, weil sie sich zeitweise selbst versorgen können; dennoch bedürfen sie ständiger Aufsicht. Insofern scheint eine Ausweitung des Begriffs der Pflegebedürftigkeit notwendig zu sein.

<u>Pflegestufen</u>

Stufe I   - erhebliche Pflegebedürftigkeit - setzt voraus, daß einmal täglich bei wenigstens zwei Verrichtungen in den Bereichen Körperpflege, Ernährung oder Mobilität Hilfe geleistet werden muß, außerdem mehrfach wöchentlich bei der hauswirtschaftlichen Versorgung. Das zeitliche Erfordernis wurde auf täglich wenigstens 1,5 Stunden festgelegt, davon wenigstens 45 Minuten Grundpflege.

Stufe II   - Schwerpflegebedürftigkeit – setzt voraus, daß dreimal täglich zu verschiedenen Tageszeiten Hilfe geleistet wird, außerdem mehrfach wöchentlich Hilfe bei der hauswirtschaftlichen Versorgung. Das zeitliche Erfordernis wurde auf wenigstens drei Stunden täglich festgelegt; auf die Grundpflege müssen mindestens zwei Stunden entfallen.

Stufe III - Schwerstpflegebedürftigkeit – liegt vor, wenn rund um die Uhr, auch nachts, Hilfe geleistet werden muß, außerdem mehrfach wöchentlich Hilfe bei der hauswirtschaftlichen Versorgung. Das zeitliche Mindesterfordernis liegt bei täglich fünf Stunden; hierbei müssen auf die Grundpflege mindestens vier Stunden entfallen.

<u>Höhe der Leistungen</u>

Die monatlichen Leistungen sind abhängig von der Pflegestufe und in ihrer Höhe sowohl bei den Sach- als auch bei den Geldleistungen begrenzt.

	Stufe I	Stufe II	Stufe III
§ 36 Pflegesachleistungen (Grundpflege und hauswirtschaftliche Versorgung)	750	1.800	2.800[1]
§ 37 Pflegegeld für selbst beschaffte Pflegehilfen	400[2]	800[3]	1.300[4]
§ 41 Tages- u. Nachtpflege (einschl. Beförderungen)[5]	750	1.500	2.100
§ 43 Vollstationäre Pflege	2.000	2.500	2.800

[1]   In Ausnahmefällen bis zu 3.750,- DM, wenn außergewöhnlich hoher Pflegeaufwand, z.B. im Endstadium bei Krebserkrankungen; max. 3 % der Fälle in Stufe III.
[2]   Mindestens 1 x halbjährlich ein Pflegeeinsatz durch eine Pflegeeinrichtung.
[3]   Mindestens 1 x halbjährlich ein Pflegeeinsatz durch eine Pflegeeinrichtung.
[4]   Mindestens 1 x vierteljährlich ein Pflegeeinsatz durch eine Pflegeeinrichtung.
[5]   Zusätzlich anteiliges Pflegegeld, wenn der Höchstbetrag der Sachleistung nach § 36 Abs. 3 nicht voll ausgeschöpft wird.

Eine Kombination zwischen Sach- und Geldleistung ist möglich (§ 38 SGB XI). Bei nur teilweiser Inanspruchnahme der Sachleistung wird ein anteiliges Pflegegeld gezahlt. Das Pflegegeld wird um den Vomhundertsatz vermindert, in dem der Pflegebedürftige Sachleistungen in Anspruch genommen hat. An die Entscheidung über das Verhältnis ist der Pflegebedürftige sechs Monate gebunden.

Häusliche Pflege bei Verhinderung der Pflegepersonen

Wenn eine Pflegeperson wegen Erholungsurlaubs, Krankheit oder aus anderen Gründen an der Pflege gehindert ist, übernimmt die Pflegekasse die Kosten für eine Ersatzkraft für längstens vier Wochen pro Kalenderjahr (§ 39 SGB XI). Voraussetzung ist, daß die Pflegeperson den Pflegebedürftigen vor der erstmaligen Verhinderung mindestens 12 Monate in seiner häuslichen Umgebung gepflegt hat. Die Aufwendungen der Pflegekasse dürfen im Einzelfall 2.800,- DM im Kalenderjahr nicht überschreiten.

Tagespflege und Nachtpflege

Pflegebedürftige haben Anspruch auf teilstationäre Pflege in Einrichtungen der Tages- oder Nachtpflege, wenn häusliche Pflege nicht in ausreichendem Umfang sichergestellt werden kann (§ 41 SGB XI). Die Pflegekasse übernimmt die Aufwendungen der teilstationären Pflege einschließlich der Beförderungskosten in der Pflegestufe I bis zu 750,- DM, in der Stufe II bis zu 1.500,- DM und in der Stufe III bis zu 2.100,- DM je Kalendermonat.

Kurzzeitpflege

Wenn die häusliche Pflege zeitweise nicht, noch nicht oder nicht im erforderlichen Umfang erbracht werden kann und auch teilstationäre Pflege nicht ausreicht, besteht Anspruch auf Pflege in einer vollstationären Einrichtung. Das gilt für eine Übergangszeit im Anschluß an eine stationäre Behandlung des Pflegebedürftigen oder in sonstigen Krisensituationen, in denen vorübergehend häusliche oder teilstationäre Pflege nicht möglich oder nicht ausreichend ist. Der Anspruch beschränkt sich auf vier Wochen pro Kalenderjahr und setzt voraus, daß die Pflegeperson den Pflegebedürftigen vorher mindestens 12 Monate in seiner häuslichen Umgebung gepflegt hat. Die Aufwendungen für die Kurzzeitpflege dürfen im Kalenderjahr 2.800,- DM nicht übersteigen (§ 42 SGB XI).

Vollstationäre Pflege

Wenn häusliche oder teilstationäre Pflege nicht möglich ist oder wegen der Besonderheit des einzelnen Falles nicht in Betracht kommt, haben Pflegebedürftige Anspruch auf Pflege in vollstationären Einrichtungen. Die Pflegekasse übernimmt die pflegebedingten Aufwendungen, die Aufwendungen der sozialen Betreuung sowie in der Zeit vom 01.07.1996 bis 31.12.1999 die Aufwendungen für Leistungen der medizinischen Behandlungspflege bis zu dem Gesamtbetrag von 2.800,- DM monatlich. Dabei dürfen die jährlichen Ausgaben der einzelnen Pflegekasse für die bei ihr versicherten stationär Pflegebedürftigen im Durchschnitt 30.000,- DM je Pflegebedürftigen (das sind 2.500,- DM monatlich) nicht übersteigen. In besonderen Ausnahmefällen zur Vermeidung von Härten kann die Pflegekasse Kosten bis zu 3.300,- DM monatlich übernehmen (für maximal 5 % der vollstationär Gepflegten in Stufe III) (§ 43 SGB XI).

Pflegekurse

Die Pflegekassen sollen für Angehörige und sonstige an einer ehrenamtlichen Pflegetätigkeit Interessierte Schulungskurse unentgeltlich anbieten, um soziales Engagement im Bereich der Pflege zu fördern und zu stärken, Pflege und Betreuung zu erleichtern und zu verbessern sowie pflegebedingte körperliche und seelische Belastungen zu mindern. Die Kurse sollen Fertigkeiten für eine eigenständige Durchführung der Pflege vermitteln. Die Schulung kann auch in der häuslichen Umgebung des Pflegebedürftigen durchgeführt werden. Diese Kurse kann die Pflegekasse entweder selbst oder gemeinsam mit anderen Pflegekassen durchführen oder geeignete andere Einrichtungen mit der Durchführung beauftragen (§ 45 SGB XI).

Beitragssatzstabilität

Auch in der Pflegeversicherung gilt – wie in der Krankenversicherung – der Grundsatz der Beitragssatzstabilität (§ 70 SGB XI). Die Pflegekassen haben in den Verträgen mit den Leistungserbringern über Art, Umfang und Vergütung der Leistungen sicherzustellen, daß ihre Leistungsausgaben die Beitragseinnahmen nicht überschreiten. Vereinbarungen, die diesem Grundsatz widersprechen, sind unwirksam. Der Beitragssatz war im Gesetz für die Zeit vom 01.01.1995 bis 30.06.1996 auf 1 v.H. der beitragspflichtigen Einnahmen der Mitglieder festgelegt, ab 01.07.1996 beträgt er 1,7 v.H.

Versorgungsverträge

Die Pflegekassen dürfen ambulante und stationäre Pflege nur durch Pflegeeinrichtungen gewähren, mit denen ein Versorgungsvertrag besteht (§ 72 SGB XI). In dem Versorgungsvertrag sind Art, Inhalt und Umfang der allgemeinen Pflegeleistungen festzulegen, die von der Pflegeeinrichtung zu erbringen sind (Versorgungsauftrag). Der Versorgungsvertrag wird zwischen dem Träger der Pflegeeinrichtung bzw. seinem Verband und den Landesverbänden der Pflegekassen im Einvernehmen mit den überörtlichen Trägern der Sozialhilfe abgeschlossen, soweit nicht nach Landesrecht der örtliche Träger für die Einrichtung zuständig ist.

Pflegevergütung

Die Vergütung der ambulanten Pflegeleistungen und der hauswirtschaftlichen Versorgung wird zwischen dem Träger des Pflegedienstes und den Pflegekassen oder sonstigen Sozialversicherungsträgern sowie den für den Sitz des Pflegedienstes zuständigen Trägern der Sozialhilfe vereinbart, soweit auf den jeweiligen Kostenträger mehr als 5% der vom Pflegedienst betreuten Pflegebedürftigen entfallen (§ 89 SGB XI). Der BMA ist ermächtigt, durch Rechtsverordnung mit Zustimmung des Bundesrates eine Gebührenordnung für die Vergütung der ambulanten Pflegeleistungen und der hauswirtschaftlichen Versorgung zu erlassen. Die Vergütungen können, je nach Art und Umfang der Pflegeleistung, nach dem dafür erforderlichen Zeitaufwand oder unabhängig vom Zeitaufwand nach dem Leistungsinhalt des jeweiligen Pflegeeinsatzes, nach Komplexleistungen oder in Ausnahmefällen auch nach Einzelleistungen bemessen werden; sonstige Leistungen, wie hauswirtschaftliche Versorgung, Behördengänge oder Fahrtkosten können auch mit Pauschalen vergütet werden. Eine Unterscheidung der Vergütung nach der Ursache der Pflegebedürftigkeit ist nicht vorgesehen. Investitionskosten (Grundstücke, Gebäude, Anlagegüter, Instandhaltung, Miete, Pacht) dürfen nicht in die Vergütung einfließen (§ 82 Abs. 2 SGB XI).

Zugelassene Pflegeeinrichtungen, die auf eine vertragliche Regelung der Pflegevergütung für stationäre bzw. ambulante Leistungen verzichten oder mit denen eine solche Regelung nicht zustande kommt, können den Preis für ihre Leistungen unmittelbar mit den Pflegebedürftigen vereinbaren (§ 91 SGB XI). Die Pflegebedürftigen haben einen Erstattungsanspruch gegen ihre Pflegekasse, aber nur in Höhe von 80% der in den §§ 36-43 SGB XI festgelegten Obergrenzen. Die Sozialhilfeträger dürfen keine weitergehende Kostenerstattung vornehmen.

Niedersächsischer Schiedsspruch

Da sich in Niedersachsen die Vertragsparteien nicht über die Höhe der Vergütungen für ambulante Pflegeleistungen einigen konnten, hat die Schiedsstelle nach § 76 SGB XI für eine Sozialstation am 13.11.1995 die Vergütungen festgesetzt und erklärt, daß keine Bedenken bestehen, wenn dieser Schiedsspruch auf örtlicher Ebene übernommen wird. Es sind 23 Gebührenpositionen mit Punktzahlen bewertet worden. Der Punktwert für die Zeit vom 01.12.1995 bis 31.12.1996 betrug für die Grundpflege 7,6 Pf./Punkt und für die hauswirtschaftliche Versorgung 4,67 Pf./Punkt. Die Hausbesuchspauschale betrug in der Zeit von 6.00 bis 20.00 Uhr 6,50 DM und in der Zeit von 20.00 bis 6.00 Uhr 13,- DM. Diese Beträge gelten auch für 1997 und 1998 für die Sozialstationen. Für private Pflegedienste gelten niedrigere Punktwerte zwischen 6,2 und 7,2 Pfennigen. Die Bewertung der einzelnen Positionen wird in Übersicht L1 dargestellt.

Die Schiedsstelle hat bewußt auf die Festsetzung einer reinen Stundenvergütung verzichtet. Sie begründet das mit der Auffassung des BMA, daß derartige reine Zeitvergütungen die Tendenz zur Ausweitung des Leistungsumfangs und zur Polypragmasie in sich tragen. Darüber hinaus nähern sie sich dem Selbstkostendeckungsprinzip, das der Gesetzgeber eigens zu überwinden trachtete. Stellt man eine theoretische Rechnung an - was die Schiedsstelle für unzulässig gehalten hat - so ergibt sich bei einer Punktzahl von 600 und einem Punktwert von 7,6 Pf. in der Grundpflege ein Stundensatz von 45,60 DM und bei einem Punktwert von 4,67 Pf. in der hauswirtschaftlichen Versorgung ein Stundensatz von DM 28,02. Bei der Bewertung der Entgelte ist zu berücksichtigen, daß die Leistungen der Pflegekassen nach den §§ 36, 37 SGB XI auf monatliche Höchstbeträge begrenzt sind. Darüber hinausgehende Kosten sind von den Pflegebedürftigen zu tragen.

Übersicht L1:   **Vergütungen nach dem niedersächsischen Schiedsspruch**

	Grundpflege	Punktzahl	Umgerechnet in DM
1.	Erstgespräch durch eine Pflegefachkraft (Feststellung des Pflegebedarfs – Erstellung des individuellen Pflegeplanes, Absprache über die Durchführung pflegerischer Maßnahmen)	600	45,60
2.	Folgegespräche	300	22,80
3.	Kleine Pflege (Hilfe beim Aufsuchen oder Verlassen des Bettes – An-/Auskleiden – Teilwaschen – Mund- u. Zahnpflege – Kämmen)	250	19,00
4.	Große Pflege (Hilfe beim Aufsuchen oder Verlassen des Bettes – An-/Auskleiden – Waschen/Duschen – Rasieren – Mund- und Zahnpflege – Kämmen)	400	30,40
5.	Große erweiterte Pflege (Hilfe beim Aufsuchen oder Verlassen d. Bettes – An-/Auskleiden - Vollbad – Rasieren – Mund- und Zahnpflege – Kämmen)	500	38,00
6.	Hilfe bei Ausscheidungen[x)] (Inkontinenzversorgung – Zur Toilette bringen – Transfer vom und zum Nachtstuhl – Versorgung von Ausscheidungen [Steckbecken, Urinflasche] – Intimpflege)	150	11,40
7.	Betten und Lagern (Bett machen/richten – fachgerecht lagern (mit Lagerungshilfen) – Transfer	100	7,60
8.	Hilfen im Bereich der Mobilität, die im Zusammenhang mit den Verrichtungen des täglichen Lebens geleistet werden (Selbständiges Aufstehen und Zubettgehen – An-/Auskleiden – Gehen/Stehen einschl.[x)] Gleichgewicht halten – Treppen steigen)	150	11,40
9.	Einfache Hilfe bei der Nahrungsaufnahme Für Flüssigkeit sorgen – Aufrichten im Bett bzw. an den Tisch setzen – Mundgerechtes Portionieren u. Anreichen – Zubereitung eines Warm- bzw. Kaltgetränkes	100	7,60
10.	Umfangreiche Hilfe bei der Nahrungsaufnahme (Aufrichten im Bett bzw. an den Tisch setzen – mundgerechtes Portionieren – Zubereitung eines Warm- bzw. Kaltgetränkes – Essen u. Trinken geben [löffel- oder schluckweise])	300	22,80
11.	Hilfestellung beim Verlassen und Wiederaufsuchen der Wohnung (Hilfen beim An-/Auskleiden sowie im Zusammenhang mit dem Verlassen u. Wiederaufsuchen der Wohnung)	100	7,60
12.	Begleitung außerhalb der Wohnung (Begleitung bei Behördengängen, Arztbesuchen und Besuchen vergleichbarer Adressaten, bei denen das persönliche Erscheinen erforderlich ist)	600	45,60

	Hauswirtschaftliche Versorgung		
13.	Aufräumen der Wohnung (Trennung und Entsorgung des Abfalls – Spülen [wenn nicht Teilleistung der Zubereitung einer warmen Mahlzeit] – Aufräumen)	100	4,67
14.	Reinigung der Wohnung (Trennung u. Entsorgung des Abfalls – Reinigung des Bades/der Toilette/der Küche/des Wohn- u. Schlafbereichs – Staubsaugen/Naßreinigung – Spülen [wenn nicht Teilleistung der Zubereitung einer warmen Mahlzeit] - Staubwischen)	i.d.R. wöchentl. 300	14,01
15.	Einfache Mahlzeitenzubereitung (auch Essen auf Rädern) (Kalte Mahlzeiten oder Frühstück oder Mahlzeiten [vorbereitet] – Vor- u. Zubereitung der Mahlzeiten, bei warmen Mahlzeiten: Zubereiten bzw. Erwärmen einer vorbereiteten Mahlzeit – Anrichten – Tisch decken – Aufräumen – Spülen bezogen auf eine Mahlzeit	150	7,01
16.	Zubereitung einer warmen Mahlzeit in der Häuslichkeit des Pflegebedürftigen (nicht bei Essen auf Rädern) (Vor- u. Zubereitung – Anrichten – Tisch decken – Aufräumen – Spülen bezogen auf eine Mahlzeit)	400	18,68
17.	Zwischenmahlzeit (Zwischenmahlzeit vorbereiten bzw. bereitstellen)	100	4,67
18.	Einkaufen (Erstellen eines Einkaufs-/Speiseplanes - das Einkaufen von Lebensmitteln, sonstigen notwendigen Bedarfsgegenständen der Hygiene und hauswirtschaftliche Versorgung, Unterbringung der eingekauften Gegenstände in der Wohnung/Vorratsschrank, Besorgung [Apotheke, Post, Reinigung])	250	11,68
19.	Wäschepflege und Ausbesserung (Wechseln der Wäsche – gesamte Pflege der Wäsche und Kleidung [auch Ausbessern] einschl. dem Einräumen der Wäsche)	450	21,02
20.	Bügeln	300	14,01
21.	Vollständiges Bett ab- und beziehen	100	4,67
22.	Beheizen der Wohnung (Das Beheizen der in der Wohnung installierten Öfen mit Holz, Kohle und Öl einschließlich der Beschaffung und Entsorgung der dafür benötigten Materialien)	150	7,01
	Sonstiges		
23.	Pflegeeinsatz/Pflegeberatung gem. § 37 Abs. 3 SGB XI durch eine Pflegefachkraft (Entlastung der pflegenden Angehörigen oder sonstiger Pflegepersonen – Sicherstellung der Qualität der häuslichen Pflege – Kurzbericht des Pflegedienstes über den Pflegeeinsatz)	500	38,00

x) abrechenbar, wenn nicht eine der Pos. 3, 4, 5 oder 7

4   Träger der Sozialhilfe

Die öffentliche Sozialhilfe schließt die Lücken, die andere Sozialleistungssysteme offen lassen. Sie wird von den Prinzipien der Individualisierung und der Subsidiarität geprägt. Wer nicht in der Lage ist, aus eigenen Kräften seinen Lebensunterhalt zu bestreiten oder in besonderen Lebenslagen sich selbst zu helfen, und auch von anderer Seite keine ausreichende Hilfe erhält, hat ein Recht auf persönliche und wirtschaftliche Hilfe, die seinem besonderen Bedarf entspricht, ihn zur Selbsthilfe befähigt, die Teilnahme am Leben in der Gesellschaft ermöglicht und die Führung eines menschenwürdigen Lebens sichert. Die Möglichkeiten der Sozialhilfe sind damit umfassender und weitreichender als die Möglichkeiten der einzelnen Sozialversicherungsträger. Die Sozialhilfe umfaßt die Hilfe zum Lebensunterhalt und die Hilfe in besonderen Lebenslagen. Die beiden Hilfearten unterscheiden sich dadurch, daß die Hilfe zum Lebensunterhalt weitgehend nach Leistungspauschalen (Regelsätzen) berechnet wird, was bei der Hilfe in besonderen Lebenslagen nicht möglich ist.

Hilfe zum Lebensunterhalt

Die Hilfe zum Lebensunterhalt (§ 11 ff. BSHG) umfaßt nach § 12 Abs. 1 BSHG besonders Ernährung, Unterkunft, Kleidung, Körperpflege, Hausrat, Heizung und persönliche Bedürfnisse des täglichen Lebens. Zu diesen persönlichen Bedürfnissen zählen in vertretbarem Umfang auch Beziehungen zur Umwelt und die Teilnahme am kulturellen Leben.

Hilfe in besonderen Lebenslagen

Die Hilfe in besonderen Lebenslagen (§ 27 ff. BSHG) umfaßt Hilfe zum Aufbau oder Sicherung der Lebensgrundlage, vorbeugende Gesundheitshilfe, Krankenhilfe und sonstige Hilfe, Hilfe zur Familienplanung, Hilfe für werdende Mütter und Wöchnerinnen, Eingliederungshilfe für Behinderte, Blindenhilfe, Hilfe zur Pflege, Hilfe zur Weiterführung des Haushalts, Hilfe zur Überwindung besonderer sozialer Schwierigkeiten und Altenhilfe. Die Hilfen zur Pflege (§ 68 BSHG) und zur Weiterführung des Haushalts (§ 70 BSHG) werden seit dem Inkrafttreten des Pflegeversicherungsgesetzes am 1.04.1995 weitestgehend von dieser abgelöst. Die Hilfe in besonderen Lebenslagen wird gewährt, soweit dem Hilfesuchenden, seinem nicht getrennt lebenden Ehegatten und, wenn er minderjährig und unverheiratet ist, auch seinen Eltern die Aufbringung der Mittel aus dem Einkommen und Vermögen nicht zuzumuten ist.

Eingliederungshilfe für Behinderte

Die Sozialhilfe hat in der Rehabilitation eine besonders umfassende Aufgabe. Ihre Eingliederungshilfe (§ 39 ff. BSHG) soll eine drohende Behinderung verhüten, eine vorhandene beseitigen oder mildern und dadurch dem Behinderten die Teilnahme am Leben in der Gesellschaft erleichtern. Sie hat nicht nur den Zweck, die Erwerbs- oder Berufsfähigkeit des Behinderten herzustellen und geht insofern über den Leistungsrahmen der meisten anderen Rehabilitationsträger hinaus. Zur Eingliederung in die Gesellschaft gehört bei ihr vor allem, dem Behinderten die Teilnahme am Leben in der Gemeinschaft zu ermöglichen oder zu erleichtern, ihm die Ausübung eines angemessenen Berufs oder einer angemessenen Tätigkeit zu ermöglichen oder ihn soweit wie möglich unabhängig von Pflege zu machen. Anspruch auf Eingliederungshilfe haben Personen, die nicht nur vorübergehend körperlich, geistig oder seelisch wesentlich behindert sind. Die Hilfe kann auch anderen, etwa weniger schwer körperlich, geistig oder seelisch Behinderten, gegeben werden. Den Behinderten stehen die von einer Behinderung Bedrohten gleich. Die Eingliederungshilfe wird gewährt, wenn und solange nach den Besonderheiten des Einzelfalles, vor allem nach Art und Schwere der Behinderung Aussicht besteht, daß die Aufgabe der Eingliederungshilfe erfüllt werden kann.

Altenhilfe

Die Altenhilfe (§ 75 BSHG) soll die Schwierigkeiten, die durch das Alter entstehen, verhüten und mildern helfen und den älteren Menschen die Möglichkeit erhalten, am Leben in der Gemeinschaft teilzunehmen. Als Maßnahmen sind vor allem vorgesehen Hilfe zur Vorbereitung auf das Alter, Hilfe bei der Beschaffung und Erhaltung einer altersgerechten Wohnung oder bei der Aufnahme in ein Altenheim, Hilfe in allen Fragen der Inanspruchnahme altersgerechter Dienste, Hilfe zum Besuch von Veranstaltungen geselliger, unterhaltender, bildender und kultureller Art, zur Erhaltung der Verbindung mit nahestehenden Menschen oder zu einer vom älteren Menschen gewünschten Betätigung.

Kostenträger

Die Sozialhilfe wird von örtlichen und überörtlichen Trägern durchgeführt. Die Kommunen als örtliche Träger sind insbesondere zuständig für die Hilfen zum Lebensunterhalt, während die überörtlichen Träger, die meist als Landesbehörden organisiert sind, für den überwiegenden Teil der Hilfen in besonderen Lebenslagen, insbesondere für die stationäre und teilstationäre Betreuung, für größere Hilfsmittel im Rahmen der Eingliederungshilfe und die Blindenhilfe Kostenträger sind. Die Zuständigkeiten können in den einzelnen Bundesländern unterschiedlich geregelt sein.

5 Selbstzahler

Der größte Teil der Bevölkerung, rund 90%, gehört der gesetzlichen Krankenversicherung an, die restlichen rund 10% gehören der privaten Krankenversicherung an oder haben Erstattungsansprüche aus dem Beihilferecht des öffentlichen Dienstes. Die Gruppe der Nichtversicherten hat sich ständig verringert und beträgt nur 0,3% der Bevölkerung (BMA). Da die Pflegeversicherung hinsichtlich der Mitgliedschaft grundsätzlich der Krankenversicherung folgt, ist auch hier der Kreis der Nichtversicherten äußerst gering. Damit kommt für die Leistungen der Krankenversicherung und der Pflegeversicherung nur ein sehr kleiner Personenkreis als echte Selbstzahler in Frage. Hinsichtlich der Leistungen der Sozialhilfe ist der Personenkreis wesentlich größer, da hier das Subsidiaritätsprinzip gilt und teilweise zunächst das Einkommen und Vermögen des Betroffenen und seiner Angehörigen - unter Berücksichtigung von unterschiedlichen Freibeträgen - zur Finanzierung eingesetzt werden muß, ehe der Träger der Sozialhilfe die notwendigen Leistungen finanziert. Ferner sind die Kosten solcher Leistungen von den Inanspruchnehmenden zu übernehmen, die weder zum Aufgabenkatalog der Krankenversicherung noch der Pflegeversicherung oder der Sozialhilfe gehören.

6 Ausblick: Mischfinanzierungen

Unser heutiges Sozialleistungsrecht ist gekennzeichnet durch eine von den Hilfesuchenden kaum zu bewältigende Unübersichtlichkeit und Problemsegmentierung und sich daraus ergebende selektive Problemwahrnehmung der verschiedenen Sozialleistungsträger. Was nötig ist, ist ein ausreichendes, auf einander abgestimmtes, vernetztes, qualitätsgesichertes und wohnortnahes Hilfesystem, in dem die einzelnen Leistungserbringer zusammenwirken.

Hilfebedürftige im Mittelpunkt

Im Mittelpunkt aller Überlegungen muß die bedarfsgerechte Hilfe für den einzelnen betroffenen Menschen stehen und nicht in erster Linie das finanzielle Interesse der Institutionen. Das derzeitige System führt häufig zu Abgrenzungsschwierigkeiten hinsichtlich der Zuständigkeit. Leidtragender ist der betroffene Bürger. Erinnert sei nur an den Streit zwischen Krankenkassen und Sozialhilfe über die Frage Krankenhausfall oder Pflegefall. Da das Pflegeversicherungsgesetz - zu

Recht - von dem Grundsatz ‚Prävention und Rehabilitation vor Pflege' ausgeht, scheint der Streit zwischen Krankenversicherung und Pflegeversicherung - obwohl beide unter einem Dach, aber bei getrennten Kassen residieren - vorprogrammiert.

Neue Vergütungssysteme

Ob das derzeitige Vergütungs- und Abrechnungssystem, das fast ausschließlich auf Einzelleistungsvergütungen beruht, sachgerecht ist, mag bezweifelt werden. Nennenswerte Ansätze zu wünschenswerten Komplexhonoraren sind bisher nur in der ambulanten hausärztlichen Versorgung und bei den Pauschalen im Krankenhaus zu sehen.

Kostenteilungsvereinbarungen

Da die Vernetzung von Leistungsangeboten, für die derzeitig unterschiedliche Kostenträger zuständig sind, zunehmen wird, muß auch über Kostenteilungsvereinbarungen zwischen Krankenkassen, Pflegekassen und Sozialhilfeträgern verstärkt nachgedacht werden. Solche Vereinbarungen können sowohl eine prozentuale wie auch eine zeitliche Aufteilung der Kosten zwischen den beteiligten Kostenträgern vorsehen. Sie vermeiden den Streit zwischen den Institutionen über ihre Zuständigkeit, sparen Verwaltungskosten und tragen den Streit nicht auf dem Rücken des Hilfebedürftigen aus. Ausgangspunkt aller Überlegungen für solche Komplexleistungen müssen die Bedürfnisse und die jeweiligen Situationen des einzelnen Menschen sein.

Aufgabe der Kommune

Die Kommunen als für die Daseinsvorsorge ihrer Bürger originär zuständig, sind aufgefordert, die bedarfsgerechten notwendigen Infrastrukturen zu schaffen, alle Beteiligten, Leistungsanbieter und Kostenträger, an den ‚runden Tisch' zu holen, um die Leistungsangebote zu koordinieren und Kostenteilungsvereinbarungen zwischen den betroffenen Kostenträgern anzuregen. Für die Hilfesuchenden sind Kontaktstellen einzurichten und zu finanzieren, um ihnen das Finden sachgerechter Hilfe zu erleichtern.

Guter Wille notwendig

Bei allen Lösungsansätzen kommt es auf den guten Willen aller Beteiligten und die Bereitschaft zur Zusammenarbeit im Interesse der Hilfesuchenden an. Diese notwendige Kooperation ist auch hinsichtlich der Finanzierung der bedarfsgerechten Leistungen zu fordern.

M   Zusammenfassende Empfehlungen

Die in den einzelnen Abschnitten dieses Berichts dargelegten Erfordernisse an die ambulante und teilstationäre gerontopsychiatrische Versorgung erweisen sich bei näherem Hinsehen als aus fachlicher Sicht formulierte Anregungen, um gravierende Defizite zu beseitigen. Insgesamt manifestiert sich darüber der begründete Eindruck, daß die Gerontopsychiatrie nicht den ihr zukommenden Stellenwert insbesondere im ambulanten und teilstationären Versorgungsfeld einnimmt. Hier sind keine einschneidenden Unterschiede zwischen städtischen und ländlichen Regionen erkennbar. Die Partizipation der einzelnen Berufsgruppen am Versorgungsangebot ist ebenfalls noch nicht soweit gegeben, daß anhand weitverbreiteter Beispiele schon angemessene und umfassende multiprofessionelle Versorgungsprofile nachgewiesen werden könnten. Im Gegenteil: Die Defizite sind bundesweit und behindern eine bedarfsorientierte Inanspruchnahme professioneller Hilfen.

Vor diesem Hintergrund muß die Defizitbeseitigung zu einer breit angelegten Gemeinschaftsaufgabe gemacht werden. Angesichts der Tatsache, daß die Versorgung psychisch kranker alter Menschen - wie dargestellt – Reformmaßnahmen wie im Bereich der Geriatrie und der allgemeinen Psychiatrie nachzuholen hat, kann nicht auf sich selbst steuernde Prozesse gewartet werden. Im Gegenteil, im politischen Entscheidungsfeld herrscht die Vorstellung, daß wegen vermeintlicher Zunahme an Versorgungskapazität Kostendämpfungen und Einsparungen angezeigt sind. Es ist daher erforderlich, daß Berufsverbände wie Fachgesellschaften sowie Versorgungsverantwortliche und politische Mandatsträger auf den verschiedensten Ebenen sich für die Umsetzung dieser Empfehlungen und damit für die Implementierung ambulanter, komplementärer und teilstationärer Versorgungsstrukturen verantwortlich einsetzen. Ohne eine solche Lobbyarbeit kommt der dringend benötigte Entwicklungsschub nicht zustande. Im einzelnen geht es um folgende Maßnahmen:

1   Örtliche Ebene

Auf örtlicher Ebene müssen sich vermehrt Angehörige, Betroffene und ihre gesetzlichen Betreuer darum kümmern, daß der Hilfebedarf alter Menschen mit psychischen Beeinträchtigungen als Herausforderung von den Leistungsanbietern aufgegriffen wird. Hier darf es keine Unterschiede zwischen Menschen mit dementiellen Beeinträchtigungen und solchen mit anderen psychischen Störungen geben. Die psychosozialen Arbeitsgemeinschaften und - soweit vorhanden - die

Psychiatriebeiräte müssen diesem Hilfebedarf durch eine gesteuerte Ressourcenbündelung in Form von Hilfenetzen begegnen. Um das notwendige multiprofessionelle Hilfeprogramm sicherzustellen, muß die Versorgung psychisch kranker alter Menschen zu einem vorrangigen Thema für Ärzte, Pflegepersonen, Ergotherapeuten, Psychologen, Sozialarbeiter und –pädagogen werden. Durch fachliche Assessements muß gewährleistet werden, daß in jedem Einzelfall der Grad der Beeinträchtigung ermittelt und mit einer integrierten Hilfeplanung auf den erkannten Hilfebedarf reagiert wird. Nach vorliegenden Erfahrungen sind niedergelassene Ärzte, ambulante Pflegedienste und Einrichtungen des betreuten Wohnens die Institutionen, von deren Engagement und Kompetenz es abhängt, ob der Zugang zu umfassenden und angemessenen Hilfen eher niedrig- oder hochschwellig ist. Auf Kooperation und Vernetzung kann nicht verzichtet werden. Angesichts des stets zu vermutenden komplexen Hilfebedarfs bringt es nicht den erwünschten Effekt, wenn die jeweils angesprochene Hilfeinstanz isoliert ihre Möglichkeiten bis zur Grenze der Überforderung ausreizt. Das Ziel jeglicher Intervention muß es sein, durch Verknüpfung präventiver therapeutischer, versorgender und rehabilitativer Elemente das Abgleiten ins Siechtum zu vermeiden. Denn unter ethischen, ökonomischen und versorgungspolitischen Gesichtspunkten ist davon auszugehen, daß das ein Nachweis für ein Versagen des Hilfesystems ist. Die dann bei Schwerstpflegebedürftigkeit erforderlichen Maßnahmen sind erfahrungsgemäß sehr aufwendig und im Hinblick auf Effizienz und Effektivität nur geringfügig wirkungsvoll, wenngleich mit hohen Kosten verbunden.

2   Landesebene

Damit umfassende und angemessene Leistungen vor Ort erbracht werden können, bedarf es einer zielgerichteten Schaffung angemessener Rahmenbedingungen und Handlungsvoraussetzungen auf Landesebene. Im einzelnen sollten sich hierfür engagieren:

Die Liga der Freien Wohlfahrtspflege, die für die Bereiche Wohnen und Pflege die Versorgungsprogramme standardisiert und etabliert. Durch die von ihr eingenommenen Verhandlungspositionen werden die Maßgaben für die Finanzierung wesentlich beeinflußt. Außerdem hat sie bei der Prioritätensetzung in bezug auf die landesspezifische Versorgungsplanung und Ressourcenverteilung ein wesentliches Mitspracherecht. Auf ihre Interventionen hin können z.B. im Rahmen der Pflegekonferenz die Belange psychisch kranker alter Menschen eine angemessene Berücksichtigung bei der Formulierung konzeptioneller Vorgaben finden.

Flankierend hierzu sollten die auf Landesebene organisierten Berufsverbände eine maßgebliche Lobby für die Integration psychisch kranker alter Menschen in Versorgungsangebote bilden. Besonders angesprochen wird der Berufsverband der Nervenärzte sowie die Dachorganisation der Allgemeinärzte. Ebenfalls wichtig ist die Einforderung professioneller Interventionsmöglichkeiten durch die Berufsorganisationen der Pflegekräfte, der Psychologen und der Sozialarbeit wie auch die Mitwirkung der Gewerkschaften. Gerade bei der Versorgung psychisch kranker alter Menschen muß es darum gehen, durch die Festlegung von Arbeitsbedingungen und Beschäftigungsperspektiven für die relevanten Berufsgruppen Hilfeprogramme für psychisch kranke alte Menschen zu einem aussichtsreichen und von den Rahmenbedingungen her zuträglichem Beschäftigungsfeld für Professionelle zu machen. Dabei werden sich die Regelungsbedürfnisse für die verschiedenen Arbeitsfelder durchaus unterschiedlich stellen: Die Möglichkeiten, die eigene Profession angemessen einbringen zu können, verbinden sich z.B. für niedergelassene Ärzte und ambulante Pflegedienste mit der Chance, umfassende Behandlungsprogramme zu realisieren. Dies macht hier wiederum die Arbeit für weitere Heil- und Pflegeberufe attraktiv. Allerdings sollte die Beteiligungsberechtigung an Qualifizierungsmaßnahmen für die relevanten Aufgabenfelder geknüpft werden.

Für die Beseitigung der Defizite im ambulanten und teilstationären Bereich sollten auch Anleihen bei den stationären Ressourcen genommen werden. Dies betrifft den Heim- wie den Klinikbereich. Durch Umwidmung von stationären Versorgungsanteilen zu teilstationären Angeboten läßt sich wesentliches zur Beseitigung der ambulanten Defizite tun. Aber dieses Umstellungsprogramm muß unter aktiver Beteiligung der Mitarbeiterinnen und Mitarbeiter erfolgen. Dann werden deren Arbeitsplätze nicht gefährdet und die Attraktivität durch Zugewinn personenzentrierter Kompetenzen erhöht. Die Art und Weise, wie dies geschieht, hat starke Prägekraft für das örtliche Versorgungsprofil, da bislang vorrangig klinische Einrichtungen und Pflegeheime für das Komplexleistungssystem, wie es psychisch Kranke und Hilfebedürftige brauchen, die nötigen Kompetenzen besitzen. Wenn diese ihre umfassend versorgende Haltung in Konkurrenz zum ambulanten Bereich aufrecht erhalten, dürfte es den Basisdiensten schwer fallen, Patientenwünschen und -bedürfnissen nach außerklinischer Versorgung nachzukommen. Daher ist es zweckmäßig, das Miteinander zwischen ambulant und stationär zu verstärken. Teilstationäre Einrichtungen könnten hier eine wichtige Brückenfunktion übernehmen. Bei einer solchen Annäherung beider Bereiche könnten weitere Schritten zum Abbau von Barrieren vorgenommen werden. Hierzu gehören z.B. Möglichkeiten der Personalrotation. Insbesondere Pflegepersonen sollten vom Heimbereich in den ambulanten Bereich überwechseln können, wie auch umgekehrt; ambulant tätige Pflegepersonen sollten für begrenzte Zeit in teilstationären und stationären Pflegeeinrichtungen mitarbeiten können. In beiden Fällen kann dies das burn-out-Syndrom mildern und Enthospitalisierungsmaßnahmen erleichtern. Da es erfahrungsgemäß schwer fällt, solche neuen Wege vor Ort zu konzipieren, wäre es zweckmäßig, wenn im Zusammenwirken der genannten Dachorganisationen die Weichenstellungen auf Landesebene erfolgen würden.

Für solide dringende Neuorientierungen im Heimbereich müßten die Finanzierungsregelungen nach Vorgaben des novellierten § 93 BSHG genutzt werden. Insbesondere die Definition von Hilfebedarfsgruppen muß primär auf den individuellen Beeinträchtigungsgrad abgestimmt sein und erst sekundär berücksichtigen, in welcher Hilfeeinrichtung sich die betreffende Person befindet. Mit der bisherigen stereotypen Zuordnung, daß weniger beeinträchtigte Personen ambulant und stark beeinträchtigte Personen regelhaft stationär versorgt werden, kann die angestrebte Versorgungsreform nicht durchgeführt werden. Es ist dringend geboten, daß die Gerontopsychiatrie an die Entwicklungstendenzen, die innerhalb der Gemeinpsychiatrie immer mehr Wirkung zeigen, Anschluß gewinnt. Dort findet für umfassend hilfsbedürftige psychisch Kranke eine sukzessive Umstellung auf personenzentrierte Komplexleistungssysteme statt, wo sich die Hilfeleistung auf den individuell festgestellten Hilfebedarf der einzelnen Personen orientiert und erst sekundär den Ressourcenbedarf, wie er dem Standard der jeweiligen Einrichtung entspricht, zur Grundlage nimmt. Eine solche Neuorientierung in Richtung auf maßgeschneiderte Hilfemaßnahmen gelingt auf dem Gebiet der Gerontopsychiatrie nur, wenn Mischfinanzierungssysteme zugelassen werden. Schließlich erfolgt weder die Förderung durch die Sozialhilfe (subsidiär) noch die Finanzierung über die Pflegeversicherung (Teilleistung) umfassend. Die Krankenkassen erstatten ebenfalls nur Einzelleistungen. Im Zusammenwirken von Hilfen im Wohnbereich als flankierende Maßnahmen und pflegerischer Intervention, finanziert durch die soziale Pflegeversicherung sowie durch die Krankenkassen, werden Hilfeleistungen erbracht, die die erforderliche Flexibilität aufweisen.

3 Bundesebene

Ein solcher auf örtlicher Ebene begonnener und auf Landesebene zum Programm erhobener Neuordnungsprozeß durch Ressourcenbündelung bedarf der Absicherung durch Regelungsvorgaben auf Bundesebene. Die gesetzlichen Festlegungen des Leistungsrechts müssen auf die gerontopsychiatrischen Hilfeanforderungen insbesondere im teilstationären und ambulanten Versorgungsfeld neu abgestimmt werden. Hier muß die eingeforderte Neubestimmung der Handlungsgrundsätze durch Fachgesellschaften und Berufsorganisationen ihre Grundpositionierung erhalten. Folgende Maßnahmen sind hierfür erforderlich: Die Ärztekammer muß Fort- und Weiterbildungsmaßnahmen im Bereich Gerontopsychiatrie für Fachärzte und Allgemeinärzte spezifisch ausweisen und in den Rang von zertifizierten Fort- und Weiterbildungsmaßnahmen erheben. Die Richtlinien, die die Spitzenverbände der gesetzlichen Kranken- und Pflegekassen für die Begutachtung des medizinischen Dienstes bei Pflegebedürftigkeit erlassen, müssen in größerem Umfang als dies schon in den jetzt gültigen Vorgaben zur Begutachtung der Pflegebedürftigkeit bei psychisch Kranker der Fall ist die besondere Situation psychisch kranker alter Menschen im Hinblick auf ihre Defizite bei den Aktivitäten des täglichen Lebens thematisieren. Es ist dringend erforderlich, daß die besonders zeitaufwendigen Unterstützungsmaßnahmen als pflegerelevante Tätigkeiten kalkuliert werden. Fachzeitschriften, die auf Bundesebene in der Verantwortung der Berufsverbände oder freien Träger auf pflegerischen, ergotherapeutischen, krankengymnastischen und sozialarbeiterischen Bereich Mitgliedern und Interessierten zur Verfügung gestellt werden, sollten im Sinne einer Aktualisierung der Berufsbilder die jeweiligen Einsatzprofile im Bereich der Versorgung psychisch kranker alter Menschen herausarbeiten und in der fachinternen Diskussion positionieren. Nach gegenwärtigem Diskussionsstand nehmen alte Menschen mit ihren somatischen Störungen zwar eine wesentliche Rolle innerhalb der fremd- und selbstzugeschriebenen Aufgaben der Heilberufe ein, psychische Belange hingegen werden eher als Begleiterscheinungen von Alterungsprozessen behandelt. Daher muß gerade die von allen Fachleuten als notwendig erachtete Professionalisierung nachdrücklich auch auf gerontopsychiatrische Belange bezogen sowie eingehend spezifiziert werden. Die Detailaussagen, die sich in den verschiedenen Kapiteln dieses Buches finden, lassen sich zur Konkretisierung professioneller Profile gut verdichten. Entscheidend ist, daß die einzelnen Berufsgruppen ihr Aufgabenprofil auf die Kooperation mit Fachleuten anderer beruflicher Qualifikation ausrichten, damit ein multiprofessionelles Behandlungs- und Hilfeprogramm entsteht, das dem personenzentrierten Hilfeansatz gerecht werden kann.

4 Erfolgversprechende Schwerpunktziele

Wesentliche Bedeutung kommt somit der Entwicklung und Deklaration von Leitbildern durch die großen Versorgungsträger insbesondere der Freien Wohlfahrtspflege sowie durch die Krankenkassen zu. Bislang dominieren institutionell geprägte Leitbilder das Besitzstandsdenken. In den Publikationen, die wesentlichen Einfluß auf die Positionierungen auf Bundes-, Landes- und kommunaler Ebene haben, müssen - sobald diese Neuorientierung zu greifen beginnt - attraktive Formen von institutionsübergreifenden Verbünden herausgearbeitet und präsentiert werden.

Angesichts des hier noch bestehenden Neulands ist es äußerst vorteilhaft für einzelne Träger, auf überregionale und für einzelne Anbieter auf regionale Vorreiter zu setzen. Besonderes Augenmerk sollte auf folgende Bereiche gerichtet sein, bei denen alle Beteiligten - Träger, Mitarbeiter, Betroffene - durch Innovation viel gewinnen können:

- Die Verknüpfung zwischen stationären und ambulanten Hilfeleistungen: Die gegenwärtige Situation weist auf diesem Gebiet einen besonderen Regelungsbedarf auf, da wegen des Fehlens umfassender Finanzierungsregelungen im ambulanten Bereich das Versorgungsgefälle zwischen stationären Behandlungsangeboten und ambulanten Behandlungsmöglichkeiten besonders eklatant ist. Durch Bereitstellung klinischer Behandlungskapazitäten auch für Patienten, die nicht im Klinikbett versorgt werden, lassen sich die Behandlungsangebote im Wohnumfeld der Behandlungsbedürftigen wesentlich verbessern. Tagesklinische Möglichkeiten und Behandlungsmaßnahmen durch Institutsambulanzen lassen sich dezentral nutzen.

- Die Auffächerung der in Heimen konzentrierten Kapazitäten zu Maßnahmen des Wohnverbunds. Dies bietet den Trägern den Vorteil, daß sie das gesamte Spektrum an Wohnhilfen, wie es von örtlicher und überörtlicher Sozialhilfe finanziert wird, vorhalten können. Sie können auf dieser Grundlage Versorgungsverträge mit Kommunen abschließen und sind somit der Wohnhilfen sicherstellende örtliche Leistungserbringer, der Gewinnträchtiges und weniger Gewinnträchtiges in seiner Angebotspalette vereint. Auf diese Weise lassen sich auch Brücken im Hinblick auf Altenhilfe und allgemeine Psychiatrie besser organisieren. So sollten zur Sicherstellung der Versorgung der beschützt Wohnenden Kooperationsvereinbarungen mit Sozialpsychiatrischen Diensten, niedergelassenen Ärzten und ambulanten Pflegediensten abgeschlossen werden. Auf die Einstufungen des Hilfebedarfs durch die soziale Pflegeversicherung kann durch die Präsenz verschiedener Hilfetypen flexibel reagiert werden.

- In städtischen Versorgungsregionen ist mit der Einrichtung von gerontopsychiatrischen Zentren unmittelbar anzufangen, die Altenberatung, tagesklinische und ambulante Behandlung einschließlich konsularischer Tätigkeiten sowie Weiterbildungsangebote und Öffentlichkeitsarbeit verknüpfen. In ländlichen Regionen empfiehlt es sich, die empfohlene Dezentralisierung bzw. Regionalisierung komplexer Angebote so zu nutzen, daß durch Kooperationsvereinbarungen Hilfenetze entstehen. Dabei gilt es, dem Vorurteil entgegenzuwirken, daß Behandlung psychischer Erkrankungen im Alter nur bedingt möglich ist. Im Gegenteil, unter Befolgung des Qualitäts- und Wirtschaftlichkeitsgebotes sind umfassende Behandlungsmaßnahmen psychiatrischer Probleme im Alter zwingend erforderlich, denn integriert in ärztlich gesteuerte Behandlungsprogramme können pflegerische Aktivitäten ihre Effizienz beweisen und dem Wohle aller dienen.

Literaturverzeichnis

Aktion Psychisch Kranke e. V. (1996): Qualitätssicherung in der stationären Psychiatrie. Projekt im Auftrag des Bundesgesundheitsministeriums Bonn.

American Psychiatric Association (APA) (1994): Diagnostic and Statistical Manual of mental Disorders (4th edition). Washington.

Baltes, M.M., Gutzmann, H. (Hrsg.) (1990): Brennpunkt Gerontopsychiatrie. Vincentz-Verlag, Hannover.

Baltes, P.B., Baltes, M.M. (1990): Psychological perspectives on successful aging. The model of selective optimization with compensation. In: Baltes, P.P., Baltes, M.M. (Hrsg.): Successful aging. Perspectives from the behavioral sciences. New York. S. 1-33.

Baltes, P.B., Baltes, M.M (1992): Problem: „Zukunft des Alterns und gesellschaftliche Entwicklung. In: Baltes, P.B., Mittelstraß, J. (Hrsg.): Zukunft des Alterns und gesellschaftliche Entwicklung. Akademie der Wissenschaften zu Berlin, Forschungsbericht 5. De Gruyter, Berlin-New York. S. 1-34.

Bauer-Söllner, B. (1994): Institutionen der offenen Altenhilfe. Aktueller Stand und Entwicklungstendenzen. In: Deutsches Zentrum für Altersfragen (Hrsg.): Expertisen zum ersten Teilbericht der Sachverständigenkommission zur Erstellung des ersten Altenberichts der Bundesregierung. Berlin. S. 57-234.

Bayerisches Staatsministerium für Arbeit und Sozialordnung, Familie, Frauen und Gesundheit (Hrsg.) (1997): Kurs für pflegende Angehörige. Ein Handbuch zur Kursgestaltung. München.

Bergener, M., Kruse, A. (1993): Psychogeriatrische Beiträge zur Rehabilitation psychisch erkrankter älterer Menschen. In: Deutsches Zentrum für Altersforschung (Hrsg.): Expertisen zum ersten Altenbericht der Bundesregierung, Band V. Berlin. S. 329-360.

Bergener, M., Vollhardt, B. R. (1995): Gerontopsychiatrie (Psychogeriatrie). In: Faust, V. (Hrsg.): Psychiatrie. Stuttgart. S. 375-396.

Berger, N., Vauth, R. (1995): Qualitätssicherung in der psychiatrisch-psychotherapeutischen Versorgung. In: Psycho 21, S. 229-235.

Bickel, H. (1987): Versorgung in Heimen. Häufigkeit und Dauer. Altenheim 3, S. 72-75.

Blankenburg, Radebold, Schmitt, Wilkening (1993): Versorgung veränderter älterer Menschen durch Sozialstationen. Projektberichte, KDA (Eigenverlag) Nr. 88.

Bochnik, H.J., Koch, H. (1990): Die Nervenarztstudie. Köln.

Braemer, S. (1992): Modellprojekt „Gerontopsychiatrische Versorgung der Sozialstation Hamburg Wilhelmsburg". KDA (Eigenverlag) Nr. 65.

Braun, H., Klie, T., Kohnert, M., Lüders, I. (Hrsg.) (1994): Zukunft der Pflege. Bibliomed, Melsungen.

Busche, M., Diekman, U., Holler, G., Lotze, U.: Hilfen für alte Menschen mit psychischen Störungen, Krankheiten und Behinderungen (1991). In: Niedersächsisches Sozialministerium (Hrsg.) (1991): Empfehlungen zur Verbesserung der psychiatrischen Versorgung in Niedersachsen. Hannover.

Buijssen, H. P.J., Hirsch R. D. (Hrsg.) (1997): Probleme im Alter - Diagnose, Beratung, Therapie, Prävention. Weinheim.

Bundesarbeitsgemeinschaft der Träger psychiatrischer Krankenhäuser (BAG Psychiatrie) (1997): Bericht über den Stand der klinisch-gerontopsychiatrischen Versorgung in der Bundesrepublik Deutschland. Köln.

Bundesärztekammer (Hrsg.) (1998): Gesundheit im Alter. Texte und Materialien der Bundesärztekammer zur Fortbildung und Weiterbildung, Band 19. Köln.

Bundesministerium für Arbeit und Sozialordnung (Hrsg.) (o.J.): Übersicht über das Sozialrecht. Bonn.

Bundesministerium für Familie und Senioren (1993): Erster Deutscher Altenbericht. Drucksache 12/5897. Bonn.

Bundesministerium für Familie, Senioren, Frauen und Jugend (1998): 2. Altenbericht - Wohnen im Alter. Drucksache 13/9750. Bonn.

290

Bundesministerium für Familie, Senioren, Frauen und Jugend (Hrsg.) (o.J.): Praxishandbuch für Seniorenbüros. Bonn.

Bundesministerium für Jugend, Familie, Frauen und Gesundheit (Hrsg.) (o.J.): Tagespflege in der Bundesrepublik Deutschland. Schriftenreihe des Bundesministeriums für Jugend, Familie, Frauen und Gesundheit, Band 239. Kohlhammer, Bonn.

Bundesministerium für Jugend, Familie, Frauen und Gesundheit (Hrsg.) (1988): Empfehlungen der Expertenkommission der Bundesregierung zur Reform der Versorgung im psychiatrischen und psychotherapeutisch/psychosomatischen Bereich. Bonn.

Bundesministerium für Gesundheit (Hrsg. (1991): Grundlagen der Personalbemessung in der stationären Psychotherapie. Konzept der leistungsorientierten Personalbemessung nach der Psychiatrie-Personalverordnung. Bonn.

Bundessozialhilfegesetz (BSHG) i.d.F. vom 23.03.1994 (BGBl I S. 646), zuletzt geändert durch Gesetz vom 16.12.1997 (BGBl I S. 646), zuletzt geändert durch Gesetz vom 16.12.1997 (BGBl I S. 2970), DTV.

Cooper, B. (1984): Home and away. The disposition of mentally ill old people in an urban population. Soc. Psychiatry 19, S. 187-196.

Cooper, B. (1996): Grundlagen-Diagnostik-Therapie. In: Wächtler, C., Hirsch, R.D., Kortus, R., Stoppe, G. (Hrsg.): Demenz. Die Herausforderung. Emmendingen. S. 7-14.

Cording C., Gaebel, W., Sprengler, A. et al. (1995): Die neue psychiatrische Basisdokumentation. Eine Empfehlung der DGPPN zur Qualitätssicherung im (teil-) stationären Bereich. Spektrum Psychiatrie, Psychotherapie, Nervenheilkd 24, S. 3-41.

Deutsche Gesellschaft für soziale Psychiatrie (Arbeitskreis Pflege) (1994): Lernzielkatalog, Pflegeprofil, Grundriß psychiatrischer Pflege. Köln.

Deutscher Bundestag (1975): Bericht über die Lage der Psychiatrie in der Bundesrepublik Deutschland. Zur psychiatrischen und psychotherapeutisch/psychosomatischen Versorgung der Bevölkerung. Drucksache 7/4200 u. 7/4202. Bonn.

Deutscher Bundestag (1994): Zwischenbericht der ENQUETE-Kommission Demographischer Wandel. Herausforderung unserer älter werdenden Gesellschaft an den einzelnen und die Politik. Drucksache 12/7876. Bonn.

Deutscher Bundestag (1997): Öffentliche Anhörung „Rehabilitation unter ökonomischen Gesichtspunkten". 17. Sitzung der Enquete-Kommission „Demographischer Wandel – Herausforderung unserer älter werdenden Gesellschaft an den einzelnen und die Politik" am 17. März 1997. Protokoll Nr. 17. Bonn.

Deutscher Verein für öffentliche und private Fürsorge (1986): Handbuch der örtlichen Sozialplanung. Eigenverlag.

Diekmann, U., Nißle, K. (1996): Zur extramuralen Versorgungssituation gerontopsychiatrischer Abteilungen/Kliniken in der Bundesrepublik Deutschland. Psych. Prax. 23, S. 180-186..

Dilling, H., Mombour, W., Schmidt, M.H. (1991): Internationale Klassifikation psychischer Störungen. Bern.

Dilling, J. (1981): Zur Notwendigkeit psychotherapeutischer Intervention zwischen dem 50. und dem 80. Lebensjahr. Vortrag Weltkongreß für Gerontologie in Hamburg.

Division of Mental Health and Substance Abuse (1997): Psychiatrie älterer Menschen. Ein Consensus Statement, WHO, Genf. Nervenarzt 68, S. 80-83.

Egartner, E., Henrich, G., Herschbach, P., Sellschopp, A., Breuninger, H. (1995): Psychosozialer Beratungsbedarf. Ein Vergleich von Frauen und Männern im Osten und Westen der Bundesrepublik Deutschland. Psychother. med. Psychol. 45, S. 321-328.

Enquête-Kommission Demographischer Wandel (1994): Herausforderungen unserer älter werdenden Gesellschaft an den einzelnen und die Politik. Deutscher Bundestag, Drucksache 12/7876. Bonn.

Finzen, A. (1997): Tagesbehandlung - Modell psychiatrischer Therapie. In: Wächtler, C. (Hrsg.): Die gerontopsychiatrische Tagesklinik. Roderer, Regensburg. S. 19-23.

Förderverein Gerontopsychiatrie (Hrsg.) (1996): Hilfen für Senioren-Angebote in Bonn und im Rhein-Sieg-Kreis. Bonn.

Förstl, H. (Hrsg.) (1997): Lehrbuch der Gerontopsychiatrie. Enke, Stuttgart.

Frohmüller, U. (1992): Bewegungstherapie in der Gerontopsychiatrie. In: Hirsch, R.D., Bruder, J., Radebold, H., Schneider, H.K. (Hrsg.): Multimorbidität im Alter. Bern. S. 129-135.

Fuchs, C. (1995): Die Verteilung medizinischer Ressourcen - ethische Aspekte der Gesundheitspolitik. Z. Gerontopsychol. -psychiatrie 8, S. 51-56.

Gaebel, W. (Hrsg.) (1995): Qualitätssicherung im psychiatrischen Krankenhaus. Springer, Wien.

Gaebel, W., Falkai, P. (Hrsg.) (1998): Zwischen Spezialisierung und Integration – Perspektiven der Psychiatrie und Psychotherapie. Springer, Wien.

Geschäftsbericht der AOK 1996.

Gesetz zur wirtschaftlichen Sicherung der Krankenhäuser und zur Regelung der Krankenhauspflegesätze (Krankenhausfinanzierungsgesetz -KHG-) i.d.F. vom 10.04.1991 (BGBl I S. 886).

Goffmann, E. (1961): Asyle. Frankfurt a.M.

Grond, E. (1983): Praxis der psychischen Altenpflege. München-Gräfelfing.

Grond, E. (1994): Psychisch veränderte Menschen im Altenheim. In: Kruse, A., Wahl, H.-W. (Hrsg.): Altern und Wohnen im Heim: Endstation oder Lebensort? Bern.

Grond, E. (1996): Die Pflege verwirrter alter Menschen. Freiburg i. Breisgau.

Grond, E. (1998): Pflege Demenzkranker. Hagen.

Gutzmann, H. (1997): Therapeutische Ansätze bei Demenzen. In: Wächtler, C. (Hrsg.): Demenzen. Stuttgart. S. 40-59.

Häfner, H. (1991): Epidemiologie von Suizid und Suizidversuch.In: Häfner, H. (Hrsg.): Psychiatrie: Ein Lesebuch für Fortgeschrittene. Fischer, Stuttgart. S. 210-229.

Häfner, H. (1993): Epidemiologie psychischer Störungen im höheren Lebensalter. In: Möller, H.J., Rohde, A. (Hrsg.): Psychische Krankheit im Alter. Berlin. S. 45-68.

Halves, E. (1985): Altenselbsthilfezusammenschlüsse. „Was wollen sie und was können sie?". In: Döhner, H., Freese, H. (Hrsg.): Alternsforschung 1985 - Beiträge zum allgemeinen

Vorlesungswesen der Univeristät Hamburg (Beiträge zur Gerontologie und Altenarbeit. Bd. 63). Berlin. S. 147-165.

Harenberg Lexikon der Gegenwart '98. Harenbergverlag, Dortmund.

Haupt, M. (1997): Psychotherapeutische Strategien bei kognitiven Störungen. In: Förstl, H. (Hrsg.): Lehrbuch der Gerontopsychiatrie. Stuttgart. S. 210-218.

Heeg, S., Lind, S. (Hrsg.) (1994): Gerontopsychiatrie in Einrichtungen der Altenhilfe. In: Kuratorium Deutsche Altenhilfe. Forum 23. KDA (Eigenverlag) , Köln.

Helmchen, H., Baltes, M.M., Geiselmann, B., Kanowski, S., Linden, M., Reischies, F.M., Wagner, M., Wilms, H.-U. (1996): Psychische Erkrankungen im Alter. In: Mayer, K.U., Baltes, M.M. (Hrsg.): Die Berliner Altersstudie. Berlin. S. 185-219.

Helmchen, H., Lauter, H. (1995): Dürfen Ärzte mit Demenzkranken forschen? Stuttgart.

Herber, U., Fuchs, G., Wächtler, C. (1994): Die gerontopsychiatrische Tagesklinik am AK Ochsenzoll, Hamburger Ärzteblatt 8. Ärzteverlag, Hamburg. S. 284.

Heuft, G., Nehen, H., Haseke, J., Gastpar, M., Paulus, H.J., Senf, W. (1997): Früh- und Differentialdiagnose von 1000 in einer Memory-Clinic untersuchten Patienten. Nervenarzt, 68, S. 259-269.

Hirsch, R.D. (Hrsg.) (1990): Psychotherapie im Alter. Huber, Bern.

Hirsch, R.D., Lotze, J. & Mätzge, N. (1990): Gerontopsychiatrie in der Ausbildung. In Kuratorium Deutsche Altershilfe (Hrsg.): Aus-, Fort- und Weiterbildung in Gerontologie und Geriatrie. Forum 13, KDA: Köln.

Hirsch, R. D., Baumgarte, B., Brand, A., Kortus, R., Kretschmar, Chr., Leidinger, F., Loos, H., Radebold, H., Wächtler, C. (1992): Gerontopsychiatrie - zum Selbstverständnis der Gerontopsychiatrie - Deutsche Gesellschaft für Gerontopsychiatrie und Untergruppe der Arbeitsgruppe Gerontopsychiatrie des AK der Leiter der öffentlichen Psychiatrischen Krankenhäuser in der BRD. Bonn.

Hirsch, R.D. (1993): Balintgruppe und Supervision in der Altenarbeit. Reinhardt, München.

Hirsch, R.D. (Hrsg.) (1994): Psychotherapie bei Demenzen. Darmstadt.

Hirsch R.D., Kortus, R., Loos, H., Wächtler, C. (Hrsg.) (1995): Gerontopsychiatrie im Wandel. Melsungen.

Hirsch, R.D. (1995a): Psychopharmakotherapie bei alten Patienten. Intern. Praxis 35, S. 355-366.

Hirsch, R.D. (1996a): Das Gerontopsychiatrische Zentrum - (k)eine Zukunft? In Remlein, K.-H., Netz P. (Hrsg.): Von der Siechenstation zum Gerontopsychiatrischen Zentrum. Hoddis, Gütersloh. S. 86-110.

Hirsch, R.D. (1997b): Ärztliche Weiter- und Fortbildung in der Gerontopsychiatrie und – psychotherapie. Z. Gerontol. Geriat. 30, S. 89-93.

Hirsch, R.D. (1997c): Beratung und Psychotherapie alter Menschen in der Bundesrepublik Deutschland. In: Buijssen, H.P.J., Hirsch, R.D. (Hrsg.): Probleme im Alter. Diagnose, Beratung, Therapie, Prävention. Beltz, Weinheim. S. 1-10.

Hirsch, R.D. (1997d): Die Tagesklinik als ein Teil eines gerontopsychiatrischen Zentrums. In: Wächtler, C. (Hrsg.): Die gerontopsychiatrische Tagesklinik. Regensburg. S. 63-74.

Hirsch, R.D., Vollhardt, B.R., Erkens, F. (Hrsg.) (1997): Gewalt gegen alte Menschen. HsM – Handeln statt Mißhandeln. 1. Arbeitsbericht. Chudeck Druck, Bonn.

Höffe, O. (1992): Lexikon der Ethik. München.

Holler, G. (1998): Vom unverbindlichen Nebeneinander zum Sozialpsychiatrischen Verbund. In: Tagungsbericht „Im Bündnis nach vorn oder gefangen im Netz" (Hrsg:) Landesfachbeirat Psychiatrie Niedersachsen, Hannover.

Illhardt, F.J. (1995): Ageism im Umgang mit alten Menschen und seine Auswirkung auf die therapeutische Beziehung. Z. Gerontopsychol. -psychiatrie 8, S. 9-16.

Infratest Sozialforschung, Infratest Gesundheitsforschung (1991): Möglichkeiten und Grenzen selbständiger Lebensführung. Ergebnisse einer Testerhebung. München.

Jacoby, R., Oppenheimer, C. (Hrsg.) (1997): Psychiatry in the Elderly. Oxford University Press, Oxford.

Jaeger, J. (1987): Trends in der stationären gerontopsychiatrischen Versorgung. Z. Gerontol. 20, S. 187-194.

Jellinger, K. (1983): Psychopharmakotherapie beim alten Menschen. In: Langer, H., Heimann, H. (Hrsg.): Psychopharmakotherapie. Wien. S. 591-613.

Jochheim, K.-A.; Matthesius, R.-G. (1995): Zum Konzept der ICIDH und zum Stand ihrer internationalen Diskussion. In: Matthesius, R.-G., Hochheim, K.-A., Barolin, G.S., Heinz, C. (Hrsg.): ICIDH - International Classification of Impairments, Disabilities and Handicaps. Berlin. S. 5-12.

Jovic, N., Uchtenhagen, A. (Hrsg.) (1995): Psychotherapie und Altern. Zürich.

Junkers, C., Kanowski, S., Kühl, K.-P. (1976): Forschung, Lehre und Krankenversorgung aus der Sicht der Abteilung für Gerontopsychiatrie. Z. Gerontol. 9, S. 151.

Kaiser, H. J. (1989): Handlung und Lebensorientierung alter Menschen. Bern Huber.

Kämmer, K., Schröder, B. (Hrsg.) (1998): Pflegemanagement in Alteneinrichtungen. 3. überarb. u. erw. Aufl. Schlüter, Hannover.

Klie, T. (1995): Pflegeversicherung. Vincentz, Hannover.

Koch-Straube, U. (1997): Fremde Welt Pflegeheim. Bern Huber.

Kolkmann, F.- W., Scheinert, H. D. (1998): Qualitätssicherung – Zertifizierung von Krankenhäusern. Dt. Ärztebl., 95: A-1899-1901 (Heft 31-32), Deutscher Ärzteverlag.

Kretschmar, J.H. (1995): Gerontopsychiatrische Versorgung aus der Sicht des niedergelassenen Nervenarztes. In: Kulenkampff, C., Kanowski, S., Aktion Psychisch Kranke (Hrsg.): Die Versorgung psychisch kranker alter Menschen. Tagungsberichte Band 20. Köln. S. 42-52.

Kreuzer/Veltin (1991): Sozialpsychiatrischer Dienst für alte Menschen Nürtingen, Erfahrungsbericht über einen ambulanten gerontopsychiatrischen Dienst als der psychiatrischen Versorgung eines Landkreises. Nomos-Verlagsgesellschaft, Baden-Baden.

Kricheldorff, C. (o.J.): Präventive Aspekte in der Arbeit mit Seniorenbüros. In: Bundesministerium für Familie, Senioren, Frauen und Jugend (Hrsg.): Praxishandbuch für Seniorenbüros. Bonn. S. 25-228.

Krohwinkel, M. (1992): Der pflegerische Beitrag zur Frührehabilitation von Apoplexiekranken: Forschungsdesign und ausgewählte Ergebnisse des Modellprojekts. In: Krohwinkel, M. (Hrsg.): Der pflegerische Beitrag zur Gesundheit in Forschung und Praxis. Schriftenreihe des Bundesministeriums für Gesundheit, Band 12. Nomos-Verlagsgesellschaft, Baden-Baden, S. 22-38.

Kruse, A. (1991): Kompetenz im Alter in ihren Bezügen zur objektiven und subjektiven Lebenssituation. Unveröffentlichte Habilitationsschrift. Heidelberg.

Kruse, A., Langerhans, G., Kröhn, S., Schneider, Ch. (1991): Konfliktsituationen im Altenheim und Möglichkeiten ihrer Bewältigung. Schriftenreihe des Bundesministeriums für Familien und Senioren, Bd. 2. Kohlhammer, Stuttgart.

Kruse, A., Wahl, H. W. (Hrsg.) (1994): Altern und Wohnen im Heim: Endstation oder Lebensort. Bern Huber.

Kuratorium Deutsche Altershilfe (Hrsg.) (1990): Arbeitsfelder der Gerontopsychiatrie: Häuslichkeit - Tagespflege - Heim. Köln.

Kuratorium Deutsche Altershilfe (1993): Presse- und Informationsdienst 4/1993. KDA (Eigenverlag), Köln.

Kuratorium Deutsche Altershilfe (Hrsg.) (1994): Qualitätsgeleitetes Planen und Arbeiten in der Altenhilfe – Dokumentation einer KDA-Fachtagung. Forum 25. KDA (Eigenverlag), Köln.

Kuratorium Deutsche Altershilfe (1996): Rund ums Alter. Alles Wissenswerte von A bis Z. Köln.

Kuratorium Deutsche Altershilfe 1998: Qualitätshandbuch Wohnen im Heim. KDA (Eigenverlag) Köln.

Kurz, A. (1998) „BPSSD" Verhaltensstörung bei Demenz, Nervenarzt 69 S. 269-273.

Landesfachbeirat Psychiatrie Niedersachsen (Hrsg.) (1997): Tagespflege für pflegebedürftige alte Menschen – Empfehlungen für Einrichtung und Betrieb. Hannover.

Landeshauptstadt Hannover (Hrsg.) (1997) Empfehlungen zur Umsetzung der Ambulanten Gerontopsychiatrischen Pflege. Hannover.

Lauter, H. (1997): Die gerontopsychiatrische Tagesklinik - Teil des Reformkonzepts der Psychiatrie-Enquête. In: Wächtler, C. (Hrsg.): Die gerontopsychiatrische Tagesklinik. Roderer, Regensburg. S. 25-34.

Lehr, U. (1991): Psychologie des Alterns. Quelle u. Meyer, Heidelberg, Wiesbaden.

Lehr, U. (Hrsg.) (1979): Interventionsgerontologie. Steinkopff.

Lehr. U. (1991): Sozialpolitische Aspekte des Alterns aus der Sicht der Bundesministerin für Jugend, Familie, Frauen und Gesundheit. In: Oswald, W. D., Lehr, U. (Hrsg.): Altern – Veränderung und Bewältigung. Huber Bern, Stuttgart-Toronto,. S. 171-184.

Leimkühler A.M (1995): Die Qualität klinischer Versorgung im Urteil der Patienten. In: Gaebel, W. (Hrsg) Qualitätssicherung im psychiatrischen Krankenhaus. Springer, Wien 1995, S. 163-172.

Lind, S., Heeg, S. (1991): Milieu für Demente. Neue Perspektiven der krankheitsangemessenen Versorgung Dementer im Altenpflegeheim. Deutsche Krankenpflegezeitung. Heft 10. Stande.

Ministerium für Arbeit, Gesundheit und Soziales Nordrhein-Westfalen (1990): Ideenbörse vorbildlicher Altenpflege. Initiativen, Projekte, Erfahrungen. Reihe Politik für die ältere Generation 4.

Ministerium für Arbeit, Gesundheit und Soziales Nordrhein-Westfalen (1991): Betreuung verwirrter und psychisch kranker älterer Menschen. Aktivitäten, Hilfen, Ideen. Politik für die ältere Generation 5.

Mayer, K.U., Baltes, P.B. (Hrsg.) (1996): Die Berliner Altersstudie. Berlin.

Ministerium für Arbeit, Gesundheit und Soziales Nordrhein-Westfalen (Hrsg.) (1995): Bedarfsplanung in der kommunalen Altenpolitik und Altenarbeit in Nordrhein-Westfalen. Band I. Bericht der Forschungsgesellschaft für Gerontologie e.V. Düsseldorf.

Ministerium für Bauen und Wohnen des Landes Nordrhein-Westfalen (Hrsg.) (1997): Neue Wohnformen für ältere Menschen. Düsseldorf.

Moeller, M.L. (1978): Selbsthilfegruppen. Reinbek.

Möller, H.J., Deister, A., Laux, G. (1995): Outcome-Forschung als Mittel der Qualitätssicherung. In: Gaebel, W. (Hrsg.) Qualitätssicherung im psychiatrischen Krankenhaus. Springer, Wien, 1995, S. 147-162.

Mutschler, L., Möhrker, W., Spahn, H. (1994): Pharmakokinetische Aspekte der Therapie im Alter: In: Bergener, M., Kark, B. (1984): Therapie im Alter. Darmstadt. S. 18-31.

NAKOS (1997/98): Bundesweite Selbsthilfevereinigungen und relevante Institutionen. Gießen.

Nißle, K. (1998a): Kurzbeschreibung der ersten Ergebnisse des Modellverbunds Schwaben. Kaufbeuren: Schreiben an die DGGPP.

Nißle, K. (1998b) Psychisch krank im Alter. Thema 136 KDA Köln.

Nouverté, K. (1991): Bürgerhilfe in der Psychiatrie. In: Bock, Th., Weigand, H. (Hrsg.): Handwerks-buch Psychiatrie. Psychiatner-Verlag Bonn. S. 246-258.

Oesterreich, K. (1981): Psychiatrie des Alterns. Heidelberg.

Oesterreich, K. (1993): Gerontopsychiatrie. Forschung, Lehre, Praxis, Perspektiven. München.

Oesterreich, K. (1995): Definition der Gerontopsychiatrie: Gibt es eine spezifische gerontopsychiatrische Identität? In: Hirsch, R.D., Kortus, R., Loos, H. (Hrsg.): Gerontopsychiatrie im Wandel. Vom Defizit zur Kompetenz. Melsungen. S. 1-12.

Oswald, W. D., Herrmann, W. H., Kanowski, S., Lehr, U., Thomae, H. (Hrsg.): Gerontologie. Kohlhammer, Stuttgart.

Petzold, H., Bubolz, E. (Hrsg.) (1979): Psychotherapie mit alten Menschen. Paderborn.

Radebold, H. (1992): Psychodynamik und Psychotherapie Älterer. Springer, Berlin, Heidelberg, New York.

Radebold, H., Hirsch R.D. (Hrsg.) (1994): Altern und Psychotherapie. Bern, Göttingen, Toronto, Seattle.

Radebold, H., Hirsch R.D., Kipp, J., Kortus, R., Stoppe, G., Struwe, B. (Hrsg.) (1997): Depressionen im Alter. Darmstadt.

Reggentin, H., Dettbarn-Reggentin, J. (1992): Selbsthilfegruppen älterer Menschen. Erhebung zur Bestandsaufnahme im Bereich der Altenselbsthilfe in Nordrhein-Westfalen. Ministerium für Arbeit, Gesundheit und Soziales des Landes Nordrhein-Westfalen.

Reisach, B., Zegelin-Abt, A. (1998): Die Ressourcen des Patienten erkennen – was ist das? Die Schwester / der Pfleger 37. Jahrg. 8/98, S. 672-675.

Remlein, K.-H., Netz P. (1996) (Hrsg.): Von der Siechenstation zum Gerontopsychiatrischen Zentrum. Verlag Jakob v. Hoddis in Förderkreis Wohnen – Arbeit – Freizeit, Gütersloh.

Remlein, K.-H., Nübel, G. (Hrsg.) (1997): Demenzielle Lebenswelten. Jahrbuch der Gerontopsychiatrie. Gütersloh.

Rössler, W., Häfner, H., Martini, H. an der Heiden, W. Jung, E., Löffler, W. (1987): Landesprogramm zur Weiterentwicklung der außerstationären psychiatrischen Versorgung Baden-Württemberg. Analysen, Konzepte, Erfahrungen. Weinheim.

Rössler, W., Salize, H. J. (1996): Die psychiatrische Versorgung chronisch psychisch Kranker – Daten, Fakten, Analysen. Schriftenreihe des Bundesministeriums für Gesundheit, Band 77. Nomos-Verlagsgesellschaft, Baden-Baden.

Roper, N., Logan, W.W., Tierney, A.J. (1931): Die Elemente der Krankenpflege, Recom Basel (3. Auflage).

Rosenmayr, L. (1983): Die späte Freiheit: Das Alter – ein Stück bewußt gelebtes Leben. Severin und Siedler, Berlin.

Saup, W. (1993): Alter und Umwelt. Eine Einführung in die Ökologische Gerontologie. Kohlhammer, Stuttgart.

Schaade, G. (1998): Ergotherapie bei Demenzerkrankungen – Ein Förderprogramm. Springer, Berlin –Heidelberg – New York.

Schädle-Deininger, H., Villinger, U. (1997): Praktische Psychiatrische Pflege. Psychiatrie – Verlag, Bonn.

Sozialgesetzbuch (SGB) Elftes Buch (XI), Soziale Pflegeversicherung (SGB XI) vom 26.05.1994 (BGBI I S. 1014), zuletzt geändert durch Gesetze vom 29.05.1998 (BGBI S. 1188) und 05.06.1998 (BGBI S. 1229). DTV.

Sozialgesetzbuch (SGB) Fünftes Buch (V), Gesetzliche Krankenversicherung (SGB V) vom 20.12.1988 (BGBI I S. 2477, Artikel 1), zuletzt geändert durch Gesetz vom 08.05.1998 (BGBI I S. 907).

Steinkamp, G., Werner, B. (1997): Effekte eines Gerontopsychiatrischen Zentrums auf das regionale Versorgungssystem psychisch gestörter älterer Menschen. Leske + Budrich, Opladen.

Stoppe, G. (1997): Welche Aufgaben hat eine Gedächtnissprechstunde/Memory Clinic? In: Radebold, H., Hirsch, R.D., Kipp, J., Kortus, R., Stoppe, G., Struwe, B., Wächtler, C. (Hrsg.): Depressionen im Alter. Darmstadt. S. 241-243.

Stoppe, G. (1998): Gedächtnissprechstunde/Memory Clinic. Zur gegenwärtigen Situation. spektrum 27, Heft 1, S. 9-12.

Stosberg, K., Lösch, H.J.(1997): Qualitätssicherung in der Gerontopsychiatrischen Tagesklinik. Lang, Frankfurt a. M.

Stösser, a. von (1993): Pflegestandards; Erneuerung der Pflege durch Veränderung der Standards. Springer, Berlin/Heidelberg.

Tews, H. P., Klie, T., Schütz, R. M. (Hrsg.) (1996): Altern und Politik. 2. Kongreß der Deutschen Gesellschaft für Gerontologie und Geriatrie. Bibliomed, Melsungen.

Thomae, H. (1983): Alternsstile und Altersschicksale. Bern, Stuttgart, Wien.

Vilmar, F., Runge, B. (1986): Auf dem Weg zur Selbsthilfegesellschaft. Essen.

Vollhardt, B.R. (1995): Ambulante Rehabilitation bei gerontopsychiatrischen Krankheiten. Vortrag beim Fachseminar des MDS, Hamburg, 2.-4.5.1995.

Vollhardt, B.R. (1996): Rehabilitation in der Gerontopsychiatrie. In: Deutsche Gesellschaft für Gerontopsychiatrie und –psychotherapie (Hrsg.): Qualitätssicherung in der Gerontopsychiatrie. Entwürfe und Ergebnisse. Arbeitspapier. Bonn. S. 10-19.

Vollhardt, B.R., Hirsch, R.D. (1997): Situation der Gerontopsychiatrischen Zentren. In: Radebold H., Hirsch R.D., Kipp, J., Kortus, R., Stoppe G., Struwe B., Wächtler, C. (Hrsg.): Depressionen im Alter. Darmstadt. S. 319-326.

Wächtler, C. (1995): Die gerontopsychiatrische Tagesklinik: Bindeglied zwischen ambulanter und stationärer Versorgung. In: Hirsch, R.D., Kortus, R., Loos, H., Wächtler, C. (Hrsg.): Gerontopsychiatrie im Wandel. Vom Defizit zur Kompetenz. Bibliomed, Melsungen. S. 131-141.

Wächtler, C., Fuchs, G., Herber, U. (Hrsg.) (1996): Gerontopsychiatrische Tageskliniken in der Bundesrepublik Deutschland. Informationsbroschüre. Hamburg.

Wächtler, C., Hirsch, R.D.; Kortus, R., Stoppe, G. (Hrsg.) (1996): Demenz - Die Herausforderung. Ramin, Singen.

Wächtler, C. (1997a): Der aktuelle Stand der gerontopsychiatrischen tagesklinischen Behandlung in der Bundesrepublik. In: Wächtler, C. (Hrsg.): Die gerontopsychiatrische Tagesklinik. Roderer. Regensburg, S. 11-18.

Wächtler, C. (Hrsg.) (1997b): Die gerontopsychiatrische Tagesklinik.20 Jahre Erfahrungen. Roderer, Regensburg.

Wächtler, C. (Hrsg.) (1997c): Demenzen. Thieme, Stuttgart – New York.

Welter, R., Simmen, R., Kathy, H. (1996): Anders alt werden. Mitreden - Mitplanen. Heidelberg.

Welz, R. (1994): Epidemiologie psychischer Störungen im Alter. Regensburg.

Werner, B., Steinkamp, G., Netz, P. (1995): Das gerontopsychiatrische Zentrum. Eine Wende in der gerontopsychiatrischen Versorgung? In: Hirsch, R.D., Kortus, R., Loos, H. Wächtler, C. (Hrsg.): Gerontopsychiatrie im Wandel. Vom Defizit zur Kompetenz. Melsungen. S. 109-130.

Wolter-Henseler, D. (o.J.): Gerontopsychiatrische Tageskliniken. In: Eikelmann, B., Reker, T. (Hrsg.): Tagesklinische Behandlung in der Psychiatrie (im Druck). Stuttgart.

Wolter-Henseler, D.K. (1996): Gerontopsychiatrie in der Gemeinde. Kuratorium Deutsche Altershilfe. Köln.

Zellhuber, B., Steiner-Hummel, I. (1990): Beratungsstelle für pflegende Angehörige in der Stadt Augsburg. KDA (Eigenverlag) Nr. 43.

Zörner, C. (1996): Altenselbsthilfegruppen. In: Kuratorium Deutsche Altershilfe (Hrsg.): Rund ums Alter. München. S. 266-268.

ANHANG

<u>Vorbemerkung:</u>

Grundlage für die folgende Modellübersicht ist eine Literaturauswertung. Somit konnten nur die Informationen in das Auswertungsraster übertragen werden, die in der Literatur enthalten waren. Die Literaturrecherche erhebt keinen Anspruch auf Vollständigkeit.

Ärztliche Beratungsstelle für ältere Bürger und ihre Angehörigen, Norderstedt

Quelle:

Schultze-Jena, H. (1986): Notwendigkeit und Verbreitung von psychotherapeutisch orientierten Hilfen für Familien mit kranken alten Angehörigen. In: Denzin, J. und Jauhiainen-Denzin (Hrsg.) (1986): Gerontopsychiatrische Modelle in der häuslichen Pflege. Dokumentation eines Symposiums der FU Berlin und der Sozial-/ Diakoniestation Steglitz Mitte vom 26.-28.2.1986. S. 25-49.

Enders, M. (1986): Die Arbeit der ärztlichen Beratungsstelle für ältere Bürger und ihre Angehörigen; in: Denzin und Jauhiainen-Denzin, a.a.O., S. 59-69

Klußmann, D., Bruder, J., Lauter, H., Lüders, I. (1981). Beziehungen zwischen Patienten und ihren Familienangehörigen bei chronischen Erkrankungen des höheren Lebensalters. Bericht an die deutsche Forschungsgemeinschaft. Teilprojekt A16. Sonderforschungsbereich 115, Hamburg.

1. Bezeichnung	ärztliche Beratungsstelle
2. Titel des Projektes, Anschrift	Ärztliche Beratungsstelle für ältere Bürger und ihre Angehörigen, Norderstedt. -
3. Modellförderung und Träger, Dauer	Im Rahmen eines Forschungsprojektes mit dem Titel "Beziehungen zwischen Patienten und ihren Familienangehörigen bei chronischen Erkrankungen des höheren Lebensalters" entstand die ärztliche Beratungsstelle für ältere Bürger und ihre Angehörigen. 4/5 Deutsche Forschungsgemeinschaft 1/5 Stadt Norderstedt Forschungsprojekt: von 1978-1980 Beratungsstelle: Beginn 1981, Sicherung der Finanzierung bis 1986/7.
4. jetziger Stand des Projektes	seit 1986 zuwendungsfinanziert durch das Land Schleswig-Holstein, Kreis Segeberg, Stadt Norderstedt.
5. Zielsetzung hinsichtlich: - Betroffene und Angehörige - Mitarbeiter der Region eigene und andere - regionales Versorgungsprofil überregional - Kostenträger	Angehörige: Beratung und Therapie, eine direkte körperlich-medizinische Versorgung findet nicht statt. Entwicklung einer inhaltlichen Konzeption der Hilfsangebote und Überprüfung auf ihre Wirksamkeit. Durchführung von Fort- und Weiterbildung von MitarbeiterInnen verschiedener Einrichtungen, die mit alten Menschen oder deren Familien befaßt sind. Teilnahme an wissenschaftlichen Diskussionen im gerontopsychiatrischen Bereich und Veröffentlichungen in Fachzeitschriften. -
6. Konzeption	Das Zusammentreffen von psychoanalytischen, gesprächs- und familientherapeutischen Sichtweisen wirkte sich sehr innovativ auf die Entwicklung eines gemeinsamen Konzeptes für die Arbeit mit pflegenden Familien aus.
7. gerontopsychiatrisches Verständnis	Die Beratungsstelle richtet sich vorwiegend an die Pflegenden.
8. Aufgabenstruktur im Hinblick auf - Prävention - Behandlung	 Entwicklung von inhaltlichen Konzepten der Hilfsangebote für pflegende Angehörige und Überprüfung auf ihre Wirksamkeit. -

- Rehabilitation	-
- Grundpflege	-
9. Einzugsgebiet	
- Region	Norderstedt
- Anzahl der Einwohner	im Jahr 1970: 66.000 EinwohnerInnen
10. Personalbesetzung	(Stand 1986)
- Anzahl der Stellen	3; ein Teil der MitarbeiterInnen arbeitet halbtags.
- Qualifizierung	-
- Arzt	2 (ein Arzt ist zugleich Dipl. Psychologe)
- Pflegekräfte	1 Altenpflegerin,
- Sozialarbeiter	-
- weitere:	1 Psychologe, 1 Pädagoge, 2 Sekretärinnen.
11. Klientel Patienten:	(Stand 1986)
- Krankheitsbilder	-
- soziodemographische Daten	-
Angehörige	Überwiegend wenden sich Angehörige alter Menschen an die Beratungsstelle 3 Klientengruppen: 1. Diejenigen, die über ein Jahr betreut werden; kleine Gruppen mit hohem Aufwand. 2. ca.40 Familien, die 1980 zum ersten Mal Kontakt aufgenommen hatten. 3. ca.320 Gesprächskontakte, davon 100 Hausbesuche, der Rest war auf Kommstruktur angelegt. Darüber hinaus gibt es eine große Anzahl telefonischer und schriftlicher Anfragen. Telefonische Beratungen: ca.360.
Professionelles Umfeld	-
12. Zugang der PatientInnen	Selbstmelder
13. Arbeitsweise -Aufnahmeverfahren - biographischer Arbeitsansatz - Beratungsstrategien	Erstkontakt meist telefonisch; Erstgespräch mit der Möglichkeit den Kollegen hinzuzuziehen oder auf spezifische Problematiken einzugehen, beispielsweise geschlechtsspezifische Rücksicht auf die Beratungssituation zu nehmen. Biographische Informationen gewinnen, um die Individual- und Familiengeschichte kennenzulernen, die den Schlüssel zu jetzigen Problemen bildet. Psychoanalytische, gesprächs- und familientherapeutische Sichtweisen wurden innovativ auf ein gemeinsames Konzept für die Arbeit mit pflegenden Angehörigen entwickelt. In vielen Fällen werden getrennte Kontakte mit den Angehörigen und den alten Menschen durchgeführt. Gesprächsdauer beträgt in der Regel 1 bis 1 1/2 Std. kostenlos. Die Abstände zwischen den Gesprächen dauern 1 bis 4 Wochen. Eines der wesentlichen Kennzeichen der Arbeit ist die Möglichkeit sehr flexibel auf vorliegende Situationen einzugehen. Es besteht die Möglichkeit, den Ort für die Beratungsgespräche flexibel zu handhaben (Hausbesuch oder in der Beratungsstelle).
- Bezugspflege	-

- Case Management* - Assessment:	Bestandsaufnahme der Situation, Unterstützung bei der Organisation von Hilfen. -
14. Kooperationspartner	Hausärzte, ambulante Dienste (4 Norderstedter Sozialstationen), gerontopsychiatrische Abteilung des Landeskrankenhauses in HH, AK Ochsenzoll.
15. Kooperationsformen	Eine direkte Zusammenarbeit mit den Einrichtungen in konkreten Fällen ist sehr selten.
16. Leistungsprofile - Verwaltungs-/ Leitungsaufgaben - Grundpflege - Behandlungspflege - hauswirtschaftliche Versorgung - Case Management* - Angehörigenberatung - Arbeit mit Laien - sozialpäd. Leistungen BSHG - ärztliche Leistungen - Aus- und Fortbildung - Öffentlichkeitsarbeit - Dokumentation	Konzeptentwicklung zur Entlastung pflegender Angehöriger. - Diagnostische Abklärung - Hilfe bei der Organisation entlastender Hilfen Einzel- oder auch Gruppenberatung. Es bestehen mehrere Gruppen, eine davon wurde bereits während der Forschungsphase eingerichtet. Schwerpunkt bei der Einzelberatung liegt auf der Beziehungsklärung zu dem Pflegebedürftigen und der Unterstützung bei Trauer. Quantifizierung und Objektivierung der körperlichen Einbußen des Pflegebedürftigen. Erarbeiten eines Krankheitsverständnisses. Schwerpunkt liegt in der emotionalen Bewältigung der Schwierigkeiten. Stärkung und Anerkennung für die allg. Situation des Pflegenden. - Informationen zu entlastenden Interventionen und zu Angeboten ambulanter Hilfsdienste, gezielte Aufklärung zu bestehenden Entlastungsmöglichkeiten. Diagnosesicherung. Durchführung von Fortbildungsveranstaltungen im beruflichen Umfeld. Veröffentlichungen -

17. Leistungsvergütungen Kostenstellen:
 - Krankenkasse
 - Pflegekasse
 - Bezirk/ Landschaftsverband
 - Kommune
 - Träger
 - Land
 - Bund
 - weitere
	für die Modellerprobung nach Modellphase zuwendungsfinanziert
	
	 -
	 gab es noch nicht
	                                         Kreis Segeberg
	 Stadt Norderstedt 1/5
	 -
	                                         Schleswig-Holstein
	 -
	 4/5 Deutsche Forschungsgemeinschaft.

18. Verhandlungspartner gegenüber Kostenträgern	-

---

* Begriff wurde nicht verwendet, aber Tätigkeit ausgeführt

19. Leitungs- und Kontrollfunktionen	-
20. Qualitätssicherung	Teamsitzungen; in regelmäßigen Abständen erfolgt kollegiale Supervision durch Falldarstellung.
21. Ergebnisbewertung Empfehlung/Mißstände	In der Beratungsstelle rückt die Art und Weise, wie die Familie auf das dementive Verhalten reagiert und ihren Umgang damit, in den Vordergrund. Gemeinsames Ziel ist es mit den Angehörigen unter Berücksichtigung vorhandener Möglichkeiten bessere Lösungen für die Betreuung zu erarbeiten. Der Abbau des alten Menschen erscheint nicht mehr so dramatisch und die Familie kann die Situation entspannter bewältigen. Angehörige, die sich an die Beratungsstelle wenden, entwickeln sich vielfach in dieser Richtung. Die Beratungen, die sich speziell an pflegende Familien wenden sind etwas relativ neues und erfordern von den ratsuchenden Familien und den therapeutisch Tätigen gleichermaßen die Bereitschaft, alte Pfade zu verlassen und neue Wege zu gehen.

Der sozialpsychiatrische Beratungsdienst für ältere Menschen in Göppingen

Quelle:

Rössler, W. et al. (Hrsg.) (1987). Landesprogramm zur Weiterentwicklung der außerstationären psychiatrischen Versorgung Baden-Württemberg - Analysen, Konzepte, Erfahrungen (Schlußbericht). Weinheim.

BMG (Hrsg.) (1991). Sozialpsychiatrischer Dienst für alte Menschen Nürtingen. Nomos-Verlag. Baden-Baden, S.68.

Landkreis Esslingen (Hrsg.) (1987): Fachtagung zur Gerontopsychiatrie: Welche Hilfen brauchen alte Menschen mit psychischen Störungen? Esslingen. 2.Auflage.

Sozialpsychiatrischer Dienst für den Landkreis Göppingen (Hrsg.) (1990): Jahresbericht 1990; Tätigkeitsbericht der Sozialpsychiatrischen Dienste Baden-Württemberg.

ders. (1991): Jahresbericht.

ders. (1992): Jahresbericht

ders. (1993) Jahresbericht.

1. Bezeichnung	Sozialpsychiatrischer Beratungsdienst
2. Titel des Projektes, Anschrift	Der Sozialpsychiatrische Beratungsdienst für ältere Menschen in Göppingen Förderverein Dr. Landerer e.V. Landkreis Göppingen Stuttgarterstr. 5b Lorcherstr.6 73033 Göppingen 73033 Göppingen Tel. 07161/21028 Tel. 07161/202-601
3. Modellförderung Träger, Dauer	Modellförderung erfolgte im Rahmen des Landesprogramms zur Weiterentwicklung der außerstationären psychiatrischen Versorgung Baden-Württemberg unter Einbeziehung des Landkreises; Christophsbad Göppingen, Evang. Dekanatsamt Göppingen, staatliche Gesundheitsamt, Stadt Göppingen. 1982-1986
4. jetziger Stand des Projektes	Mit Inkrafttreten der Richtlinien des Sozialministeriums für die Förderung von Sozialpsychiatrischen Diensten ab dem 1.1.1987 erfolgte eine Aufgabenerweiterung des Sozialpsychiatrischen Dienstes auch auf jüngere chronisch psychisch Kranke. Die Trägerschaft veränderte sich, wurde übernommen vom Förderverein Dr. Landerer e.V. Göppingen und Landkreis Göppingen (wie aus der Anschrift deutlich wird).
5. Zielsetzung hinsichtlich: - Betroffene und Angehörige - MitarbeiterInnen der Region eigene und andere	Ältere Menschen, auch wenn seelische Probleme vorhanden sind, das Leben in ihrem gewohnten Bereich zu ermöglichen und Angehörige zu unterstützen. Gruppenarbeit mit Älteren zur Prävention (z.B. Gesprächs- und Gymnastikgruppe für Parkinson Kranke, autogenes Training, Gedächtnistraining). Stützen anderer HelferInnen, sowie die Abstimmung der Hilfen.

- regionales Versorgungsprofil - Kostenträger	Fortbildung von haupt- und nebenamtlichen HelferInnen aus der Psychiatrie- und Altenarbeit; Öffentlichkeitsarbeit (Vorträge, Diskussionen zum Thema "Alter und seelische Not im Alter" in Gemeindegruppen, Pressearbeit und Handzettelaktionen); MitarbeiterInnen des SPBD stimmen ihre Hilfen mit anderen Fachleuten aus dem medizinischen, pflegerischen oder psychosozialen Bereich ab. Durch eine für den Kranken kostenfreie Hilfeleistung wurde versucht, die Schwelle für Akzeptanz bei den chronisch psychisch Kranken möglichst niedrig zu halten. Der Drehtürpsychiatrie sollte ein Riegel vorgeschoben werden und stationäre Behandlungen in der Psychiatrischen Klinik verkürzt werden.
6. Konzeption	Aufgabe der Sozialpsychiatrischen Dienste ist es, für einen bestimmten Einzugsbereich ambulante Leistungen für psychisch Kranke und seelisch Behinderte anzubieten, deren Versorgungsbedürfnisse weder vom medizinischen Versorgungssystem, noch von anderen Sozialen Diensten allein ausreichend befriedigt werden können. Die Hilfeleistungen des Sozialpsychiatrischen Dienstes ergänzen die ärztlich-psychiatrische Behandlung. Durch die Arbeit dieser Dienste sollte eine weitere Humanisierung der Dienste und Situation von psychisch schwer Kranken erreicht werden. Die Erweiterung der ambulanten sozialpsychiatrischen Kompetenz wurde notwendig, da diese Menschen oft gar kein oder nur ein mangelhaft aktives Hilfesuchverhalten an den Tag legen und meist auch unter sozialen Problemen leiden.
7.gerontopsychiatrisches Verständnis	Zielgruppe des Dienstes waren in der Modellphase hilfsbedürftige ältere Menschen (ab 60) mit geistig-seelischen Schwierigkeiten. Bei je einem Drittel der PatientInnen fiel die Diagnose in den Bereich alterspsychiatrische Erkrankungen (Neurosen, Persönlichkeitsstörungen, psychosomatische und ähnliche Erkrankungen, sowie affektive Erkrankungen, bei 9% Schizophrenie).
8. Aufgabenstruktur im Hinblick auf - Prävention - Behandlung - Rehabilitation - Grundpflege	 Gruppenarbeit mit Älteren zur Prävention (Gesprächs- und Gymnastikgruppe für Parkinsonkranke, autogenes Training, Gedächtnistraining). Beratung und Begleitung psychisch belasteter älterer Menschen und deren Angehörigen. - - -
9. Einzugsgebiet - Region - Anzahl der Einwohner	 Landkreis Göppingen 1983: 230.000 Menschen in 38 Gemeinden

10. Personalbesetzung	
- Anzahl der Stellen	insg. 5 Stellen für 9 Personen: Christophsbad 3 Stellen; Kreissozialamt 1 Stelle, evang. Kirchenbezirk 1 Stelle;
- Qualifizierung	
- Arzt	0,5 Arzt
- Pflegekräfte	1 Fachkrankenschwester;
- Sozialarbeiter	4 SozialarbeiterInnen zu 25% und eine Ganztagsstelle;
- weitere:	1 Diplom Psychologin, eine 0,5 Schreibkraft.
11. Zugang der Patienten	43,2% der PatientInnen kommen über psychiatrisches Krankenhaus, 12 % über Angehörige, 5,8% über Sozialamt, 5,8 über den Hausarzt, 10,8% über sonstige Personen oder Einrichtungen;
12. Klientel Patienten:	im Untersuchungszeitraum 1.1.84 - 30.6.1986 wurden 266 Personen betreut. In 30 Fällen handelte es sich um Einmalkontakte. n = 215
- Krankheitsbilder	Ein Drittel alterspsychiatrische Erkrankungen, ein Drittel Neurosen, Persönlichkeitsstörungen, ein Drittel psychosomatische sowie affektive Erkrankungen, 9% Schizophrenie. Jede zweite betreute Person hatte zu Betreuungsbeginn auch eine somatische Erkrankung, wie z.B. Kreislauferkrankungen (23%), Erkrankungen des Skeletts, der Muskeln und des Bindegewebes (10%), Ernährungs- und Stoffwechselerkrankungen (8%), Einschränkungen der Sinnesorgane (8%).
- soziodemographische Daten	Altersdurchschnitt: 73,2 Jahre (Streubreite 50-90 Jahre) Geschlecht: Frauen 80% Wohnform: 39% allein lebend 54,3% "in Familie" 6% sonstiges; finanzielle Absicherung: rund 3/4 beziehen eine Rente oder Pension; 4,2% leben von Sozialhilfe; 11,6% finanzielle Unterhalt ist unbekannt; durchschnittliche Betreuungsdauer: 8,3 Monate
Angehörige	nicht statistisch erfaßt;
Professionelles Umfeld	nicht statistisch erfaßt;
13. Arbeitsweise	
- Aufnahmeverfahren	-
- biographischer Arbeitsansatz	-
- Beratungsstrategien	die Beratung findet in Einzel- oder Familiengesprächen statt. Bei Bedarf gibt es auch Hausbesuche;
- Bezugspflege	-
- Case Management	-
- Assesment:	
14. Kooperationspartner	Hausärzte, Gemeindeschwestern, stationäre Einrichtung Fachklinik für Neurologie und Psychiatrie Christophsbad, der Sozialdienst und das evang. Kirchenamt.

15. Kooperationsformen	Fallbezogen werden nicht beschrieben; Übernahme der Supervision von Einrichtungen der Altenarbeit;
16. Leistungsprofile - Verwaltungs-/ Leitungsaufgaben	-
- Grundpflege	-
- Behandlungspflege	-
- hauswirtschaftliche Versorgung	-
- Case Management	-
- Angehörigenberatung	Angehörigengruppen.
- Arbeit mit Laien	Seminare für NachbarschaftshelferInnen;
- sozialpäd. Leistungen BSHG	Begleitung, Vermittlung von Hilfen und Beratung;
- ärztliche Leistungen	-
- Aus- und Fortbildung	Initiierung eines gerontologischen Forums; Fortbildung für die professionellen Dienste in der Altenarbeit; Einzelsupervision bzw. Begleitung von helfend tätigen Personen in der Gemeinde.
- Öffentlichkeitsarbeit	Durch die Einrichtung des Altenhilfeforums auch Öffentlichkeitsarbeit.
- Dokumentation	-
17. Leistungsvergütungen Kostenstellen: - Krankenkasse	während der Modellphase: der Landesverband der Ortskrankenkassen 142.500 DM und den Träger Christophsbad bezahlte.
- Pflegekasse	-
- Bezirk/ Landschaftsverband	-
- Kommune	-
- Träger	Landkreis förderte 25% der Gesamtausgaben des Christophsbades des evang. Kirchenbezirks.
- Land	50%
- Bund	-
- weitere	evang. Kirchenbezirk: 31.000 DM Christophsbad mit rund 240.000 DM
18. Verhandlungspartner gegenüber Kostenträgern	Unbekannt.
19. Leitungs- und Kontrollfunktionen	Leitungsfunktion hat der Träger;
20. Qualitätssicherung	Dokumentation; Organisation eines übergreifenden gerontologischen Fachforums; Wissenschaftliche Begleitung durch das Zentralinstitut für seelische Gesundheit in Mannheim.

21. Ergebnisbewertung - Empfehlungen/Mißstand	Das Neuartige des SPBD liegt im Bereich der indirekten Tätigkeit, wie der Organisation von Weiterbildungsveranstaltungen und Angehörigengruppen. Die Daten lassen erkennen, daß der Dienst mehr Öffentlichkeitsarbeit in Richtung niedergelassene Nervenärzte machen müßte, weil die Krankheitsdaten anzeigen, daß viele PatientInnen unter Störungen im Bereich funktioneller Syndrome leiden, für die es entsprechende fachärztliche Behandlungsmethoden gibt. Die Kenntnis über die parallele Inanspruchnahme anderer Dienste sollte erweitert werden. D.h., daß sich die Koordinierungs- und Beratungstätigkeiten effizienter gestalten könnten. Positiv erwies sich die Einbeziehung des Umfeldes der kranken alten Menschen, weil dadurch viele Verbesserungen im Freizeitbereich erreicht wurden.

Gerontopsychiatrische ambulante Versorgung - Gemeindekrankenpflege

Quelle:

Bracker, M., Korte, W., Middeke, M. (1985): Modellprogramm Psychiatrie der Bundesregierung. Abschlußbericht der Begleitforschung über die Modellregion. Unveröffentlichtes Manuskript. Gesamthochschule Kassel. Dezember 1985.

Kipp, J. (1986): Gestaltung ambulanter Hilfen. Konzeptionelle Überlegungen. Altenpflege 6, S. 378 - 381.

Korte, W. (1987): Die mühselige Professionalisierung. Sozialarbeit und Pflege in der ambulanten Gerontopsychiatrie. KDA Köln.

1. Bezeichnung	Sozialstation
2. Titel des Projektes, Anschrift	Gerontopsychiatrische ambulante Versorgung - Gemeindekrankenpflege. (s. Träger)
3. Modellförderung und Träger, Dauer	Das Modellprojekt war eines von 20 Projekten im Modellregionenprogramm Kassel, gefördert im Rahmen des BMJFG; Gesamtverband der Evangelischen Kirchengemeinden in Kassel; 1981-1985
4. jetziger Stand des Projektes	war dem Bericht nicht zu entnehmen.
5. Zielsetzung hinsichtlich: - Betroffene und Angehörige	Die Betreuung psychisch kranker alter Menschen neben Einzelberatung auch durch therapeutische Gesprächsgruppen, die von SozialarbeiterInnen geleitet werden.
- MitarbeiterInnen der Region eigene und andere	Es sollte eine Form der ambulanten Versorgung verwirklicht werden, in der die ambulante Krankenpflege durch die Mitarbeit von SozialpädagogInnen bei der Bewältigung psychosozialer Problemlagen unterstützt werden. Das Projekt leistet einen Beitrag zur Erforschung der Möglichkeiten und Notwendigkeiten ambulanter psychosozialer Betreuung durch ein multiprofessionelles Team.
- regionales Versorgungsprofil - Kostenträger	Aufbau von Versorgungsbausteinen im Modellregionenprogramm. -
6. Konzeption	Das Konzept des Modellprojektes sah die Integration von psychosozialer und psychiatrischer Beratung von älteren Menschen in Kassel vor. Man wollte damit ein Signal setzen, um in Zukunft den notwendigen Bedarf an MitarbeiterInnen zu klären.
7. gerontopsychiatrisches Verständnis	Psychisch kranke alte Menschen mit hirnorganischen Psychosyndromen, Neurosen, Persönlichkeitsstörungen, Psychosen.
8. Aufgabenstruktur im Hinblick auf - Prävention	Die Aufgabe der SozialarbeiterInnen war und ist psychisch kranken bzw. beeinträchtigten alten Menschen zu helfen und durch präventive Arbeit das Risiko psychischer Erkrankung innerhalb der alten Bevölkerung zu verringern.

- Behandlung	die Schwestern führten hauptsächlich die ambulante Behandlungspflege, Grundpflege und medikamentöse Kontrolle durch.
- Rehabilitation	-
- Grundpflege	von den Schwestern der Station;
9. Einzugsgebiet	
- Region	Stadt Kassel
- Anzahl der Einwohner	188 000 Einwohner;
10. Personalbesetzung	
- Anzahl der Stellen	4 Stellen
- Qualifizierung	Ausbildung als Sozialarbeiter, keine weiteren Angaben;
- Arzt	-
- Pflegekräfte	die Anzahl war nicht angegeben,
- SozialarbeiterInnen	4 Sozialarbeiter in 6 SST. Verteilung: 2 Stationen eine Ganztagsstelle; 4 Stationen eine Halbtagsstelle.
- weitere:	-
11. Zugang der Patienten	Die PatientInnen wurden nicht aus Gründen psychischer Erkrankung zur ambulanten Pflege verwiesen. Vielmehr ist zu vermuten, daß PatienInnen aus dem nicht-psychiatrischen Gesundheits- und Sozialsystem in die Betreuung gelangen, d.h. über Angehörige und Nachbarn (37,1%), Altenhilfe, Ämter, Behörden Polizei, Sozialamt, Pfarrer (14,4%), medizinische System, Fachärzte und niedergelassene Ärzte (23%).
12. Klientel Patienten: - Krankheitsbilder	Diakoniestationen: n = 260 Psychische Störung, Beeinträchtigung, Behinderung: 116 (44,6%). Hirnorganische Psychosyndrome: 85 (32,7%) Psychosen: 8 (3,1%) Neurosen und Persönlichkeitsstörungen: 23 (8,8%) Sucht: 18 (6,9%) restliche Diagnosegruppen:10 (3,8%). somatische Diagnosen: Neurologische Diagnosen: 22 (8,4%), internistische Diagnosen: 134 (51,5%), andere Diagnosen: 19 (7,3%) Als besonders wird wahrgenommen: Probleme im Zusammenhang körperlicher Erkrankung. Probleme der Selbstversorgung, der sozialen Kontakte und Probleme mit engen Familienangehörigen. Weniger häufig Probleme mit dem Wohnen, Verlust nahestehender Personen, mit anderen Bezugspersonen.
- soziodemographische Daten	Alter: 60 - 75: 109 (41,9%) über 75: 151 (58,1%) Geschlecht: Frauen: 188 (72,3%) Männer:72 (27,7%) Wohnsituation: alleinlebend: 127 (48,8%) mit Partner: 84 (32,3%) mit einer verwandten Person: 26 (10%) mit mehr als einer verwandten Person: 23 (8%). Familienstand: ledig 31: (11,9%) geschieden: 11 (4,2%) getrennt lebend: 1 (0,4%) verwitwet: 117 (45,0%) verheiratet: 92 (35,4%) Lebensunterhalt: Rente, Pension aller Art: 80,4% Sozialhilfe: 10,4% Unterhalt von Angehörigen: 4,8% Rest: 4,4%

- Angehörige	-
- Professionelles Umfeld	-
13. Arbeitsweise	
- Aufnahmeverfahren	Verordnung häuslicher Krankenpflege;
- biographischer Arbeitsansatz	wurde nicht beschrieben
- Beratungsstrategien	In der Regel körperlich Kranke bzw. psychisch kranke alte Menschen, die bei Gewährung ambulanter Krankenpflege zu Hause leben können und wollen, mit Bedürfnissen nach psychosozialer Beratung und sozialtherapeutischer Hilfeleistung.
- Bezugspflege	nicht beschrieben
- Case Management	nicht beschrieben
- Assessment:	nicht beschrieben
14. Kooperationspartner	ÄrztInnen, Einbeziehung ambulanter stationärer Einrichtungen der Psychiatrie (Sozialpsychiatrische Beratungsstelle), Ludwig-Noll-Krankenhaus, Mahlzeitendienste, Kirchengemeinden zur seelsorgerischen Betreuung und Selbsthilfegruppen, die Institutsambulanz;
15. Kooperationsformen	Verweisung und Zuweisung; durch Sozialarbeiter wurden die Patienten bei sozialen Problemen weitergehenden Hilfe zugeführt.
16. Leistungsprofile	
- Verwaltungs-/ Leitungsaufgaben	-
- Grundpflege	Grundpflege (Körperpflege, Ernährung, Mobilität, Beratung zur Grundpflege).
- Behandlungspflege	Gespräche mit PatientInnen, Hausbesuche, Überwachung des Medikamentengebrauchs, Behandlungspflege (somatische); sozialtherapeutische Hilfeleistung; psychosoziale Beratung;
- hauswirtschaftliche Versorgung	Hilfen im Haushalt;
- Case Management	-
- Angehörigenberatung	Gespräche mit Angehörigen, sozialtherapeutisch ausgerichtete Gesprächsgruppen
- Arbeit mit Laien	-
- sozialpäd. Leistungen BSHG	Vermittlung angemessener Hilfen; psychosoziale Beratung und Hilfen;
- ärztliche Leistungen	-
- Aus- und Fortbildung	-
- Öffentlichkeitsarbeit	-
- Dokumentation	-
17. Leistungsvergütungen	Gerontopsychiatrische Versorgung wird durch bestehende Finanzierungs- und Leistungssysteme entscheidend behindert. Die leistungsrechtliche Trennung zwischen Krankheit und Pflege, sowie die unzureichende Kassenleistungen für psychisch Kranke erlauben keine umfassenden Versorgungs- und Behandlungskonzepte. Es fehlt an einem motivationsfördernden Pflegesatz, der die Rehabilitationsbemühungen und Erfolge psychiatrischer Pflege, sowie Aktivierung nicht dadurch bestraft, daß eine Herabstufung in der Pflegekasse bei Aktivierung erfolgt.
Kostenstellen:	
- Krankenkasse	war nicht zu entnehmen

- Pflegekasse	gab es noch nicht
- Bezirk/ Landschaftsverband	war nicht zu entnehmen
- Kommune	war nicht zu entnehmen
- Träger	war nicht zu entnehmen
- Land	
- Bund	Personalförderung während der Modellerprobung;
18. Verhandlungspartner gegenüber Kostenträgern	geht aus den Unterlagen nicht hervor.
19. Leitungs- und Kontrollfunktionen	wissenschaftliche Begleitung zum Modellprogramm durchgeführt von der Gesamthochschule Kassel, Arbeitsgruppe für angehörende soziale Gerontologie (ASG). Die Koordination des Modellprogramms wurde vom Magistrat der Stadt Kassel wahrgenommen.
20. Qualitätssicherung	Dokumentation durch die wissenschaftliche Begleitung
21. Ergebnisbewertung	Die Diakoniestationen betreuen die absolut höchste Zahl von psychisch beeinträchtigten alten Menschen durch Krankenschwestern und Sozialarbeiter. Der Schwerpunkt der Tätigkeit der Schwestern liegt in der ambulanten Krankenpflege, den Gesprächen mit den KlientInnen und den Angehörigen. Aber man kann nicht von einer spezifisch geriatrischen Pflege sprechen. Die Sozialarbeiter betreuen alte Menschen mit sozioökonomischen, psychosozialen Problemen und psychischen Beeinträchtigungen oder Erkrankungen. Sie wenden sich vermehrt sozial isolierten PatientInnen zu. Wenn die leitenden Schwestern dem Modell gegenüber positiv eingestellt waren, ihre positive Einstellung zu Motiven der Kooperation und des gegenseitigen voneinander lernen verdichten konnten, scheint die Integration der Sozialarbeiter gelungen. Dies zeigt sich über die formale Integration im Dienstablauf hinaus, in Formen der gemeinsamen Bewältigung des Zugangs zu und der Betreuung von PatientInnen. Das Angebotsrepertoire der SST wurde durch die Sozialarbeiter erweitert, indem komplexere Problemzusammenhänge sozialer, materieller und psychischer Art bei alten psychisch kranken Menschen stärker wahrgenommen und problemadäquater bearbeitet werden können.

- Empfehlungen/Mißstände	Es wird empfohlen, um eine gerontopsychiatrische Versorgung zu etablieren, zwei institutionelle Innovationen einzuführen: das gerontopsychiatrische Zentrum bildet in Verbindung mit ambulanten und teilstationären Angeboten einschließlich Krisenintervention einen umfassenden Schwerpunkt, diagnostischer und therapieplanender Kompetenz; mit psychiatrischer Kompetenz kann die allg. ambulante und stationäre Versorgung sowie der Institutionenberatung von Alten- und Pflegeheimen unterstützt werden. Eine dezentrale Koordinierungsstelle zur Sicherstellung und Vermittlung des notwendigen Hilfebedarfs für die umfassende materielle, soziale, psychische Versorgung psychisch kranker alter Menschen; außerdem sollten sozialarbeiterische, psychiatrisch-pflegerische, bewegungs- und beschäftigungstherapeutische Kompetenzen zur Verfügung gestellt und vermittelt werden, die gleichzeitig Beziehungen zur Lebenswelt der Betroffenen hält und professionelle Hilfen für präventive und rehabilitative Arbeit und Hilfe zur Selbsthilfe geben kann. Die SozialarbeiterInnen können sich nicht als eigene Berufsgruppe mit eigenem Klientel in den SST behaupten. Schwierig war es die Finanzierung für die Sozialarbeiter in der ambulanten Krankenpflege zu erreichen. Die Gruppe der hirnorganisch Erkrankten (etwa 1/3 der psychisch Kranken) erwies sich hinsichtlich psychiatrischer Pflege unterversorgt. Die Sozialarbeiter übernehmen hauptsächlich die Gruppe der psychisch Beeinträchtigten, psychotisch Erkrankten, Suchtkranken und Personen mit Neurosen und Persönlichkeitsstörungen. Es zeigte sich ein Mangel an fachkompetenter, ambulanter psychiatrischer Pflege, an bewegungs- und ergotherapeutischen Angeboten und flankierenden Maßnahmen der Angehörigenberatung. Trotz aller Einzelförderungen und Einzeleffekte ist es kaum zur verstärkten Kooperation zwischen ähnlichen Einrichtungen in den einzelnen Versorgungsbereichen zur Verbesserung der Betreuung/Behandlung alter Menschen durch Zusammenarbeit mit allgemeinmedizinischen fachärztlichen Personal und ambulanten stationären Institutionen und mit Institutionen zur materiellen und sozialen Absicherung der täglichen Lebensverhältnisse, sowie den Versorgungsbereichen ambulant stationär, stationär-komplementär, als eine wesentliche Voraussetzung effektiver gerontopsychiatrischer Versorgung, gekommen.

Psychogeriatrische Pflege durch Sozialstationen

Quelle:

Seitz, B., Stürmer, W. (1987). Psychogeriatrische Pflege durch Sozialstationen. Untersuchung im Auftrag des Landes Berlin vertreten durch den Senator für Gesundheit und Soziales. Prognos AG Berlin/Köln.

1. Bezeichnung	Sozialstationen
2. Titel des Projektes, Anschrift	"Psychogeriatrische Pflege durch Sozialstationen"
	Diakoniestation Steglitz Mitte
	Albrechtstr. 80
	Berlin
	Öffnungszeiten: werktags 8.00-19.00 Uhr
	Einsatzzeiten täglich 7.00 - 19.30 Uhr
	Am Wochenende/Feiertags: nach Bedarf "ausgedünnt"
	In Notfällen auch außerhalb der regulären Einsatzzeiten.
	Diakoniestation Lankewitz
	Kaiser-Wilhelm-Str. 75-79
	Berlin
	Öffnungszeiten: werktags: 7.30 - 19.00 Uhr
	Einsatzzeiten täglich: 7.30-21.00 Uhr
	Sozialstation Lichterfelde Ost und Süd
	Woltmannweg 41-43
	12209 Berlin
	Träger: Verein für häusliche Krankenpflege dem DPW angeschlossen
	Öffnungszeiten 8.00- 16.00 Uhr
	Einsatzzeiten täglich 7.00- 19.30 Uhr
3. Modellförderung Träger, Dauer	Senator für Gesundheit und Soziales Berlin; Diakonisches Werk Berlin, Verein für häusliche Krankenpflege; 1985-1987;
4. jetziger Stand des Projektes	Unbekannt
5. Zielsetzung hinsichtlich: - Betroffene und Angehörige	Die notwendigen organisatorischen, personellen und finanziellen Voraussetzungen zu schaffen, die eine häusliche Pflege im Falle gleichzeitiger psychischer Erkrankung im Alter sicherstellen.
- Mitarbeiter der Region eigene und andere	-
- regionales Versorgungsprofil - Kostenträger	Schaffung eines erweiterten Kooperationsnetzes; Erarbeiten von Kosten- und Finanzierungsregelungen für psychogeriatrische Pflege durch Sozialstationen.

6. Konzeption	Die Sozialstationen wurden durch eine gerontopsychiatrische Fachkraft ergänzt. Die personelle Besetzung verfolgte unterschiedliche Strategien: eine Pädagogin, die fachliche Begleitung der MitarbeiterInnen der Sozialstation anstrebte; eine Altenpflegerin, die Gruppen für PatientInnen gestaltete und eine Krankenschwester mit Psychiatrieerfahrung, die PatientInnen betreute.
7. gerontopsychiatrisches Verständnis	PatientInnen mit hirnorganischem Psychosyndrom, halluzinatorische Psychosen im Alter, psychovegetative Syndrome, Alkoholismus; In der Studie wurde unterschieden zwischen der PatientInnengruppe ohne psychiatrische Diagnose, ohne Psychiatrieerfahrung; PatientInnengruppe mit psychisch auffälligen PatientInnen ausgewählt aufgrund der psychischen Probleme; die dritte Gruppe psychisch kranke PatientInnen mit ärztlich-psychiatrischer Diagnose.

8. Aufgabenstruktur im Hinblick auf

Die Aufgabenbereiche der gerontopsychiatrischen Zusatzkräfte hatten unterschiedliche Schwerpunkte:

	Lichterfelde	Steglitz-Mitte	Lankwitz
- Prävention	-	begleitende Betreuung der MitarbeiterInnen, psychisch kranker auffälliger PatientInnen, Erstbesuche, Krisenintervention, anderweitig unfinanzierbare Kontakte, Pflege, Betreuung psychischer Patienten	Gruppenangebote unfinanzierbare, begleitende Betreuung neben gleichzeitiger HP und HKP durch die SST, die keine HP/Hk durch die SST erhalten. Kontakt, Pflege und Betreuung psychisch gefährdeter PatientInnen, wenn gerade keine HP vorliegt.
- Behandlung	Arbeit in der direkten Krankenpflege und Betreuung von psychisch kranken PatientInnen, bei denen Teile des Pflegeaufwandes anderweitig unfinanzierbar sind.		
- Rehabilitation	-		
- Pflege	-		

9. Einzugsgebiet

- Region	Steglitz (zentral),	Lichterfelde (Stadtrandcharakter)	Lankwitz
- EinwohnerInnen	60.000	34.000	43.000

324

10. Personalbesetzung - Anzahl der Stellen	Der gesamt Modellversuch umfaßt 8 Sozialstationen, in denen je eine psychiatrische Zusatzkraft gefördert wird. In der SST Steglitz Mitte: 117 Personen, Lankwitz: 71, Lichterfelde: 21;
- Qualifizierung	Es handelt sich jeweils um Psychiatrie erfahrene MitarbeiterInnen unterschiedlicher Berufsgruppen.
- Arzt	
- Pflegekräfte	0,75 Altenpflegerin, 0.75 psychiatrieerfahrene Krankenschwester
- Sozialarbeiter	-
- weitere:	0,75 Pädagogin

11. Klientel
Patienten
Krankheitsbilder

N = 434 in 3 Sozialstationen.

Unterteilung in drei Gruppen:

Gruppe I: 56,2% keine psychiatrische Diagnose, keine psych. Auffälligkeit;

Gruppe II: 30,0% keine psychiatr. Diagnose, aber psych. Auffälligkeit;

Gruppe III: 13,8% ärztl. psychiatrische Diagnose (N = 60):

Organische Psychosen: 50%	Medikamentenabhängigkeit: 1,7%
Andere Psychosen: 5%	Anprexia: 1,7%
Neurosen: 3,3%	nichtpsychot. psychische Störungen
"Depression": 13,3%	nach Hirnschäden: 1,7%
Alkoholabhängigkeit: 11,7%	geistige Behinderung: 3,3%
Anderweitige, unscharfe Diagnosen: 8,3%	

soziodemographische Daten

	Steglitz-Mitte n =151	Lankwitz n = 156	Lichterfelde n = 127
Alter			
60-64	4,6	4,5	9,4
65-69	3,3	3,8	2,4
70-74	13,9	9,6	16,5
75-79	17.9	24,4	15,0
80-84	22,2	25,6	33,1
85-89	23,3	16,6	12,6
90-94	9,9	4,5	3,1
95-99	-	2,6	0,8
Frauen:	85,4	80,1	77,2
Männer:	14,6	19,9	22,8

soziodemographische Daten		Steglitz-Mitte n =151	Lankwitz n = 156	Lichterfelde n = 127
	Einkommen aus eigener Berufstätigkeit, Kran-Kengeld	2,0	3,8	3,9
	Rente, Pension, eigenes Vermögen	96,0	94,9	98,8
	Sozialhilfe	2,3	1,8	4,7
	Unterhalt des Partners, u.ä.	2,0	6,4	5,5
	Unbekannt	1,3	1,3	2,4
	Wohnsituation			
	lebt allein	21,1	40,4	33,1
	Lebt allein mit Helfer in der Nähe	54,3	27,6	27,6
	Lebt mit anderen zusammen ohne Helfer in der Nähe	13,9	22,4	37,0
	Lebt mit anderen zusammen mit Helfern in der Nähe	9,9	9,6	2,4
	-			
Professionelles Umfeld	-			

12. Zugang der Patienten		Steglitz-Mitte n =151	Lankwitz n = 156	Lichterfelde n = 127
	Nervenärzte, Psychotherapeuten	3,3	2,6	1,6
	sonstiger Facharzt	25,2	31,4	30,7
	SpD	3,3	4,5	-
	Sozialamt	20,0	7,1	0,8
	psych./psychosom. KH	-	0,6	0,8
	nichtpsych. KH	29,1	42,9	61,4
	Privat	25,2	19,2	6,3

13. Arbeitsweise	
- Aufnahmeverfahren	Es gibt in allen drei Sozialstationen eine sog. Vermittlungsschwester für den Bereich häusliche Krankenpflege: sie nimmt Meldungen entgegen, macht Erstbesuche, teilt Personal ein, hat Fachaufsicht über Krankenschwestern, Pfleger und Hauspflegekräfte.
- biographischer Arbeitsansatz	-
- Beratungsstrategien	-
- Bezugspflege	wird umgesetzt
- Case Management	-
- Assessment:	-
14. Kooperationspartner	Sozialpsychiatrischer Dienst in Steglitz Mitte, das Sozialamt, Krankenhaus

15. Kooperationsformen	Fallbezogene Kooperation: Austausch von Informationen über die soziale und psychische Situation des gemeinsamen Patienten; Koordinierung von Inhalten, Ablauf der Behandlung, Betreuung und Pflege; Themenbezogene Kooperation: das Fortbildungsangebot durch MitarbeiterInnen einer Einrichtung oder gemeinsame Organisation und Teilnahme an Fortbildungen oder Arbeitsgruppen; Versorgungsbezogene Kooperation: die Kooperation umfaßt die gemeinsame Arbeit in Gremien, psychosoziale Arbeitsgemeinschaft.
16. Leistungsprofile	
- Verwaltungs-/ Leitungsaufgaben	-
- Grundpflege	Medikamentenüberwachung, -gabe; Insulininjektion, -prophylaxe; Dekubitusbehandlung, -prophylaxe; Körperpflege, Windeln, Kleidungswechseln, Nahrungs- und Flüssigkeitsaufnahme;
- Behandlungspflege	Arztkontakte, Kontakte mit psychosozialen und psychiatrischen Einrichtungen, mentale Mobilisierung, Training und Hilfen für das Gedächtnis und die Orientierung, soziale Mobilisierung, Aufbau neuer Sozialkontakte, Mobilisierung zu Freizeitaktivitäten und Lebensqualität; PatientInnen gezielt von früher erzählen lassen, Gespräche über physische und mentale Probleme, Umgang mit extremer psychischer Auffälligkeit.
- hauswirtschaftliche Versorgung	Betten, körperliche Mobilisierung; Einkäufe für oder mit dem/der Patienten/in, Haushaltstätigkeiten, organisatorische Hilfen und Ratschläge zu lebenspraktischen Fragestellungen;
- Case Management	-
- Angehörigenberatung	Kontakte mit und Unterstützung von Angehörigen, betreuenden NachbarInnen, Teamgespräche, MitarbeiterInnenberatung;
- Arbeit mit Laien	Schulung und Begleitung von Laien
- sozialpäd. Leistungen BSHG	Vermittlung von Hilfen
- ärztliche Leistungen	-
- Fortbildung	Für die MitarbeiterInnen der SST
- Öffentlichkeitsarbeit	-
- Dokumentation	Pflegedokumentation und wissenschaftliche Begleitung
17. Leistungsvergütungen Kostenstellen:	während der Modellphase
- Krankenkasse	Anteil angestrebt
- Pflegekasse	gab es noch nicht
- Bezirk/ Landschaftsverband	-
- Kommune	-
- Träger	-
- Land	Berliner Senat für die Zusatzkraft
- Bund	-
18. Verhandlungspartner gegenüber Kostenträgern	war dem Bericht nicht zu entnehmen

19. Leitungs- und Kontrollfunktionen	Es gab einen Projektbeirat; die Mitglieder waren der Auftraggeber; drei Sozialstationen, die Abteilung 'Soziales' des Gesundheitsamtes Steglitz und die Forschung. Zeitweise nahmen auch Mitglieder der PSAG Steglitz teil.
20. Qualitätssicherung	Dokumentation Fortbildung für die Mitarbeiter der SST Projektbeirat, Evaluationsstudie durch Prognos.
21. Ergebnisbewertung	Zur Frage der Generalisierbarkeit für andere Bundesländer ist festzustellen, daß die Ergebnisse Planungsrelevanz haben dürften, da die Altersstruktur Berlin-Steglitz demographische Entwicklungen vorweg nehmen könnte. Der Anteil psychisch veränderter PatientInnen von etwa 40 % erhöht die Vergleichbarkeit zu anderen SSTen. Ein Ergebnis war zudem, daß die Betreuung psychisch veränderter Menschen stärker unterschiedliche Probleme berücksichtigen muß als bei ausschließlich somatisch Kranken. Diese erhalten mehr unterschiedliche Formen von Hilfen: Hauspflege, häusliche Krankenpflege, Beratung durch SozialarbeiterInnen, Betreuung durch die gerontopsychiatrische Zusatzkraft. Als Elemente spezifischer gerontopsychiatrischer Pflege wurden identifiziert: mentale/soziale Freizeitmobilisierung, Gespräche über die Vergangenheit, psychische und mentale Probleme des/r Patient/in, Umgang mit extremer psychischer Auffälligkeit, Einbezug des Wissens um psychische Beeinträchtigung in somatisch oder hauswirtschaftlich orientierten Hilfen, z.B. spezifische Information oder Motivation des/r Patient/in. Wo dies verwirklicht ist, handelt es sich bereits um einen Effekt der Tätigkeit der gerontopsychiatrischen Zusatzkraft. Die Pflegebeobachtungen ergaben, daß die Elemente psychogeriatrischer Pflege völlig unterschiedlich in Qualität, Quantität und Systematik für die PatientInnen erbracht wurden und die Ursachen hierfür umfassen Personalqualifikation, Zeit, Organisation und Finanzierungsmängel. Die Studie ergab, daß die ambulante Pflege durch SST für die PatientInnen ökonomisch günstiger ist und unter dem Aspekt der Gemeindenähe, die gerontopsychiatrische Pflege in der SST prinzipiell optimal angesiedelt ist.

Empfehlungen/Mißstände	Verbesserung der Personalqualifikation aller beteiligter Berufsgruppen durch berufsbegleitende Fortbildung,
	Einstellung einer MitarbeiterInnen beratenden und fallbegleitenden geronto-psychiatrischen Zusatzkraft,
	zusätzliche Einstellung psychiatrieerfahrener Krankenschwestern und Altenpflegern
	Erweiterung des Angebots der SST um offene Altenarbeit mit Schwerpunkt psychisch veränderte alte Menschen, d.h. betreute Begegnungsangebote und Gruppen. (Wenn dies nicht andere Einrichtungen bereits wahrnehmen).
	Beseitigung des Zeitproblems in der Betreuung durch das Zugeständnis eines Zeitaufschlags von 25% für psychiatrische Pflege seitens der Träger.
	Lösung der Finanzierungsprobleme durch Kostenübernahme der häuslichen Krankenpflege durch Krankenkassen aufgrund einer psychiatrischen Diagnose. Diese müßte die dem Krankheitsbild adäquate Häufigkeit und Dauer der Bewilligung und angemessene Kostensätze enthalten; Kostenübernahme auch wenn nur Hauspflege notwendig wird.
	Die AutorInnen sind der Meinung, daß eine Lösung hierfür in einer Pflegeversicherung zu suchen sei.
	Schaffung notwendiger Randbedingungen, wie flankierende psychiatrische, psychosoziale Dienste, z.B. gerontopsychiatrische Sozialeinrichtung mit Ambulanz, Tagesklinik und Beratungsfunktion für PatientInnen, Angehörige und MitarbeiterInnen der Sozialstation. Diese Kooperation muß von beiden Seiten gefördert werden.
	Allgemeinpsychiatrische Praxen und Dienste müssen ihre gerontopsychiatrische Handlungskompetenz erweitern.
	Abschließend: Die Vielfalt der zu lösenden Probleme zeigt an, daß es sich hier um einen mittelfristig orientierten Umsetzungsprozeß handelt.

Modellversuch „Ambulante psychiatrische Pflege durch Sozialstationen"

Quelle:

Simson, A. (1986): Situation der gerontopsychiatrischen Versorgung in der häuslichen Pflege in NRW. In: Denzin und Jauhainien-Denzin (Hrsg.)(1986): Gerontopsychiatrische Modelle in der häuslichen Pflege. Dokumentation eines Symposiums der FU Berlin und der Sozial-/ Diakoniestation Steglitz-Mitte. 26./28.2.1986.

Rothaus. G. (1988): Modellversuch ambulanter psychiatrischer Pflege durch Sozialstationen. In: Denzin (Hrsg.) (1988): Neue Ansätze für die Arbeit mit psychisch veränderten alten Menschen. Bilanz und Perspektiven. Dokumentation des dritten gerontopsychiatrischen Symposiums der FU Berlin und des Diakonischen Werks Berlin.

Kretschmann, R. (1988): Ambulante psychiatrische Pflege durch Sozialstationen. Lambertus Verlag Freiburg.

Heinemann-Knoch, M. (1993). Die Bedeutung der ambulanten sozialen Dienste für psychisch kranke alte Menschen, S. 53-66, Aktion Psychisch Kranke Tagungsbericht Nr. 20.

MAGS NRW (1995). Ambulante Dienste in Nordrhein-Westfalen. Bestandsaufnahme in typischen Regionen. Forschungsbericht. Kettler, Bönen.

1. Bezeichnung	Sozialstationen
2. Titel des Projektes, Anschrift	Modellversuch "Ambulante psychiatrische Pflege durch Sozialstationen". -
3. Modellförderung und Träger, Dauer	Ministerium für Arbeit, Gesundheit und Soziales Nordrhein-Westfalen. 5 Sozialstationen des Caritasverbandes, 4 Diakoniestationen, 3 Sozialstationen des Deutschen Roten Kreuzes, 3 der Arbeiterwohlfahrt und ein Trägerverbund; 1984 bis Ende 1987
4. jetziger Stand des Projektes	Das Ministerium verpflichtete sich an der Weiterfinanzierung der psychiatrischen Pflege über das offizielle Ende des Modellversuchs hinaus und sagte den Sozialstationen für das Jahr '88 weitere Zuschüsse zu. Ca. 60 SST in NRW bieten gerontopsychiatrische Pflege durch qualifizierte MitarbeiterInnen an, in Kassenvereinbarungen konnte ein Vergütungssatz ausgehandelt werden, ein entsprechender Leistungskatalog soll noch erstellt werden.
5. Zielsetzung hinsichtlich: - Betroffene und Angehörige	Ziel der Pflege war, stationäre Aufenthalte zu vermeiden, bzw. zu verkürzen. Eine größerer Zahl psychisch Kranker sollte durch das Angebot erreicht und ein noch ungedeckter Versorgungsbedarf bei psychisch Kranken abgedeckt werden.
- MitarbeiterInnen der Region eigene und andere	Integration des neuen Angebots in die Angebots- und Organisations- und Personalstruktur von Sozialstationen.
- regionales Versorgungsprofil	Durch das Modellprojekt sollte gezeigt werden, ob das Angebot psychiatrischer Pflege durch Sozialstationen geeignet ist, Versorgungslücken zu schließen, und ob dieses Versorgungsangebot flächendeckend in NRW eingeführt werden soll.
- Kostenträger	Entwicklung von Finanzierungsmöglichkeiten für psychiatrische Pflege an Sozialstationen.

6. Konzeption	Das Konzept des Modellversuchs "Ambulante psychiatrische Pflege durch Sozialstationen" des MAGS in NRW sah vor, psychisch kranke und behinderte Menschen ähnlich wie somatisch Erkrankte durch Sozialstationen ambulant zu versorgen. Dazu sollte in verschiedenen Regionen des Landes psychiatrische Pflege durch Krankenschwestern/-pflegern angeboten werden.
7. gerontopsychiatrisches Verständnis	Das Projekt sah keine Beschränkung auf gerontopsychiatrische PatientInnen vor.
8. Aufgabenstruktur im Hinblick auf - Prävention - Behandlung - Rehabilitation - Grundpflege	 - psychiatrische Behandlungspflege - -
9. Einzugsgebiet - Region - Anzahl der Einwohner	Stadt Dortmund (3 Stationen), Stadt Essen (3 Stationen), Landkreis Kleve (2 Stationen), Kreis Mettmann(1 Station), Kreis Soest (1Station), Kreis Steinfurt (2), Kreis Unna (3 Stationen); Stadt Dortmund: Stadt Essen: 1.Station: 55.000 1. Station: nicht genau abzugrenzen 2. Station: 40.000 2. Station: " 3. Station: nicht genau abzugrenzen; 3. Station: ca. 90.000 Stadt Kleve: beide nicht genau abzugrenzen; Stadt Monheim: 40.000 (Station ist nicht genau abzugrenzen) Kreis Steinfurt Kreis Unna: 110.000 1. Station nicht genau abzugrenzen: 2. und 3. Stationen nicht 2. Station: 40.000 abzugrenzen 3. Station: 50.000

10. Personalbesetzung - Anzahl der Stellen - Qualifizierung	Zu Beginn nahmen 16 Sozialstationen am Projekt teil. 36 1987 schieden zwei aus. 7 Krankenpflegekräften waren in einer Klinik in einer Station bzw. als Oberschwester tätig gewesen. 6 hatten eine Weiterbildung zur Fachkrankenschwester für Psychiatrie absolviert, 3 Kräfte hatten bereits 3 Jahre lang im Rahmen des Modellprogramms Psychiatrie (Modellregionenprogramm) in ihrer Station gearbeitet. Psychiatrische Fachkrankenpflege und 2 Jahre Psychiatrieerfahrung. Die Lenkungsgruppe hatte empfohlen, das Projekt durch Fortbildung und Supervision für das gesamte Team in den Sozialstationen zu unterstützen. Fortbildungsprogramm mit 12 Veranstaltungen zu: Depressionen 3 Termine, Paranoide- halluzinatorische Syndrome 3, Hirnorganisches Syndrom 2, Neurotische Funktionelle psychosomatische Syndrome 2, Suchtproblematik 1, Familiendynamik 1, juristische Belange, institutionelles psychiatrisches Umfeld 1. FortbildnerInnen waren Ärzte aus den Landeskrankenhäusern; mehrere Sozialstationen nahmen die Fortbildung gemeinsam wahr. Die psychiatrischen Pflegekräfte hatten Fortbildungswünsche: weitere 10 Veranstaltungen wurden durchgeführt: zu Familiendynamik, Pflegepläne für Psychiatrische Pflege, aktivierende Hilfestellung für Demente, psychotherapeutische Verfahren und Interventionsmöglichkeiten, Psychopharmaka und Gesprächsführung.
- Arzt - Pflegekräfte - Sozialarbeiter - weitere:	- je 2 psychiatrische Krankenpflegekräfte pro Sozialstation - -
11. Zugang der Patienten	PatientInnen, KlientInnen selbst, Angehörige, ärztliche Praxen, Kliniken und sonstige Einrichtungen der sozialen und gesundheitlichen Versorgung.
12. Klientel Patienten: - Krankheitsbilder	N = 745

Krankheitsbilder für PatientInnen über 60Jahre:

	Männer	Frauen
Hirnorganisches Psychosyndrom	47%	38,3%
Psychose	17%	30%
Neurose, Persönlichkeitsstörung	6,0%	11,0%
sonstige psychische Beeinträchtigung	30%	23,8%
Sucht	6,0%	6,9%
geistige Behinderung	2,0%	0,7%
Anfallsleiden	1,0%	0,7%

Multimorbidität: 82% wurden auch als körperlich krank bezeichnet
62% als somatisch mindestens leicht pflegebedürftig

- soziodemographische Daten	Alter: 15-19: 0,9 %　　　20-39: 12,7%　　　40-59: 34,3% 　　　60-79: 35,8%　　　80 und älter: 16,5% Geschlecht: Frauen: 69　Männer: 31% Wohnform: 32% mit Partner, 57 % mit Angehörigen im selben Haus, 43% lebten allein.
Angehörige	-
Professionelles Umfeld	-
13. Arbeitsweise -Aufnahmeverfahren	Verordnung durch Arzt; je nach Einschätzung des Pflegebedarfs und der Bela- stung der Sozialstationen wird der/die Patient/in durch diese angenommen oder abgelehnt.
- biographischer Arbeitsansatz	-
- Beratungsstrategien	-
- Bezugspflege	wurde durchgeführt
- Case Management	Leistungsmerkmale sind zu erkennen, aber Begriff wird nicht verwendet.
- Assessment:	-
14. Kooperationspartner	Psychiatrische und nichtpsychiatrische Krankenhäuser, niedergelassene Ner- venärzte oder Psychiater, Sozialpsychiatrischer Dienst, Beratungsstelle, Heim, Sozialamt, Pfarrer und Kirchengemeinde, Mahlzeitendienst, Hauspflege MSHD, Altenclubs, Selbsthilfegruppe;
15. Kooperationsformen	war den Unterlagen nicht zu entnehmen.
16. Leistungsprofile - Verwaltungs-/ Leitungsaufgaben	-
- Grundpflege	Hilfe bei der Körperpflege und Hygiene; Körperliche Aktivierung; Hilfe bei elementaren körperlichen Verrichtungen; Vermittlung von körperlich entlastenden Hilfen;
- Behandlungspflege	Schaffung der Voraussetzung für Therapie und Pflege: Überprüfung der Eig- nung des Patienten für ambulante Therapie; Verschaffung eines Eindrucks von der Identität des Patienten; Aufbau und Pflege einer Vertrauensbeziehung zum Patienten; Ermittlung allgemeiner krankheitsbedingter Defizite (Pflegeanamnese) Ermittlung allgemeiner krankheitsbedingter Defizite Ermittlung allgemeiner existentieller und sozialer Defizite Feststellung und Beobachtung des jeweiligen Krankheitsstands Ermittlung von krankheitsbedingenden oder -fördernden Gegebenheiten Entwicklung und regelmäßige Anpassung eines Gesamtkonzeptes Reflexion der eigenen Person in der möglichen Wahrnehmung des Patienten Reflexion der eigenen Wahrnehmung des Patienten

	Unterstützung ärztlicher Behandlung: Einleitung notwendiger diagnostischer Klärung und therapeutischer Maßnahmen; Sicherung notwendiger Arztbesuche, Information des Arztes über das Krankheitsbild, Abstimmung ärztlicher Behandlung und pflegerischer Maßnahmen mit dem Arzt, Koordination der durch verschiedene Ärzte erfolgenden Behandlung
	Verabreichung von Medikamenten, Sicherung des notwendigen eigenen Patientenbeitrags zur ärztlichen Therapie; Kontrolle der Wirkung und Nebenwirkungen von Medikamenten;
	geistige und psychische Unterstützung: Heranführung an neue oder angstbesetzte Gesprächsthemen; geistige Aktivierung, psychische Aktivierung, psychisches Training zur Angstbewältigung, psychische Entlastung, Hilfe beim Erkennen und Überwinden beeinträchtigender Gefühle und Wahrnehmungen, Vorbeugung bei Suizidgefährdung, positive Verstärkung, Förderung psychisch gesunder Anteile und der Identität, Vermittlung psychischer Hilfen
	Unterstützung bei der Alltagsbewältigung: Training elementarer Alltagsfertigkeiten, Hilfe bei der Bewältigung von Alltagsanforderungen und bei der Orientierung im Alltag, Beschaffung und Vermittlung von Hilfsmitteln, Vermittlung von Hilfe im Haushalt,
- hauswirtschaftliche Versorgung	-
- Case Management*	Koordination der Tätigkeit verschiedener Versorgungsinstitutionen am Patienten (Fallabsprachen).
	Koordination des Übergangs von einer Versorgungsform- oder Institution zu einer anderen (zur Sicherstellung der Kontinuität der ärztlichen Behandlung und Verhinderung von "Schocks"). Begleitung zu neuer stationärer Aufnahme und ähnliches.
- Angehörigenberatung	Entlastung von Familienangehörigen
	Aktivierung von Familienangehörigen
- Arbeit mit Laien	-
- sozialpäd. Leistungen BSHG	soziale Unterstützung: soziale Aktivierung und Entlastung, Förderung der Kontakt- und Beziehungsfähigkeit, Vermittlung sozialer Hilfe
	Unterstützung bei der Sicherung der materiellen Existenz: Hilfe bei der Bewältigung materieller Probleme, Vermittlung finanzieller und materieller Hilfe
- ärztliche Leistungen	-
- Aus- und Fortbildung	-
- Öffentlichkeitsarbeit	-
- Dokumentation	Pflegedokumentation und Erhebungen für die wissenschaftliche Begleitung

---

* Begriff wurde nicht verwendet, aber Tätigkeit ausgeführt.

17. Leistungsvergütungen Kostenstellen:	
- Krankenkasse	Pauschale von 15 DM pro Einsatz, wenn die Bedingungen nach §185 RVO Abs.1,1 erfüllt sind, d.h. zur Vermeidung oder Verkürzung eines psychiatrischen Krankenhausaufenthalts notwendig sind. 7,50 DM pro Einsatz, wenn psychiatrische Pflege der Sicherung der ärztlichen Behandlung gemäß §185 RVO Abs 1,2 dient. In den Verträgen mit einzelnen RVO-Kassen kam es zum Ausschluß bestimmter Krankheitsbilder z.B. Neurosen oder zu der Bestimmung, daß nur Verordnungen von Neurologen oder Psychiatern erstattet werden. In anderen Städten und Landkreisen wurden auch Verordnungen von allgemeinen Ärzten akzeptiert.
- Pflegekasse	gab es noch nicht.
- Bezirk/ Landschaftsverband	-
- Kommune	Zuschußhöhe von 5-25.000 pro Pflegekraft. Wenn 25.000 abgeführt wurden, sollten die Einnahmen der Krankenkassen an den Zuschußgeber weitergegeben werden.
- Träger	-
- Land	NRW zahlte pro neuer Pflegekraft einen Landeszuschuß von 25.000 DM
- Bund	-
18. Verhandlungspartner gegenüber Kostenträgern	VertreterInnen der Spitzenverbände der Krankenkassen trafen Vereinbarungen mit Trägern von Sozialstationen.
19. Leitungs- und Kontrollfunktionen	Installation einer "Lenkungsgruppe"; beteiligt: Psychiatrische Kliniken, Berufsverbände von Nervenärzten, Träger von Sozialstationen, Kuratorium Deutsche Altenhilfe, Landesverbände der Krankenkassen und Forschungsinstitutionen. Die interdisziplinäre Arbeitsgruppe für angewandte soziale Gerontologie (ASG) der Gesamthochschule Kassel führte die schriftliche Begleitforschung durch. In 5 Modellregionen begleiteten Beiräte den Modellversuch. In diesen Beiräten waren vertreten: Städte oder Kreise, Landeskrankenhäuser, niedergelassene Ärzte, Krankenkassen, Träger der Sozialstationen, Leitung, psychiatrische Pflegekräfte. 4 von diesen Beiräten waren für jeweils 3 SST zuständig. Tagungsabstand 6 Wochen bis 3 Monate. Funktion: Gegenseitige Information über wichtige Details und Entwicklungen. Entwicklungen der Gesundheitsversorgung insgesamt. Willensbildung bei notwendigen Maßnahmen und Koordination des Vorgehens bei diesen Maßnahmen.

20. Qualitätssicherung	Dokumentation, Tätigkeitsdokumentation; Teamsupervision, um die organisatorische Einbindung des Angebots und der neuen Kräfte zu erleichtern. Durchführung von Fortbildung,
21. Ergebnisbewertung - Empfehlungen/Mißstände	Die Besuche der psychiatrischen Krankenpflegekräfte dauerte im Durchschnitt 73 Minuten und somit länger als die Besuche von somatisch arbeitenden Pflegekräften. Es gelang innerhalb der Laufzeit, die eingesetzten Psychiatriekräfte auszulasten. Es gelang in beträchtlichen Ausmaß (bei 68%) stationäre Aufenthalte zu vermeiden oder zu verkürzen. Außerdem gelang die Integration der neuen Pflegekräfte in die SSTen und ein Wissenstransfer konnte stattfinden. Es zeigt sich, daß Sozialstationen besonders für dieses Pflegeangebot geeignet sind. Für die Etablierung ambulanter psychiatrischer Krankenpflege ist es notwendig, daß innerhalb der SST mindestens 3 Krankenpflegekräfte mit Psychiatrieerfahrung in einer besonderen Abteilung eingeteilt werden, wenn dieses Angebot auf Dauer gesichert sein soll. Es zeigte sich, daß die Pflegekräfte in erheblichem Maße selbst über die Übernahme von PatientInnen entschieden und unter diesen Bedingungen bestand ihr Klientel hauptsächlich aus Kranken mit Psychosen oder Neurosen. Kranke mit Demenz oder anderen psychischen Erkrankungen wurden nur dann übernommen, wenn ein geringer Bedarf an somatischer Pflege gegeben war. Im Übrigen blieben diese PatientInnen den somatischen Kräften überlassen.

Ambulante psychiatrische Pflege durch Sozialstationen

Quelle:

van Brederode, M. (1989). Ambulante Psychiatrische Pflege durch Sozialstationen. Modellprogramm. Abschlußbericht der wissenschaftlichen Begleitung. Institut für Sozialforschung und Gesellschaftspolitik, Köln. Aktion Psychisch Kranke (1995) Tagungsbericht Nr. 20

1. Bezeichnung	Sozialstationen.
2. Titel des Projektes, Anschrift	Ambulante psychiatrische Pflege durch Sozialstationen -
3. Modellförderung und Träger, Dauer	Landschaftsverband Rheinland: eine bzw. zwei Sozialstationen aus dem Versorgungsgebiet der rheinischen Landesklinik, Viersen, Düsseldorf, Köln, Bonn und Düren. Sept.1986 bis Sept.1989
4. jetziger Stand des Projektes	Einzelne Träger konnten Verhandlungserfolge mit den Krankenkassen erzielen. Das Modell trug dazu bei, daß in NRW ca. 60 SST gerontopsychiatrische Pflege als weiteres Leistungsangebot mit entsprechend qualifizierten Schwestern vorhalten.
5. Zielsetzung hinsichtlich: - Betroffene und Angehörige	Bereitstellung von Maßnahmen der psychiatrischen Krankenpflege; das Tätigkeitsfeld umfaßt Maßnahmen zur Sicherung von auf psychiatrische Problemstellung gerichteten pharmakotherapeutischen Intervention, zur Förderung und Aktivierung lebenspraktischer Kompetenzen und Fähigkeiten, zur Wiederherstellung und Förderung der sozialen Integration und Partizipation, sowie zur Aktivierung und Lenkung des Unterstützungspotentials im sozialen Umfeld der betreuten Personen.
- Mitarbeiter der Region eigene und andere	Verbesserung der qualifikatorischen Voraussetzungen der Sozialstationen für die Betreuung psychisch kranker und belasteter Menschen. Modellbegleitend wurde die Fortbildung der StammitarbeiterInnen angelegt. Ziel der Fortbildung war, Erweiterung des Wissensstandes bezüglich der Erscheinungsformen psychischer Erkrankungen, Interventionsmöglichkeiten im Rahmen der Krankenpflege, Einzelfallberatung durch die Modellkräfte.
- regionales Versorgungsprofil	Förderung der Zusammenarbeit zwischen den Sozialstationen und den Landeskliniken, dazu war vorgesehen, daß psychiatrische Pflegekräfte einen Teil ihrer Arbeitszeit in den Landeskliniken verbrachten, mit dem Ziel, die PatientInnen auf ihre Eignung für die ambulante Weiterbetreuung durch die Sozialstation zu überprüfen; zum Aufrechterhalten einer gewissen personellen Kontinuität während der Phase des Übergangs des Patienten von der Klinik ins häusliche Umfeld und im Bedarfsfall sollten die Modellkräfte fachliche Unterstützung und Beratung durch ÄrztInnen und die Pflegekräfte in Anspruch nehmen können.

- Kostenträger	Finanzielle Absicherung dieses Aufgabenfeldes im Rahmen der häuslichen Krankenpflege für die Krankenkasse nach §37 SGB V. Die Auslegung psychiatrischer Pflege auf Leistungsbestandteile, die unmittelbar im Zusammenhang mit der pharmakotherapeutischen Intervention lagen, sollten Reaktivierungs- und Trainingsmaßnahmen, die bislang wegen der restriktiv gefaßten Finanzierungsmöglichkeiten nicht zur Anwendung kamen, hinzugefügt werden. Im Sinne eines Implementationsprogrammes sollten Verhandlungen zwischen den VertreterInnen der gesetzlichen Krankenversicherungen und den freien Wohlfahrtsverbänden forciert werden und zu einer finanziellen Absicherung des Aufgabenfeldes beitragen.
6. Konzeption	Der Modellversuch des Landschaftsverbandes Rheinland muß somit in den Kontext verschiedener Modellprogramme zur Erweiterung des Angebotsspektrums von Sozialstationen um psychiatrische Leistungen eingeordnet werden. Es ist als Ergänzung der Vorläuferprogramme zu werten. Dahingehend ist zu berücksichtigen, daß eine Zielgruppenentscheidung auf die gerontopsychiatrischen PatientInnen stattfand.
7. gerontopsychiatrisches Verständnis	Die Eingrenzung des Arbeitsfeldes Gerontopsychiatrie bedarf zweier Definitionsebenen: Das Alter und die Art der psychischen Erkrankung. Bezüglich des Lebensalters war 65 Jahre die grobe Richtmarke, die diagnostischen Kriterien umschreiben das Feld der Gerontopsychiatrie. Es ergaben sich diagnostische Schwerpunkte, durch eine altersabhängig zunehmende Bedeutung von hirnorganischen Erkrankungen, die auf altersspezifische Veränderungsprozesse zurückzuführen sind. Die Spezifität der Gerontopsychiatrie wird nicht ausschließlich durch den physischen Alterungsprozeß gebildet, vielmehr birgt der Prozeß des Alterns auch eine Vielzahl sozialer psychischer Belastungs- und Anpassungsnotwendigkeiten, die als lebensaltersspezifische Risiken zur Ausbildung von nicht organischen psychischen Erkrankungen führen. Die Überschneidungen der Gerontopsychiatrie und der allgemeinen Psychiatrie ergaben sich im Feld der Betreuung von alten Menschen. Der Autor unterteilt in die chronischen Verlaufsformen von chronisch altgewordenen psychisch Kranken und denen, die im Alter psychisch erkrankt sind.

338

8. Aufgabenstruktur im Hinblick auf - Prävention - Behandlung - Rehabilitation - Pflege	- psychiatrische Behandlungspflege, als Nachsorge im Anschluß an einen klinischen Aufenthalt; soziotherapeutische Maßnahmen - ambulante psychiatrische Pflege
9. Einzugsgebiet - Region - EinwohnerInnen	Großstädtischer Ballungsraum: 4 Sozialstationen, davon umfaßt eine das gesamte Düsseldorfer Stadtgebiet, andere umfassen Teileinheiten der Städte Köln und Bonn. Kleinstädtisch-ländlicher Raum: Das Versorgungsgebiet der Sozialstation 1 umfaßt einen kleinstädtischen Versorgungsraum: die beiden Städte Kempen und Thönisfort. dörflich-ländlicher Raum, der durch eine geringe Bevölkerungsdichte charakterisiert ist: Sozialstation 5. Die EinwohnerInnen in den Versorgungsbereichen der Sozialstationen: Sozialstation 1: 10.200 Sozialstation 6: 56.536 Sozialstation 2: 126.414 Sozialstation 4: 33. 800 Sozialstation 3: 15.294 Sozialstation 5: 4.168
10. Personalbesetzung - Anzahl der Stellen - Qualifikation - Arzt - Pflegekräfte - Sozialarbeiter - weitere:	 12 Stellen von den psychiatrischen Kliniken an die Sozialstationen delegiert, je Sozialstation ein Arzt, insg. 5, die dem Modellprojekt zugeordnet waren; zwei psychiatrische Fachpflegekräfte je Station - -
11. Klientel Patienten - Krankheitsbilder - soziodemographische Daten	mit hirnorganischen Syndromen: senile Psychosen, organische Psychosen, zerebrale Degenerationserkrankungen 104 = 46,4%; nicht organische Psychosen 75 = 33,5%; Depression: 10,3% , Wahnerkrankungen: 12,5%, 45 = 18,9 % nicht hirnorganisch geprägt: Depressionen, Medikamenten-, Alkoholabhängigkeit, neurotische Störungen; 37,4 % hatten eine oder mehrere somatische Diagnosen; in der Gruppe der über 75jährigen waren dies 53,1% . *Alter und Geschlecht:* Frauen Männer: 60-64 8 7 65-69 20 5 70-74 17 4 75-79 17 3 80-84 15 4 85-89 5 2

	Wohnform: 104 = 58,1 % leben allein, 40 = 22,3% mit Partner/in, 18 = 10,1% mit Kindern und Enkeln, 10 = 12,6% mit Ehepartner/in und Kindern, 7 = 3,9% sonstige
Angehörige	-
Professionelles Umfeld	-
12. Zugang der Patienten	1. über die Kliniken; 2. über die Ärzte; 3. Sozialstationen
13. Arbeitsweise	Die Analyse der Betreuungsverläufe der Nutzer des Modellangebots zeigt, daß die häuslich psychiatrische Betreuung in der Tendenz als langfristig begleitende Interventionsform angelegt ist. Die durchschnittliche Betreuungsdauer betrug unter Einschluß der bei Abschluß der Untersuchung beendeten Pflegen 192 Tage. Ein Anteil von 20% nahm das Angebot mehr als ein Jahr in Anspruch. Damit stehen diese Nutzungsverläufe im Konflikt zu dem in §37 SGB V vorgesehenen Zeitrahmen für die häusliche psychiatrische Pflege, der die Regeldauer von 4 Wochen hat.
- Aufnahmeverfahren	Es gibt keine generell formulierten diagnostischen Ausschlußkriterien.
- biographischer Arbeitsansatz	-
- Beratungsstrategien	-
- Bezugspflege	-
- Case Management	-
- Assessment	Es wurde ein umfänglicher Hilfebedarf festgelegt: ärztliche Diagnosestellung (nicht angegeben mit welchen Verfahren erhoben), Beschreibung der psychiatrischen Symptome und des körperlichen Pflegebedarfs, Inkontinenz, Nahrungs- und Medikamentenaufnahme, Versorgung mit Lebensmitteln, Wohnungspflege, finanzielle Situation, Tagesstrukturierung;
14. Kooperationspartner	Vorwiegend die Kliniken, niedergelassene Ärzte, sozialpsychiatrische Dienste in geringem Umfang, in höherem Umfang die Sozialdienste der Kommunen und Kirchen; mobile soziale Hilfsdienste, Haushaltsdienste, Mahlzeitendienste, Putzdienste;
15. Kooperationsformen	zielgerichteter konzeptionsgeleiteter Übergang der stationär behandelten PatientInnen in die häusliche Betreuung in Zusammenarbeit mit den Kliniken. Die Modellkräfte nahmen die Funktion einer Klärungsstelle wahr für PatientInnen, die noch nicht diagnostisch abgeklärt waren. Sie klärten den vermuteten Bedarf an psychiatrischen Interventionen, um im Falle eines positiven Befundes den Patienten der ärztlichen Betreuung zuzuführen.
16. Leistungsprofile	
- Verwaltungs-/ Leitungsaufgaben	-
- Grundpflege	Körperpflege: Waschen, Maniküre; Hilfe bei Nahrungs- und Flüssigkeitsaufnahme, Betten, sonstiges

340

- Behandlungspflege	Aktivierung und Training von: Gedächtnis: gedächtnisunterstützende Maßnahmen, Realität und Orientierung, Sprache, sozialer und kommunikativer Fertigkeiten, lebenspraktische Fertigkeiten: z. B. Pflege und Reinigung des Haushalts, regelmäßige Körperpflege, selbständige Medikamenteneinnahme, Bewegungsübungen, tagesstrukturierende Hilfen und Maßnahmen, Anleitung zur Bewältigung von Schlafstörungen und Unruhezuständen, sonstige problemorientierte und beratende Gespräche: mit dem Patienten, mit den Angehörigen und sonstigen Personen aus dem sozialen Umfeld
	Krankenbeobachtung/ Medikamentengabe: Krankenbeobachtung im häuslichen Milieu; Kontrolle der Medikamentenwirkung, Medikamentengabe: Psychopharmaka, Medikamentenbesorgung; Hilfen und Interventionen bei krisenhafter Krankheitsentwicklung (Krisenintervention):
	Vermittlungsleistungen zwischen verschiedenen Versorgungsträgern: Gespräch mit behandelnden niedergelassenen Arzt, Gespräch mit behandelnden Klinikarzt und Pflegepersonal der Klinik, Begleitung zum Arzt beim Besuch sonstiger Dienste der Gesundheits- und Sozialversorgung, auf somatische Behandlungen: Kontrolle von Blutdruck, Temperatur, Puls und Zucker etc. Medikamentengabe und Überwachung, Wundversorgung, Verbände, Einreibungen, Umschläge, Wickel, Katheterversorgung, Einlagen, Decubitus Versorgung.
- hauswirtschaftliche Versorgung	Haushaltshilfen
- Case Management[*]	Kontakte zum Patienten in der Klinik zur Vorbereitung der häuslichen Krankenpflege, Kontakte zur Abstimmung mit sonstigen Einrichtungen und Diensten, von denen der Patient bereits betreut wird, Interventionen zur Einleitung der Betreuung des Patienten durch andere Versorgungseinrichtungen (Arzt, psychiatrisches Krankenhaus, psychiatrische Fachabteilung, sonstige Einrichtungen).
- Angehörigenberatung	-
- Arbeit mit Laien	-
- sozialpäd. Leistungen BSHG	Hilfen und Verrichtungen der sozialrechtlichen und finanziellen Angelegenheiten bei Behördenkontakten, sozialpflegerische Hilfen
- ärztliche Leistungen	-
- Fortbildung	-
- Öffentlichkeitsarbeit	-
- Dokumentation	Dokumentation
17. Leistungsvergütungen	Im Rahmen der Kostenanalyse wurden die durchschnittlichen wöchentlichen Betreuungskosten auf 146,40 DM ermittelt. D.h. bei fast 3/4 der NutzerInnen konnte eine Betreuung zu einem Kostensatz von bis zu 200 DM pro Woche gewährleistet werden und steht damit stationären oder teilstationären Versorgungsangeboten sehr günstig gegenüber.
Kostenstellen:	
- Krankenkasse	Kassenzuwendungen als Pauschalbezuschussung von 17,50 pro psychiatrischen Pflegeeinsatz; und nur unter der Voraussetzung sehr hoch bemessener gleichzeitiger Finanzierungsanteile der Kommunen und der Träger.

---

[*] Begriff wird nicht verwendet, aber Tätigkeiten durchgeführt.

- Pflegekasse	gab es noch nicht
- Bezirk/ Landschaftsverband	-
- Kommune	Grundfinanzierungsanteile: zwischen 15.000 DM und 20.000 DM pro Pflege-kraft im Jahr; Allerdings konnte in den Erstattungsanträgen der GKV und der Kommunen noch keine eingängige Einigung gefunden werden.
- Träger	-
- Land	Grundfinanzierungsanteile: 20.000 DM pro psychiatrischer Pflegekraft;
- Bund	-
18. Verhandlungspartner gegenüber Kostenträgern	Wohlfahrtsverbände (Träger)
19. Leitungs- und Kontrollfunktionen	Die Pflegekräfte wurden auf der Grundlage eines Personalstellungsvertrags an die beteiligten Sozialstationen delegiert. Die Dienst- und Fachaufsicht für die Pflegekräfte wurde im Rahmen dieses Vertrages auf die Sozialstationen über-tragen. Dabei wurden die Sozialstationen in der Fachaufsicht durch die Pflege-dienstleitungen der Landeskliniken unterstützt. Ein Dokumentationssystem und eine vierwöchige Tätigkeitsdokumentation der Pflegekräfte wurden geführt.
20. Qualitätssicherung	Dokumentation, ohne weitere Ausführungen bzw. Beispiele; wissenschaftliche Begleitstudie durch das ISG Sozialforschung und Gesell-schaftspolitik, Köln. Modellbegleitende Fortbildung des Stammpersonals.
21. Ergebnisbewertung Empfehlung/Mißstände	Der Modellverlauf hat ein bedarfsgerechtes Leistungsprofil zu einem Arbeitsan-satz entwickelt. Die Erfahrungen müssen nach dem Programm einem größeren Kreis zugänglich gemacht werden, damit die Weiterführung und die personelle Verbreiterung der Diskussion um die Tätigkeitscharakteristika der häuslichen psychiatrischen Pflege gewährleistet ist. Dies muß als wichtige Voraussetzung einer perspektivischen Fruchtbarmachung der Modellergebnisse für weitere Entwicklungen von Versorgungsstrukturen für psychisch kranke alte Menschen gewertet werden. Pflegestandards für die häusliche Betreuung und die Qualitätssicherung sollten entwickelt werden. Wenn die Öffnung des Angebots psychiatrische Pflege an Sozialstationen für jüngere PatientInnen geschieht, dann besteht die Gefahr, wie der Landesver-such Nordrhein-Westfalen bewiesen hat, daß schwierige Nutzergruppen ver-drängt werden. Deshalb muß man besondere Bedarfsschwerpunkte bezüglich der gerontopsychiatrischen PatientInnen mit flankierenden Maßnahmen be-gegnen. Das bedeutet, daß Zugangsprioritäten für Angehörige der alten Be-völkerung sichergestellt werden müssen. Die ermittelbare Mindestgröße des Versorgungsraumes von Sozialstationen mit mindestens zwei psychiatrischen Pflegekräften bewegt sich im Intervall zwi-schen 15.000 und 33.000 EinwohnerInnen mit einem Lebensalter von mehr als 60 Jahren. Unter Zugrundelegung der Intervallmitte, nämlich 24.000 Einwoh-nerInnen und einer "Altenquote" von ca. 20% ergibt sich hieraus eine Grö-ßenanforderung in Höhe von ca. 60.000 EinwohnerInnen pro Pflegekraft.

Angehörigenberatung e.V.

Quelle:
Angehörigenberatung e.V. (Hrsg.) (1993). Dokumentation 1986-1992. Nürnberg.

1. Bezeichnung	Beratungsstelle für Angehörige
2. Titel des Projektes, Anschrift	Angehörigenberatung e.V. Adam-Klein-Str.6 90429 Nürnberg Tel. 0911/266126
3. Modellförderung und Träger, Dauer	Stadt Nürnberg und das Deutsche Hilfswerk; Träger: Verein Angehörigenberatung e.V. verschiedene Phasen: 85-86 Gründungsphase 87 Anfangsphase der Beratungsstelle 88 Institutionalisierungsphase 89/91 Modell- und Dokumentationsphase 91/92 Professionalisierungsphase
4. jetziger Stand des Projektes	Verein mit 127 Mitgliedern, Stadt Nürnberg; Spenden und Eigenmittel
5. Zielsetzung hinsichtlich: - Betroffene und Angehörige - Mitarbeiter der Region eigene und andere - regionales Versorgungsprofil - Kostenträger	<u>primäre Zielgruppe</u> des Beratungs- und Informationsangebots: *die Pflegenden*, Familienangehörige, die ihre älteren Angehörigen im eigenen oder deren Haushalt betreuen, NachbarInnen und Freunde von älteren pflegebedürftigen Menschen und berufliche Pflegekräfte. <u>Ziel</u>: Stützung der Versorgungskraft pflegender Angehöriger und die Anerkennung ihrer Leistungen; Verbesserung ihrer Handlungskompetenzen in der Versorgung eines älteren hilfebedürftigen Familienmitglieds. Informations- und Fortbildungsarbeit; Vernetzung Aspekt der Kostendämpfung wesentlich (" Die pflegenden Angehörigen von heute sind ohne Unterstützung die Pflegebedürftigen von morgen.").
6. Konzeption	Anfangskonzeption (in Anlehnung an "Norderstedter Modell"): - Information über Krankheiten und Verständnis für die Kranken; - Hilfe und Unterstützung bei dem Thema Tod und Sterben; - Persönlichkeits- und Beziehungsproblematik; jetzige Konzeption: kontinuierliche Beratungstätigkeit: Einzel-, Familien- und Gruppenarbeit. Struktureller Ansatz: Initiierung verschiedener Kleinprojekte innerhalb der Angehörigenberatung e.V.
7. gerontopsychiatrisches Verständnis	Angehörige von älteren hilfebedürftigen Menschen, vor allem von dementiell Erkrankten (36%). Sonstige Krankheitsbilder: Schlaganfall 16%; psych. Veränderung 12%, Herz-Kreislauf-Erkr. 6%, Osteoporose 4%, Parkinson 4%, Muskelerkrankungen 4%, Diabetes 4%, Krebs 4%, Depression 3%;

8. Aufgabenstruktur im Hinblick auf	
- Prävention	Initiierung und Leitung von Gruppen zur Stützung der Pflegenden
- Behandlung	-
- Rehabilitation	-
- Grundpflege	-
9. Einzugsgebiet	
- Region	Stadt Nürnberg; (Inanspruchnahme auch von Angehörigen aus Fürth, Erlangen und dem mittelfränkischen Raum).
- Anzahl der Einwohner	1983 (laut Nürnberger Altenplan): 84.000 BürgerInnen über 65 Jahre; = Bedarf von 12.000 betreuenden und pflegenden Angehörigen;
10. Personalbesetzung	Stand 31.12.1991 (vorher häufiger Wechsel der MitarbeiterInnen wegen befristeter Arbeitsbeschaffungsmaßnahmen):
- Anzahl der Stellen	4 Hauptamtliche; viele Ehrenamtliche;
- Qualifizierung	ständige Weiterqualifizierung der MitarbeiterInnen in beraterischen Kompetenzen und gerontologischen Fertigkeiten; Kompetenz in Gremien mitzuarbeiten.
- Arzt	-
- Pflegekräfte	-
- Sozialarbeiter	2 Sozialarbeiter
- weitere:	1 Diplom-Psychologin; 1 Verwaltungsangestellte; beratende Fachgruppe: Ärzten, PsychologInnen, RechtsanwältInnen und SozialarbeiterInnen;
11. Klientel	
Patienten:	"indirekte Patienten" über die Kontakte mit den Angehörigen
- Krankheitsbilder	(siehe gerontopsychiatrisches Verständnis)
- soziodemographische Daten	- Alter der Hilfebedürftigen: 40% zwischen 70 und 79 Jahre alt; 30 % zwischen 80 und 89 Jahren; - Frauen: 63%; Männer: 37%; - Wohnverhältnisse: mit Ehepartner 37%; mehrere Generationen 24%; allein 23%; Heim 10%; Krankenhaus 6%;
Angehörige	pflegende Angehörige aus allen Schichten. Alter: lag zwischen unter 29 Jahre und über 80 Jahre. Gruppe der 50-59jährigen am häufigsten vertreten. Frauen 71%; Männer 29%; Beziehung der GesprächspartnerInnen zum Hilfebedürftigen: Tochter 34%, Ehefrau 19%, Sohn 8%, Ehemann 7%, Profession. Helfer 6%, Hilfsbedürftiger 6%, Schwiegersohn 4%; sonstige 11%;
Professionelles Umfeld	-
12. Zugang der Patienten	-
13. Arbeitsweise	
-Aufnahmeverfahren	-
- biographischer Arbeitsansatz	Personen- und themenzentriertes Arbeiten.

- Beratungsstrategien	Vorgehensweise: aktiver und problemorientierter Prozeß, bei dem sich die pflegenden Angehörigen auf der verhaltensmäßigen, kognitiven und emotionalen Ebene mit ihrer Situation auseinandersetzen. Kontinuität des Kontaktes wichtig. Dort, wo aufgrund von inneren Widerständen und Konflikten bei den Angehörigen die Information und Einsicht nicht mehr in konkretes Handeln umgesetzt werden kann, erhält die Beratung therapeutische Züge. Starke therapeutische Orientierung, die sich aus der familien-systematischen Betrachtung der Pflegesituation ergibt. Vermittlung sachorientierter Informationen (z.B. über Kurzzeitpflegeplätze), konkrete Unterstützung beim Ausfüllen von Formularen oder bei Ämtergängen.
- Bezugspflege	-
- Case Management	Unterstützung der Angehörigen beim Hinzuziehen von Hilfen.
- Assessment	-
14. Kooperationspartner	Zusammenarbeit mit anderen Initiativen und Institutionen ist notwendig für dieses Projekt. Koordination und Kooperation der öffentlichen und freien Träger der Wohlfahrtspflege, ÄrztInnen, Altenheimen, Sozialstationen.
15. Kooperationsformen	interdisziplinärer Austausch und Aufbau einer Angehörigengruppe in der Sozialstation; Gründung der Alzheimer Gesellschaft Mittelfranken.
16. Leistungsprofile - Verwaltungs-/ Leitungsaufgaben	Initiierung und Konzeptentwicklung verschiedener klientenzentrierter und sozialpolitisch orientierter Projekte; Initiierung und Förderung von Entlastungsangeboten für ältere demente Menschen und pflegende Angehörige (z.B. Tages- und Kurzzeitpflege)
- Grundpflege	-
- Behandlungspflege	Betreuungsgruppe für desorientierte Personen;
- hauswirtschaftliche Versorgung	-
- Case Management	-
- Angehörigenberatung	zur Beratungstätigkeit zählen: Informationsvermittlung, Einzel- und Familienberatungen, Angehörigengruppen, Betreuungsgruppe für desorientierte Familienangehörige; Art der Beratungskontakte: Telefon 55%, Gruppe 21%, Einzelgespräch 14%, Hausbesuch 5%, Familiengespräch 2%, Brief 3%; Häufigkeit der Kontakte pro KlientIn bzw. Familie: 1 Beratung: 40%; 2 Beratungen 25,4%, 3 Beratungen 13,7%, 4-8 Beratungen 12,8%, mind. 9 Beratungen 7,6%. Urlaubsangebot: mit pflegenden Angehörigen und erkrankten Familienmitgliedern gemeinsam in den Urlaub zu fahren.
- Arbeit mit Laien	HelferInnenkreis: Vermittlung stundenweiser Betreuung zur Entlastung der Angehörigen. Anwerbung über persönliche Kontakte bzw. kooperierende Dienste. (Initiieren dieses Helferkreises vorgesehen)
- sozialpäd. Leistungen BSHG	Beratung hinsichtlich der Inanspruchnahme altersgerechter Dienste
- ärztliche Leistungen	-

- Aus- und Fortbildung	Fortbildungstätigkeit ist ein zentraler Bestandteil der Arbeit. Vor allem das Thema "Demenz im Alter" spielt eine große Rolle. Funktion der Fortbildungsarbeit: als Finanzierungsquelle und als Beitrag zur Unterstützung der Angehörigen im Sinne eines Multiplikators. Fortbildung professioneller MitarbeiterInnen;
- Öffentlichkeitsarbeit	Informationsabende, sozialpolitische Diskussionsveranstaltungen, sowie Veröffentlichungen zu verschiedenen Themen der häuslichen Pflegesituation; Darstellung der Arbeit der Beratungsstelle und des Vereins in der Öffentlichkeit. Gesellschaftspolitisches Engagement als "Sprachrohr für die pflegenden Angehörigen"
- Gremienarbeit	Alzheimer Gesellschaft Mittelfranken, Forum Altenhilfe, Mitarbeit in Arbeitskreisen und Gremien der Altenhilfe in Nürnberg: Psychosoziale Arbeitsgemeinschaft / PSAG, DPWV Fachgruppe Altenhilfe, AK Seniorenerholung, AK Gerontopsychiatrie und AK Offene Altenarbeit des Forums Altenhilfe u.a.; Bundesarbeitsgemeinschaft der Beratungsstellen für ältere Menschen und ihre Angehörige;
- Dokumentation	(siehe Literaturangabe)
17. Leistungsvergütungen Kostenstellen:	
- Krankenkasse	-
-. Pflegekasse	-
- Bezirk/ Landschaftsverband	-
- Kommune	Stadt Nürnberg: 40 %;
- Träger	Spenden und Mitgliedsbeiträge
- Land	-
- Bund	-
- andere	in der Zeit der Modellfinanzierung: (über das Arbeitsamt: zu Beginn des Projektes Finanzierung der MitarbeiterInnen über ABM-Maßnahmen); Zuschüsse des Deutschen Hilfswerks ("Die goldene Eins" der ARD-Fernsehlotterie): insg. 261.000 DM, d.h. pro Jahr 87.000 DM; Kursgebühren und Fortbildungshonorare: 19%
18. Verhandlungspartner gegenüber Kostenträgern	-
19. Leitungs- und Kontrollfunktionen	-
20. Qualitätssicherung	siehe Gremienarbeit

21. Ergebnisbewertung Empfehlungen/Mißstände	Einbringen der Erfahrungen in der Fachdiskussion der Bundesarbeitsgemeinschaft der Beratungsstellen. Überregionale Anerkennung der Arbeit der Angehörigenberatung. Sie wird als unverzichtbarer Bestandteil anerkannt. Die Entwicklungsschritte in der Angehörigenberatung e.V. zeigen, daß die Arbeit auf verschiedenen Ebenen angegangen werden muß. Konkrete Hilfemaßnahmen standen im Vordergrund. Der Vernetzungsgedanke ist auch in Zukunft Anliegen der Angehörigenberatung. Es ist notwendig, daß die Angehörigen weiter eine fachliche Qualifizierung erhalten. Dies bleibt ein Schwerpunkt, denn ohne Unterstützung werden die pflegenden Angehörigen von heute die Pflegebedürftigen von morgen.

347

Sozialpsychiatrischer Dienst für alte Menschen (SOFA) Nürtingen

Quelle:

Marx-Mager, T., v. Kutzschenbach, H. (1987): Sozialpsychiatrischer Dienst für alte Menschen in Nürtingen, Landkreis Esslingen. In: Fachtagung zur Gerontopsychiatrie des Landkreises Esslingen und des Modellverbundes ambulanter psychiatrischer, therapeutischer, psychosomatischer Versorgung des BMJFFG von 16.-18.4.1986 in Esslingen.

Bolle, R. und Kreuzer, S. (1989): Ambulante gerontopsychiatrische Pflege. In: Dt. Krankenpflegezeitschrift 10/1989. S.682-686

Kreuzer, S., Veltin, A. (1991): Sozialpsychiatrischer Dienst für alte Menschen in Nürtingen. Schriftenreihe des Bundesministeriums für Gesundheit, Bd 1, Nomos Verlagsgesellschaft Baden-Baden.

1. Bezeichnung	Ambulanter gerontopsychiatrischer Dienst
2. Titel des Projektes, Anschrift	Sozialpsychiatrischer Dienst für alte Menschen (SOFA) Nürtingen; Neckartailfingerstr.20 72622 Nürtingen-Neckarhausen Tel.: 07022/59091 Fax: 07022/59909 Sprechstunden: 9-12 / 13-16 Uhr
3. Modellförderung und Träger, Dauer	BMJFFG; Landkreis Esslingen 1986-1989
4. jetziger Stand des Projektes	Übernahme in die Regelförderung: das Versorgungsgebiet wurde schrittweise auf den ganzen Landkreis ausgedehnt; die SOFA-MitarbeiterInnen gehen von einer Versorgungsverpflichtung für alle psychisch kranken alten Menschen im Landkreis aus, ohne hoheitliche Aufgaben.
5. Zielsetzung: Betroffene und Angehörige - MitarbeiterInnen der Region eigene und andere	SOFA betreut, begleitet, behandelt und berät ambulant psychisch kranke, alte Menschen ab 60 Jahren. Ziel ist die bestmögliche Versorgung gerontopsychiatrischer PatientInnen, besonders der Schwerstkranken im Lkr. Esslingen. Beratung, Betreuung, Information und Unterstützung von Angehörigen über die diversen Krankheitsbilder; den richtigen Umgang mit den PatientInnen; den Umgang mit eigener physischer und psychischer Belastung und die Inanspruchnahme von Hilfen sind die zentrale Voraussetzung für die Versorgung gerontopsychiatrischer PatientInnen. Kompetenzerweiterung der Professionellen; die häufige Fluktuation in den Versorgungseinrichtungen, die Zunahme von Laien, Entstehung neuer Dienste, neuer Erkenntnisse, neuer Medikamente, lassen eine permanente Fortbildungsarbeit notwendig werden.

- regionales Versorgungsprofil	Die Veränderung ambulanter, stationärer und teilstationärer Versorgungseinrichtungen und Anbieter wird unübersichtlich; deswegen wird es notwendig, ständig an der Verbesserung der Hilfen mitzuarbeiten. In regionalen Arbeitsgemeinschaften ist die nutzerorientierte Abstimmung der Hilfen sicherzustellen. Da multimorbide PatientInnen verschiedene Dienste in Anspruch nehmen müssen, muß die Planung und Koordination der Hilfen verbessert werden. Verbreitung des multiprofessionellen Ansatzes: auf die Multimorbidität der PatientInnen muß mit Multiprofessionalität geantwortet werden. Viele PatientInnen haben Probleme psychischer, physischer und sozialer Art, weswegen eine Berufsgruppe alleine völlig überfordert wäre. Wichtig ist der Austausch berufsspezifischen Wissens.
- Kostenträger	Im Moment ist es eine Freiwilligkeitsleistung wünschenswert: Fallpauschalen von Krankenkassen für die Leistungen von SOFA
6. Konzeption	Bei SOFA arbeiten verschiedene Berufsgruppen aus Altenpflege, Krankenpflege, Sozialarbeit, Sozialpädagogik und Medizin zusammen. Durch die fachübergreifende Sichtweise werden Arbeitsmethoden möglich, die die Multimorbidität psychisch kranker alter Menschen in höchstem Maße berücksichtigen. Als Prinzip gilt, einen möglichst geringen Eingriff in den Lebensalltag der PatientInnen zu bewirken.
7. gerontopsychiatrisches Verständnis	Psychisch kranke alte Menschen ab 60 Jahre; unter den häufigsten Erkrankungen finden sich die Altersverwirrtheit (Alzheimerkrankheit), Veränderungen der Stimmungslage (Depressionen), Verkennung der Realität, Verfolgungswahn, Vergiftungsangst, paranoide Syndrome, verborgene oder offene Sucht (Abhängigkeit, Alkohol, Medikamente).
8. Aufgabenstruktur im Hinblick auf - Prävention	-
- Behandlung	Die SOFA-Arbeit ist Behandlung. Es erfolgt letztendlich ein Ineinandergreifen psychischer, pflegerischer, physischer und ärztlicher Handlungsmaßnahmen, die sich eben ergänzen und damit die PatientInnen stabilisieren.
- Rehabilitation*	Durch Reaktivierungsmaßnahmen und der Schaffung von Beschäftigungsmöglichkeiten im häuslichen Bereich wird Rehabilitation betrieben.
- Pflege	Leistungen im Sinne der PflegVg. Anleitung des Patienten
9. Einzugsgebiet - Region - Anzahl der EinwohnerInnen	Landkreis Esslingen 500.000

---

* Begriff wurde nicht verwendet, aber Tätigkeit ausgeführt.

10. Klientel	N = 227	
Krankheitsbilder	Dementielle Syndrome: 53,3%,	depressive Syndrome: 11,5%,
	paranoide Syndrome: 14,5%,	Neurosen: 11,0%
	Psychische Pflegebedürftigkeit	Körperliche Pflegebedürftigkeit
	nicht vorhanden: 3%	38%
	leicht: 45%	25%
	mittel: 35%	30%
	schwer: 15%	6%
soziodemographische Daten	*Alter:*	
	60-64 =11% 65-69 = 14 % 70-74 = 18 %	
	75-79 = 25 % 80-84 = 23 % 85 = 15%	
	Geschlecht: Frauen: 165 = 72,7% Männer: 62 = 27,3 %	
	Familienstand: Frauen: Männer:	
	Verheiratet: 18% 61%	
	verwitwet: 59% 29%	
	ledig: 20% 5%	
	geschieden: 4% -	
	Wohnform:	
	40% Alleinlebende, 30% mit Ehepartner/in	
	18% mit Kindern 8% mit anderen Angehörigen	
	5% Heim	
Angehörige	nicht statistisch erfaßt;	
Professionelles Umfeld	Anfragen von Instanzen wurden erfaßt	
11. Personalbesetzung		
- Anzahl der Stellen	5 Stellen: aktuell: 9 Personen	
- Qualifizierung	gerontopsychiatrische Zusatzausbildung, gerontopsychiatrische Vorerfahrung: Mitarbeiter sollten über mehrjährige Berufserfahrung verfügen; wobei es noch keine qualifizierende Ausbildung für den ambulanten Bereich gibt. Aktive Selbstqualifizierung im Sinne des 'learning by doing' und die Teilnahme an gerontopsychiatrischen Fortbildungen sind erfolgversprechend.	
- Arzt	1 Ärztin;	
- Pflegekräfte	3 Altenpflegerinnen, 2 Krankenschwestern;	
- Sozialarbeiter	1 Sozialarbeiter und 1 Diplompädagoge	
- weitere:	1 Verwaltungskraft;	

12. Zugang der PatientInnen	Niedergelassene Ärzte, häusliche Pflegeorganisationen, die Psychiatrische Abteilung des Kreiskrankenhauses, Angehörige und andere Bezugspersonen der Betroffenen, Selbstinitiative, Ämter.
13. Arbeitsweise - Aufnahmeverfahren	Aufnahme der PatientInnen: telefonische Zuweisung; Verwaltungskraft klärt, ob der Patient der Zielgruppe von SOFA entspricht und verweist gegebenenfalls auf zuständige Dienste. Sie erhebt die Stamm- und anamnestische Daten, klärt Zuweisungsgründe und Betreuungswünsche. In der folgenden Morgenrunde stellt sie dann den Patienten vor. Dann erfolgt der Erstkontakt mit dem Patienten per Hausbesuch, dabei geht es zunächst um die Kontaktaufnahme;
- biographischer Arbeitsansatz	SOFA arbeitet nach dem biographischen Arbeitsansatz.
- Beratungsstrategien	Die angewendeten Interventionsmöglichkeiten reichen vom klärenden Gespräch zu Beschwerden und Krankheit oder die Beziehungen zu anderen Menschen bis zur Körperpflege und Hilfe im Haushalt.
- Bezugspflege	Alle Pflegemaßnahmen stehen unter dem Leitgedanken zur Aktivierung des/r Patienten/in mit dem Ziel, daß die Behinderungen nicht pflegerisch versorgt, sondern motiviert, mobilisiert und angeleitet werden, um das noch Mögliche selbständig zu leisten. Beziehungsangebot, um das nötige Vertrauen aufzubauen, Veränderungsschritte werden erst auf dieser Grundlage möglich. Der Patient bestimmt, welche Veränderung er vornehmen will. Ausnahmen gibt es in akut lebensbedrohlichen Situationen, die z.B. mit Zwangseinweisung ins Krankenhaus oder Räumung der Wohnung vermieden werden sollen (Deeskalation)
- Case Management	Case Management wird eingesetzt;
- Regionalisierung	Lkr. Esslingen wurde in 5 Sektoren unterteilt, pro Region ist ein bzw. zwei SOFA MitarbeiterInnen primär zuständig, d.h. für regionale Zuweisungen sind sie automatisch zuständig. Eine weitere Betreuungsperson wird zur differenzierten Problemlageneinschätzung und zur Vertretung hinzugezogen. Vorteil der Regionalisierung ist die Vertrautheit in und mit der Region, positive Auswirkungen auf die Kooperation mit den regionalen Diensten.
- Assessment	Durch die Regionalbetreuer erfolgt eine umfassende Hilfebedarfsanalyse nach ärztl. und pflegediagnostischen Gesichtspunkten.
14. Kooperationspartner	Gemeindeschwestern, Nachbarschaftshilfen, Haus- und FachärztInnen, Heime, Krankenhäuser, soziale Dienste, Ordnungs- und Gesundheitsämter, Polizei.

15. Kooperationsformen	fallbezogen: gemeinsame PatientInnenbetreuung; Fachbezogene Beratungen und regelmäßige Fallbesprechung bei ambulanten Pflegediensten als auch in Alten- und Pflegeheimen; Initiieren von Angehörigengruppen gemeinsam mit Sozialstationen; Fortbildungsveranstaltung für alle Institutionen und Personengruppen auf Anfrage
16. Leistungsprofile - Verwaltungs-/ Leitungsaufgaben - Grundpflege - Behandlungspflege	Erfassungsraster kostenrelevanter Tätigkeiten vorhanden. Leiterbesprechung über Planung und Organisation der Arbeit Dienst- und Fachaufsicht, konzeptionelle Tätigkeit, verwaltungstechnische Koordination, Material- und Inventarverwaltung Körperpflege, Ernährung, Mobilität, Beratung zur Grundpflege. Ermittlungen wichtiger Daten der Lebensgeschichte, Beobachtung und Feststellung von krankheitsbedingten Einschränkungen, reaktivierende Maßnahmen, Ermöglichung und Verbesserung der Orientierung, Maßnahmen zur Verbesserung der emotionalen Befindlichkeit, tagesstrukturierende Maßnahmen, Kontinuierliches Kontaktangebot, Krankenbeobachtung, Kooperation mit dem Arzt, Motivierung und Begleitung zu notwendigen Behandlungsmaßnahmen, Sachinformation über die Erkrankung, Verabreichung, Motivation und Kontrolle der Medikamente, Beobachtung von Medikamentenwirkungen, Sicherheitsmaßnahmen, Gehübungen, Bewegungsübungen, Blutdruckmessung, med. Einreibung, Verbandswechsel, Injektionen, Dekubitus Behandlung, Beratung zur Behandlungspflege.
- hauswirtschaftliche Versorgung	Einkaufen, Kochen, Reinigen der Wohnung, Spülen, Wechseln und Waschen der Wäsche, Heizen.
- Case Management	fallbezogen: Fallkonferenzen + ind. Fallabsprachen;
- Angehörigenberatung	Einzel- und Gruppenberatung
- Arbeit mit Laien	nein; aber Nachbarschaftshilfe;
- sozialpädagogische Leistungen nach BSHG	pers. Hilfen (§8); Eingliederungshilfe (§§39,40); Hilfe zur Pflege (§§ 68/69); Altenhilfe (§75); Beratung des sozialen Umfeldes;
- ärztliche Leistungen	diagnostische Abklärung, Beratung der Angehörigen.
- Fortbildung	auf Anfrage
- Öffentlichkeitsarbeit/Gremien	ja
- Dokumentation	Patienten-, Verlaufs- und Tätigkeitsdokumentation;
17. Leistungsvergütungen Kostenstellen erstellen: - überörtl. Sozialhilfeträger - Kommune - Krankenkassen - Pflegekassen - Land - Beitragssätze - Arbeitsamt	 Landkreis Esslingen, - Fallpauschalen angestrebt; noch nicht; - - -

352

18. Verhandlungspartner gegenüber Kostenträgern	Unbekannt
19. Leitungs- und Kontrollfunktionen	Projektdurchführung: Krankenhausdezernent, Sozial- und Leiter der psychiatrischen Abteilung des Kreiskrankenhauses Nürtingen; Ansiedelung des SOFA im Geschäftsbereich des Krankenhausdezernats;
20. Qualitätssicherung	Maßnahmen und Instrumente: siehe Dokumentationen Fortbildung Teilnahme an der überregionalen Arbeitsgruppe des Modellverbunds Psychiatrie; regionale PSAG und AG Gerontopsychiatrie
21. Ergebnisbewertung Empfehlungen/Mißstände	SOFA hat die Zielgruppe, unzulänglich versorgte psychisch Alterskranke erreicht, knapp 2/3 der Langzeitbetreuten verblieben nach Betreuungsabschluß in der Obhut der Angehörigen und/oder der lokalen Hilfsdienste. SOFA hat Motorfunktion für die Verbesserung gerontopsychiatrischer Versorgung in der Region. Es wird empfohlen, die ambulanten Angebote durch Tagespflegeeinrichtungen zu ergänzen. Beschäftigungstherapeutische Fachkräfte finden in der Anbindung oder Anlehnung an eine teilstationäre Einrichtung bessere Bedingungen, um ihre berufsspezifischen Möglichkeiten voll ausschöpfen zu können. Es besteht ein Bedarf an Pflegeplätzen und anderen beschützenden Wohnangeboten.

Gerontopsychiatrischer Dienst München (GPDi)

Quellen:

Arbeitsgruppe für Sozialplanung und Altersforschung (Hrsg.) (1994): Nutzen-Kosten-Untersuchung Gerontopsychiatrischer Dienst München. Darmstadt.

Modellverbund "Psychiatrie" (Hrsg.) (1993): "Evaluationsstudie zur Tätigkeit des Gerontopsychiatrischen Dienstes München". München.

Projekte für Jugend- und Sozialarbeit e.V. (1993): Tätigkeitsberichte 1993. München.1993.

1. Bezeichnung	Ambulanter gerontopsychiatrischer Dienst
2. Titel des Projektes, Anschrift	Gerontopsychiatrischer Dienst München (GPDi). Schwanseestr. 16 81539 München Tel.: 089/ 6914802 Öffnungszeiten: Mo/Di/Do/Fr: 9-13 / 14-15.30 Uhr Mi: 11-13 / 14-16 Uhr und nach Vereinbarung
3. Modellförderung und Träger, Dauer	Gründung 1990; Träger "Projekte für Jugend, Familie und Sozialarbeit e.V." AWO - Landesverband Bayern, Modellförderung bezog sich auf die wissenschaftliche Begleitung durch das BMG für zwei Jahre 1990 bis 1992; wegen fehlender Arztstelle wurde die Förderung ein halbes Jahr früher abgebrochen. Kosten- Nutzen Untersuchung durch die Schader- Stiftung finanziert.
4. jetziger Stand des Projektes	Übernahme in die Regelförderung;
5. Zielsetzung: - Betroffene und Angehörige	weitgehende Erhaltung eines selbständigen Lebens - "Normalisierungsfunktion": Sicherstellung med. Versorgung, incl. diagnostischer Abklärung; Hilfen zur Haushaltsführung; Reaktivierung und Wiederherstellung sozialer Kontakte zur Teilnahme am öffentlichen Leben; Hilfe beim Umgang mit Behörden, Wahrnehmung administrativer und organisatorischer Aufgaben; Vermeidung bzw. Beendigung von stationären Aufenthalten - "Präventions- bzw. "Enthospitalisierungsfunktion"
- MitarbeiterInnen der Region eigene und andere - regionales Versorgungsprofil - Kostenträger	- - Nachweis, daß ambulante gerontopsychiatrische Pflege zu Kosteneinsparung beiträgt.
6. Konzeption	Ein komplexes Programm, um im Wohn-, Beziehungs- und Lebensbereich der Patienten (zum Teil präventiv) tätig zu werden, auf die aktuellen Lebenskrisen und auf die Rehabilitation einzugehen.
7.gerontopsychiatrisches Verständnis	Der GPDi arbeitet mit gerontopsychiatrischen PatientInnen ab 60 Jahren mit dementiellen, paranoiden und depressiven Erkrankungen

354

8. Aufgabenstruktur in Hinblick auf:	
- Prävention	Zieldefinition
- Behandlung	-
- Rehabilitation	Der GPDi entspricht den Intentionen der Pflegeversicherung (§3 und §5), die der häuslichen Pflege den Vorrang geben und Prävention und Rehabilitation (§5) betont. Medizinische und ergänzende Leistungen zur Rehabilitation in vollem Umfang einzusetzen und darauf hinzuwirken, Pflegebedürftigkeit zu überwinden, zu mindern und eine Verschlimmerung zu vermeiden.
- Pflege	-
9. Einzugsgebiet	
- Region	drei Stadtteile in München (Giesing, Perlach, Ramersdorf)
- Anzahl der Einwohner	insg. ca. 180.000
10. Klientel Patienten:	entspricht einer Stichtagserhebung: n = 105 angegeben sind Mehrfachnennungen
- Krankheitsbilder	Demenz 34,3% Depression 49,5% Paranoide Wahnerkrankung 21,9% Neurosen: 6,7% andere neurologische Erkrankungen 1,9%; (anderes: 10,5%) Multimorbidität: 60% haben somatische Erkrankungen: Erkrankungen des Herz/Kreislaufsystems, Inkontinenz, Durchblutungsstörungen, verschiedene Arten von Krebs, sowie Mobilitätseinschränkungen durch Hüftoperationen, u.a.;

- soziodemographische Daten	*Alter*:
	 Unter 65: 7,8% 65-70: 10% 71-75: 20, 9%
	 76-80: 20,0% 81-85: 16,3% 85-90: 17%
	 über 90: 8,6%
	 Geschlecht: Frauen: 83,8% Männer: 17,2%
	 Familienstand: ledig: 11,4 geschieden: 17,1% verheiratet: 14,3%
	                          verwitwet: 57,2%
	 Wohnform: alleinlebend: 78,1% mit Partner/in: 18,2%
	                          mit Kindern: 4,8%
	 andere Merkmale: SozialhilfeempfängerInnen: Frauen: 23% Männer: 14%

- Angehörige	-
- professionelles Umfeld	-
11. Personalbesetzung	
- Anzahl der Stellen	4 Ganztags-, 2 Halbtagsstellen, 2 Zivildienstleistende (Ganztags)
- Qualifizierung	psychiatrische Zusatzqualifikation
- Arzt	1 Ärztin (wurde seit 1992 nicht mehr weiter finanziert; keine Ersatzfinanzierung) (Stand 1994);
- Pflegekräfte	1 Altenpfleger, 1 Fachschwester für Psychiatrie;
- SozialarbeiterInnen	1 Sozialpädagoge,
- weitere:	1/2 Psychologin, 1 Verwaltungskraft, 2 Zivildienstleistende, 5 PraktikantInnen, 6 LaienhelferInnen;

12. Zugang der Patienten	Kontaktaufnahme erfolgte meist durch Angehörige, Nachbarn oder Bekannte
13. Arbeitsweise - Aufnahmeverfahren	Kontaktaufnahme erfolgt meist darüber, daß sich Angehörige, Bekannte oder NachbarInnen einschalten und eine Unterstützung durch den GPDi erhoffen. Diese Suche nach einem neuen sozialen Netzwerk ist häufig mit einer "Problemakkumulation" (Armut, Krankheit, Einsamkeit) gekoppelt.
- biographischer Arbeitsansatz	Aneignung der Biographie und Lebensplanung.
- Beratungsstrategien	Prinzip des Empowerments: die Menschen zu unterstützen, alle Möglichkeiten und Hilfen, um die Kontrolle über ihr Leben zu gewinnen, beschaffen.
- Bezugspflege*	Hausbesuche; die Klienten werden in Heimen oder in Kliniken besucht, damit durch vertraute Bezugspersonen der neue Bereich stabilisierende Faktoren enthält. Die Arbeitsweise ist bedürfnisorientiert nach der Prämisse des Selbsthilfeansatzes, d.h. die Mitarbeiter müssen flexibel auf Veränderungen und individuelle Bedürfnisse reagieren. Es wird eine empowermentgeleitete Alltagsbegleitung durchgeführt, die Kräfte entdeckt und fördert, nicht der defizitäre Blick.
- Case Management*	Sicherstellung med. Versorgung, incl. diagnostischer Abklärung; Hilfen zur Haushaltsführung; Reaktivierung und Wiederherstellung sozialer Kontakte zur Teilnahme am öffentlichen Leben; Hilfe beim Umgang mit Behörden, Wahrnehmung administrativer und organisatorischer Aufgaben.
- Netzwerkansatz °	These, daß bei KlientInnen bestimmtes Kräfteprotential vorhanden sein muß, um Hilfe von außen anfragen und annehmen zu können. Es wird versucht Kräftepotentiale in ihren psychischen, ökonomischen, räumlichen und sozialen Dimensionen zu beschreiben und einzubeziehen.
- Assessment *	Nürnberger Altersinventar
14. Kooperationspartner	niedergelassene Haus- und Nervenärzte; Sozialstationen, Bezirkskrankenhaus Haar / psychiatrische Abteilung der Uniklinik, LaienhelferInnen, Angehörige und NachbarInnen. Fachhochschulen und Universität, Therapeutische Wohngemeinschaft, Einrichtung für Obdachlose
15. Kooperationsformen	Fallbezogen: gemeinsame Betreuung mit vorhandenen Diensten, Fallkonferenz: hier werden die unterschiedlichen Dienste bezüglich der Versorgung einer KlientIn koordiniert und eindeutige Absprachen über zu leistende Hilfestellungen getroffen, Konflikte möglichst offen behandelt und gerontopsychiatrische Informationen an professionelle Dienste weitergegeben.
16. Leistungsprofile - Verwaltungs-/ Leitungsaufgaben	-

---

*Begriff nicht verwendet, aber Tätigkeit ausgeführt.
° Begriff nur in diesem Bericht verwendet

- Grundpflege	-
- Behandlungspflege	Ressourceneruierung, Vertrauensbasis als Basis für adäquate Hilfestellung, Sicherstellung psychotherapeutischer Hilfen, psychologisches Training, Erhaltung und Wiederherstellung psychosozialer Fähigkeiten, Hilfe im Umgang mit der Krankheit und den Ängsten um Sterben und Tod, musiktherapeutische Angebote, Krisenintervention,
- hauswirtschaftliche Versorgung	praktische Lebenshilfe.
- sozialpäd. Leistungen BSHG	Sicherstellung materieller Versorgung, Behördengänge, Abklärung in bezug auf rechtliche Beratung, Spaziergänge, Freizeitgruppe, Besichtigung von Altersheimen, Fahrdienste
- Case Management	gemeinsame Betreuung von PatientInnen mit anderen Diensten.
- Angehörigenberatung	Angehörigengruppe mit 14tg Treffen
- Arbeit mit Laien	die Mithilfe der LaienhelferInnen wird als sinnvolle Ergänzung der Arbeit der FachkollegInnen angesehen. Begleitung der KlientInnen zu Freizeitangeboten. Unterstützung für einen reibungslosen Ablauf des Alltagsgeschehens. Mißtrauensabbau gegenüber Mitmenschen.
- Aus-/Fortbildung	PraktikantInnenausbildung, auf Anfrage werden Seminare durchgeführt
- Öffentlichkeitsarbeit	Infostand, Podium, Besprechungen mit StudentInnen, LehrerInnen, PraktikantInnenausbildung.
- Dokumentation	-
17. Leistungsvergütungen Kostenstellen:	
- überörtliche Sozialhilfeträger	Bezirk Oberbayern 95.000 DM
- Kommune	Stadt München 205.662 DM
- Krankenkasse	-
- Pflegekasse	unbekannt in welcher Weise
- Land	Regierung von Oberbayern 95.000 DM
- Träger	Eigenmittel 22.087 DM
- Arbeitsamt	ABM-Maßnahmen 24.000 DM
18. Verhandlungspartner gegenüber Kostenträgern	unbekannt
19. Leitungs- und Kontrollfunktionen	Wissenschaftlicher Beirat bestehend aus dem Sozialreferat München, Bezirkskrankenhaus, der SpD´s München, Arbeitsgemeinschaft Psychoanalyse, Universität, Bezirkstagspräsident, Psychiatrische Klinik, Vorstandsvorsitzender des Trägers, eine psychosoziale/psychiatrische Beratungsstelle der Stadt, eine Stadträtin
20. Qualitätssicherung	Mitarbeit in verschiedenen Arbeitsgremien, wissenschaftlicher Beirat, Supervision, Teambesprechungen

21. Ergebnisbewertung: Empfehlungen/Mißstände	Steigende Nachfrage aus anderen Stadtteilen Münchens bestätigt die Forderung nach einer flächendeckenden Installation Gerontopsychiatrischer Dienste. folgende Regelungen wären dann notwendig: - klar geographisch abgegrenzte Zuständigkeitsgebiete - Konsultation vor stationärer Einweisung von BürgerInnen über 65 Jahren - Informationspflicht stationärer Einrichtungen gegenüber dem GPDi. - eine ärztliche Diagnose- und Behandlungskompetenz ist im Rahmen eines Sicherstellungsauftrags zu gewährleisten. Insgesamt kann das Modell GPDi als Alternative zum "Gerontopsychiatrischen Zentrum" (siehe Expertenmission 1988) positiv bewertet werden. Die Nutzen-Kosten-Untersuchung der Wirkung der Arbeit des GPDi ist ein erster Versuch, Bewertungsprinzipien und Verfahren im sozialen Bereich anzuwenden. Die Ergebnisse machen deutlich, daß mit Hilfe einer relativ geringen Investition in den Gesundheitssektor, d.h. mit der Installation von ambulanten gerontopsychiatrischen Diensten, ein Verbleib psychisch kranker bzw. dementiell erkrankter älterer Menschen zu Hause zu sichern und damit eine erhebliche Verbesserung der Lebensqualität der Betroffenen zu erreichen ist. Das Ergebnis entspricht den im neuen PflegeVG festgeschriebenen Prinzipien "ambulant vor stationär" in exemplarischer Weise. Es wurde auch deutlich, daß der Abstand zwischen den Kosten stationärer Unterbringung, die als "Meßlatte" herangezogen wurde, und ambulanter Versorgung offenbar so groß ist, daß noch ein großer Spielraum für Diskussionen über Mengengerüste und Wertansätze vorhanden ist, ohne daß das Ergebnis substantiell tangiert wird, zumal viele Nutzenkomponenten mangels geeigneter Verfahren und Mengengerüste überhaupt nicht quantifiziert werden konnten, d.h. der Nutzen erheblich unterschätzt wird. Deutlich wurde, daß es ganz entscheidend auf die Qualität der Arbeit und die Auswahl der KlientInnen und eine intensive Kooperation mit pflegenden Angehörigen und anderen Personen und die Koordination von Diensten im ambulanten Bereich ankommt, damit ein Ergebnis erzielt werden kann, wie dies im vorliegenden Fall von GPDi in München realisiert wurde.

Gerontopsychiatrische Tagesstätte der von Bodelschwinghschen Anstalten Bethel/Bielefeld

Quellen:

Böker-Scharnhölz, M. (1988): Gerontopsychiatrische Tagesstätte der v. Bodelschwinghschen Anstalten Bethel/Bielefeld. In: Denzin, 1988, S.19-35.
BMJFFG (Hrsg.): Gerontopsychiatrische Tagesstätte der von Bodelschwinghschen Anstalten Bethel. Band 229, Bonn, 1991.
BMJFFG (Hrsg). Neue Hilfen in der Gerontopsychiatrie. Schriftenreihe Band 225.

1. Genauere Bezeichnung	Gerontopsychiatrische Tagesstätte
2. Titel des Projektes, Anschrift	Gerontopsychiatrische Tagesstätte der von Bodelschwinghschen Anstalten Bethel/Bielefeld. -
3. Modellförderung und Träger, Dauer	Bundesministerium für Jugend, Familie, Frauen und Gesundheit. Von Bodelschwinghschen Anstalten Bethel 10.1986 bis 10.1989
4. jetziger Stand des Projektes	Stand 1989: Antrag an die Arbeitsgemeinschaft der gesetzlichen Krankenkassen auf anteilige Übernahme der Betriebskosten wurde gestellt. Entscheidung wurde verschoben auf die Zeit nach Inkrafttreten des Gesundheitsreformgesetz; Kosten nach Ende der Modellaufzeit müssen von Tagungsgästen selbst übernommen werden. Tagessatz 89,- DM zuzüglich Fahrtkosten; Überörtlicher Sozialhilfeträger Landschaftsverband Westfalen Lippe übernimmt die Kosten nach Anrechnung von Einkommensgrenzen.
5. Zielsetzung - Betroffene und Angehörige	 Die Vermeidung von voll- oder teilstationärer Behandlung sowie einer (Pflege-) Heimunterbringung. TST übernimmt die Förderung und Ergänzung von vorhandenen Fähigkeiten und Fertigkeiten, um den Patienten ein befriedigendes Leben zu ermöglichen. Die Stabilisierung der Betreuten nach einer Behandlungsphase; Entlastung der Angehörigen durch Aufnahme des alten Menschen, durch Beratung und Vermittlung ambulanter Dienste.
- regionales Versorgungsprofil	-
- Mitarbeiter der Region	Aufbau einer für die alten Menschen und ihre Angehörigen angemessenen Zusammenarbeit mit den ambulanten Diensten. D.h. das institutionelle Umfeld in die Arbeit mit einzubeziehen.
- Kostenträger	Einbezug der Krankenkassen in die Finanzierung der Leistungen;
6. Konzeption	Konzeptionelle Rahmenvorgaben: Beide Einrichtungen werden in einem Haus, d.h. in unmittelbarer räumlicher Nähe zueinander eingerichtet. Enge Zuordnung ermöglicht die Förderung einer flexiblen und bedarfsgerechten Aufgabenwahrung, d.h. die Tagesklinik ist für die Behandlung zuständig, die Tagesstätte nimmt Menschen auf, die tagsüber eine Betreuung benötigen und für deren altersbedingte psychische Störung nicht jederzeit in ausreichendem Maße familiäre oder nachbarschaftliche Hilfe sichergestellt werden kann.

7. gerontopsychiatrisches Verständnis	Gerontopsychiatrische Patienten werden unterteilt in die Alterskranken und die chronisch depressiven oder psychotischen alten Menschen mit jahrzehntelangen Krankheitskarrieren. Im ursprünglichen Konzept wurden Auswahlkriterien festgelegt: nicht aufgenommen wurden transportunfähige, bettlägerige oder schwer körperlich pflegebedürftige und akut psychisch gestörte alte Menschen. Es wurden jene psychisch Alterskranken aufgenommen, die an dementiellen Erkrankungen litten und weitreichende Orientierungsstörungen aufwiesen. Leistungsgrenzen der Einrichtung sind erreicht, wenn der Anteil der schwerst gestörten alten Menschen (z.B. andauernd weglaufen) zu hoch wird; im Hinblick auf die Konzeption der Einrichtung bewährte sich eine gewisse Mischung der Besucherzusammensetzung.
8. Aufgabenstruktur im Hinblick auf - Prävention - Behandlung - Rehabilitation - Pflege	 Familie und Wohnumfeld des Patienten entlasten. Durchführung psychiatrischer Behandlungspflege - im Sinne des PflegeVG.
9. Einzugsgebiet - Region - Einwohner	ab 1986 war Bethel für die psychiatrische Pflichtversorgung für die Stadt Bielefeld zuständig, Zuständigkeit der TST erstreckt sich auf dieselbe Region - 320 000 Einwohner im Stadtgebiet Bielefeld

10. Klientel
- Krankheitsbilder
 	
- soziodemographische Daten
	Ergebnisse 1987-1989: n = 45
	dementielle Erkrankungen 81% depressive Syndrome 8%
	schizophrene Psychose 9% chronisch psychisch alt gewordene Kranke
	multimorbid Erkrankte: der Durchschnitt bei den angebenen Krankheiten lag bei 4,7; auf 43 Besucher entfielen 1 bis 5 Krankheiten.
	Alter: unter 60 13,3,%
	        60 - 64 8,9% 65 - 69 8,9%
	        70 - 74 15,6% 75 - 79 33,3%
	        80 - 84 13,3% 85 - 89 6,7%
	        über 89 -
	Familienstand: ledig 13,3% verwitwet 51,1%
	                verheiratet 24,4% geschieden 11,1%
	Geschlecht: männlich: 35,5 weiblich: 64,5
	Wohnsituation: Eine kleine Gruppe alleinlebender Frauen, die von in Bielefeld lebenden Verwandten "versorgt" werden.
	Eine große Gruppe (50%) von Zwei-Personen- Haushalten (Ein-Generationen-Haushalte), in denen bis auf einen Fall alle männlichen Besucher von ihren Ehefrauen allein versorgt werden.
	Die dritte Gruppe umfaßt die Zwei- und Drei-Generationen-Haushalte, in denen Besucher tw. allein od. mit ihren Ehepartnern in d. Familie d. Kindes leben und von der Tochter oder Schwiegertochter versorgt werden (6 Fälle).

11. Personelle Besetzung	Fachpersonalschlüssel von 1:4,6 bezogen auf 16 Plätze
- Anzahl der Stellen	4 Stellen, 2 Zivis
- Qualifizierung	-
- Arzt	-
- Pflegekräfte	1 Altenpflegerin, 1 Krankenschwester
- Sozialarbeiter	-
- weitere:	1 Dipl. Sozialwirtin/Fachkrankenschwester
	1/2 Erzieherin; 1/2 Hauswirtschaftsmeisterin
12. Zugang der Patienten	Klinik 43%, Angehörige 21%, Ärzte 12,7%, ambulante Dienste 11,1%, Ämter 9,5%, Alteneinrichtungen 3,2%
13. Arbeitsweise der Mitarbeiter	
- Aufnahmeverfahren	Nach Anfragen durch ersten telefonischen Kontakt folgt Einladung der potentiellen Besucher zu einem Besuch der Tagesstätte. Hausbesuch von möglichst zwei Mitarbeitern (wichtig zur Sozialanamnese; hatte rückblickend auch zentrale Bedeutung). Probetag.
- biographischer Ansatz	Auswahl der Aktivitäten: nach den Kriterien, was können die BesucherInnen noch? was haben sie früher gemacht? D.h. die Angebote richten sich sowohl nach den Bedürfnissen der jeweiligen Besucher als auch nach den individuellen Kenntnissen der Mitarbeiter, den Jahreszeiten und den Angeboten der Stadt.
- Beratungsstrategien	Beratungsstrategie: veränderte sich von der Parteinahme für die alten Menschen hin zu Familienberatung für das komplizierte Leben mit dem behinderten Familienmitglied.
- Bezugspflege	Bezugspersonensystem: Jedes Teammitglied ist für eine bestimmte Zahl von BesucherInnen, und alle diese Person betreffenden Kontakte mit Angehörigen und anderen beteiligten Institutionen, in besonderer Weise zuständig.
- Case Management	weiterführende Hilfen werden veranlaßt;
14. Kooperationspartner	gerontopsychiatrische Klinik (großer gemeinsamer Informations- und Erfahrungsstand auf Leitungs- und MitarbeiterInnenebene), psychiatrieorientierte Sozialstationen und ambulante Pflegedienste, Kontakte zu den jeweiligen HausärztInnen (keine Eigeninitiative von deren Seite), allgemeine Psychiatrie (wenig Anlässe zur direkten Kooperation), in Einzelfällen mit dem Landeskrankenhaus Gütersloh, Sozialamt (teilweise Desinteresse: z.B. Amt für Familienfürsorge), Altenheim, kaum politische und administrative Unterstützung trotz bestehender Kontakte zu im Rat vertretenen Parteien.
15. Kooperationsformen	Aktivitäten in Rahmen der öffentlichen Darstellung der Einrichtung, fallbezogene Gespräche mit Mitarbeitern anderer Einrichtungen über gemeinsame Klienten und über Verbesserung der Kooperationsbeziehung. Vermittlung von Fällen bspw. über Gerontopsychiatrische Klinik bzw. Sozialdienste, umgekehrt werden BesucherInnen wieder zur Behandlung aufgenommen bzw. die häusliche Versorgung im familiären Rahmen oder Alleinlebender gesichert. Absprachen mit Teilen der städt. Sozialverwaltung.

16. Leistungsprofile	
- Verwaltungs-/ Leitungsaufgaben	allgemeine Leitungsaufgaben (Planung, Konzeption, Mitarbeiterführung)
- Grundpflege	im Sinne des PflegVG
- Behandlungspflege	Aufklärung und Motivierung zur Medikamenteneinnahme, Motivierung zum Arztbesuch, in akuten Krisen Begleitung zum Krankenhaus, Krankenbesuch und Motivation zum erneuten Tagesstättenbesuch, Gespräch mit BesucherInnen über akute Lebensprobleme, Förderung der körperlichen Beweglichkeit, der Kommunikation und der geistigen Fähigkeiten durch Sport- und Spielangebote, Gruppenaktivitäten und weitestgehender Einbezug in alle täglichen Versorgungsaufgaben, Stimulation der Lebensaktivität, des Orientierungs- und Identitätsgefühls durch biographisch orientierte Angebote, Sicherstellung der medizinischen Versorgung und der Einhaltung der ärztlichen Verordnungen, Vorbeugung vor Dehydrierung, Haushaltsführung und Essenorganisation im Rahmen der Tagesstätte.
- Hauswirtschaftliche Versorgung	-
- Case Management	weitergehende Maßnahmen werden bei Notwendigkeit veranlaßt
- Angehörigenberatung	Aufbau der Angehörigengruppe, Beratung der Angehörigen in Bezug auf das psychosoziale Versorgungsnetz gehört zu den weiteren Aufgaben der Einrichtung und ist deshalb wichtig, weil für ca. 85% der BesucherInnen die Angehörigen die wichtigste Stütze sind, Angebot von Gesprächsmöglichkeiten zum tieferen Erfahrungsaustausch, Einladung von ExpertInnen in die Angehörigengruppen. Wenn Entlastung der Angehörigen nicht ausreicht, Beratung hinsichtlich Heimunterbringung. Für Nachbarn oder sonstige Leute, die schon vor der Tagesstättenaufnahme eine engere Beziehung zu den Betreuten hatten, gilt die gleiche Unterstützung wie für Angehörige.
- Arbeit mit Laien	-
- sozialpäd. Leistungen BSHG	Beratung hinsichtlich der Inanspruchnahme von Heimen
- ärztliche Leistungen	-
- Fortbildung	wurde in diesem Projekt vorwiegend verstanden als Anleitung der Mitarbeiter (seitens der Leiterin), Teamberatungen, Anleitung von Praktikanten, Supervision und Teilnahme an Fortbildung.
- Öffentlichkeitsarbeit	Öffentlichkeitsarbeit: Informationsbesuche in der TST
- Dokumentation	Rating-Verfahren zur Einschätzung der Besucherfähigkeiten und des Hilfebedarfes; dies bildet die Grundlage der gemeinsamen Kooperation, der gezielten, individuellen Pflege. Zwei Tätigkeitsdokumentationen 1987 und 1988, die nach Vorbereitung durch die Begleitforschung für jeweils 4 Wochen von den MitarbeiterInnen selber durchgeführt wurden.

362

17. Leistungsvergütungen	
- örtl. Sozialhilfeträger	bei Übersteigen der Einkommensgrenze
- Krankenkassen	-
- Pflegekassen	gab es noch nicht
- Bezirk/Landschaftsverb.	bei Übersteigen der Einkommensgrenze
- Land	-
- Beiträge	Tagessatz von 89,- DM
18. Verhandlungspartner gegenüber Kostenträgern	Die Initiierung eines Beirats zur inhaltlichen Begleitung und zur Hilfe bei der Bestandssicherung fand letztendlich nicht statt. Vorläufige Zuständigkeitserklärung des Landschaftsverbandes: Projektgruppe war mit finanzieller Zukunftssicherung auf einem Mindestniveau zufrieden.
19. Leitungs- und Kontrollfunktionen	Multiprofessionelles Team mit klarer Aufgaben- und Verantwortungsstruktur. Die Leitungsstelle wurde mit einer Mitarbeiterin besetzt, die für Leitungsaufgaben qualifiziert war und diese Rolle in Anleitung und Führung definierte. Initiierung eines Beirates wurde verschoben.
20. Qualitätssicherung	Morgendliche Teamgespräche, in denen individuelle Betreuungskonzepte entwickelt oder korrigiert wurden; fachliche Supervision in Form ärztlicher Fallgespräche; gemeinsame Betreuungsabsprachen zwischen Diensten, die z.T. langjährig bestehen, aber bisher weder klienten- noch planungsbezogen direkten Kontakt miteinander hatten. Heute wird weiter an diesem Netz geknüpft. Fortbildung.
21. Ergebnisbewertung Empfehlungen/Mißstände	Die Lücke zwischen ambulanter und stationärer Betreuung wurde geschlossen. Es konnte nachgewiesen werden, wie wichtig die Tagesstätte als ergänzendes Angebot für pflegende Angehörige ist, die hierdurch ihre Pflegebereitschaft erhalten. Es wurden jene psychisch Alterskranke aufgenommen, die an dementiellen Erkrankungen litten und weitreichende Orientierungsstörungen aufwiesen. Leistungsgrenzen der Einrichtung sind erreicht, wenn der Anteil der schwerst gestörten alten Menschen (z.B. andauerndes Weglaufen) zu hoch wird; im Hinblick auf die Konzeption der Einrichtung bewährte sich eine gewisse Mischung der Besucherzusammensetzung. Beteiligung an Diskussionen um Weiterentwicklung der gerontopsychiatrischen Versorgung, z.B. Hearing zu Problemen der kommunalen Psychiatrie,.. Verankerung oberhalb der Ebene praktischer Kooperation bei Einrichtungs- und Kostenträgern im administrativen und politischen Rahmen ist nicht gelungen. Durch die Verschiebung der Initiierung eines Beirates wurde eine Chance verschenkt, Gerontopsychiatrie als ein Thema bei Einrichtungs- und Kostenträgern im politischen und administrativen Bereich zu verankern. Dominanz allgemeine Altenberatung, Bauplanung weiterer Altenheime, in denen Gerontopsychiatrie eher defizitär behandelt wird.

Entwicklung gemeindepsychiatrischer Versorgungsstrukturen in den Jahren 1992-1995

Quelle:

IES (Hrsg.) (1996): Die Modellregion Köpenick. Unveröffentlichtes Manuskript.

Dilger/Reichwaldt (1995). Gerontopsychiatrische Pflege in der Tagesstätte Köpenick. unveröffentlichter Vortrag, AG Gerontopsychiatrie, September 1995.

Bezirksamt Köpenick von Berlin (1995). Bericht über die Datenerhebung zur Pflegebedürftigkeit bei gerontopsychiatrischen Erkrankungen institutionell betreuter Senioren im Bezirk Köpenick von Berlin. Berlin.

1. Bezeichnung	Gerontopsychiatrische-geriatrische Tagesstätte
2. Titel des Projektes, Anschrift	Entwicklung gemeindepsychiatrischer Versorgungsstrukturen in den Jahren 1992-95 (Modellregionenprogramm des Bundesgesundheitsministeriums) Gerontopsychiatrische Tagesstätte Hügelheimerstr. Berlin – Köpenick
3. Modellförderung und Träger, Dauer	Bundesgesundheitsministerium für Gesundheit VITA e.V., 1992-1995
4. jetziger Stand des Projektes	Initiierung eines Modellprojektes über das BMG "Auf- und Ausbaus eines Verbundsystems der gerontopsychiatrischen Versorgung im Bezirk Köpenick" Dauer: 10/ 95 bis 1998.
5. Zielsetzung hinsichtlich: - Betroffene und Angehörige - MitarbeiterInnen der Region eigene und andere - regionales Versorgungsprofil - Kostenträger	Entlastung pflegender Angehöriger; Angebot tagesstrukturierender Maßnahmen, Reaktivierung der Patienten. Auf- und Ausbau gerontopsychiatrischer Versorgungsbausteine: gerontopsychiatrische Abteilung Wilhelm-Griesinger-Krankenhaus, in der tagesklinische Betreuung möglich ist und in der Institutsambulanz durchgeführt wird. Aufbau einer gerontopsychiatrischen und geriatrischen Tagesstätte (mit 30 Plätzen); mit Einführung der Pflegeversicherung erhält die Tagespflegestätte 7 Öffnungstage; Betreutes Alters-Wohnen mit 16 Plätzen (Kurzzeit-, Entlastungs, Urlaubs- und Nachpflege). Entwicklung von Mischfinanzierung gerontopsychiatrischer Leistungen.
6. Konzeption	Die Tagesstätte richtet sich an Menschen, die aufgrund ihrer gerontopsychiatrischen Problematik den Alltag alleine nicht mehr bewältigen können.
7. gerontopsychiatrisches Verständnis	Die Tagesstätte bietet einen beschützten Freiraum für: alte Menschen mit einer Demenz vom Alzheimer Typ; Multiinfarkt-Demenz oder andere Ursachen; nicht hirnorganisch bedingte psychische Beeinträchtigungen, die derzeit stationär versorgt werden, aber mit tagesstrukturierender Unterstützung in einer eig. Wohnung leben könnten; ältere psychisch kranke Menschen; vereinsamte, verwahrloste, lebensüberdrüssige Menschen erfahren sich in einem kontinuierlichen Seinszusammenhang; altersgebrechliche Menschen;

8. Aufgabenstruktur im Hinblick auf	
- Prävention	Entlastung und Beratung Angehöriger;
- Behandlung	verkürzen, vermeiden hinauszögern von Heim- u. Klinikaufenthalten; Reduzierung von Haus- u. Krankenpflegeleistungen
	Verbesserung des subjektiven Wohlbefindens; Stützung und Orientierung der Identität; Mobilisierung verborgener Fähigkeiten; Eingliederung nach Krankenhausaufenthalt;
- Rehabilitation	Vorbeugung geistigen und körperlichen Abbaus; Einleitung von Reha-Maßnahmen; Rückführung von hoch- zu niedrigschwelligen Angeboten;
- Grundpflege	
9. Einzugsgebiet	
- Region	Berlin Köpenick
- Anzahl der Einwohner	110.000
10. Personalbesetzung	
- Anzahl der Stellen	Personalschlüssel 1: 4
- Qualifizierung	-
- Arzt	-
- Pflegekräfte	Krankenschwester und Altenpfleger
- Sozialarbeiter	Sozialpädagogische Fachkraft
- weitere:	Ergotherapeut; Beschäftigungstherapeut; Hauswirtschaftsleiter
11. Klientel Patienten:	Zeitraum: 15.4.93 - 8.3.95: 82 Besucher
- Krankheitsbilder	fast alle Gäste wurden in den vergangenen drei Jahren diagnostisch dort eingestuft: größte Gruppe wiesen Dgn SDAT und Multiinfarkt-Demenz; ein Teil wies Depression auf
- soziodemographische Daten	Alter: weiblich männlich

Alter:	weiblich	männlich
< 60 Jahre	3	0
60 - 65	1	1
66 - 69	0	3
70 - 75	8	0
76 - 79	9	0
80 - 85	13	0
86 - 90	2	2
90	4	1

Anwesenheitstage zwischen einem und fünf Tagen

Angehörige	-
Professionelles Umfeld	-
12. Zugang der Patienten	der größte Teil der Gäste kommt über das W.-G. Krankenhaus; auch über Angehörige.

13. Arbeitsweise	
- Aufnahmeverfahren	Zustimmung des SpD, um die Kostenübernahme beim zuständigen Sozialhilfe-träger zu erwirken; Hausbesuch zum gegenseitigen Kennenlernen; Einschätzung der Fähigkeiten und ATL-Status; Schnuppertag vor Pflegevertragsabschluß; danach wird entschieden, ob Tages-stättenbesuch und an wie vielen Tagen der Besuch sinnvoll ist; Familienkonferenzen bei Zusammenwohnen mit Angehörigen, um die Bereiche festzulegen, in denen die Patienten reaktiviert werden, um Überforderung zu vermeiden.
- biographischer Arbeitsansatz	Erstellung einer biographischen Anamnese durch Bezugsbetreuer;
- Beratungsstrategien	-
- Bezugspflege	Bezugsbetreuungssystem;
- Case Management	Bezugsperson ist für Pflegedokumentation, Kontakt zu Angehörigen, Sozialsta-tion und Ärztekontakte zuständig; besucht auch Gäste während Krankenhaus-aufenthalt;
- Assessment	ATL-Status wird beim ersten Hausbesuch von Vita e.V. erstellt; biographische Anamnese; Inkontinenzbogen; psychiatrischer und somatischer Status; Therapie- und Verlaufskontrolle durch Mini-Mental (Folstein); Nürnberger Al-tersinventar; Fragebogen zur Verlaufskontrolle von Aphasie, Apraxie und Agnosie (Stadtärztlicher Dienst Zürich); Bei Depression: geriatrische Depressionsskala (GDS)
14. Kooperationspartner	niedergelassene Ärzte; Sozialstationen; SpD's; Wilhelm-Griesinger Krankenhaus (hat Pflichtversorgung im Bezirk); 5.Rad e.V.; Einrichtungen der Altenhilfe im Bezirk;
15. Kooperationsformen	5. Rad e.V. leistet Hol- und Bringedienste für Vita e.V. Zustimmung des SpD für den Aufenthalt in Tagesstätte; mit zwei Sozialstatio-nen wurden verbindliche Betreuungspläne entwickelt;
16. Leistungsprofile	
- Verwaltungs-/ Leitungsaufgaben	-
- Grundpflege	aktivierende Pflege, dazu gehört, den Menschen im Gesamtzusammenhang zu sehen und auch nicht positiv beeinflußbare Leistungsbereiche zu benennen und von den Fähigkeits- und Fertigkeitsbereichen zu trennen; Körperpflege Nahrungs- und Flüssigkeitsaufnahme; RR-Puls, Gewicht etc.
- Behandlungspflege	Realitätsorientierungstraining auf der Basis bestehender Kompetenzen; ATL-Training auf der Basis einer Wertigkeitsskala; Medikation somatische Behandlungspflege: Verbandswechsel etc.
- hauswirtschaftliche Versorgung	
- Case Management	Kontaktaufnahme mit weiteren Einrichtungen; Veranlassung weitergehender Maßnahmen; Pflegeplanung; Dokumentation des Pflegeprozesses;

- Angehörigenberatung	Angehörigenberatung nimmt einen wichtigen Platz ein; 4-wöchig Angehöri-gengruppen zu bestimmten Themenbereichen: Betreuungsgesetz, was können Sozialstationen leisten; Ergebnisse werden dokumentiert und in Pflegeplanung berücksichtigt;
- Arbeit mit Laien	-
- sozialpäd. Leistungen BSHG	Beratung zur Inanspruchnahme eines Heimplatzes
- ärztliche Leistungen	-
- Aus- und Fortbildung	-
- Öffentlichkeitsarbeit	-
- Dokumentation	Pflegedokumentation
17. Leistungsvergütungen Kostenstellen:	unterschiedliche Tagessätze für die geriatrische und gerontopsychiatrische Tagesstätte; Verschiedene Variablen bestimmen den Tagessatz; Festlegung erfolgt durch die Senatsverwaltung für Gesundheit und Vita e.V. Eine Mischfi-nanzierung wurde angestrebt.
- Krankenkasse	Beteiligung angestrebt.
--Pflegekasse	Beteiligung angestrebt
- Bezirk/ Landschaftsverband	-
- Kommune	-
- Träger	-
- Land	in Berlin ausschließlich als BSHG-Finanzierung nach den §§39/40 bzw. §68ff BSHG; Tagessatz beträgt 157.- DM, mit Essensanteil von 5.-DM
- Bund	Personalkosten während der Modellförderung durch BMG
18. Verhandlungspartner gegenüber Kostenträgern	Vita e.V. und der Berliner Senat für Gesundheit handeln den Tagessatz aus
19. Leitungs- und Kontrollfunktionen	wissenschaftliche Begleitung des Modellregionenprogramms durch Institut für Entwicklungs- und Strukturforschung (IES) Hannover; Teilnahme an der Arbeitsgruppe Gerontopsychiatrie des Modellverbunds Psychiatrie, AG Gerontopsychiatrie im Rahmen der PSAG;
20. Qualitätssicherung	Fortbildung der MitarbeiterInnen 14tägig Supervision durch externen Supervisor, dabei wird das Umgehen mit dem Phänomen Übertragung/Gegenübertragung bearbeitet. Pflegedokumentation
21. Ergebnisbewertung	Ausbau gerontopsychiatrischer Versorgungsbausteine: W.-G.-Krankenhaus für stationäre Behandlung, Aufbau einer Tagesstätte und betreutes Alterswohnen, enge Kooperation mit Sozialstationen.
- Empfehlungen	Den Aufbau eines Verbundsystems zu fördern, um gerontopsychiatrische Ver-sorgungsstrukturen abzurunden.
- Mißstand	Die erreichte Stabilisierung kann aktuell noch nicht in den häuslichen Bereich transferiert werden, denn die Sozialstationen oder auch Angehörige zeigen wegen des Transferversuchs oft deutliches Mißfallen;

Tageszentrum am Geiersberg in Wetzlar

Quelle:

Alzheimer Gesellschaft Mittelhessen e.V. (Hrsg) (1994). Mensch sein. Mensch bleiben. Das Alzheimer Tageszentrum in Wetzlar. Bericht über die Arbeit. Wetzlar
ISO (Hrsg.) (1994). "Arbeit mit verwirrten alten Menschen" - Gerontopsychiatrische Angebote im ambulanten, teilstationären und stationären Bereich. Dokumentation der Fachtagung 9. - 11. Mai 1994

1. Bezeichnung	Tagespflegestätte
2. Titel des Projektes, Anschrift	Tageszentrum am Geiersberg in Wetzlar Alzheimer Gesellschaft Mittelhessen e.V. Geiersberg 15 35578 Wetzlar Tel: 06441/ 43742 Fax: 06441/ 43813
3. Modellförderung und Träger, Dauer	Modellprogramm "Verbesserung der Situation der Pflegebedürftigen" des BMA; eines von 200 Einzelvorhaben; Alzheimer Gesellschaft Mittelhessen e.V.; Dauer 1993 bis 1995 (3 Jahre)
4. jetziger Stand des Projektes	in Erprobung
5. Zielsetzung hinsichtlich: - Betroffene und Angehörige - Mitarbeiter der Region eigene und andere - regionales Versorgungsprofil - Kostenträger	Entlastung der pflegenden Angehörigen, die genauso wie die Kranken, Opfer der Krankheit sind; Beeinflussung des Krankheitsverlaufes mit dem Ziel, die persönliche Identität der Kranken bis zu ihrem Lebensende zu erhalten und dadurch das letzte vegetative Krankheitsstadium zu vermeiden oder erheblich zu verkürzen - - Mischfinanzierung der Tagessätze
6. Konzeption	Betreuungskonzept: Arbeit gestaltet sich auf der Grundlage der Milieutherapie, die davon ausgeht, daß nicht nur in der gezielten therapeutischen Intervention, sondern in allen Begegnungen der Kranken mit ihrem sozialen Umfeld therapeutische Kräfte stecken können. Ebenso wichtig ist der Einfluß des räumlichen Umfeldes auf das Befinden der Kranken. Beides, das soziale sowie das räumliche Umfeld sollten deshalb bewußt nach therapeutischen Gesichtspunkten gestaltet werden. Es berücksichtigt ferner: das räumliche Milieu, zwischenmenschliche Milieu, akzeptierende Atmosphäre, anregende Aktivitäten, Rituale.
7. gerontopsychiatrisches Verständnis	Sie wenden ihr Angebot ausdrücklich an Alzheimer-Kranke
8. Aufgabenstruktur im Hinblick auf - Prävention - Behandlung	 - Medikamentengabe; Krankenbeobachtung; Dokumentation

368

- Rehabilitation	Modifikation des Trainingsgedankens: die Erhaltung der Persönlichkeit und der eigenen Identität; .
- Grundpflege	primäres Ziel ist die Stärkung des Selbstbewußtseins und der Persönlichkeit, in diesem Sinne werden alle Verrichtungen unterstützt
9. Einzugsgebiet	
- Region	Wetzlar
- Anzahl der Einwohner	-
10. Personalbesetzung	
- Anzahl der Stellen	3 1/5
- Qualifizierung	neben der Fachlichkeit, vorrangig Kooperationsfähigkeit und Kooperationsbereitschaft im Team;
- Arzt	1 Gerontopsychiater aus psychiatrischen KH führt 14tg. Visiten durch und führt im Tageszentrum Erstgespräche mit Patienten und Angehörigen.
- Pflegekräfte	2 Altenpflegerinnen; 2 Krankenschwestern;
- Sozialarbeiter	-
- weitere:	-
11. Klientel	
Patienten:	12 Plätze
- Krankheitsbilder	Demenzen vom Alzheimer-Typ in fortgeschrittenen Stadien
- soziodemographische Daten	-
Angehörige	Selbsthilfegruppe für pflegende Angehörige
Professionelles Umfeld	-
12. Zugang der Patienten	über die Angehörigen
13. Arbeitsweise	
- Aufnahmeverfahren	Erstkontakt über Gerontopsychiater aus der Klinik mit Patienten u. Angehörigen
- biographischer Arbeitsansatz	bei Neuaufnahmen ausführlich Befragung der Pflegenden zur Biographie, besonders der ersten 30 Lebensjahre
- Beratungsstrategien	-
- Bezugspflege	das zwischenmenschliche Milieu spielt eine große Rolle
- Case Management	-
- Assessment*	wird gemeinsam von Gerontopsychiater und Pflegekräften übernommen;
Weitere:	Schaffung einer angstvermindernden Atmosphäre; aktivitätsanregende Situationen schaffen; Wertschätzung zeigen im Sinne der Validation; Schaffung von Ritualen: Begrüßungslied; Monatslied; keine leistungsbezogenen Verhaltenserwartungen;
14. Kooperationspartner	Psychiatrisches Krankenhaus; Sozialstation; Hilfezentrale für ältere, behinderte und kranke Menschen, eine Alzheimer Beratung, Betreuungsstelle für allein zu Hause lebende psychisch kranke ältere Menschen; Krankenwohnung mit der Möglichkeit zur Krankenhausnachsorge;

---

* Begriff wird nicht verwendet, aber Tätigkeit ausgeführt.

15. Kooperationsformen	Die Krankenwohnung wird zur Kurzzeitpflege von den Angehörigen gerne genutzt, da das Tageszentrum die Pflegekräfte der Krankenwohnung entsprechend unterstützen kann; Gerontopsychiater der Klinik (s. Arbeitsweise) Durch die enge Zusammenarbeit der verschiedenen Bereiche haben sie ein Betreuungsnetz entwickelt, wodurch Kranke u. Angehörige in verschiedenen Lebenssituationen unterstützt und begleitet werden können.
16. Leistungsprofile - Verwaltungs-/ Leitungsaufgaben	-
- Grundpflege	Hilfestellung wird möglichst unbemerkt gegeben in genau dem Moment, in dem Patienten alleine nicht weiterkommen und in genau dem Umfang, den sie benötigen; Die Pflegekräfte übernehmen die Funktion eines Hilfs-Ichs; Anteil pflegerischer Tätigkeiten höher als erwartet; Toilettengänge, Medikamentenüberwachung uam.
- Behandlungspflege	
- hauswirtschaftliche Versorgung	unter größtmöglicher Einbeziehung der Patienten bei gemeinsamen hauswirtschaftlichen Verrichtungen;
- Case Management	-
- Angehörigenberatung	Ergotherapeutin übernimmt auch Besuche bei den PatientInnen zu Hause; sie ist Lichtblick vieler verarmter Pflegebeziehungen zu Hause; monatliche offene Selbsthilfegruppe für pflegende Angehörige abwechselnd zwischen Erfahrungsaustausch und Fachvortrag; für die Angehörigen der Betreuten finden ebenfalls monatlich Angehörigentreffen statt; Tagesausflüge gemeinsam mit Kranken u. Angehörigen;
- Arbeit mit Laien	zwei ehemalige pflegende Angehörige arbeiten regelmäßig im Tageszentrum mit.
- sozialpäd. Leistungen BSHG	Begleitung zu Spaziergängen nur 1:1 möglich;
- ärztliche Leistungen	-
- Aus- und Fortbildung	-
- Öffentlichkeitsarbeit	-
- Dokumentation	Es gibt ein Übergabeheft in das alle Ereignisse am Tag und in der Nacht eingetragen werden;
17. Leistungsvergütungen Kostenstellen:	
- Krankenkasse	-
- Pflegekasse	-
- Bezirk/Landschaftsverband	-
- Kommune	-
- Träger	-
- Land	-
- Bund	Modellförderung durch das BMA
18. Verhandlungspartner gegenüber Kostenträgern	-
19. Leitungs- und Kontrollfunktionen	wissenschaftliche Begleitung durch das ISO-Institut Saarbrücken

20. Qualitätssicherung	Pflegedokumentation: Übergabeheft mit Angehörigen
	Supervision und Fortbildung
21. Ergebnisbewertung	Der Modellversuch war noch nicht abgeschlossen.
- Empfehlungen	-
- Mißstand	-

Verstärkung der Fachlichkeit bei der Versorgung psychisch veränderter älterer Menschen durch die Sozialstationen

Quelle:

Caritas Hannover (Hrsg.) (1991). Verstärkung der Fachlichkeit bei der Versorgung psychisch veränderter älterer Menschen durch die Sozialstation. Jahresbericht zum Treffen der Begleitgruppen. Hannover.

Wilkening, K., v. Blanckenburg, C. (1992). Gerontopsychiatrische Fachbegleitung für Sozialstationen. Häusliche Pflege (1) 2, S.75-79.

Kuratorium Deutsche Altenhilfe (Hrsg.) (1993). Versorgung psychisch veränderter älterer Menschen durch die Sozialstation (Projektberichte). Köln.

Wilkening, K. (1994). Gerontopsychiatrische Fachbegleitung für Sozialstationen. In: ISO (Hrsg.) Arbeit mit verwirrten alten Menschen. Dokumentation der Fachtagung von 9.-11.5.1994, Kirkel. Modellprogramm des BMA zur Verbesserung der Situation der Pflegebedürftigen. S.21-33.

1. Bezeichnung	Fachbegleitung
2. Titel des Projektes, Anschrift	"Verstärkung der Fachlichkeit bei der Versorgung psychisch veränderter älterer Menschen durch die Sozialstationen." Caritasverband Hannover
3. Modellförderung und Träger, Dauer	50% Land Niedersachsen und 50% Stadt Hannover; Caritasverband Hannover; 1990-1992
4. jetziger Stand des Projektes	Verlängerung des Projektes erfolgt jeweils am Ende des Jahres, solange Haushaltsgelder vorhanden sind, wird die Stelle weiter finanziert. Der Bezugskreis der Fachbegleitung hat sich innerhalb Hannovers verlagert, weil andere Stadtteile derselben gerontopsychiatrischen Fachbegleitung bedürfen.
5. Zielsetzung hinsichtlich: - Betroffene und Angehörige - Mitarbeiter der Region, eigene und andere - regionales Versorgungsprofil - Kostenträger	Vermeidung einer Heimeinweisung; alle im Umfeld eines alten Menschen lebenden Personen müssen sensibilisiert werden, Krankheitszeichen von normalen Alterserscheinungen zu unterscheiden; Verstärkung der Fachlichkeit der Sozialstationen; - -
6. Konzeption	Leitmotiv war: Krankenschwestern und Haus- und Familienpflegehelferinnen, die in erster Linie für die somatische Pflege ausgebildet sind, im Umgang mit psychisch veränderten Menschen zu begleiten und zu entlasten, um die Fachlichkeit der MitarbeiterInnen in gerontopsychiatrischen Fragen zu verstärken.
7. gerontopsychiatrisches Verständnis	In der Fachbegleitung wird von einem breiten gerontopsychiatrischen Verständnis ausgegangen, das sich im Wesentlichen aber auf Demenzen, Depressionen, Wahnerkrankungen und Sucht im Alter bezog.
8. Aufgabenstruktur im Hinblick auf - Prävention	Früherkennung der Diagnosestellung: das Auffinden und Identifizieren des gerontopsychiatrischen Klientels. Eine Form der Prävention ist die Fortbildung der Schwestern der Sozialstationen über die Erkrankung und den Umgang mit dieser.

- Behandlung	Fachbegleitung selbst macht keine aktive Patientenbetreuung: Bestandserhebung gravierender Fälle psychisch veränderter PatientInnen; Mithilfe bei der langfristigen Pflegeplanung; Kontaktpflege zu behandelnden Ärzten und SpezialistInnen, ggf. zu Landeskrankenhäusern und anderen Institutionen.
- Rehabilitation	-
- Pflege	-
9. Einzugsgebiet	
- Region	Stadt Hannover; zuständig für drei Sozialstationen: Döhren, Südstadt, Bult.
- Anzahl der EinwohnerInnen	ca. 84.000 EinwohnerInnen
10. Personalbesetzung	
- Anzahl der Stellen	1 1/2 Stellen
- Qualifizierung	-Pädagogin: Teilnahme am Qualifizierungskurs für HochschulabsolventInnen soziale Betreuung und Heimleitung in der Altenhilfe und der Altenpflege. Konkrete Pflegeerfahrungen im Rahmen von Praktika in verschiedenen Einrichtungen. Psychologin: gute Psychiatrieausbildung und Erfahrungen mit Alzheimer Pati EntInnen in Deutschland und England gesammelt.
- Arzt	-
- Pflegekräfte	-
- Sozialarbeiter	-
- weitere:	1 Psychologin; 0,5 Pädagogin,
11. Klientel	n = 151
Krankheitsbilder	Demenzen 54 %, Depression 21% Wahnerkrankungen 9% Sucht 9%
Soziodemographische Daten	Alter: 80% der Fälle sind über 80 Jahre
Angehörige	75 % der Arbeit war Angehörigenberatung
Professionelles Umfeld	Einfluß auf 17 Schwestern der Sozialstation und ÄrztInnen.
12. Zugang der Patienten	über die Sozialstationen
13. Arbeitsweise	
- Aufnahmeverfahren	-
- biographischer Arbeitsansatz	Hausbesuche zur ausführlichen Biographieerhebung, im Gespräch wird das Ausmaß der Erkrankung eingegrenzt
- Beratungsstrategien	Schaffung einer Vertrauensebene zu den MitarbeiterInnen der Sozialstationen gemeinsame Hausbesuche mit den Pflegekräften; Unterstützung bei der Akzeptanz von Entlastungsangeboten; laufendes gerontopsychiatrisches "on-the-job-training" durch gemeinsame Hausbesuche mit der Pflegekraft und anschließende Kenntnis der Krankengeschichte;
- Bezugspflege	-
- Case Management*	Hilfestellung bei der individuellen Pflegeplanung;
- Assessment*	Fachbegleitung klärt ab und zieht hinzu; ggf. das Aufsuchen eines Spezialisten einleiten.

14. Kooperationspartner	(Reihenfolge = Rangfolge)
	Familienhilfe, Hausärzte, gerontopsychiatrische Sprechstunde der Medizinischen Hochschule Hannover (MHH), Tagespflege, Sozialpsychiatrischer Dienst, Angehörigengruppe des Deutschen Sozialwerks e.V. (DSW), Alzheimer Gesellschaft Hannover e.V., Private Pflegedienste, Altenheime, Amtsgericht, Wohlfahrtsverbände, Hospizinitiativen, Gerontopsychiatrischer Arbeitskreis, Arbeitskreis Gemeindepsychiatrie, Städtische Altenhilfe, Krankenkassen, Medizinischer Dienst, Landeskrankenhäuser, Nervenklinik Langenhagen/ Rehabilitationseinrichtung Hagenhof.
15. Kooperationsformen	Mit 17 Schwestern der Sozialstationen hatten fallbezogene Kontakte im Laufe des Jahres mit der Fachbegleitung stattgefunden, gemeinsame Dienstbesprechungen; anfangs wurde ein monatlich regelmäßiges Erscheinen verabredet, was sich nach der Vertiefung des Vertrauenverhältnisses lockerte.
16. Leistungsprofile	
- Verwaltungs-/ Leitungsaufgaben	-
- Grundpflege	-
- Behandlungspflege	Klärung der Differentialdiagnose
- hauswirtschaftliche Versorgung	-
- Case Management*	Hilfestellung bei der individuellen Pflegeplanung;
- Angehörigenberatung	Einzelberatung und Gruppendurchführung als Entlastung pflegender Angehöriger; Unterstützung bei der Akzeptanz von Entlastungsangeboten, Tagespflege, Angehörigengruppen, Therapiegruppen
- Arbeit mit Laien	offene Altenhilfe z.B. Besuchsdienste oder Trauergruppen.
- sozialpäd. Leistungen BSHG	-
- ärztliche Leistungen	-
- Fortbildung	Gerontopsychiatrische Fortbildung und Praxisbegleitung für SozialstationsmitarbeiterInnen bei Einzelfallanalysen: on-the-job-training; Dienstbesprechungen, Nachmittagskurse, langfristige Qualifizierungsangebote;
- Öffentlichkeits-/ Gremienarbeit	Mitarbeit in diversen psychogeriatrischen Gremien. Begleitgruppe AGS der zweijährigen Projektphase; gerontopsychiatrischer Arbeitskreis, Arbeitskreis Gemeindepsychiatrie Alzh. Gesellschaft Hannover und Gerontopsychiatrie (Altenplanfortschreibung Stadt Hannover), Sozialpsychiatrischer Verbund, sowie Pflegekonferenz und AG Sozialstation der Stadt Hannover;
- Dokumentation	eine Zeitbudgetanalyse: Erarbeitung einer "Modellwoche"; Quartalsberichte der Begleitgruppe; ein Fragebogen für 20 Pflegekräfte und 27 Haus- und Familienpflegehelferinnen; nach zwei Jahren ein Abschlußbericht;
17. Leistungsvergütungen Kostenstellen:	Fachbegleitung ist grundfinanziert. Fachbegleitung ist kein Regelangebot;
- Krankenkasse	-
- Pflegekasse	-
- Bezirk/Landschaftsverband	-
- Kommune	Stadt Hannover
- Träger	-

- Land - Bund	Land Niedersachsen (während Modellphase) -
18. Verhandlungspartner gegenüber Kostenträgern	war den Unterlagen nicht zu entnehmen.
19. Leitungs- und Kontrollfunktionen	Während der Projektphase vierteljährliche Sitzungen mit einer Begleitgruppe. Zusammensetzung: Leiterinnen der Sozialstationen, VertreterInnen der Stadt und des Landes, der Arbeitsgemeinschaft Sozialstationen, Geschäftsführer des Caritasverbandes, und die beiden Projektmitarbeiterinnen.
20. Qualitätssicherung	Vierteljährige Sachstandsberichte der Arbeit; die Möglichkeit in diesem Beirat in der Begleitgruppe anstehende Probleme besprechen zu können; unterschiedliche Arbeitsgremien, in denen die Fachbegleitung "Motor" ist; eigene Begleitgruppe; Fallbesprechungen, Durchführung von Fortbildungsangeboten und Begleitung der MitarbeiterInnen der SST;
21. Ergebnisbewertung Empfehlungen/Mißstände	Die Einrichtung von Fachbegleitungen kann als Kostendämpfung angesehen werden. Im Rahmen von 3-4 Jahren können dadurch in der Kommune auch Veränderungen spürbar werden. Die Tatsache, daß die Fachbegleitung für alle MitarbeiterInnen einer Station da ist, und nicht nur die gerontopsychiatrischen Fälle sozusagen aussondert und allein weiter bearbeitet, macht den multiplikativen und sensibilisierenden Effekt ähnlich einer kontinuierlichen Fortbildungs- und Entlastungsmöglichkeit für die Stationen aus. Das Konzept hat sich im Prinzip bewährt und soll jetzt auf den nächsten Stadtteil in Hannover ausgedehnt werden. Die Fachbegleitung hat beschlossen, sich als mobiles gerontopsychiatrisches "Aufrüstungsteam" umzudefinieren. Checkliste zur gerontopsychiatrischen Versorgung in Hannover: biographische Daten psychodiagnostischer und medizinischer Untersuchungen; Assessment durch ein interdisziplinäres Team; psychologische Beratung der PatientInnen und des sozialen Umfelds muß vorhanden sein. Ambulante Dienste, therapeutische Gruppenangebote, Angehörigengruppen, Tagespflege, Kurzzeitpflege, stationäre und ambulante Rehabilitationsmöglichkeiten, Beratung in juristischen Fragen (Betreuung), Beratung in finanziellen Fragen (Familienhilfe), Beratung bei der Heimauswahl, spezielle stationäre Angebote für mobile psychogeriatrische PatientInnen, Fortbildung und Praxisbegleitung der MitarbeiterInnen stationärer ambulanter Einrichtungen und ehrenamtlicher HelferInnen, Öffentlichkeitsarbeit zur Sensibilisierung für gerontopsychiatrische Probleme und Lösungsmöglichkeiten in der Sozialgemeinde.

Regionaler Versorgungsverbund für verwirrte und psychisch kranke alte Menschen - Dienstleistungszentrum Lesum

Quelle:

Müller, W. (1991): Ambulante Betreuung psychisch veränderter älterer Menschen durch Dienstleistungszentren, Bremen, Konzeptpapier.

derss. (1993): Ambulante Betreuung psychisch veränderter älterer Menschen durch Dienstleistungszentren, Bremen, Kurzfassung.

Paritätischer Wohlfahrtsverband Modellprojekt: Regionaler Versorgungsverbund für verwirrte und psychisch kranke alte Menschen. Modellprospekt.

derss. (1994): Modellprojekt regionaler Versorgungsverbund für verwirrte und psychisch kranke alte Menschen, Bremen. Dokumentation 1.4.1993 - 1.4.1994.

Norpoth-Wießmann, A., Niemeyer, P. (1994): Jahresbericht 1994 "Qualifizierung der ambulanten Hilfen für psychisch veränderte ältere Menschen." Stiftung Dr. Heines.

1. Bezeichnung	Fachbegleitung
2. Titel des Projektes, Anschrift	Regionaler Versorgungsverbund für verwirrte und psychisch kranke alte Menschen. Dienstleistungszentrum Lesum. Heimstätte am Grambker See, Frau Steinhaus, Tel. 6490041 DLZ Lesum, Frau Brokmann, Tel. 6368914
3. Modellförderung und Träger, Dauer	Deutsches Hilfswerk, Paritätischer Wohlfahrtsverband (Landesverband) Bremen e.V. 1993-1995 Bremen Nord
4. jetziger Stand des Projektes	Regelförderung
5. Zielsetzung hinsichtlich: - Betroffene und Angehörige - Mitarbeiter der Region eigene und andere - regionales Versorgungsprofil	Fachliche Verbesserung von Einzelbetreuungen durch Begleitung, in der Hilfeplanung durch Sozialanalyse, Beratung von Angehörigen Hilfeplanung durch Sozialanalyse, Qualifizierung, Fort- und Weiterbildungsangebote, Beratung und Anleitung in der Betreuung, Krisenintervention. NachbarschaftshelferInnen und Zivildienstleistende leisten alltägliche hauswirtschaftliche Hilfen. Sie sind mit den Anforderungen in der Betreuung psychisch veränderter älterer Menschen überfordert. Organisation von Hilfen und fachlicher Begleitung dieser Laien. Verbesserung der Hilfestrukturen im Ortsamtsbereich Lesum und der Zusammenarbeit aller sozialen Dienste. Denn Kooperation und Vernetzung nimmt bei der umfassenden Versorgung und Betreuung von psychisch veränderten älteren Menschen einen zentralen Stellenwert ein. Koordination der Hilfeinstanzen im Stadtteil, z.B. Ärzte, Sozialpsychiatrische Dienste, Einrichtungen der Altenhilfe, NachbarschaftshelferInnen, Pflegekräfte, Angehörige, Kostenträger, Sozialdienste. Im Bereich Heimstätte am Grambker See gilt es, die Angebote des betreuten Wohnens der Tagespflege der stationären Versorgung besser zu verzahnen und die Hilfsangebote zu intensivieren, Lücken zwischen ambulanten und stationären Angeboten zu verkleinern und eine sich ergänzende Angebotskette zu schaffen.

- Kostenträger	-
6. Konzeption	Verbesserung der Hilfestrukturen im Ortsamtsbereich Lesum und der Zusammenarbeit aller sozialen Dienste. Denn Kooperation und Vernetzung nimmt bei der umfassenden Versorgung und Betreuung von psychisch veränderten älteren Menschen einen zentralen Stellenwert ein.
7. gerontopsychiatrisches Verständnis	chronische Verwirrtheitszustände, Demenzen, Depressionen, Wahnerkrankungen.
8. Aufgabenstruktur im Hinblick auf	
- Prävention	Beratung von Angehörigen, NachbarInnen und Pflegekräften, um das Pflegemilieu zu stabilisieren.
- Behandlung	Umfassende Problemdiagnose, zeitnahe Hilfeplanung, Dokumentation und Kontrolle; Krisenintervention;
- Rehabilitation	-
- Grundpflege	-
9. Einzugsgebiet	
- Region	Bremen Nord
- Anzahl der Einwohner	-
10. Klientel	
- Krankheitsbilder	chronischer Verwirrtheitszustand 28: davon senile Demenz 16, vaskuläre Demenz 6, Alzheimer 5, Psychosyndrom 1; Depressionen 11, Angstzustände 17;
- soziodemographische Daten	*Alter:* unter 60: 4 61-70: 4 71-80: 18 81-90: 29 über 91: 2 *Geschlecht:* weiblich: 36 männlich: 21 *Wohnform:* alleinlebend: 39 mit Ehepartner: 14 mit sonstigen Angehörigen: 4
Angehörige	-
Professionelles Umfeld	-
11. Personalbesetzung	
- Anzahl der Stellen	2
- Qualifizierung	keine Zusatzqualifikation erwähnt
- Arzt	-
- Pflegekräfte	-
- Sozialarbeiter	1 Sozialpädagoge/in in der Heimstätte am Grambker See;
- weitere:	1 Diplompädagogin als gerontopsychiatrische Fachkraft im DLZ Lesum;
12. Zugang der Patienten	Selbstmelder: 1; Gemeindeschwester: 2 Angehörige: 22 Förderwerk:2 Sozialberaterin: 27 Nachbarn/Bekannte:1 AFSD: 2
13. Arbeitsweise	
- Aufnahmeverfahren	-
- biographischer Arbeitsansatz	biographischer Arbeitsansatz
- Beratungsstrategien	Beratungsgespräche, Fallbesprechungen;
- Bezugpflege	-

- Case Management*	HelferInnenkonferenzen; die fachliche Begleitung der Nachbarschaftshel-ferInnen, Hilfeplanung.
- Assessment	Sozialanamnese, diagnostische Abklärung und sozialer Hilfebedarf
14. Kooperationspartner	Nachbarschaftshelfer, SST; Ärzte;
15. Kooperationsformen	Fallbesprechungen, Fallabsprachen;
16. Leistungsprofile	
- Verwaltungs-/ Leitungsaufgaben	konzeptionelle Arbeit
- Grundpflege	Sicherung der richtigen Ernährung;
- Behandlungspflege	diagnostische Abklärung, Ressourcenfeststellung und -sicherung der PatientIn-nen; Sicherung der ärztlichen Versorgung, Überwachung der Medikamenten-einnahme, Mobilisierung; Restfähigkeiten erhalten und üben, Orientierungsverbesserungen, Tagesstrukturierung; sozialer Beistand, mensch-liche Nähe, Ängste nehmen, Gesprächspartner sein;
- hauswirtschaftliche Versorgung	Anleitung zu hauswirtschaftlichen Tätigkeiten;
- Case Management	Fallabsprachen, HelferInnenkonferenzen, Hilfeplanung; Koordination und Ver-zahnung der Hilfen;
- Angehörigenberatung	Beratung, Sensibilisierung und Schulung der Angehörigen;
- Arbeit mit Laien	fachliche Begleitung der Nachbarschaftshilfe
- sozialpäd. Leistungen BSHG	Beratung hinsichtlich der Inanspruchnahme anderer Einrichtungen der Altenhil-fe. Abklärung der finanziellen Möglichkeiten; Teilhabe am öffentlichen Leben; Angelegenheiten besorgen im Sinne des Betreuungsgesetzes;
- ärztliche Leistungen	-
- Aus- und Fortbildung	Fallbesprechungen, Abhalten von Kursen und Informationsabenden für ver-schiedene Zielgruppen im Stadtteil (in erster Linie aber für die Nachbarschafts-helferInnen);
- Öffentlichkeitsarbeit	Hilfeangebote darstellen; Gremienarbeit: Dienstbesprechung im DLZ in der Heimstätte Helfertreffen, sozialer Arbeitskreis, Regionalkonferenz Psychisch Kranke unter der AG Gerontopsychiatrie.
- Dokumentation	Arbeitshilfen erstellen; Tätigkeitsnachweis durch Dokumentation der geleiste-ten Arbeit.
17. Leistungsvergütungen Kostenstellen:	während der Modellerprobung
- Krankenkasse	-
- Pflegekasse	gab es noch nicht
- Bezirk/Landschaftsverband	-
- Kommune	-
- Träger	40.000 DM
- Land	-
- Bund	-
- andere	Deutsches Hilfswerk 2 Jahre: 160.000 DM
18. Verhandlungspartner gegenüber Kostenträgern	war nicht zu entnehmen

---

* Begriff nicht verwendet, aber Tätigkeit ausgeführt.

378

19. Leitungs- und Kontrollfunktionen	war nicht zu entnehmen
20. Qualitätssicherung	Tätigkeitsnachweis durch Dokumentation
21. Ergebnisbewertung	Erfahrungen nach einem Jahr Tätigkeit: Verbesserung niedrigschwelligen Angebots der Altenhilfe durch intensive fachliche Begleitung; frühes Erkennen gerontopsychiatrischer Problematiken; enge Anbindung an KlientInnen durch die Nachbarschaftshilfe; Durch längere Betreuungszeiten ist die genauere Beobachtung des Krankheitsverlaufs besser gewährleistet. Durch die Nachbarschaftshilfe kann auf bestimmte Probleme reagiert werden; Problemanalysen können gezielter und fachlich kompetenter gestellt werden. NachbarschaftshelferInnen können durch die Fort- und Weiterbildung durch die fachliche Begleitung gerontopsychiatrische Problematiken frühzeitiger erkennen und rückmelden. Zuspitzen der Ereignisse und Verläufe können im Einzelfall aufgefangen und Krisensituationen vermieden werden. Der Umgang mit alten verwirrten Menschen kann begleitet, verbessert und entdramatisiert werden. Ambulante Hilfen können stabilisiert und aufrechterhalten werden. Differenzierte und exakte Informationen können an andere Fachdienste und Einrichtungen weitergegeben werden. Angehörige können besser angeleitet, gestützt werden. Weitergehende Hilfen können dem Einzelfall angepaßt und rechtzeitig eingeleitet werden. Für den älteren Menschen sollte die gerontopsychiatrische Fachkraft ein zusätzliches Maß an Sicherheit bei der Inanspruchnahme der Hilfen bedeuten.
- Empfehlungen/Mißstände	Mehr präventive Angebote für ältere Menschen im gerontopsychiatrischen Bereich wie Gedächtnistraining, tagesstrukturierende Maßnahmen, biographiebezogene Angebote; Mehr Aufklärungsarbeit im gerontopsychiatrischen Bereich; Abbau von Hemmschwellen und Ängsten bezüglich möglicher Alterserkrankungen und ihrer Auswirkungen; Mehr Öffentlichkeitsarbeit hinsichtlich gerontopsychiatrischer Problematiken und Hilfen; Intensivierung der Zusammenarbeit und der Vernetzung unterschiedlicher Hilfeeinrichtungen. Mehr Erfahrungsaustausch der unterschiedlichen Hilfeinstanzen auf praktischer und theoretischer Ebene. (Hauptamtliche Nachbarschaftshilfe würde die Tätigkeiten gerontopsychiatrischer Fachkräfte erleichtern und verbessern. Es könnte so professioneller gearbeitet werden.) In der Betreuung selbst sollte die Zusammenarbeit aller beteiligter Personen in Blick auf Betreuung und Pflegedokumentation unter dem Stichwort 'Qualitätssicherung' angestrebt werden. Die Toleranz und Akzeptanz von psychisch veränderten alten Menschen muß erhöht werden, um ein selbstbestimmtes Leben im Alter so lange wie möglich zu gewährleisten.

Ambulante gerontopsychiatrische Versorgung im Landkreis Bayreuth durch Sozialstationen

Quelle:

Krisch, H. (1992): Ambulante gerontopsychiatrische Versorgung durch Sozialstationen - ein Modellprojekt im Landkreis Bayreuth. Blätter der Wohlfahrtspflege. S. 3 - 43

Schüler, M. (1992). Ambulante gerontopsychiatrische Versorgung im Landkreis Bayreuth durch Sozialstationen. In: Verband bay. Bezirke, Ambulante gerontopsychiatrische Versorgung in Bayern, Fachtagung in Ingolstadt.

Basis (Hrsg.)(1995): Ambulante gerontopsychiatrische Versorgung durch Sozialstationen im Landkreis Bayreuth. 3. Projektjahr. Ergebnisse der Begleitforschung. Nov.1995 Bamberg.

1. Bezeichnung	Sozialstationen
2. Titel des Projektes, Anschrift	Ambulante gerontopsychiatrische Versorgung im Landkreis Bayreuth durch Sozialstationen Zentrale Diakoniestation Pegnitz, Bayreuth-Land, Bad Berneck; Sozialstation der Caritas Pegnitz, Hollfeld-Waischenfeld, Eckersdorf
3. Modellförderung und Träger, Dauer	Modellförderer: 35% Bayrisches Staatsministerium für Arbeit Familie und Sozialordnung 35% Bezirk Oberfranken 20% Krankenkassenfinanzierung über Leistungsentgelte 10 % kreisangehörige Gemeinden Dauer: Juli 1992 für zwei Jahre; Ende 1995; eine Verlängerung um ein weiteres Jahr ist denkbar;
4. jetziger Stand des Projektes	Modellerprobung 1995 abgeschlossen. Der Projektbericht wird bis März 1996 fertiggestellt. Die Finanzierungsverhandlungen mit den Krankenkassen wurden noch nicht abgeschlossen.
5. Zielsetzung - Betroffene u. Angehörige	Den PatientInnen soll ein weitgehend selbständiges Leben in der eigenen Wohnung und gegebenenfalls in der eigenen Familie ermöglicht werden, so weit es unter den vorhandenen Bedingungen sinnvoll erscheint, zu führen. Die Lebenssituation soll hinsichtlich psychischer Gesundheit, des sozialen Umfeldes und der materiellen Lebensbedingungen verbessert werden.
- Mitarbeiter der Region eigene und andere - regionales Versorgungs-profil	- Schaffung einer nahtlosen Betreuung beim Übergang vom stationären Aufenthalt in der Klinik in den häuslichen Bereich, wobei die ambulante gerontopsychiatrische Krankenpflege analog zum stationären Versorgungsangebot der ärztlichen Behandlung durch eine aktivierende Pflege in der häuslichen Umgebung wirksam ergänzen soll.
- Kostenträger	Die Vermeidung bzw. zum Teil wesentliche Verkürzung psychiatrischer stationärer Aufenthalte.
6. Konzeption	Sozialstationen als flächendeckende Versorgungseinrichtungen sollen in einer ländlichen Region gerontopsychiatrische Pflege durchführen.

7. gerontopsychiatrisches Verständnis	PatientInnen aus dem gerontopsychiatrischen Bereich: darunter fallen besonders folgende Krankheitsbilder: Depressionen im höheren Lebensalter, Alterspsychosen, Verwirrtheitszustände, hirnorganische Psychosyndrome, Demenzprozesse, Parkinson;
8. Aufgabenstruktur im Hinblick auf - Prävention - Behandlung - Rehabilitation - Pflege	Beratung von Angehörigen zur Sicherung des Pflegemilieus gerontopsychiatrische Behandlungspflege nach G-Schlüssel - gerontopsychiatrische Pflege
9. Einzugsgebiet - Region - EinwohnerInnen	Lkr Bayreuth 180 000 E
10. Klientel Krankheitsbilder Soziodemographische Daten Angehörige Professionelles Umfeld	Hauptgrund für psychische Beeinträchtigung ist das Vorliegen hirnorganischer Psychosyndrome; daneben spielen Psychosen und Neurosen eine relativ große Rolle. Es gibt unterschiedliche Einschätzungen hinsichtlich des Ausmaßes psychischer Beeinträchtigungen zwischen den Schwestern der SSTs und den Ärzten. somatische Erkrankungen: 76% bzw.72% aller PatientInnen haben Herz- und Kreislauferkrankungen, sowie Erkrankungen des Bewegungs- und Stützapparates. 49% weisen periphere Durchblutungsstörungen auf; große Bedeutung: Diabetes, neurologische Erkrankungen, Hauterkrankungen, Dekubitus: zwischen 29 und 33%. Pflegebedürftigkeit:　　körperliche　　psychische geringer Umfang:　　48%　　73% erhöhter Umfang　　52%　　27% Alter: 80% der PatientInnen sind älter als 70 Jahre, in den letzten Jahren ist ein wachsender Anteil von Hochbetagten zu verzeichnen: 1993 waren 44% der PatientInnen über 80; 1994/95 ist der Anteil dieser Hochbetagten auf 53,5 bzw. 50 % gestiegen. Die gerontopsychiatrischen PatientInnen sind im Durchschnitt älter als die somatischen PatientInnen. Geschlecht: 4/5 der PatientInnen sind Frauen. Familienstand: 3/4 der Patientinnen ist alleinstehend, meist verwitwet. 1/4 lebt mit dem Partner. Der Anteil der Alleinstehenden ist bei geronto-psychiatrischen PatientInnen höher als bei somatischen PatientInnen. Unterhalt: 85% bestreiten ihren Unterhalt durch Rente oder Pension bzw. Vermögen. Typisch landwirtschaftliche Unterhaltsformen: ältere Menschen (Übergabevertrag):6%; Sozialhilfe: 1%. - -

11. Personalbesetzung	
- Anzahl der Stellen	6 Sozialstationen wurden mit einer Pflegekraft erweitert
- Qualifizierung	alle Kräfte der Sozialstation wurde zwei Jahre geschult, um die fachliche Quali-
	fikation zu erhalten. BKH Bayreuth als Fortbildungsdurchführer;
- Arzt	Arzt des BKH Bayreuth, aber nicht in der Einzelfallarbeit;
- Pflegekräfte	6 Pflegekräfte
- Sozialarbeiter	Gesundheitsamt
- weitere:	
12. Zugang der Patienten	Überweisung durch den Hausarzt, selten auch durch den Facharzt;
	Bemühungen der Angehörigen; Vereinzelt auf Initiative von Krankenhäusern
	und kirchlichen Stellen oder der/die Patient/in selbst.
13. Arbeitsweise	
- Aufnahmeverfahren	Verordnung durch den Hausarzt
- biographischer Arbeitsansatz	biographischer Arbeitsansatz
- Beratungsstrategien	-
- Bezugspflege	Wechsel der Schwestern gering zu halten. Durch die verbesserten Finanzie-
	rungsmöglichkeiten konnte die Betreuungszeit der Schwestern bei den Patient-
	Innen erhöht werden.
- Case Management	gemeinsam mit den Sozialarbeitern des Gesundheitsamtes;
- Assessment*	-
14. Kooperationspartner	niedergelassene Hausärzte, das örtliche Gesundheitsamt, der sozialpsychiatri-
	sche Dienst und die Institutsambulanz des Nervenkrankenhauses; mit den sta-
	tionären Einrichtungen besteht kaum Kooperation, geschweige denn gesicher-
	te standardmäßig genutzte Informationskanäle.
15. Kooperationsformen	Kooperation mit anderen Berufsgruppen (z.B. Ärzte) ist teilweise zwingend.
	Bei einer Optimierung der Zugangswege käme der Kooperation mit Haus- und
	Fachärzten eine wesentlich größere Bedeutung zu als der Kooperation mit den
	Kliniken.
16. Leistungsprofile	
- Verwaltungs-/ Leitungsaufgaben	-
- Grundpflege	Waschen, Kleiden, Anleiten zum eigenständigen Ausführen der Handlung, Sicherstellung der Ernährung
- Behandlungspflege	die Herstellung tragfähiger pflegerisch- therapeutischer Beziehungen und re-
	gelmäßige Präsenz; die Sicherstellung der ärztlichen Behandlung, Vorbeugung
	der Vereinsamung durch aktivierende Pflege, Tages- und Wochenstrukturie-
	rung, Merkfähigkeits- und Gedächtnishilfen, Begleitung zur Freizeitgestaltung,
	Krankenbeobachtung im häuslichen Bereich, Sorgen für ausreichende Flüssig-
	keits- und Nahrungszufuhr; Prophylaxe bzw. rechtzeitiges Erkennen eines
	Rückfalls oder Krankheitsverschlechterung,
	Vermittlung und Aufbau sozialer Kontakte, Förderung der vorhandenen Reser-
	ven, Realitätsvermittlung, Pflegeplanung und Dokumentation, Hilfsangebot vor
	dem Lebensende

- hauswirtschaftliche Versorgung	Säubern der Wohnung, heizen
- Case Management	In vielen Einzelfällen von den SozialpädagogInnen des Gesundheitsamtes wahrgenommen und bildete die Grundlage für eine ambulante geronto-psychiatrische Versorgung: Abklärung der Finanzsituation der Betroffenen, Einleitung der Errichtung einer Betreuung, Einleitung psychiatrischer Begutachtung ect.. Die Beteiligung sozialpädagogischer Fachkräfte wurde als unabdingbar bezeichnet. Kriseninterventen (diejenigen Kontakte der Sozialstation, die aufgrund einer akuten Notlage außerhalb der gewöhnlichen Touren beim Patienten notwendig wurden).
- Angehörigenberatung	Im Rahmen der Häuslichkeit Entlastung und Stützung.
- Arbeit mit Laien	Beratung und Anleitung von NachbarInnen.
- sozialpäd. Leistungen	Unterstützung bei Finanzierungsfragen; Unterstützung bei der Errichtung von Betreuungen; Beratungen bei Inanspruchnahme anderer Dienste
- Fortbildung	Qualifizierung der MitarbeiterInnen: Gezielte Aus- und Weiterbildungsmaßnahmen der somatisch Pflegenden vor dem offiziellen Projektbeginn. Alle Sozialstationen erhielten auf ihre Bedürfnisse zugeschnittenes "Ausbildungsprogramm". Das wurde im Bezirkskrankenhaus Bayreuth vierzehntägig durchgeführt. Schwerpunkte waren allgemeinpsychiatrische und gerontopsychiatrische Kenntnisse, orientiert am einzelnen Patienten und an gerontopsychiatrischen Krankheitsbildern. Praxisbezug wurde durch Übungen im Umgang mit gerontopsychiatrischen Kranken und durch die Gesprächsführung und Vermittlung von Kenntnissen der verwendeten Psychopharmaka und deren Nebenwirkungen hergestellt. Vermittlung von Techniken zur Verbesserung der Lebensqualität von hirnorganisch beeinträchtigten Menschen im häuslichen Bereich durch aktivierende pflegerischer und gemeinschafts- wie orientierungsfördernde Maßnahmen. Durchschnittliche Beteiligung bei den vierzehntägigen Fortbildungsabenden: 45-50 Pflegekräfte. Das Fort- und Weiterbildungsangebot wurde von den Sozialpädagogen der Gesundheitsämter begleitet. Finanzierung erfolgte über den Landkreis. Ergebnis: bislang eine bessere Symptomwahrnehmung und psychiatrische Probleme werden in den Sozialstationen häufiger problematisiert, besseres Verständnis für langjährig betreute PatientInnen, dadurch daß Verhaltensweisen besser eingeordnet werden können, effektivere Versorgung möglich. Erhöhung der Arbeitsmotivation als auch -zufriedenheit. Da das Weiterbildungsangebot von einem Jahr nicht ausreichte, wurde es um ein Jahr verlängert. Dabei ergab sich das Problem bei der hohen Fluktuation in den Sozialstationen den Wissenstand halten zu müssen.
- Öffentlichkeitsarbeit	-
- Dokumentation	Pflegedokumentation

17. Leistungsvergütungen überörtl. SH-Träger	während der Modellerprobung;
Kommune	-
Krankenkassen	10% kreisangehörige Gemeinden
	Vereinbarung zwischen der AOK Bayreuth-Kulmbach und den Trägern der Sozialstationen über die Sicherstellung der gerontopsychiatrischen Versorgung der BürgerInnen im Landkreis Bayreuth durch die Sozialstationen. Dieser Vereinbarung schlossen sich auch Betriebskrankenkassen, Ersatzkrankenkassen und die landwirtschaftlichen Krankenkassen in Ober- und Mittelfranken an. Über den Verhandlungsweg konnte erreicht werden, daß ein Einsatz bis zu 20 DM pro PatientIn abgerechnet werden kann (alte gesetzlich Regelung). Die Voraussetzung für die Vergütung ist die ärztliche Verordnung nach dem G-
Pflegekassen	Schlüssel.
Bezirk	35%
Bundesland	35%
18. Verhandlungspartner gegenüber Kostenträgern	Wohlfahrtsverbände; Landrat und Oberarzt der gerontopsychiatrischen Abteilung des Bkh Bayreuth
19. Leitungs- und Kontrollfunktionen	alle Modellbeteiligten treffen sich halbjährlich zum gemeinsamen Austausch. Die wissenschaftliche Begleitforschung wird von BASIS Bamberg übernommen; Finanzierung der wissenschaftlichen Begleitung ausschließlich vom Bayrischen Staatsministerium für Arbeit und Sozialordnung.
20. Qualitätssicherung	Teamsitzungen Einzelfallbesprechung für die Pflegekräfte im Sinne der Balintarbeit und Schulung im Umgang mit psychisch belastenden Tätigkeiten, wie Demenzbegleitung oder Pflege von schwer Demenzkranken unter Einbeziehung des Gesundheitsamts und ltd. Arzt BKH Bayreuth;

21. Ergebnisbewertung Empfehlungen/Mißstand	Die Modellmaßnahme hat sich insg. bewährt, obwohl nicht alle anvisierten Ziele erreicht wurden. Im Laufe der Jahre kristallisierten sich einige Randbedingungen als grundlegende Voraussetzungen für gerontopsychiatrische Pflege heraus. Die Regelförderung gerontopsychiatrischer Pflege an Sozialstationen kann aufgrund dieser Ergebnisse empfohlen werden. Aus der Sicht der Sozialstationen: Höhere Entlastung der Angehörigen, Verbesserung des psychischen Zustands, wachsende Arbeitszufriedenheit der Pflegekräfte in den SSTs und wachsende Zufriedenheit bei den PatientInnen selbst, wachsende soziale Integration. Vermeidung stationärer Behandlung, Vermeidung von Einweisung ins Pflegeheim, Verkürzung zeitweise notwendiger Aufenthalte im NKH; Vermeidet/ verkürzt stationäre somatische Behandlungen. Weitere Wirkungen: Steigerung der theoretischen Fachkompetenz, gerontopsychiatrische Sensibilisierung, Steigerung der Handlungskompetenz, ganzheitliche Pflege, verbesserte Pflegeplanung, Qualitätssicherung, Intensivierung der Zusammenarbeit mit dem Hausarzt, Gesundheitsamt, Nervenkrankenhaus, mehr Angehörigenarbeit und Einbeziehung des sozialen Umfelds, Ausweitung zeitlicher und personeller Ressourcen, Ausweitung der Versorgungspalette, berufliche Aufwertung. Professionelle Begleitung der SSTs, sozialpädagogische Unterstützung, Supervision und Begleitforschung; Kontakte und Zusammenarbeit, Teamentwicklung, Pflegeplanung, Dokumentation; Aus-, Weiter-, und Fortbildung sollten weiter beibehalten werden. Eine Beteiligung sozialpädagogischer Fachkräfte erscheint unabdingbar. Unklar ist zum gegenwärtigen Zeitpunkt, ob und wie die beteiligten SozialpädagogInnen des Gesundheitsamtes diese Funktion nach Auflösung der Gesundheitsämter wahrnehmen können.

385

Gerontopsychiatrische Übergangspflege in Berlin-Tempelhof

Quelle:

Neßhöver, W. (1993): Gerontopsychiatrische Übergangspflege in der Diakoniestation Berlin-Tempelhof

Schmitt, E.-B. (1993): Gerontopsychiatrische Übergangspflege an der Diakoniestation Berlin-Tempelhof. in: Kuratorium Deutsche Altershilfe: Versorgung psychisch veränderter älterer Menschen durch die Sozialstation. Projektberichte.

1. Bezeichnung	Übergangspflege
2. Titel des Projektes, Anschrift	Gerontopsychiatrische Übergangspflege in Berlin Tempelhof Diakoniestation Tempelhof 1042 Berlin Tel. 030/7517020
3. Modellförderung und Träger, Dauer	Berliner Senat; Diakonisches Werk, Förderung jährlich;
4. jetziger Stand des Projektes	Verlängerung des Projektes erfolgt von Haushaltsjahr zu Haushaltsjahr. Es kann keine zufriedenstellende Perspektive entwickelt werden.
5. Zielsetzung hinsichtlich: - Betroffene und Angehörige - MitarbeiterInnen der Region eigene und andere - regionales Versorgungsprofil - Kostenträger	Rückführung in das vor der Erkrankung bestehende Beziehungsnetz und damit Rückgewinnung verlorengegangener sozialer Kompetenz (goldene Brücke). Verkürzung der Krankenhausverweildauer. Adäquate Versorgung der Patient-Innen. Vermeidung von Wiederaufnahme ins Krankenhaus; Behebung von Kommunikationsdefiziten zwischen stationärer und ambulanter Versorgung. Vernetzung der unkoordinierten Hilfsangebote derart, daß ein integriertes Versorgungssystem entwickelt werden kann. Vermeidung von Heimeinweisungen; Aufspüren unausgeschöpfter Ressourcen in der ambulanten Betreuung; Erkennen fachlicher, aber notwendiger Nachsorgeeinrichtungen. -
6. Konzeption	Unterschiedliche Betreuungsphasen: 1. Phase: Betreuung im Krankenhaus 2. Phase: Betreuung beim "Übergang" (sanfte Entlassung) 3. Phase: Betreuung in der eigenen Wohnung Während der Gesamtdauer dieser Betreuungsphasen zentrieren sich die Bemühungen des Übergangspflegeteams auf die fallbezogene Koordinierung und Vernetzung aller therapeutischer Maßnahmen, wie z.B. Sozialstationen, Begegnungsstätten, niedergelassene Ärzte, zu einer integrierten Versorgung für den Patienten.
7.gerontopsychiatrisches Verständnis	Aufnahme der PatientInnen ab dem 60.Lebensjahr mit den Primärdiagnosen: Psychose, senile Demenz und Depressionen, teils mit latenter Suizidalität. Durch die bekannte Multimorbidität bei AlterspatientInnen kamen noch somatische Diagnosen dazu.

8. Aufgabenstruktur im Hinblick auf - Prävention - Behandlung - Rehabilitation - Grundpflege	- - Rückführung ins häusliche Milieu; Betreuung beim Übergang, Training einer schrittweisen Rückkehr in die Wohnung ohne die Sicherheit der Versorgung im Krankenhaus aufgeben zu müssen. -
9. Einzugsgebiet - Region - Anzahl der Einwohner	 Stadtteil Berlin Tempelhof ca. 200.000
10. Personalbesetzung - Anzahl der Stellen - Qualifizierung - Arzt - Pflegekräfte - Sozialarbeiter - weitere:	 3 Die gewünschte therapeutische gerontopsychiatrische Zusatzausbildung hat keines der Teammitglieder erhalten. - 2 Altenpflegerinnen (Vollstellen) 1 Sozialpädagoge (50%) 1 Krankengymnastin (50%)
11. Zugang der Patienten	Über die psychiatrisch-neurologische Abteilung des Wenckebach-Krankenhauses.
12. Klientel Patienten: - Krankheitsbilder - soziodemographische Daten Angehörige Professionelles Umfeld	n = 57 PatientInnen, 38 Entlassungen senile Demenz, Depression, Psychosen Alter: Die Hauptaltersgruppe liegt bei 80-85 Jahren - -
13. Arbeitsweise - Aufnahmeverfahren - biographischer Arbeitsansatz - Beratungsstrategien - Bezugspflege - Case Management* - Assessment*	 Die PatientInnen werden nach bestimmten Auswahlkriterien zur Entlassung vorbereitet. Voraussetzungen sind das Vorhandensein einer eigenen Wohnung und, daß der Gesundheitszustand die Rückkehr nach Hause ermöglicht. Beim Erstkontakt werden wichtige Daten der Lebensgeschichte ermittelt. - wichtig: die Ablösungsphase, die eine Stabilisierung der nachsorgenden Institutionen beinhalten muß und erst dann kommt der Übergangspfleger in Absprache mit den Beteiligten immer seltener zu den PatientInnen. Im Krankenhaus Aufbau einer tragfähigen pfleg.-therapeutischen Beziehung Fallkonferenzen; Vernetzung und Koordinierung aller Maßnahmen. Krankenbeobachtung: hier werden bereits Probleme erkannt und hinterfragt.
14. Kooperationspartner	Wenkebach-Krankenhaus, SSTen, niedergelassene Ärzte, psychiatrische Institutsambulanz, Pflegedienste, Hauspflegerinnen von SSTen, SpD und ASD, teilstationäre Einrichtungen, kirchliche Gemeinden.

---

* Begriff wird nicht verwendet, aber Tätigkeit ausgeführt.

15. Kooperationsformen	Die Institutsambulanz übernimmt die diagnostische Abklärung und die Einstellung notwendiger Medikation der PatientInnen. Es findet ein enger wechselseitiger Informationsaustausch über die PatientInnen statt. Dabei entstehen enge und fruchtbare Arbeitsbeziehungen, allerdings werden auch Spannungen bei der Zusammenarbeit mit SSTen beschrieben, da die Übergangspflege anwaltschaftlich die Interessen der PatientInnen wahrnimmt und die SST strukturell nicht auf die Betreuung von psychisch Kranken vorbereitet sind.
	Mit den niedergelassenen Ärzten konzentriert sich die Zusammenarbeit auf den informellen Austausch.
	Bewährt hat sich der Einsatz sog. Einzelfallhelfer, die auf Antrag des SpD §39 BSHG vermittelt wurden. Diese Einzelfallhelfer wurden mit den besonderen Erfordernissen vertraut gemacht.
	Die Zusammenarbeit mit dem ASD beschränkt sich auf die Abklärung der finanziellen Situation des Patienten.
	Zusammenarbeit mit kirchlichen Gemeinden dient der Findung ehrenamtlicher Begleitpersonen. Organisation weitergehender Maßnahmen,
	Zusammenarbeit mit teilstationären Einrichtungen ist eher punktuell.
	Fallkonferenzen mit dem Stationsteam: Wöchentlich finden im Wenkebach-Krankenhaus Besprechungen statt, an der das Übergangspflegeteam, der Sozialarbeiter und der Oberarzt teilnehmen.
	Teilnahme an der PSAG
16. Leistungsprofile	
- Verwaltungs-/ Leitungsaufgaben	Wöchentlich Teamsitzungen mit organisatorischen Fragestellungen zur Arbeit und Austausch über die PatientInnen.
- Grundpflege	wird durchgeführt
- Behandlungspflege	-"-
	Bewegungs- und beschäftigungstherapeutische Übungen; Training einer schrittweisen Rückkehr in die eigene Wohnung, ohne die Sicherheit der Versorgung durch das Krankenhaus aufgeben zu müssen
- hauswirtschaftliche Versorgung	-
- Case Management	Pflege-, Aktivierungs- und Rehabilitationsplanung gemeinsam mit dem Patienten; gemeinsame Fallkonferenzen mit dem Stationsteam;
	Fortsetzung und Komplettierung eingeleiteter therapeutischer Maßnahmen und Sicherstellung der Weiterversorgung;
- Angehörigenberatung	Einzelberatung; ihre direkte Entlastung durch die Präsenz beim Kranken; Information zu Krankheitsbildern und Umgang mit den Alterskranken.
	Vermittlung des Arbeitsansatzes der konsequenten "Ich"-Stärkung und Kompetenzerhaltung; Information über die Vermittlung von dauerhaft entlastenden Hilfen; Begleitung auf dem Weg fremde Hilfe annehmen zu können und einen distanzierteren Umgang mit dem Kranken zu finden.
	Beziehungsbedingte Schwierigkeiten aufzeigen und in begrenztem Rahmen bearbeiten.
- Arbeit mit Laien	Einzelfallhelfer

- sozialpäd. Leistungen BSHG	Die Beratung hinsichtlich der Inanspruchnahme altersgerechter Dienste; Kenntnisse über Rechts- und Verwaltungskunde; Wissen über Sozialhilfe und Sozialversicherung; Gesprächsführung,
- ärztliche Leistungen	-
- Aus- und Fortbildung	Die Übergangspflege organisiert Fortbildungsveranstaltungen für den Bezirk.
- Öffentlichkeitsarbeit	-
- Dokumentation	Selbsterstelltes Dokumentationssystem
17. Leistungsvergütungen Kostenstellen:	Grundfinanzierung jährlich neu festgelegt.
- Krankenkasse	-
- Pflegekasse	-
- Bezirk/ Landschaftsverband	-
- Kommune	-
- Träger	Sachkosten
- Land	Berliner Senat für Personalkosten
- Bund	-
18. Verhandlungspartner gegenüber Kostenträgern	unbekannt
19. Leitungs- und Kontrollfunktionen	Fachliche Begleitung durch eine Leitungsgruppe bestehend aus Chef- und/oder Oberarzt der psychiatrischen Abteilung des Wenkebach-Krankenhauses, dem zuständigen Bezirksstadtrat bzw. einem benannten Vertreter, Mitarbeiter in der Senatsverwaltung für Gesundheit und Soziales, Geschäftsführer in der Diakoniestation Tempelhof. Für die Teilnahme an der Begleitungsgruppe konnte vom Bezirk bislang niemand gewonnen werden. Die direkte Leitung liegt beim Anstellungsträger der Diakoniestation Tempelhof.
20. Qualitätssicherung	Eigenes Dokumentationssystem zwei Mal monatlich Supervision, um die Motivation für die Altenarbeit zu überprüfen und das eigene Altersbild durch eine kritische Reflexion von Zielvorstellungen und praktischer täglicher Arbeitsweise zu hinterfragen. Die wissenschaftliche Begleitung seitens des Senats wurde nicht realisiert.
21. Ergebnisbewertung	In den allermeisten Fällen gelang es eine bevorstehende Heimeinweisung abzuwenden. Die PatientInnen mußten nicht unnötig lange im Krankenhaus bleiben. Eine Wiederaufnahme konnte verhindert werden. 30 von 57 lebten am Ende der Übergangspflege zu Hause. Die Übergangspflege dauerte durchschnittlich 4-5-Monate.

Empfehlungen/Mißstände	Folgende Dinge müssen berücksichtigt werden: Aufnahme der gerontopsychiatrischen Krankenpflege als Leistungsverpflichtung der Krankenkassen. Niedergelassene Ärzte müßten sich besser in der Gerontopsychiatrie auskennen und gewillt sein mehr Hausbesuche zu machen. Bessere personelle Ausstattung und SpD's. Eine finanzierbare Tagesstätte mit Hol- und Bringediensten. bezirklich organisierte Angehörigen- und Nachbarschaftsarbeit. Beratungs- und Koordinierungsstellen bereits im Vorfeld einer möglichen Klinikeinweisung. Betreutes Wohnen für alte Menschen. Es fehlt an adäquaten ambulanten Nachsorgeeinrichtungen für psychisch erkrankte alte Menschen. Sozialstationen alleine können den Betreuungsanforderungen nicht gerecht werden.

Projekt „Ambulantes gerontologisches Team" (PAGT)

Quelle:

Döhner, H., Bleich, C., Lauterberg, J. (Hrsg.) (1994), Projekt ambulantes gerontologisches Team (PAGT). Zwischenbericht. Universität Hamburg.

1. Bezeichnung	AGT: Ambulantes gerontologisches Team
2. Titel des Projektes, Anschrift	Projekt "Ambulantes gerontologisches Team" (PAGT) Praxis: Kelozynski S. (Koordinatorin), Schmidt T. Tel.: 040/4717-4268
3. Modellförderung und Träger, Dauer	Bundesministerium für Familie und Senioren (BMFuS), Johanna-und-Fritz-Buch Gedächtnisstiftung; wissenschaftliche Begleitforschung an der Universität Hamburg Institut für Medizinsoziologie; Verein Sozialwissenschaften und Gesundheit e.V., 2 Jahre
4. jetziger Stand des Projektes	noch laufend
5. Zielsetzung hinsichtlich: - Betroffene und Angehörige - MitarbeiterInnen der Region eigene und andere - regionales Versorgungsprofil - Kostenträger	Verbesserung der Lebensqualität älterer Menschen und ihrer Angehörigen; Verstärkung und Förderung ihrer Selbstbestimmung bei den Entscheidungen über die Inanspruchnahme von Hilfen mit dem Ziel der Erhaltung größtmöglicher Selbständigkeit. Das bedeutet meistens, den Wunsch alter Menschen zu unterstützen, solange wie möglich in der vertrauten häuslichen Umgebung bleiben zu können. Vermeidung und Verzögerung der Verchronifizierung von Krankheiten; Vermeidung, Reduzierung und Verzögerung von Pflegebedürftigkeit; Reduzierung der Mortalitätsrate; - Reduzierung und Vermeidung medizinisch unnötiger Krankenhauseinweisungen, Vermeidung nichtgewünschten Umzugs ins Pflegeheim, Umkehrungen von Pflegeheimeinweisungen; Informationssammlung über die Einrichtungen im Bereich der Altenhilfe und des Gesundheitswesens, zur Transparenz der Versorgungsstruktur. Verkürzung von Liegezeiten im Krankenhaus
6. Konzeption	Zur Realisierung der oben genannten Zielsetzungen bedarf es neuer Organisationsstrukturen. Diese Gedanken wurden vorwiegend in dem Bereich Sozialwesen und weniger in dem Bereich Gesundheitswesen geäußert. Hier setzt das Modell an: es integriert den Hausarzt. Das ambulante gerontologische Team setzt sich zusammen aus dem Hausarzt, zwei neuen Berufsbildern: den Patientenbegleitern und der Koordinatorin. Das AGT um den Kristallisationspunkt Hausarztpraxis trägt dazu bei, durch kontinuierliche, multidisziplinäre Zusammenarbeit einen möglichst selbstbestimmten Weg der älteren PatientInnen zu ermöglichen.
7. gerontopsychiatrisches Verständnis	das Projekt wendet sich an alle Menschen über 60 Jahre.

8. Aufgabenstruktur im Hinblick auf	
- Prävention	das ambulante gerontologische Team sichert die kontinuierliche Information und Aufklärung der PatientInnen über den geplanten Behandlungsablauf. Anwendung des vorhandenen professionellen Wissens verschiedener Berufsgruppen.
- Behandlung	Berücksichtigung des Anspruchs des multidimensionalen Assessments Planung der Therapie- und Pflegeziele; Realisierung der erforderlichen Maßnahmen und unterschiedlichen Verlaufskontrolle. Evtl. Modifikation der Planung.
- Rehabilitation	-
- Grundpflege	-
9. Einzugsgebiet	
- Region	Eilbeck/Wannsbeck Innenstadt/St.Pauli
- Anzahl der Einwohner	53629 26875
10. Personalbesetzung	
- Anzahl der Stellen	3, davon 2 Ganztagsstellen, eine 30 Std.-Stelle
- Qualifizierung	-
- Arzt	2
- Pflegekräfte	-
- Sozialarbeiter	zwei Sozialarbeiter wurden nach der Erprobungsphase durch zwei Altenpflegerinnen ersetzt.
- weitere:	eine Koordinatorin (nicht ersichtlich mit welcher Ausbildung);
11. Zugang der Patienten	über die Hausärzte durch Screeningverfahren, die PatientInnen der Praxis über 60 Jahre.
12. Klientel Patienten:	N = 333 es wurde keine Diagnostik und Diagnosegruppen beschrieben, sondern eine Risikoliste erstellt, die dann gewichtet wurde.
- Krankheitsbilder	Alter > als 80 Jahre: Überlastung des informellen Hilfenetzes: 13% chronische Erkrankung: 12% Sturzneigung 11% kürzliche Entlassung aus stationärer Behandlung: 9% Schwerwiegende Belastungen im familiären Bereich: 8%
	med. Compliance 10% Erz.man.dep. 2%
	hochgradig bettlägrig: 6% Demenz 8%
	inkontinent 5% depressiv 16%
	nicht hilfebedürftig: 59,9%
	wenig hilfebedürftig: 19,5%
	mittelmäßig hilfebedürftig: 11,1%
	ziemlich hilfebedürftig: 6,6%
	sehr hilfebedürftig: 3%
- soziodemographische Daten	Frauen: 242 Männer: 91 Durchschnittsalter: 76 Jahre alleine: 56

Angehörige	-
Professionelles Umfeld	-
13. Arbeitsweise	
- Aufnahmeverfahren	über Screening - Verfahren Klientel des Hausarztes, älter als 65 Jahre ist.
- biographischer Arbeitsansatz	-
- Beratungsstrategien	-
- Bezugspflege	-
- Case Management	Planung der Therapie- und Pflegeziele, Realisierung erforderlicher Maßnahmen, kontinuierliche Verlaufskontrolle, Einbeziehung anderer Hilfsangebote auf der Grundlage aktueller Kenntnisse der Dienste.
- Assessment:	In der vorliegenden Studie dient das Assessment der Beantwortung der Frage nach Veränderungen der Lebenssituation der PatientInnen unter der Begleitung der Patientenbegleiterin sowie der Einschätzung der Bedürfnisse, Hilfen und Dienste. Dieses multiprofessionelle Assessment schließt sowohl physisches und psychisches Befinden sowie Änderungen im sozialen Bereich ein. Assessmentinstrument: das OMFAQ = Older Americans Ressources and Services Multidimensional Functional Assessment Questionnaire.
14. Kooperationspartner	Einrichtungen der Altenhilfe, Sozialstationen, niedergelassene Ärzte, Krankengymnasten, Ergotherapeuten.
15. Kooperationsformen	Insbesondere in der Vorbereitungsphase wurden "Ortsbegehungen" in anderen Einrichtungen durchgeführt; in den Sozialstationen der bezirklichen Altenhilfe, um die Angebote der Altenhilfeeinrichtungen zu kennen. AGT-Sitzungen, insbesondere in der Anfangsphase fanden viele interne Gespräche mit der Koordinatorin statt, um die AGT-Sitzungen mit den Ärzten besonders gut und intensiv vorzubereiten. Besonders mit einem Arzt und einer Arzthelferin sind regelmäßige, kurze, informelle Gespräche in der Praxis zur Routine geworden. Vermittlung von Diensten. Interessenvertretung der PatientInnen.
16. Leistungsprofile	
- Verwaltungs-/ Leitungsaufgaben	-
- Grundpflege	-
- Behandlungspflege	präventive Gespräche über Pflege, Ziele und Hilfsmittel.
- hauswirtschaftliche Versorgung	-
- Case Management	Durch das Assessment wird der Hilfebedarf festgestellt und der Regelungsbedarf in unterschiedlichen Bereichen in einer Art Hilfeplan festgehalten.
- Angehörigenberatung	Einzelberatung im Rahmen von Hausbesuchen. Konflikte zwischen Familienmitgliedern, die zumeist aufgrund der unterschiedlichen Einschätzung der Situation des Patienten, der Betreuungsmöglichkeiten und -wünsche entstanden, regeln.
- Arbeit mit Laien	-

- sozialpäd. Leistungen BSHG	Beratung und Information hinsichtlich von neuen Kontakten. Kontaktvermittlung zwischen PatientInnen. Möglichkeiten der finanziellen Unterstützung. Heimaufenthalte abwägen und die Motivation und Alternativen prüfen. Hilfe bei verwaltungsrechtlichen und Behördenangelegenheiten. Regelung bei Überweisungsangelegenheiten und Konflikt mit Krankenhaus Vollmacht für Angehörige, Betreuung. Unterstützung bei der Antragstellung: Beantragung, Verlängerung, Veränderung von Schwerbehindertenausweisen, Rundfunk- und Fernsehgebührenbefreiung, verbilligte Telefonkosten; Vorbereitung auf das Sterben (bei den meisten PatientInnen war dazu die Zeit zu kurz, um dieses tabuisierte Thema besprechen zu können).
- ärztliche Leistungen	-
- Aus- und Fortbildung	-
- Öffentlichkeitsarbeit	-
- Dokumentation	-
17. Leistungsvergütungen Kostenstellen:	war den Unterlagen nicht zu entnehmen
- Krankenkasse	-
- Pflegekasse	-
- Bezirk/Landschaftsverband	-
- Kommune	-
- Träger	-
- Land	-
- Bund	-
18. Verhandlungspartner gegenüber Kostenträgern	-
19. Leitungs- und Kontrollfunktionen	Wissenschaftliche Begleitforschung durch Institut für medizinische Soziologie der HH-Uniklinik, mit deren Hilfe Dokumentationsmaterialien erstellt, im Praxisprojekt eingesetzt und gleichzeitig zur Auswertung herangezogen werden. Ein projektbegleitender Beirat, in dem verschiedene Gremien beteiligt sind: Ärztekammer HH, der Landesbetrieb Pflegen und Wohnen, Behörde für Arbeit, Gesundheit und Soziales HH, der Berufsverband der praktischen Ärzte und Ärzte der allgemeinmedizinischen Medizin Deutschlands e.V., ISG Köln, Abteilung Altenhilfe der Behörde für Arbeit, Gesundheit und Soziales, Landesseniorenbeirat, Gesundheitshilfe HH, Kassenärztliche Vereinigung HH, AG der freien Wohlfahrtspflege, Johanna und Fritz Buch Gedächtnisstiftung, AG der Krankenkassenverbände und BMFuS.

20. Qualitätssicherung	PatientenbegleiterInnen nahmen an vielen Fortbildungen teil (hinsichtlich des Wissens über Alterskrankheiten insbesondere Demenz, außerdem zu Ernährungsfragen, Sterbebegleitung, Gesetzen und Vorschriften) Dokumentation der Leistungen, regelmäßige Inanspruchnahme des Angebots der Supervision;
21. Ergebnisbewertung Empfehlungen/Mißstände	Es ist notwendig sich in gewissen Aspekten schrittweise von seinem gewohnten Anschauungen und Handlungsstrategien zu lösen. Die Erweiterung des Blickfeldes und des Handlungsrepertoires als Voraussetzung für ganzheitliche PatientInnenbegleitung geht parallel zu einer Veränderung der Berufsrollenauffassung. Dieser sensible Lernprozess wurde in der Anfangsphase des Projektes durch verschiedene Umstände beeinträchtigt: Hoher Zeitdruck in der Vorbereitungsphase und zu Beginn der Praxisphase führte dazu, daß eine inhaltliche Diskussion über das Verständnis der neuen Berufsrolle "Patientenbegleiterin" besonders auch in Abgrenzung zur Rolle der Koordinatorin oft zugunsten organisatorischer Fragen zurückgestellt werden mußte. Es wurden zu viel sozialpädagogisches und sozialgerontologisches Fachwissen und praktische vor allem psychosoziale Kompetenzen, wie Kontaktarbeit, Gesprächsführung bei den PatientenbegleiterInnen vorausgesetzt. Die Doppelrolle als Patientenbegleiterin und durchführende des Assessmentinterviews zog eine Erschwerung in der initialen Kontaktphase nach sich. Ein hohes Erfordernis an Frustrationstoleranz, Kommunikationsfähigkeit und Beharrlichkeit ist notwendig, um in der Praxis der PatientInnenbegleitung bei einem Modellansatz der Screening-Methodik als Case-finding-Ansatz und aufsuchender Altenarbeit miteinander zu vereinen.

Treffpunkt im AWO Servicehaus

Quelle:

Hamborg, M., Weber, S., Doege, G. (1996). Eigenständig ausformuliertes Raster.

Weber, S., Doege, G. (1996). Kieler Servicehäuser der AWO auf dem Prüfstand?! in: Theorie und Praxis der sozialen Arbeit, Nr.3/96. S.17-23.

1. Bezeichnung	Gerontopsychiatrische Betreuung im AWO Servicehaus - Betreutes Wohnen
2. Titel des Projektes, Anschrift	Treffpunkt im AWO Servicehaus AWO Servicehäuser Kiel Vaasastr.2 24109 Kiel Tel. 0431/533300 Fax 0431524911
3. Modellförderung und Träger, Dauer	Investitionskostenzuschüsse für den Neubau der Tagespflege durch das BMA und das Sozialministerium in Schleswig-Holstein, Bezug 1997 Landesverband der Arbeiterwohlfahrt e.V. Schleswig-Holstein; 8 Jahre.
4. jetziger Stand des Projektes	Bestandsschutz der gerontopsychiatrischen Tagespflege bis Juni 1996, die Versorgungsverpflichtung besteht bis Anfang 1997 nur für betroffene MieterInnen aus dem Servicehaus Mettenhof.
5. Zielsetzung hinsichtlich: - Betroffene und Angehörige - MitarbeiterInnen der Region eigene und andere	Das AWO Servicehaus ermöglicht mit seinen 5 Prinzipien privates und weitestgehend unabhängiges Wohnen bis zum Lebensende in der eigenen Wohnung. Die gerontopsychiatrische Tagespflege soll, als Baustein neben Hauspflege und krankenpflegerischen Leistungen, gerontopsychiatrisch auffälligen MieterInnen ein würdiges und zufriedenes Leben und Sterben in der eigenen Wohnung ermöglichen. Eine intensive Angehörigenarbeit in Einzelgesprächen und regelmäßigen Abenden ist genauso wichtig, wie die Arbeit mit den Partnern oder Nachbarn, um so durch die Entlastungsangebote eine Integration auch bei schwerwiegenden Symptomatiken und Störungen zu erreichen. Bewährt haben sich in diesem Zusammenhang gemeinsame Ausflüge, Kaffeefahrten und Reisen in das In- und Ausland, die seit 10 Jahren mit psychisch gesunden und gerontopsychiatrisch auffälligen MieterInnen und z.T. Angehörigen durchgeführt werden. (Zielbereiche: Prävention, Integration, Kontakt- und Beziehungsaufbau, Erprobung der Ressourcen usw.) In supervisionsorientierten Fallbesprechungen und Pflegeplanungen soll die Kompetenz der MitarbeiterInnen handlungsorientiert erweitert werden.

- regionales Versorgungsprofil	Der Treffpunkt ist in das Verbundsystem der 6 Kieler Servicehäuser eingebunden im Einzelfall wird z.B. eine psychotische Mieterin (54 Jahre) nach wiederholtem Aufenthalt in der Fachklinik in der Tagespflege eines anderen Servicehauses betreut und gefördert, da dort der Kontakt zu jüngeren psychisch kranken Gästen erfolgversprechender ist. Die Erfahrung aus dem "Treffpunkt" fließen innovativ in die AWO Servicehäuser, die Kurzzeitpflege und Tagespflege ein - hier hat sich der MitarbeiterInnenaustausch bewährt. Bis zum Neubau der WOHNpflege Anfang 1997 werden 29 stationäre Betten in enger Zusammenarbeit mit dem Treffpunktteam versorgt, so daß sich die Konzeption dann in dem stationären Bereich weitergeführt werden kann. Der Treffpunkt ist aktives Mitglied im kommunalen Arbeitskreis Gerontopsychiatrie und im Arbeitskreis dezentrale Psychiatrie.
- Kostenträger	Die einzelnen Bausteine der Betreuung werden anteilig von Kostenträgern bei Anspruchsberechtigung übernommen: Pflegeversicherung, Krankenkassen, Amt für soziale Dienste, Beihilfestellen etc. Auf diese Weise konnte bisher eine 24 Stunden Versorgung in der eigenen Wohnung und den Räumen der Tagespflege sichergestellt werden.
6. Konzeption	Betreuungskonzept: In 10 Jahren gerontopsychiatrischer Pflege im AWO Servicehaus wurde das milieutherapeutische Konzept "Normalität als Modell" formuliert. Mit dem Ziel, die funktionelle Defizite einer degenerativen Erkrankung durch individuell angepaßte bedürfnisorientierte Rahmenbedingungen auszugleichen, kommen unterschiedliche Interventionen zur Anwendung: Individuelle gerontopsychiatrische Pflegeprozeßplanung nach den AEDL's, alltagsorientierte Einzel- und Gruppenangebote in "quasifamiliärer Atmosphäre". Besondere Bedeutung haben, Beziehungsarbeit, Kriseninterventionen und Hilfen in der Krankheitsbewältigung mit dem Ziel eines weitestgehend zufriedenen und sinnerfüllten Lebens trotz aller Handicaps. Die Interventionen und Angebote orientieren sich an der persönlichen Normalität der MieterInnen, d.h. multiprofessionelle Fachlichkeit wird in den "normalen" Lebenszusammenhang übersetzt.
7. gerontopsychiatrisches Verständnis	Unter den Begriff der Gerontopsychiatrie werden alle psychiatrischen Krankheiten im Alter ab 60 gefaßt. Neben den Demenzerkrankungen sind hier besonders Depressionen, Suizidalität, Alterspsychosen, organisch bedingte psychische Syndrome sowie psychische Störungen, Sucht im Alter und Anpassungsstörungen mit Krankheitswert zu nennen. Neben dieser diagnostischen Definition orientiert sich die Arbeit des Treffpunktes an der enger gefaßten symptom- und problemorientierter Definition der Verhaltensauffälligkeiten, des Leidensdrucks und der Behandlungsbedürftigkeit. Bei vielen hochbetagten Dementen im AWO-Servicehaus ist ein weitgehend "situationsangepaßtes" Leben im Vorfeld der Tagespflege möglich.

8. Aufgabenstruktur im Hinblick auf	Das AWO- Servicehaus bietet als Form betreuten Wohnens eine präventive Grundstruktur.
- Prävention	Der alte Mensch kann als Mieter/in einer Wohnungsbaugesellschaft bis zum Lebensende in dem eigenen Appartement bleiben. Privat und unabhängig kann er/sie den Lebensabend gestalten, denn über die "Regeldienstleistungen" werden sozialpädagogische Unterstützung, Freizeitangebote, Einkaufshilfe, Medikamentenbestellung und die Tag und Nacht vorgehalten. (Prinzipien: privat und unabhängig; Sicherheit und Verbindlichkeit; Begegnung und Geborgenheit).
	Wird weitere Hilfe nötig, kann ein differenziertes Dienstleistungspaket gebucht werden: Appartementreinigung, Wäscheabgabe, Verpflegung oder ambulante Hauspflege. (Prinzip: Hilfe nach Maß). Das Servicehaus ist eine verdichtete Form der ambulanten sozialen Dienste, d.h. die MieterInnen werden nicht zu TaschengeldempfängerInnen, auch wenn sie in allen Lebensbereichen Begleitung, Unterstützung und Pflege benötigen. (Prinzip: Wohnen bis zum Lebensende).
	Dieser strukurelle Rahmen ist während einer Krise von herausragender Bedeutung für eine schnelle und effektive Rehabilitation, so daß Aufenthalte in Landeskrankenhäusern häufig überflüssig werden.
- Behandlung	In Zusammenarbeit mit den Ärzten und Fachärzten: Behandlungspflege, Medikamentengabe, Krankenbeobachtung, Pflegedokumentation, psychologische Kurztherapie, Hilfen bei der Krankheitsbewältigung und Krisenintervention, sowie individuelle Sterbebegleitung in der eigenen Wohnung, u.a.
- Rehabilitation	Individuell abgestimmte Einzel- und Gruppenangebote (z.B. Gedächtnistraining, Singkreise, ROT, Mobilitätstraining, Anregung zur Entwicklung der eigenen Tagesstruktur, sozialintegrative Maßnahmen usw.) sowie Krankengymnastik, logopädische Therapie u.a. durch Fachleute vor Ort.
- Grundpflege	Auch die Grundpflege wird als ganzheitliche, respektierende und aktivierende Unterstützung, Anleitung und Begleitung nach den modernen Qualitätsstandards zur Stärkung des Selbstvertrauens und weitestgehender Selbständigkeit verstanden.
9. Einzugsgebiet - Region - Anzahl der Einwohner	Servicehaus Mettenhof, ab Okt.1997 Öffnung in den Stadtteil (eine sog. Trabantenstadt). z.Z. leben dort 241 MieterInnen in 224 Appartements.

10. Personalbesetzung	
- Anzahl der Stellen	In der Zeit der Tagespflege (8.00 - 18.00 Uhr) und davor/danach werden die MieterInnen abhängig vom Pflegebedarf an Hauspflege und krankenpflegerischen Leistungen von 27,7 Pflegekräften betreut.
- Qualifizierung	Multiprofessionelles Team. Einführung und Überarbeitung eigener Standards für die gerontopsychiatrische Betreuung.
- Arzt	JedeR Mieter/in hat im Rahmen der freien Arztwahl eigene ÄrztInnen und FachärztInnen, ein Psychiater/Neurologe kommt einmal monatlich und bei Bedarf ins Haus.
- Pflegekräfte	Für Tagespflege, Hauspflege und Gemeindekrankenpflege sind z.Z.: 11 AltenpflegerInnen/Krankenpflegekräfte (10 Vollzeit), 3 AltenpflegerInnen im Anerkennungsjahr, 18 Schwesternhelferinnen.
- Sozialarbeiter	29 Stunden und Praktikantin im Anerkennungsjahr
- weitere:	Diplompsychologe: 26 Stunden
	klinischer Psychologe/Psychotherapeut und Supervisor: 10 Stunden
	2 Haus- und Küchenhilfen und 5 Stellen FSJ / ZDL.
11. Zugang der Patienten	u.a. über Angehörige, Ärzte und die Hauspflegeabteilung im Servicehaus wurden die zusätzlichen Betreuungsangebote angefragt.
12. Klientel	30 Plätze
Patienten:	Z.Z. werden 34 meist multimorbide alte und behinderte Menschen betreut, die
- Krankheitsbilder	Prozentzahlen geben eine Übersicht über die häufigsten Diagnosen. Bei 22 MieterInnen Demenz mit gerontopsychiatrischer Problematik (Alzheimer, MID, Parkinson), endogene Depression (7); 5 alt gewordene psychisch Kranke , Sucht im Alter (5), und bei 9 MieterInnen neurotische Bewältigung schwerer körperlicher Erkrankungen.
	Bisher eingestufte Pflegestufenverteilung:
	I:4 II:13 III:9 0: bei 2 MieterInnen (u.a. Kontaktanbahnung)
- soziodemographische Daten	Frauen:27 Männer:7
	Alter (bei Beginn der Betreuung): 77Jahre
	Bei einem Drittel der MieterInnen begann die Betreuung direkt mit dem Einzug in das AWO Servicehaus, die anderen leben durchschnittlich 3 1/3 Jahre ohne weitere Hilfe. In den letzten 9 Jahren wurden weitere 76 gerontopsychiatrisch auffällige MieterInnen im Treffpunkt betreut, 64 verstarben nach intensiver Sterbebegleitung in der eigenen Wohnung, 11 in der Klinik.
Angehörige	Regelmäßige Angehörigenabende, problemorientierte Einzelberatung, Teilnahme an Reisen, Freizeiten und Angeboten im Alltagsgeschehen.
Professionelles Umfeld	Mieterbezogener Austausch.
13. Arbeitsweise	
- Aufnahmeverfahren	Erstgespräche mit Angehörigen und Betroffenen durch Pflegekräfte, Sozialarbeiterin und Psychologen
- biographischer Arbeitsansatz	es wird ein Dokumentationssystem angelegt, biographische Daten werden ressourcenorientiert in die Pflegeprozeßplanung eingearbeitet.
- Beratungsstrategien	Methoden der Sozialarbeit, Gesprächsführung, unterschiedliche psychotherapeutische Interventionen.

- Bezugspflege	Jeweils Bezugspersonen für Pflegekräfte und begleitenden Dienst. Im Rahmen der quasi familiären Atmosphäre wird auf übergreifende intensive Kontakte Wert gelegt.
- Case Management	ja
- Assessment:	ja
14. Kooperationspartner	Neben den Angeboten im Verbundsystem der AWO Servicehäuser, diverse integrative Aktivitäten durch Schulprojekte, Behindertenkreis, Kirchengemeinde, MS-Gesellschaft, Alzheimer Gesellschaft, Kliniken (u.a. Universitätsklinik, psychiatrische Fachklinik), Beratungsstelle pflegende Angehörige, Hospizinitiative
15. Kooperationsformen	Inseldasein der Servicehäuser soll vermieden werden, deshalb erfolgte die Öffnung der Einrichtung im Stadtteil. Regelmäßiger Kontakt mit Konfirmandengruppe, sie tragen zu generationsübergreifenden Aktivitäten bei. Patenschaften beschreiben den gemeinwesenorientierten Ansatz. Ermöglichung kultureller Angebote. Enge Zusammenarbeit mit Nervenärzten. Die Vernetzung der Häuser und der ständige Austausch in Arbeitsgruppen sorgte dafür, daß sich die Kieler Häuser als Einheit etablierten.
16. Leistungsprofile	Die kostenrelevanten Tätigkeiten werden erfaßt
- Verwaltungs-/ Leitungsaufgaben	ja
- Grundpflege	ja nach SGB XI
- Behandlungspflege	ja nach SGB V; Realitätsorientierende oder milieutherapeutische Maßnahmen (siehe Rehabilitation) werden nur im Rahmen der Tagespflege durchgeführt und dort im Tagessatz abgegolten.
- hauswirtschaftliche Versorgung	ja, dabei wird auf eine altengerechte Ernährung und Beteiligung der MieterInnen geachtet; Reinigung der Wohnung, etc.
- Case Management	u.a. durch Fallbesprechungen
- Angehörigenberatung	Einzeln und in Gruppen
- Arbeit mit Laien	Förderung der Nachbarschaftshilfe
- sozialpäd. Leistungen BSHG	Eingliederungshilfe, Hilfe zur Pflege usw.
- ärztliche Leistungen	nein, durch die ÄrztInnen vor Ort.
- Aus- und Fortbildung	auf Anfrage und in Zusammenarbeit mit der AWO - Altenpflegeschule u.a.
- Öffentlichkeitsarbeit	ja
- Dokumentation	Kardexsystem, Krankenbeobachtung, Pflegeprozeß- und Therapieplanung
- weitere	Grundservice: diverse Regeldienstleistung
17. Leistungsvergütungen Kostenstellen:	
- Krankenkasse	anteilig bei Inanspruchnahme der entsprechenden Leistungen
- Pflegekasse	- " -
- Sozialhilfeträger	- " -
- Bezirk/Landschaftsverband	-
- Kommune	-
- Träger	-

Eigenmittel	Beitragssätze: Regeldienstleistungen im Grundservice;
	Miete: Mietvertrag, Kostenstaffelung bei Mietpreisen
- Land	Investitionskostenbeteiligung
- Bund	Sachmittel durch das BMA, Investitionskosten
18. Verhandlungspartner gegenüber Kostenträgern	Über den Träger, Landesverband der AWO e.V. Schleswig-Holstein
19. Leitungs- und Kontrollfunktionen	Landesverband der AWO e.V. Schleswig-Holstein
20. Qualitätssicherung	Pflegeplanung und Dokumentationssysteme (Kardex)
	Teilnahme an Qualitätszirkeln im Verbundsystem der AWO Servicehäuser und den Qualitätszirkeln des Landesverbandes der AWO zur ambulanten und stationären Altenhilfe
	Mitarbeit im kommunalen Arbeitskreis Gerontopsychiatrie
	Mitarbeit in der Arbeitsgruppe des DED zur Formulierung milieutherapeutischer Kriterien. Interne MitarbeiterInnenschulung.
21. Ergebnisbewertung Empfehlungen/Mißstände	Die Vernetzung der Häuser und der ständige Austausch in Arbeitsgruppen bewirkten, daß sich ein roter Faden durch alle Bereiche zieht und sich die Kieler Service-Häuser als konzeptionelle Einheit verstehen. Es handelt sich somit um ein bundesweit beispielhaftes Modell.
	Mit dem Neubau 1997 wird die Tagespflege für den Stadtteil geöffnet und die Erfahrungen mit dem Ansatz "Normalität als Modell" auf den stationären Bereich "WOHNpflege" übertragen.
	Planung eines Instituts für Gerontopsychiatrie in dem die Kompetenzen vor Ort weiter vernetzt werden sollen, Zusammenarbeit mit regionalen und überregionalen Stellen (Beratungsstelle für pflegende Angehörige, Universität, Kliniken, Alzheimergesellschaft u.a.).
	Nach einer Bedarfsanalyse in unterschiedlichen Gremien werden obige konzeptionelle Planungen vorbereitet.

Gerontopsychiatrisches Zentrum Gütersloh

Quelle:

Leidinger, F., Werner, B. (1995): Gerontopsychiatrischer Versorgungsverbund - eine Utopie? in: Hirsch D., Kortus, R., Lous, H., Wächtler, C. (1995) (Hrsg.) Gerontopsychiatrie im Wandel. Vom Defizit zur Kompetenz. S.93-107.

Werner, B., Steinkamp, G., Netz, P. (1995): Das gerontopsychiatrische Zentrum: eine Wende in der gerontopsychiatrischen Versorgung? in: Hirsch, D., a.a.O., S.109-130.

Spöring, W., Leidinger, F., Netz, P., Steinkamp, G., Werner, B.: Beitrag Evaluation der gerontopsychiatrischen Versorgung. in: Hermer, M., Pittrich, W., Spöring, W., Treckmann, U. (Hrsg.) (1995): Evaluation der psychiatrischen Versorgung in der Bundesrepublik zur Qualitätssicherung im Gesundheitswesen. Verlag Leske und Budrich Leverkusen. S. 1-31.

Leidinger, F., Averdiek, L. et al. (1993). Ein Jahr Gerontopsychiatrisches Zentrum Gütersloh - Erfahrungsbericht. In: Kulenkampf, C., Kanowski, S. (Hrsg.) Versorgung psychisch kranker alter Menschen. Tagungsbericht der Aktion Psychisch Kranke Bd.20.

1. Bezeichnung	Gerontopsychiatrisches Zentrum
2. Titel des Projektes, Anschrift	Gerontopsychiatrisches Zentrum Gütersloh
3. Modellförderung und Träger,	Projektteil A: Evaluation gerontopsychiatrischer Zentren und vergleichbarer Verbundsysteme. Projektteil B: Der weitere Lebensweg psychisch gestörter älterer Menschen nach gerontopsychiatrischer Behandlung. Modellförderung der Evaluationsstudie im Rahmen des Nordrhein-westfälischen Forschungsverbunds Public Health durch das Bundesministerium für Forschung und Technologie, Universität Bielefeld.
Dauer	1992-1993
4. jetziger Stand des Projektes	Evaluationsstudie ist abgeschlossen.
5. Zielsetzung hinsichtlich: - Betroffene und Angehörige	Sicherung der gerontopsychiatrischen Versorgung für ältere psychisch Kranke und ihre Angehörige durch Hausbesuche.
- Mitarbeiter der Region eigene und andere	strukturelle Öffnung der Stationen durch verbindliche Zuständigkeit aller PatientInnen einer überschaubaren Subregion. Organisation einer ambulanten Nachbetreuung durch die MitarbeiterInnen der Station. Aufbau einer mobilen Fachambulanz.
- regionales Versorgungsprofil	Die Evaluationsstudie untersucht die gerontopsychiatrische Versorgungsstruktur in zwei Regionen (Stadt Bielefeld, Kreis Gütersloh). Im Vordergrund stehen die medizinischen Versorgungsstrukturen, aber auch nicht-klinische Einrichtungen, wie Altenheime, Sozialstationen, gerontopsychiatrische Tagesstätten. Es geht dabei um die Frage, welche Zielgruppen können anstelle von stationärer Versorgung ambulant behandelt werden und wie wirkt sich diese Behandlungsweise auf den weiteren Behandlungsverlauf aus.

versorgungspolitisch:	Orientierung an den Versorgungsbedürfnissen in der Region. Erleichterung des Zugangs zu gerontopsychiatrischer Hilfe;
fachlich:	Qualifizierung der Versorgungsangebote; Sicherstellung personeller Betreuungskontinuität; Klärung der Zuständigkeit; Gemeinsame Verantwortung mit anderen.
institutionell:	Vorstationäre Diagnostik; Vorschaltambulanz; Sektorisierung, ambulante Nachbetreuung, Übergangspflege, Ausbau einer mobilen Ambulanz, Hausbesuche, Aufbau einer Tagesklinik, institutionelle Zusammenarbeit mit HausärztInnen, Heimen, somatischen Krankenhäusern, institutionelle Zusammenarbeit mit Vormundschaftsgerichten,
- Behandlung	vorstationäre Diagnostik, Vorschaltambulanz
- Kostenträger	Sicherung der materiellen und ökonomischen Ressourcen. Kostenneutralität.
6. Konzeption	Schaffung eines abgestuften Hilfesystems
7.gerontopsychiatrisches Verständnis	psychisch kranke alte Menschen mit folgenden Krankheitsbildern: Organische Psychose, schizophrene Psychose, paranoide Syndrome, affektive Psychosen und andere, psychogene Störungen, Neurosen und Persönlichkeitsstörungen.
8. Aufgabenstruktur im Hinblick auf	
- Prävention	Angehörigenberatung;
- Behandlung	vorstationäre Diagnostik; ambulante Nachbetreuung
- Rehabilitation	-
- Grundpflege	-
9. Einzugsgebiet	
- Region	Kreis Gütersloh
- Anzahl der Einwohner	320.000 EinwohnerInnen

10. Personalbesetzung	Ambulanz:	Tagesklinik (Stand Juli '92)
- Anzahl der Stellen	2	9
- Qualifizierung		Psychiatrische Fachausbildung der Pflegekräfte und Gerontopsychiatrieausbildung
- Arzt	1	1 Neurologe und 0,5 Arzt in Weiterbildung
- Pflegekräfte	1 Krankenpfleger	3,5: 2 Altenpflege, 1 psych. Fachpflege, 1 Krankenpflege
- Sozialarbeiter		1
- weitere:		0,5 Arzthelferin
		1 Beschäftigungstherapeut
		0,5 Psychologin

11. Zugang der Patienten	Ambulanz:	Tagesklinik:	
	Überweisung durch niedergelassene ÄrztInnen	Hausarzt: 33%	psych. KH 22,2%
		allg. KH: 18,5%	Angehörige: 16,7%
		Altenheim: 7,4%	Betreuer: 1,9%

12. Klientel (Beschreibung der Behandlungsfälle) Patienten: - Krankheitsbilder	N ist nicht gleich zwangsläufig die Anzahl der PatientInnen.			
	gesamtes GZ	vollstationär	teilstationär	ambulante Einrichtungen
organische Psychose:	83,5%	51,4%	51,9%	56,9%
schizophrene Psychosen, paranoide Syndrome:	15,5%	19,05	13,0%	13,2%
affektive Psychosen und andere:	10,8%	13,4%	14,8%	6,9%
psychogene reaktive Störungen, Neurosen, Persönlichkeitsstörungen, Sucht:	14,8%	16,2	20,4%	23,0%

- soziodemographische Daten

Tagesklinik: N = 54

Alter: unter 60: 2   60-69: 17   70-79: 17   80-89: 17

Geschlecht: männlich 18,5%   weiblich: 81,5%

Familienstand: ledig: 9,4%   verheiratet/getrennt lebend: 9,4%

               Verwitwet: 62,3%   verheiratet: 24,5%

Behandlungsdauer: durchschnittlich ca. 77 Tage (abrechnungsfähige Behandlungsdauer ca.50 Tage)

- Angehörige   -
- Professionelles Umfeld   -

---

13. Arbeitsweise

- Aufnahmeverfahren

Instrument der Vollversorgung mit Aufnahmeverpflichtung für zugewiesene PatientInnen über 60 Jahre aus dem Kreis Gütersloh.

Ausschlußkriterien sollten erwiesene Undurchführbarkeit einer teilstationären Behandlung aus sozialen Gründen oder nicht mehr beherrschbarer Suizidgefahr sein.

Tagesklinik:

Unmittelbare Zuständigkeit für alle PatientInnen aus dem Versorgungsgebiet Verbindliche Zuordnung einer Bezugsperson aus dem Team zu jedem aufgenommenen Patienten vom Moment der Aufnahme. Diese Bezugsperson hat auch bei allen therapeutischen pflegerischen Angelegenheiten, mit Ausnahme der ärztlichen Tätigkeit, die unmittelbare Verantwortung für den Patienten. Unter Zurückstellung der aus Zugehörigkeit zu einer bestimmten Berufsgruppe gegebenen fachlichen Zuständigkeit. Hat im Einzelfall die fachliche Kompetenz des jeweiligen Teammitglieds ihre Grenzen erreicht, wird der/die entsprechend fachlich qualifizierte Kollege/in hinzugezogen.

- biographischer Arbeitsansatz

Tagesklinik: Behandlung vor dem Hintergrund seiner Biographie;

- Beratungsstrategien

Aus der Ambulanz heraus erfolgten regelmäßige Beratungen des professionellen Umfeldes und von Angehörigen

- Bezugspflege

Von herausragender Bedeutung: die Sicherstellung der personellen Kontinuität in der Betreuung sowohl in der Ambulanz als auch in der Tagesklinik.

404

- Case Management - Assessment:	Fallkonferenzen, individueller Behandlungsplan; Hausbesuche (100 / Quartal) zur Diagnose und Aufstellung eines Behandlungsplanes, in Verbindung mit Beratung von Angehörigen.
14. Kooperationspartner	Tagesklinik, Ambulanz, andere Dienste, psych. Sozialstation, Tagespflege, ambulante Pflegestationen, Wohngemeinschaften, Heime, Ausbildungsstätten für Sozialpäd. und Medizin.
15. Kooperationsformen	Aus der räumliche Entfernung zwischen den Stationen und dem gerontopsychiatrischen Zentrum resultierte eine rasche Ablösung des Teams vom Krankenhaus, was eine nachteilige Auswirkung auf die enge Zusammenarbeit zwischen den stationären und außerstationären Kollegen hatte. Deshalb wurden wöchentliche Konferenzen von VertreterInnen aller Stationen der Tagesklinik und der Ambulanz einberufen. Diese Konferenzen nehmen teilweise den Charakter von Fallbesprechungen an, in denen bedarfsweise auch MitarbeiterInnen anderer Dienste eingeladen werden. Aufbau eines regionalen Netzwerks der Altenpflege im Kreisgebiet. Aus dieser Initiative entstanden 27 Tagespflegeplätze, zwei Einrichtungen, zwei weitere sind in Vorbereitung und ein Trägerverein für ambulante und teilstationäre Pflege, aus dem 1994 eine anerkannte psychiatrische Sozialstation hervorging. Von der Ambulanz erfolgten die Kontaktknüpfung in Altenheimen, die zu engen Beziehungen und regelmäßigen Beratungen und Mitbetreuungen führten. Weiter erfolgen Pflegeberatungen in Sozialstationen; zum vollstationären Bereich wird in Form von Abteilungskonferenzen und Fallgesprächen der Kontakt gehalten.
16. Leistungsprofile - Verwaltungs-/ Leitungsaufgaben - Grundpflege - Behandlung	- - Gerontopsych. Zentrum: psychiatrische Krisenintervention; Beratung von PatientInnen; psychiatrische Kranken- und Altenpflege. Tagesklinik: Nachsorge bei PatientInnen nach der Entlassung, teilstationäre Krisenintervention; allgemeine psychiatrische Krankenpflege auch bei schwerer Pflegebedürftigkeit; Individueller Behandlungsplan mit dem Ziel, die Bewältigung und Anpassung an die Lebensverhältnisse zu schaffen. Gruppen- und Einzelbetreuung; Wahrnehmungsschulung, Gedächtnistraining, Förderung des Selbstwerterleben und Lebensfreude, Haushaltstraining.
- hauswirtschaftliche Versorgung - Case Management - Angehörigenberatung - Arbeit mit Laien - sozialpäd. Leistungen BSHG	- - Beratung von Angehörigen; familientherapeutische Aktivitäten auf systemischer Grundlage; Angehörigengruppe. - -

- ärztliche Leistungen	Psychiatrische-Neurologische Diagnostik; grundsätzlich aufsuchende Struktur: Hausbesuche; Konsildienst für Hausärzte; Konsil- und Liaisondienst für Allgemeinkrankenhäuser; Gutachten für Gerichte: Betreuungs-, Straf- und Sozialrecht. Psychiatrisch-psychotherapeutische Behandlung im höheren Lebensalter im Zentrum und Tagesklinik.
- Aus- und Fortbildung	Pflegeberatung für Sozialstationen und ambulante Pflegekräfte; Fort- und Weiterbildung von Fachkräften in den Bereichen Kranken- und Altenpflege, Sozialpädagogik, -arbeit. Weiterbildung Psychiatrie, Psychotherapie; Lehre im Fach Psychiatrie für Studierende der Medizin; Beratung von Heimen, Wohngemeinschaften, Tagespflegeeinrichtungen;
- Öffentlichkeitsarbeit	Beratung politischer Gremien: Kreis-, Stadt- und kommunale Gremien;
- Dokumentation	-
17. Leistungsvergütungen Kostenstellen: - Krankenkasse	Errichtung der Tagesklinik wurde über das Länderministerium beantragt. Die Institutsambulanz konnte sich über Krankenkassenleistungen finanzieren. Krankenkassenleistung für die Ambulanz und für die Tagesklinik (mit einem Satz von 162,- DM '92).
- Pflegekasse	-
- Bezirk/Landschaftsverband	Übernahme des Defizites, das aufgrund nicht deckender Kostensätze in der Aufbauphase übernommen wurde.
- Kommune	Beteiligung des Sozialhilfeträgers für die Finanzierung der gerontopsychiatrischen Beratung gelang nicht.
- Träger	-
- Land	-
- Bund	BMFT-Förderung der Evaluationsstudie
18. Verhandlungspartner gegenüber Kostenträgern	ging aus Unterlagen nicht hervor
19. Leitungs- und Kontrollfunktionen	Evaluationsstudie im Rahmen 'Public Health' von der Universität Bielefeld

20. Qualitätssicherung	gemeinsame Fallkonferenzen; Abteilungskonferenzen; das Gerontopsychiatrische Zentrum ist an der PSAG Gütersloh, Lippe, Herford beteiligt. AK kommunale Altenarbeit.
21. Ergebnisbewertung Empfehlungen/Mißstände	Die tagesklinische Behandlung entsprach den Erfordernissen einer Krankenhausbehandlung älterer psychisch kranker alter Menschen. Die gemeinsame Behandlung von Menschen mit funktionellen Psychosen, teilweise schweren Depressionen, Persönlichkeitsstörungen, Abhängigkeitskrankheiten und hirnorganischen (dementiellen) Störungen in einer tagesklinischen Gruppe, ist nach Überzeugung der MitarbeiterInnen des GZ durchführbar. Der Schweregrad der Krankheitszeichen nimmt sogar tendenziell den Stationen gegenüber zu.
	Unwiderlegbar ist, daß tagesklinische und ambulante Behandlung gegenüber stationärer Versorgung einen viel niedrigeren Grad an institutioneller Begrenzung und damit auch an repressiver Gewalt entmündigender und sozialdiskriminierender Unterwerfung der hilfesuchenden PatientInnen unter die Regeln eines zur Anonymisierung neigenden Apparates haben. Das Gefälle zwischen HelferInnen und Hilfsbedüftigen wird verringert und das gerontopsychiatrische Zentrum trägt dazu bei, Versorgungsstrukturen zu öffnen. Diese Arbeitsorganisation fördert auf natürliche Weise ein hohes Maß an berufsgruppenübergreifender Kommunikation und Kooperation und führt zu einem Geflecht klarer und transparenter Verantwortlichkeiten.
	Die enge Anbindung des GZ an die vollstationäre Abteilung ließ ein vielfältiges, vernetztes und abgestuftes System psychosozialer und medizinischer Versorgung und Hilfen entstehen.
	Es soll eine Assessment mit aufgebaut werden, damit im Rahmen eines ambulanten Teams stärker geriatrische und gerontopsychiatrische Kompetenzen zur Verfügung stehen, um Versorgungsprobleme zu lösen.

Gerontopsychiatrische Tagesstätte als Bestandteil der Sozialstation Dresden-Prohlis

Quelle:

Bach, Ficker, Friedrich, S., Rudolf, F. (1995): Gerontopsychiatrische Tagesstätte als Bestandteil der Sozialstation Dresden Prohlis. Zwischenbericht der wissenschaftlichen Begleitforschung des Modellprojekts Dresden, Dresden.

Wollschläger, Schawol, R., Küffner, C. (1995): Gerontopsychiatrische Tagesstätte als Bestandteil der Sozialstation Dresden. Zwischenbericht des Modellprojekts Dresden.

Schawohl, Küfner, Karg, Bach, Friederich, Rudolf u. Wollschläger (1996). Gerontopsychiatrische Tagesstätte als Bestandteil der Sozialstation Dresden-Prohlis. Abschlußbericht des Modells, der wissenschaftlichen Begleitung und des Projektleiters. Dresden.

1. Bezeichnung	Tagesstätte
2. Titel des Projektes, Anschrift	Gerontopsychiatrische Tagesstätte als Bestandteil der Sozialstation Dresden Prohlis. Wilhelm-Koenen Platz 4 01239 Dresden Tel.: 0351/2816459
3. Modellförderung und Träger, Dauer	Bundesministerium für Gesundheit, Sozialstation der Arbeiterwohlfahrt Dresden-Prohlis, 1993-1995
4. jetziger Stand des Projektes	Die Tagesstätte wurde von 8 auf 16 Plätze erweitert. Die Finanzierungsverhandlungen sind noch nicht abgeschlossen, Tagessatz liegt noch nicht fest.
5. Zielsetzung hinsichtlich: - Betroffene und Angehörige - MitarbeiterInnen der Region eigene und andere - regionales Versorgungsprofil - Kostenträger	 Durch die Tagesbetreuung psychisch kranker alter Menschen soll eine selbstbestimmte Lebensführung ermöglicht und gleichzeitig die pflegenden Angehörigen entlastet werden. Sensibilisierung aller MitarbeiterInnen der SST, des Wohnumfeldes und betreuender Angehöriger für die Spezifik gerontopsychiatrischer PatientInnen und deren Krankheitsbilder. Integration einer gerontopsychiatrischen Tagesstätte als Bestandteil der Sozialstation Dresden Prohlis; Verbesserung der Betreuungsangebote durch Vernetzung aller Bereiche der Sozialstation: Pflegedienst, Altenberatung, Ergotherapie und Tagesstätte. Entwicklung von Möglichkeiten bedarfsgerechter Hilfen für Menschen mit psychischen Erkrankungen. Vernetzungsmöglichkeiten der Einrichtungen der AWO im Einzugsbereich der Sozialstation, z.B. Seniorenheim, Begegnungsstätte. Vermeidung von Klinikaufenthalten, Mischfinanzierung des Tagessatzes.
6. Konzeption	Die Möglichkeiten multifunktioneller Nutzung der verschiedenen Dienste (Alten- und Krankenpflege, hauswirtschaftliche Versorgung, Beratungsstelle für ältere Menschen und deren Angehörige, Ergotherapie, Tagesstätte) unter dem Dach der Sozialstation hat neben den kosten- und zeitsparenden Elementen für die älteren Menschen und ihre Angehörigen die wesentlichen Vorteile der räumlichen Nähe und der personellen Kontinuität in der Beratung Betreuung und Versorgung. Die Hilfen müssen flexibel gestaltet werden.

7.gerontopsychiatrisches Verständnis	Tagesbetreuung für psychisch kranke alte Menschen.
8. Aufgabenstruktur im Hinblick auf - Prävention - Behandlung - Rehabilitation - Grundpflege	 Entlastung pflegender Angehöriger, weitestgehende Erhaltung eigenständiger Lebensführung durch sozio- und milieutherapeutische Maßnahmen in der Tagesstätte; Ergotherapie als Teilleistungen der gerontopsychiatrischen Tagesstätte. durch die SST + hauswirtschaftliche Versorgung
9. Einzugsgebiet - Region - Anzahl der Einwohner	 Ortsamtsbereich Prohlis 39.687 E. davon 11.000 Senioren
10. Personalbesetzung - Anzahl der Stellen - Qualifizierung - Arzt - Pflegekräfte - Sozialarbeiter - weitere:	Tagesstätte: gesamte Sozialstation: 27 Stellen während der Modellerprobung führte die Klinik Qualifizierungsmaßnahmen durch - 1 Altenpflegerin 6 AltenpflegerInnen, 1 Pflegedienst-leitung, 8 Krankenschwestern, 1 Altenpflegehelferin, 2 Krankenpfleger, 3 Pauschalkräfte, 6 Hauswirtschaftspfleger, 4 Zivis, 1 Sozialarbeiterin 2 Sozialarbeiter 1 Beschäftigungstherapeut, 3 ErgotherapeutInnen, Verwaltung, 1 Beschäftigungstherapeut, 2 Zivildienstleistende; 0,5 Verwaltungspersonal
11. Zugang der Patienten	38% ambulanter Dienst, 6% Beratungsstellen, 6% Ergotheraphie, 26% Angehörige, 5% Hausarzt, 19% Nervenarzt;
12. Klientel Patienten: - Krankheitsbilder - soziodemographische Daten Angehörige Professionelles Umfeld	N = 31 dementielles Syndrom: 21, depressives Syndrom: 2; Verwirrtheit, psychotische Syndrome 6, unklar: 2; Alter: 65-69 = 3 70-74 = 3 75-79 = 5 80-84 = 11 85-89 = 9 90-94 = 0 Geschlecht: 29 Frauen; 2 Männer; Familienstand: verheiratet: 2 verwitwet: 23 geschieden:5 ledig:1 - -
13. Arbeitsweise - Aufnahmeverfahren - biographischer Arbeitsansatz - Beratungsstrategien - Bezugspflege - Case Management - Assessment:	 soziale Aspekte und funktionelle Behinderung als Aufnahmekriterien Biographischer Arbeitsansatz - Bezugsbetreuersystem im Rahmen des Kleinverbundsystems Sozialstation, Pflegeplanung für Patient/in. umfassende Einschätzung zu Betreuungsbeginn

14. Kooperationspartner	Seniorenheim Adalbert Schweitzer, Sozialarbeiterin des Ortsamtes, andere Sozialstationen, Senioren- und Pflegeheime in der Stadt Dresden, Krankenhäuser, Betreuungsbehörden, Krankenkassen, Versicherungsträger, Vormundschaftsgericht, Sozialamt.
15. Kooperationsformen	innerhalb der Sozialstation durch regelmäßige Fallbesprechungen mit den unterschiedlichen Bereichen der SST; mit anderen Einrichtungen: Nutzung kultureller Veranstaltungen in den Einrichtungen der Seniorenheime; Essensbereitstellung durch das Heim;
16. Leistungsprofile - Verwaltungs-/ Leitungsaufgaben - Grundpflege - Behandlungspflege - hauswirtschaftliche Versorgung - Case Management - Angehörigenberatung - Arbeit mit Laien - sozialpäd. Leistungen BSHG - ärztliche Leistungen - Aus- und Fortbildung - Öffentlichkeitsarbeit - Dokumentation	Leiterbesprechung über Planung und Organisation der Arbeit; Dienst- und Fachaufsicht; konzeptionelle Tätigkeiten; verwaltungstechnische Koordination; Material- und Inventarverwaltung Körperpflege; Ernährung; Mobilität; Beratung zur Grundpflege. Ermittlung wichtiger Daten der Lebensgeschichte und der aktuellen sozialen Situation; Beobachtung und Feststellung von krankheitsbedingten Einschränkungen; Reaktivierende Maßnahmen (ROT, Training einfacher Verhaltensabläufe, kognitives Training), Maßnahmen zur Verbesserung der emotionalen Befindlichkeit; Krankenbeobachtung; Kooperation mit dem Arzt, Motivierung und Begleitung zum Arzt; Verabreichung, Kontrolle und Motivation der Medikamenteneinnahme, Sicherheitsmaßnahmen, Bewegungsübungen, Blutdruckmessen, medizinische Einreibung, Verbandwechsel/ Wundpflege, Beratung zur Behandlungspflege. Einkaufen, Kochen, Reinigen der Wohnung, Spülen, Wechseln und Waschen der Wäsche, Heizen. Dokumentation, Pflegeplanung, Fallkonferenzen, kontinuierliche Vermittlung und Koordination der pflegenden Personen innerhalb des Verbundes, Management in Krisensituationen; fachliche Begleitung; Angehörigenberatung, Angehörigenabende - Beratung des sozialen Umfelds, persönliche Hilfen, Eingliederungshilfe, Hilfe zur Pflege, Altenhilfe; - - Öffentlichkeits- und Gremienarbeit, Dokumentation, Patienten-, Verlaufs-, Tätigkeitsdokumentation.
17. Leistungsvergütungen Kostenstellen: - Krankenkasse - Pflegekasse - Bezirk/Landschaftsverband - Kommune - Träger - Land - Bund	Angestrebt wurde eine Mischfinanzierung des Tagessatzes; endgültiger Satz liegt gegenwärtig noch nicht vor; Anteile vorgesehen Anteile vorgesehen nach § 75 BSHG Leistungen - Anteilig - Personalkosten während der Modellfinanzierung

18. Verhandlungspartner gegenüber Kostenträgern	Die Geschäftsführerin der AWO, die Leitung des Modellprojekts und die wissenschaftliche Begleitung.
19. Leitungs- und Kontrollfunktionen	Leitung der SST, Geschäftsführung AWO Dresden, Projektleitung Dr. Wollschläger. wiss. Begleitung durch die Klinik für Psychiatrie in Dresden (Prof. Bach), AG Gerontopsychiatrie des Modellverbunds Psychiatrie;
20. Qualitätssicherung	Dokumentation; 14- tägige Fallbesprechungen mit dem Pflegebereich der Beratungsstelle der Tagesstätte und der Hauswirtschaftspflege ggf. der Ergotherapie. In dreiwöchigem Rhythmus findet ein Austausch durch die Fachärzte der Neurologie statt. 14-tägig werden Dienstberatungen in der SST in Eigenregie organisierte Weiterbildungsangebote von der wissenschaftlichen Begleitung durchgeführt: Balintarbeit mit dem Leiter der wissenschaftlichen Begleitung
21. Ergebnisbewertung Empfehlungen/ Mißstand	Die Sozialstation in ihren Elementen ambulante Pflege, Ergotherapie, Sozialberatung und Tagesstätte bietet durch die funktionelle Verknüpfung des Teams und der Arbeitsaufgabe besonders gute Voraussetzungen dieser Zielpopulation gerecht zu werden. Aus der Gesamtpotenz der Sozialstation lassen sich bemerkenswerte Kräfte entwickeln. Die Tagesstätte muß erkennen, daß sie wirksamer sein kann, wenn sie sich als dienendes Element im Gesamtkonzept versteht. Die Lebensqualität aus Sicht der Betroffenen und der Angehörigen erfährt eine Verbesserung. Die Mischfinanzierung sollte sichergestellt werden. Die psychiatrische Versorgungsklinik liegt von der Sozialstation weit entfernt, tagesklinische Angebote sind nicht vorhanden. Die psychiatrischen Arbeitsgemeinschaften funktionieren noch nicht ausreichend. Die Tagesstätte war in der Modellerprobung in einer Phase der Selbstfindung, so daß noch Defizite in der Vernetzung bestehen.

Gerontopsychiatrisches Verbundnetz in der Altenhilfe in Würzburg – Integration und ambulante Versorgung älterer Menschen mit psychischen Veränderungen (HALMA)

Quelle:

Weber, U., Öchsner, C., Hellmonds, S. et al. (1996): Gerontopsychiatrisches Verbundsnetz in der Altenhilfe in Würzburg: Integration und ambulante Versorgung älterer Menschen mit psychischen Veränderungen. Abschlußbericht des Modellprojekts des Modellverbunds Psychiatrie. Ambulante psychiatrische und psychotherapeutisch/ psychosomatischer Versorgung des Bundesministers für Gesundheit. unveröff. Abschlußbericht.

1. Bezeichnung	Gerontopsychiatrischer Hintergrundstützpunkt.
2. Titel des Projektes, Anschrift	Gerontopsychiatrisches Verbundnetz in der Altenhilfe in Würzburg. Integration und ambulante Versorgung älterer Menschen mit psychischen Veränderungen. HALMA, Grombühlstr.29, 97080 Würzburg; Tel. 0931/284357 Sprechstunden: Montag und Mittwoch 8-12 Uhr und nach Vereinbarung;
3. Modellförderung, Träger, Dauer	Modellförderung durch das Bundesgesundheitsministerium , Stadt Würzburg (Sozialreferat). 1. Projektphase: Gerontopsychiatrisches Verbundnetz in der Altenhilfe in Würzburg: 1992 - Mai 1995; 2. Projektphase: Fragen der Pflegeversicherung: Mai 1995 - Mai 1996
4. jetziger Stand des Projektes	Das Modell endete im Mai 1996. Die Finanzierung von HALMA ist bis Ende 1996 gesichert, die neuen Verhandlungen laufen noch.
5. Zielsetzung hinsichtlich: - Betroffene und Angehörige - MitarbeiterInnen der Region eigene und andere - regionales Versorgungsprofil - Kostenträger	 Psychisch veränderte Menschen ab 60 Jahre so lange wie möglich häuslich zu versorgen. Entlastung von Angehörigen Dieses Ziel soll erreicht werden durch die Vernetzung ambulanter, teilstationärer und stationärer Einrichtungen, Dienste sowie Angebote der Altenhilfe und deren gerontopsychiatrischer Qualifizierung. aus der Vernetzung und Qualifizierung der Dienste soll eine fachkompetente angemessene Hilfeleistung für gerontopsychiatrische PatientInnen erwachsen. Erarbeitung eines Finanzierungsmodells mit Krankenkassen, Pflegekasse, Sozialhilfeträger.
6. Konzeption	Mit Hilfe des Case Management Ansatzes soll eine einzelfallbezogene Hilfeplanung erstellt werden, in der die vorhandenen Dienste und Einrichtungen in die fachkompetente und angemessene Hilfeleistung für gerontopsychiatrische PatientInnen einbezogen werden.
7. gerontopsychiatrisches Verständnis	PatientInnen mit degenerativen vaskulären Demenzen aller Schweregrade (ICD 290). Senile Demenz, präsenile Demenz, arteriosklerotische Demenz, u.a. senile und präsenile Psychosen. PatientInnen mit anders gelagerten organischen Psychosen (ICD 291, 293, 294). Hierzu zählen u.a. chronische Folgezustände von Alkoholabhängigkeit, vorübergehende organische Psychosen und schließlich PatientInnen mit schizophrenen und affektiven Psychosen (ICD 295, 296) und andere psychiatrische Erkrankungen (ICD 300, 301, 308, 309), Neurosen, Persönlichkeitsstörungen und psychogene Reaktionen.

8. Aufgabenstruktur im Hinblick auf - Prävention	Angehörigenberatung und Entlastung zur Aufrechterhaltung der Pflege im häuslichen Rahmen.
- Behandlung	Erstellung des Sicherheits- und Orientierungsrahmens: gerontopsychiatrische Behandlungspflege und Hilfeplan (siehe Leistungsprofil).
- Rehabilitation	-
- Grundpflege	-
9. Einzugsgebiet - Region - Anzahl der Einwohner	Stadt Würzburg. In der ersten Modellphase 5 Stadtteile: Altstadt, Zellerau, Grombühl, Sanderau, Frauenland: ca.78.963 EinwohnerInnen. Mitte 1994 Ausdehnung auf die gesamte Stadt mit 127.000 EinwohnerInnen

10. Personalbesetzung	1. Projektphase	2. Projektphase
- Anzahl der Stellen	3,5	3
- Qualifizierung		
- Arzt	0,5	0,25
- Pflegekräfte	1 Altenpflegerin	2 Altenpflegerinnen (nur 1 Stelle besetzt)
- Sozialarbeiter	1,5	
- weitere:	0,5 Pädagogin	0,75 Pädagogin

11. Zugang der Patienten	Daten beziehen sich auf erste Projektphase:	
	ASD: 20%	Angehörige 16,5%
	Sozialstationen 12,4%	Hausverwaltungen 7,3%
	MSHD 5,2%	Nachbarn 5,2%
	Sozialamt 5,2%	Pfarrei-Seniorenberatung 4,1%
	Hausarzt 3,	SpD2,1%
	Betreuungsstelle der Stadt 2,1 %	Familienpflege 2,1%
	Klinik 1,0%	MDK 1,0%
	Gesundheitsamt 1,0%	Beratungsstelle für Betreuer 1,0%
	unbekannt 9,3%	

12. Klientel Patienten: - Krankheitsbilder	(nur exemplarische Fallarbeit vorgesehen). N = 43	
	dementielles Syndrom 59,5%	paranoides Syndrom 23,8%
	depressives Syndrom 9,5%	organische Psychose 2,4%
	Sucht 2,4%	keine psychische Erkrankung 2,4%
	somatische Erkrankungen 13,2% Ernährungs-/Stoffwechselerkrankungen 10,5% Krankheiten des Bewegungsapparates 7,9% Erkrankungen des uro-genital Bereichs 7,9%	
	sonstige Erkrankungen 10,5%	keine Erkrankungen 2,6%

- soziodemographische Daten	n = 97
	
	weiblich: 82,5% männlich 17,5%
	
	Alter: 60-65: 2,5% 76-80 18%
	  66-70 4% 81-85 20%
	  71-75 7,5% 86-90 18% 91-95 12,5%
	
	Familienstand: verheiratet: 6,2% verwitwet 58,8% ledig 19,8%
	geschieden 2,1%
	
	Wohnformen: alleinlebend 84,5% mit Partner/in 11,3%
	mit Geschwistern 2,1% andere 2,1%.
	
	Lebensunterhalt: eigene Altersrente 45,4% Einkünfte aus Vermögen/
	Verpachtung 12,4% Partnerrente und Einkünfte 11,3%, Partnerrente und
	Hilfe zum Lebensunterhalt 8,3% Angehörige 2,1% Arbeitslosengeld 1,9%
	keine Angaben 22,3%.

Angehörige	Kinder 49%, Partner 27%, Nichte/Neffe 17%, Geschwister 5%; 62% waren Frauen, 20% außerhalb Würzburg.
Professionelles Umfeld	-
13. Arbeitsweise - Aufnahmeverfahren	exemplarische Fallarbeit: 1. Projektphase: Zugang der PatientInnen vorwiegend über den Allgemeinen Sozialdienst; 2. Projektphase: Abklärung der Problemsituation und Übernahme des Falles bei Vorlegen der Verordnung und bei freien Kapazitäten.
- biographischer Arbeitsansatz	biographischer Ansatz, um für PatientInnen Beschäftigungsmöglichkeiten im häuslichen Bereich ermöglichen zu können.
- Beratungsstrategien	Hausbesuche auch für Angehörige möglich;
- Bezugspflege	Bezugspflege für das Case Management bei gerontopsychiatrischen PatientIn- nen wichtig.
- Case Management	Hilfeplanung im Einzelfall und langfristige Sicherung der Betreuung
- Assessment:	ambulantes Assessment steht zu Beginn der Hilfeplanung. Ergänzt wird dia- gnostische Abklärung durch die Ärztin mit Hilfe des Mini-Mental-Status (MMST) und Pflegediagnosen orientiert an den AEDL anhand eines selbster- stellten Erfassungsschemas.
- weitere	Alltagsbegleitung: Der geworbene Helferkreis ermöglicht die Alltagsbegleitung und ausgleichende Hilfestellung durch Laienhelfer.
14. Kooperationspartner	Universitätsnervenklinik, Sozialstationen der Stadt, mobile soziale Hilfsdienste, Allg. Sozialdienst der Stadt, die Betreuungsstelle, niedergelassene Ärzte, Sozi- alamt, Selbsthilfegruppe von Angehörigen von Alzheimer Patienten, Tagespfle- geeinrichtungen, Bezirkskrankenhäuser, Med. Dienst der Krankenkassen, Krankenkassen, Pflegekassen,

15. Kooperationsformen	Die Betreuung der PatientInnen war gemeinsam mit den vorhandenen Diensten und Einrichtungen der Altenhilfe der Stadt vorgesehen. Der Hilfeplan und Helferkonferenzen bestimmen die Unterstützung des Patienten und ermöglichen den Austausch über die Patienten; fachliche Begleitung einbezogener Pflegepersonen. Fallabsprache; Vermittlung an und fachliche Begleitung der MitarbeiterInnen der Dienste. Aufbau eines regionalen Netzwerks der Altenpflege in der Stadt. Initiierung von Fortbildungsveranstaltungen; Teilnahme an der psychosozialen Arbeitsgemeinschaft Unterfranken;
16. Leistungsprofile - Verwaltungs-/ Leitungsaufgaben	Leiterbesprechung über Planung und Besprechung der Arbeit; Dienst- und Fachaufsicht; konzeptionelle Tätigkeit; verwaltungstechnische Koordination; Material- und Inventarverwaltung;
- Grundpflege	Körperpflege, Ernährung, Mobilität, Beratung zur Grundpflege;
- Behandlungspflege	Ermittlung wichtiger Daten der Lebensgeschichte und der aktuellen Situation, anamnestische Erhebungen zur Biographie des sozialen Netzes und der sozialen Kompetenzen; Beobachtung und Feststellung von krankheitsbedingten Einschränkungen; Reaktivierende Maßnahmen; Ermöglichung und Verbesserung der Orientierung; Maßnahmen zur Verbesserung der emotionalen Befindlichkeit; Tagesstrukturierende Maßnahmen; kontinuierliches Kontaktangebot und Aufbau einer Vertrauensbasis; Krankenbeobachtung; Kooperation mit dem Arzt; Motivierung und Begleitung zu notwendigen (zahnärztlichen, ergotherapeutischen, flankierenden) Behandlungsmaßnahmen; Sachinformation über die Erkrankung geben, Krankheitsverständnis fördern; Verabreichung, Motivation und Kontrolle der Medikamenteneingabe. Beobachtung von erwünschten und unerwünschten Medikamentenwirkungen. Sicherheitsmaßnahmen, Verhütung von Haushaltsunfällen, Vermeidung von Lebensmittelvergiftung; Geh- und Bewegungsübungen; Blutdruckmessung, medizinische Einreibung, Verbandwechsel, Wundpflege; Injektionen, Dekubitusbehandlung, Beratung zur Behandlungspflege
- hauswirtschaftliche Versorgung	Einkaufen, Kochen, Reinigen der Wohnung, Spülen, Wechseln und Waschen der Wäsche und Kleidung, Heizen
- Case Management	Hilfeplanerstellung und Anpassung an veränderte Situationen, Helferkonferenz / Fallkonferenzen, Zielkontrolle, Rückmeldungen, Kontinuierliche Vermittlung und Koordination der pflegenden Personen innerhalb des Verbundes; Fallbesprechungen, Fallabsprachen, fachliche Begleitung, Entlastungsgespräche, Unterstützung und Beratung zu Fragen des Umgangs (Befähigung der Helfer). Management in Krisensituationen
- Angehörigenberatung	Beratung von Angehörigen, Sachinformation über die Erkrankung geben Erarbeiten des Verständnisses für die Erkrankung und geänderter Umgangsweisen. Alltagspraktische Hilfestellung wie Wohnung, Haushalt, sanitärer Bereich selbständigkeitsfördernd gestaltet werden können. Vermittlung an Selbsthilfegruppen

- Arbeit mit Laien	Anwerben von LaienhelferInnen, Einführungsgespräch führen
	Patientenvorstellungsgespräch: Detailanweisungen, Einführung des/der Helfer/in beim Patienten und fachliche Begleitung
- sozialpäd. Leistungen BSHG	Beratung des sozialen Umfeldes, persönliche Hilfen (§8 BSHG)
	Eingliederungshilfen (§39 40), Hilfe zur Pflege (§ 68 69), Altenhilfe (§75)
- ärztliche Leistungen	Erhebung des vollständigen psychischen Status, Empfehlungen zu weiterführenden Maßnahmen zur Klärung des Krankheitsbildes und zur Therapiemöglichkeiten. Information der Betroffenen und deren Bezugspersonen; Konsiliarische Tätigkeit für niedergelassene Ärzte durch Telefonate und Rücksprachen;
- Aus- und Fortbildung	fachliche Begleitung und Qualifizierung von Angehörigen, LaienhelferInnen und Professionellen
- Öffentlichkeitsarbeit	Öffentlichkeits- und Gremienarbeit
- Dokumentation	Pflegedokumentation, Helferdokumentation; Hilfeplanung, Zielkontrolle.
17. Leistungsvergütungen	Finanzierung vorerst bis Ende 1996 sichergestellt.
Kostenstellen:	20% müssen erwirtschaftet werden durch Entgelte und Fortbildung:
- Krankenkasse	Vereinbarung mit Krankenkasse über Finanzierung sozio- und milieutherap. Maßnahmen (30,- DM/Std.)
- Pflegekasse	Finanzierung der fachlichen Begleitung von Helfern u. Angehörigen mit 60,- DM für 8 bzw. 10 Std. im Halbjahr
- Bezirk/Landschaftsverband	25%
- Kommune	25%
- Träger	Verein bestehend aus fünf Wohlfahrtsverbänden, der Stadt und der Alzheimer Gesellschaft; (5%)
- Land	(nur 1996) 25%
- Bund	Während der Modellförderung: Bund Personalkosten, Stadt Sachkosten
18. Verhandlungspartner gegenüber Kostenträgern	Projektleiter: Sozialreferent der Stadt, interne Leitung HALMA, wissenschaftliche Begleitung InPuT-Consult,
19. Leitungs- und Kontrollfunktionen	wissenschaftliche Begleitung durch InPut-Consult Benediktbeuern; Teilnahme an Arbeitsgruppe Gerontopsychiatrie des Modellverbunds Psychiatrie; Arbeitskreis sozialpflegerische Dienste einmal im Jahr; nach Vereinsgründung: Verein und Vorstand.

20. Qualitätssicherung	Helferkonferenzen; Fallbesprechungen; Dokumentation (Patientenheft) Fortbildung (Tagungen) Dokumentation ehrenamtlicher HelferInnen; Arbeitsgruppe Gerontopsychiatrie, PSAG Unterfranken: Sachstandsberichte; wissenschaftlichen Begleitung;
21. Ergebnisbewertung Empfehlungen/Mißstände	Die erste Modellphase ließ deutlich werden, daß gerontopsychiatrische Pflege nicht in der Altenhilfe substituiert werden kann, sondern einen eigenständigen Stellenwert bedarf. Das Case Management bewährte sich, aber es ließ deutlich werden, daß besonders die fachliche Begleitung, die Qualifizierung der einbezogenen Helfer, Angehörige und Mitarbeiter der Dienste eine wesentlichen Stellenwert einnimmt. Beispielhaft entwickelte sich der HelferInnenkreis von HALMA. Das Verbundsystem bleibt langfristig anzustrebendes Ziel, bei dem die Übertragung der Erkenntnisse in die Einrichtungen noch zu erfüllen ist.